HISTOIRE CRONOLOGIQUE
DE
LA MEDECINE,
ET
DES MEDECINS.
OÙ

Il est traité de l'Origine, du Progrés, & de tout ce qui apartient à cette Science.

DU DEVOIR DES MEDECINS à l'égard des Malades.

Et de celuy des Malades à l'égard des Medecins.

De l'utilité des Remedes, & des abus qu'on en fait souvent.

Par J. BERNIER, Medecin Ordinaire de feuë Madame, Duchesse Doüairiere d'Orleans.

SECONDE EDITION.

Reveuë, corrigée & abregée en quelques endroits.

A PARIS,
Et se vend
Chez
- LAURENT D'HOURY, ruë S. Jacques, vis-à-vis la Fontaine S. Severin.
- SIMON LANGRONNE, ruë S. Victor, au Soleil levant.
- ET
- MICHEL BRUNET, en la grand' Sale du Palais, au Mercure Galant.

M. DC. XCV.
AVEC PRIVILEGE DU ROY.

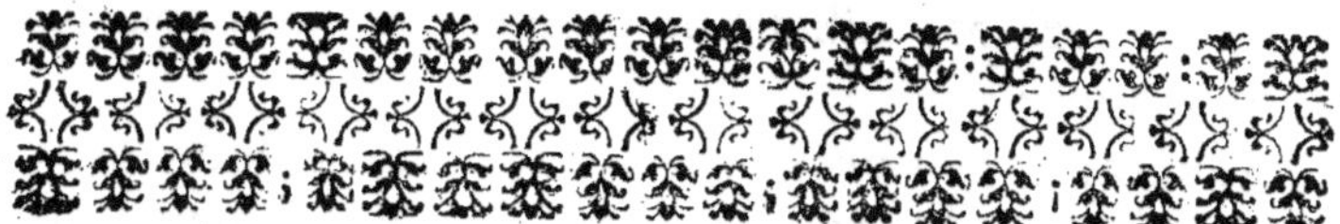

PREFACE.

J'ENTREPRENS pour le bien public d'écrire de la Medecine, & des abus qui s'y sont glissez, tant du côté des Medecins, Chirurgiens & Apotiquaires ; que du côté des malades, & de tous ceux qui s'efforcent de leur rendre de petits soins,

Quoi que cette matiere soit une des plus sujettes à l'envie, & une des plus difficiles à traiter à cause de son étenduë, & des obscuritez qui s'y presentent ; j'espere neanmoins, si je ne suis moi-même trompé par la passion que j'ay de détromper les autres, que cet Ouvrage sera bien reçû des personnes équitables & de bon sens, ne me mettant gueres en peine de plaire à ceux qui ne se reglent que par le caprice & l'interêt, & encore moins à ces impertinens Critiques, qui ne sçavent rien, & qui ne laissent pas de juger de tout : semblables à ces pauvres aveugles, qui se mêlent d'en conduire d'autres, quoi qu'ils ayent eux-mêmes besoin d'être conduits.

Je n'écriray donc pas simplement pour écrire, comme font tant de personnes, qui pour éviter l'oisiveté, ou pour se faire connoître, écrivent sur des sujets qui ne sont ni proportionnez à leurs forces, ni de leur Profession. Car *s'il faut*, comme tout le monde en tombe d'accord, *que chacun s'exerce dans son Art*, il est évident qu'aprés plus de quarante-sept ans d'étude & d'experiences il ne me ſera pas difficile de donner quelque choſe ſur cette matiere.

Je feray à peu prés comme ce fameux Hiſtorien, qui aprés avoir donné les Annales de ſon païs dans l'Automne de ſon âge, reſerva pour le commencement de ſon Hiver, & pour occuper ſa vieilleſſe, ce qu'il avoit de meilleur & de plus important à écrire.

Uberiorem materiem ſenectuti ſepoſui. *Tacit. Annal. l.* 1.

Ce n'eſt pas que je m'imagine qu'il n'y ait que moi qui puiſſe écrire utilement & à fond ſur cette matiere: car je puis dire avec ſincerité, que je ne l'entreprens que pour exciter ceux qui voudront ſe donner la peine de ſuivre les voyes que j'ay découvertes, & le chemin que je trace dans une carriere, dont la fin & le terme leur fera d'autant plus d'honneur, que ce qui regarde la Santé eſt toûjours parfaitement bien reçû, & que ſans ce precieux treſor, les plus grandes & les plus belles Villes, ne ſeroient que de beaux grands Hôpitaux.

C'eſt pour cela que je n'ay donné à cet Ouvrage dans la premiere Edition que le modeſte nom d'ESSAIS.

Je le diviſe en trois Parties, 1. La Medecine, 2. Le Medecin, 3. Et les ſecours de la Medecine.

Artem, artificem & artis inſtrumenta.
ἰατρὸν ἴασιν, καὶ φάρμακα.

Ainſi je traite dans la premiere de l'exiſtence de la Medecine, de ſon origine, de ſa définition, de ſa fin, de ſon excellence & de ſes honneurs. Je traite enſuite de ſes ennemis, dont je refûte les calomnies & les objections; & finis, par ce que la Medecine Chrétienne a d'oppoſé à celle des Infidéles, des Juifs, & même des Heretiques & des Schiſmatiques, & par un Chapitre du Secret, qui eſt l'ame de cet Art & de ſa pratique.

Dans la ſeconde, je parle des Medecins, que je diſculpe d'abord de certains défauts qu'on leur impute en particulier; mais que je ne laisse pas de blâmer ensuite de ceux dont on ne les peut disculper. Je parle aussi, mais en general, des Medecins des Cours, des Medecins Charlatans, & des Charlatans Medecins, tant Reguliers que Seculiers, de ce qu'on doit aux Medecins, & enfin de ce qui regarde les facultez de Medecine.

Dans la troisiéme Partie, aprés avoir dit quelque chose des maladies, des malades, & des remedes en general, je passe à ce qu'on appelle *les Ministres de l'Art*, & *les choses non naturelles* & externes, & de-là aux secours ou remedes de la Medecine, tant en general qu'en particulier.

On espere que les Sçavans curieux trouveront dans la premiere de quoi s'occuper avec fruit, & particulierement dans l'Histoire Cronologique des Medecins, Ouvrage long-tems attendu, tant promis par tant d'habiles gens, & qu'on n'a point vû dans l'ordre où il est icy.

Quant à la seconde partie, on y trouvera en plus d'un endroit de quoi rire un peu, & se delasser de la longueur de la Premiere; car on n'y verra plus certaines eruditions de la premiere Edition, autant de retardemens fatigans, pour ceux qui ne sont pas dans ce goût, & qui n'entendent rien aux railleries, ni des Grecs, ni des Latins, ni des Italiens. On n'y trouvera plus mêmes certains portraits, parce que les uns sautoient trop aux yeux, & pouvoient estre outrez; & que les autres avoient besoin d'interpretation, & de clef; & qu'enfin si on y a fasché quelqu'un on en est fasché, la charité pouvant y avoir esté blessée.

Enfin pour ce qui regarde la troiſiéme Partie, ceux qui aiment leur ſanté, y trouveront l'Hiſtoire des remedes tant ſimples que composez; celle des évacuans, & des ſimplement alterans, & des diſſertations ſur ceux dont on s'eſt enteſté depuis quelque tems, même des cordiaux & de ceux dont les femmes abuſent dans la commotique, ou art de farder, avec une veſperie dont elles pourront profiter.

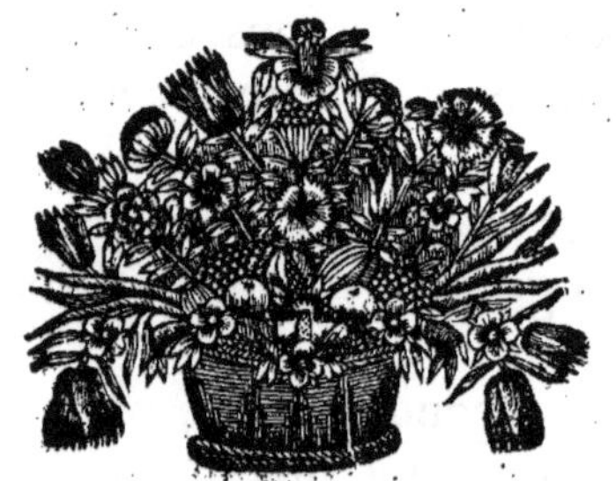

TABLE DES CHAPITRES.

PREMIERE PARTIE.

Contenant l'Histoire Cronologique de la Medecine, & des Medecins.

* C'est dans ce IV. Chapitre qu'est contenuë l'Histoire Cronologique de la Medecine & des Medecins.

** C'est dans ce V. Chapitre qu'on examine les Ouvrages de tous ceux qui ont écrit contre la Medecine, & qu'on répond aux objections des ignorans & des impertinens.

*** C'est dans ces VI. & VII. qu'on traite de tout ce qui regarde la conscience des Medecins, les Maladies & les assistans.

SECONDE PARTIE.

Contenant les defauts, & les devoirs des Medecins.

TABLE DES CHAPITRES.

TROISIE'ME PARTIE.

Des secours de la Medecine.

* L'air, le boire & le manger ; le sommeil & les veilles ; les évacuations, le mouvement & le repos, les passions de l'ame.

* Où il est traité de l'Antimoine & du Tabac d'une maniere curieuse & courte, & ensuite du Mercure.

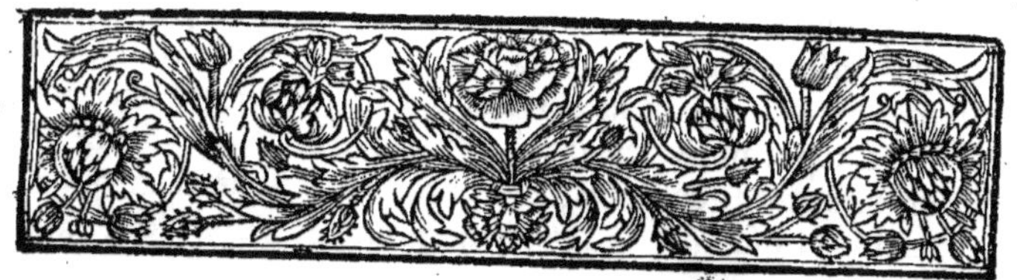

HISTOIRE CRONOLOGIQUE DE LA MEDECINE, ET DES MEDECINS.

PREMIERE PARTIE.

DE L'EXISTENCE DE LA MEDECINE.

CHAPITRE PREMIER.

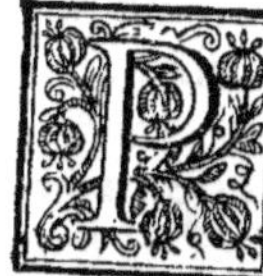

PUis qu'il faut prouver par de bonnes raiſons l'exiſtence & la verité de la choſe dont on veut traitter, avant que d'aller plus loin ; & que la Theologie fait même entrer en queſtion l'exiſtence de Dieu, avant que de parler de ſes attributs & du culte qui luy eſt dû ; je croy ne pouvoir mieux commencer cet Ouvrage, qu'en prouvant qu'il y a une Medecine, contre ces incredules & ces ingrats qui la nient, & qui la traittent comme les Athées traittent ſon auteur, ſans penſer aux graces qu'ils en ont receuës. Je feray donc voir que ni le nom ni la choſe dont je veux écrire, ne ſont point de ces illuſions dans leſquelles on a donné de tout tems, & dans leſquelles on donne encore à preſent plus facilement qu'on ne les prou-

Ariſt. in poſterior. Analytic.

ve. Ma premiere preuve sera tirée de l'autorité ; à laquelle je joindrai celles qu'on tire de la raison & de l'experience ; trois puissans instrumens de la certitude & de la verité qu'on veut établir. La premiere servira à convaincre ceux qui ont quelque sentiment de Religion ; la seconde sera pour ceux qui n'ont pas perdu la raison ; & la troisiéme pour ceux qui n'ont pas perdu l'usage des sens avec la raison.

Quant à la premiere, puisqu'il est certain que ceux ausquels la prevention tient lieu de raison, n'ont pas tous renoncé aux sentimens de Religion, je leur demande si ce grand personnage qui a écrit sous le nom de l'Ecclesiastique, n'est pas un homme d'une sagesse consommée, & même inspiré du saint Esprit, & par consequent ce qu'ils ont à répondre à ces paroles si formelles : *Le tres-Haut a creé la Medecine, & le Sage ne la méprisera point?* Car de dire que cela s'entend de la medecine spirituelle, s'est vouloir s'aveugler soi-même, & s'opposer aux sentimens des plus doctes, & des plus pieux Commentateurs, qui sont tous pour le sens literal & naturel. En effet peut-on donner un sens mystique ou allegorique à ces paroles : *Le tout-puissant a creé de la terre les remedes, & l'Apoticaire fera des compositions agreables, & propres au recouvrement de la santé ?* Mais outre tout ce qu'on lit de l'existence de la Medecine dans l'Ecclesiastique, n'en est-il pas encore parlé en cent endroits du vieux & du nouveau Testament ? Le peut-on ignorer, à moins que de n'avoir jamais ouï parler de Concordance, d'être ennemi declaré de toute concorde, & de ne croire que soi-même ? Aussi est-ce sur ce principe que tous les Peres de l'Eglise, tous les Patriarches des Ordres, tous les Theologiens, & tous les Casuistes ont non seulement établi une Medecine ; mais encore son merite, & la soumission qu'on doit avoir à ses ordres. Avançons.

Ecclesiast. c. 28.

Gregor. Nazianz. Elias Cretensis. Estius. Tirin. Menochius. Dionys. Cartus. Hugo Grotius.

V. Concordant. Biblior.

V. *S. Thom. 2. 2. q. 99. articul. 1. S. Antonin. p. 3. titul. 7. c. 1. Navarr. Manuel. c. 12. num. 41.*

Quoique la raison ne soit pas d'un fort grand poids en comparaison de l'autorité des saintes Lettres, & de celles de leurs Interpretes, voyons neanmoins en faveur de ceux qui donnent tout à la raison, & qui n'admettent point d'autres preuves, si le sentiment de soixante siecles, & bien plus, si l'on compte comme les LXX. peut être une suite d'erreurs & d'abus pour tout le genre humain ? Tant d'Historiens, de Philosophes, de Jurisconsultes, de Theologiens pourroient-ils bien s'être tous trompez, pendant tout ce temps ? Hipocrate, cet homme que la nature avoit pourvû d'un si bon sens, qu'il a été admiré de toute la posterité aussi bien que de son siecle ; ce divin Vieillard dont on a dit qu'*il n'a pû ni tromper ni être trompé*, & *qu'il étoit la raison méme*, auroit-il trompé tout le monde quand il a écrit *de l'Ancienne Medecine?* Ce Celse que son éloquence, sa politesse, & son experience firent nommer *l'Hipocrate Romain*, auroit-il écrit une fausseté quand il a assuré que la *Medecine se trouve par tout?* Non assurément, car ce seroit bien en vain que la nature auroit produit des forests de Remedes *, s'il n'y avoit point de Medecine ; car quant à tant d'autres Medecins, gens d'un merite reconnu par tout ce qui s'est trouvé d'hommes de bon sens dans le monde, je ne m'y arreste pas icy, puisqu'on pourra voir cy-aprés qu'ils n'étoient ni des ignorans, ni des credules, ni des entestez. Je me contenterai donc de remarquer encore ici en faveur de l'existence de la Medecine ; Premierement, que la difference qui paroist entre les alimens & les venins ; que ces specifiques qu'on oppose avec tant de succés à la malignité, non plus que la longue vie de tant de grands Medecins qui étoient d'une constitution fort valetudinaire, ne sont pas des fables faites à plaisir. De plus, ne voyons-nous pas que le bon & le mauvais usage qu'on fait des choses qu'on appelle *non naturelles*, [a] dépose manifestement en faveur de l'existence de la Medecine ? car outre ce que remarque le Texte sacré [b] touchant la sobrieté & l'intemperance, qu'est-ce que les Medecins, les malades, & mémes les personnes saines n'en éprouvent pas tous les jours ? En effet, s'il y a quelques extravagans débauchez, ausquels tout ce qui plaist paroist bon, le reste des hommes, ce me semble, fait quelque difference des choses, quand il y va de la santé & de la vie. Donne-t-on le vin pour rafraîchir, & la glace pour réchauffer ? ne procede-t-on pas en toutes choses par ordre & par raison quand on est un peu raisonnable? Enfin cette application si naturelle à faire choix des Medecins les plus éclairez dans le besoin, ne fait-elle rien pour l'existence de la Medecine ? Mais encore s'il n'y avoit point de Medecine, & si elle n'étoit qu'une imagination, pourquoy un simple artisan, un crocheteur, un païsan, ne reüssiroit-il pas ordinairement dans l'exercice de cet Art aussi heureusement que les Medecins? Car je ne parle que de ce qui arrive ordinairement, & non pas de ce qui arrive par un pur effet du hazard. Donne-t-on d'ordinaire son pied à chausser à un Serrurier ? Met-on son procés entre les mains d'un Architecte ? Ainsi vou-

Macrob. Saturn. lib. 7.
ὀρθὸς λόγος.
V. *Libr. de veteri Medicina.*

Medicina nusquam non est.

* Silva remediorum.
ὑλία ἰατρικῆς.

[a] *Æy.* Cibus & potus, somnus & vigilia, quies & motus, excreta & retenta animi paschanata.
[b] *Eclcesiast. c.* 38.

droit-on commettre sa santé à un Peintre, à un Procureur, à un Marchand; en un mot au premier venu, & à tous ceux qui se vantent d'estre Medecins? Et si on le fait, fait-on sagement? Il y a donc une Medecine qui n'est autre chose que la pratique de la bonne methode, en ce qui concerne la conservation de la santé presente, & le rétablissement de celle qu'on a perduë; & qui est prouvée non seulement par la raison, mais encore par l'experience, qui va faire la troisiéme preuve de l'existence de cet Art.

Si toutes les raisons que je viens d'alleguer ne peuvent rien sur la prevention de ceux qui croyent se faire honneur de ne pas croire ce dont tous les sages conviennent, ne sera-ce pas plûtost fait de les mettre charitablement entre les mains de l'experience, avec ceux qui ont nié le mouvement, la chaleur du feu, la froideur de la glace, & pour ainsi dire la lumiere au milieu du jour? Que pourront-ils dire contre cette *maitresse des choses?* ce purgatif, ce vomitif, cette saignée, n'ont-ils jamais tiré personne d'affaire? Cet homme qui crevoit de plenitude & qui pâmoit de douleur, ne leur creve-t-il pas les yeux? Un simple & leger remede ne fait-il pas méme quelquefois des merveilles, conduit par la prudence de celuy qui l'ordonne, & qui sçait ménager les secours suivant le besoin? Le demi-bain, qui semble si peu de chose, mais dont on se sert si utilement dans les intemperies des entrailles, & dans les douleurs de la nephritique seroit-ce une illusion, puisque l'experience nous apprend qu'il y a des occasions où un homme n'est pas si-tost plongé dans le bain, qu'encore qu'il ne sente rien qui flatte les sens, il paroist plus content dans l'estat d'indolence où il se trouve, que les plus voluptueux ne le sont au comble de leurs desirs? Mais que pourroit-on dire encore contre les effets sensibles & évidens des specifiques? contre ceux du fameux Kinakina, du Mercure, de l'Opium, du Baume, & de tant d'autres bons remedes qui ne sont pas moins confirmez par l'experience que par la raison? Car quant à ceux de la Chirurgie, l'ouverture de ce *Panaris* & de quelques autres apostemes, l'exclusion des corps étrangers, & en particulier l'extraction de cette pierre, aux duretez de laquelle il n'y avoit point d'autre adoucissement que l'operation; la merveilleuse operation de la Cataracte, qui semble rendre la vie avec la lumiere à ceux qui languissoient dans les ombres de la mort, la

Experientia rerum magistra.

reduction de cette fracture, ſans laquelle l'homme né pour contempler le Ciel rampoit ſur la terre comme un ſerpent. Cette adroite & charitable main, qui dans les douleurs d'un travail mortel, ſauve la mere d'une mort cruelle, & qui donne en meſme temps la vie & la liberté à un pauvre petit priſonnier ; cette main, dis-je, ſi favorable, n'eſt-elle pas de celles que les Anciens appelloient *les mains ſecourables des Dieux?* Et tout cela en general & en particulier, eſt-ce autre choſe que la Medecine? Car pour moy j'oſe dire que ſi des preuves ſi ſenſibles ne contentent pas ceux que l'autorité divine, & la raiſon ne peuvent ramener ; ils ſont dignes de la peine du ſens, & qu'au lieu de les releguer en l'Iſle d'Antiycre où croiſt l'Ellebore, c'eſt plûtoſt fait de les abandonner aux Dragonneaux [a] de la Chirurgie, voire aux Dragons marins & terreſtres, puis qu'en effet le feu [b] & le fer ſont les derniers remedes des maladies opiniaſtres.

[a] Dracunculi, Draco marinus. V. *Galen. in Iſag. & Paraum in Chirurg.*

[b] *Aphoriſmo ultim. ſect.* 7.

Concluons donc qu'il y a une Medecine que les beſtes meſme connoiſſent naturellement, *s'i trova la Medicina* ; car je n'examine pas encore icy, s'il eſt vray de dire, *ma il medico non s'i trova.* Concluons, dis-je, qu'il y a une Medecine, & que nôtre Galien a eu grand' raiſon de dire, *Qu'il eſt bien plus raiſonnable de s'en tenir aux experiences tirées des principes, que de nier temerairement l'un & l'autre.* * Car aprés tout, que les plus paſſionnez ennemis de la Medecine ſe joignent à tout ce qu'il y a jamais eu de declamateurs & de ſatyriques, tout cela ne prouvera tout au plus que les conjectures de la pratique, & l'ignorance de certains Medecins, ſans donner la moindre atteinte à l'exiſtence de la Medecine, non plus qu'à la nobleſſe & à la dignité de ſon origine, comme nous l'allons voir dans le Chapitre ſuivant.

Proverbe Italien.

Galen. 3. de Criſib.

* Quod ſecundùm rationem & ſenſum hominibus patet. Porrò, quarum actionum exempla certa ſunt, earumdem certas cauſas dari neceſſe eſt : Et quarumcumque actionum certæ ſunt cauſæ, earumdem cauſarum juſta cognitio, in animo cognoſcentis habitum quemdam gignit, juxta cujus præceptum ſimiles actiones exercere poſſit. *Mich. Deringius de Medicina & Medicis adversùs iatro maſtigas, & pſeudo iatros.*

CHAPITRE II.

De l'origine de la Medecine, & de son progrés.

DEz que le premier homme eut transgressé le commandement de son Createur, ce ne fut plus que corruption: & c'est de cette source empoisonnée que les maladies du corps, aussi-bien que celles de l'ame, sont sorties. Mais comme ce Createur de toutes choses est la misericorde méme, il eut la bonté d'y remedier dés qu'il eut consideré le pitoyable état de sa creature. Ainsi c'est de luy que toute la Medecine a pris naissance.* Il l'a donc creée pour le soulagement des malades, pour empêcher qu'ils ne tombent dans le desespoir, pour obliger tout le genre humain à se ressouvenir éternellement de ses bontez; & si l'on en croit quelques Philosophes, pour une plus grande perfection du monde. C'est pour cela qu'il est reconnu par les Chrestiens pour le veritable Alexicaque, pour le conservateur & pour le réparateur de la santé, dont les Payens n'avoient que le nom & qu'une fausse idée dans leur Jupiter.

*Quæ scientia magis à Deo est quam sanitas... Medicaměta è terra procreavit, ne si accideret ægritudo corpori non deesset medicina. *Origen. in Num. c. 24. & homil. in Psal. 37.* Quamquam & illa corporis Medicina, si altius rerum originem repetas non inveniatur unde ad homines manare potuerit nisi à Deo, cui rerum omnium status salusque tribuenda est. *August. de Civit. Dei cap...* Sarmiz. caput Daciæ.

IOVI CVSTODI
QVIRINO
SERVATORI
PRO SALVTE CÆSARIS NERVÆ
TRAIANI AVG.
COL.
SARMIZ.

Or ces malheureux enfans du peché, ces maladies, dis-je, de l'ame & du corps, ne different pas moins entr'elles que font l'ame & le corps méme; car comme celles-cy demandent le Medecin pour y remedier, & que le malade paroist luy estre obligé de ses soins; au contraire il tombe volontairement dans celles-là, & fuit tellement les remedes qu'il ne peut de luy-méme, & sans le secours de la grace faire le moindre effort pour sa guerison; bien éloigné de chercher le Medecin & la Medecine. C'est pour cela que laissant la connoissance de ces maladies aux Theologiens, & leur cure au veritable Alexicaque, je m'arresteray simplement à l'origine de la Medecine corporelle, & ne parleray dans cet Ouvrage que des matieres qui en dépendent.

Je remarque donc premierement que ce que les Payens ont enveloppé de nuages & d'obscuritez, attribuant à leurs Dieux l'invention de la Medecine, & plaçant les Chirons & les Esculapes dans le Ciel, est la méme chose que ce qu'en ont pensé les Juifs, mais exprimé en des termes & en des manieres differentes. *Dieu*, dit le sage fils de Sirach, *a creé la Medecine*; voila la creance du peuple de Dieu, & voici comme tout est allé ensuite, non seulement selon les Juifs & les Chrestiens, mais encore selon quelques sages & quelques sçavans du Paganisme. Adam sortit de la main de Dieu avec une connoissance parfaite de tout ce qu'il y avoit dans le monde. Il sçavoit les vertus de toutes les plantes, de tous les mineraux, & de tous les animaux; & c'est cette science que Dieu luy avoit inspirée, qu'il communiqua à sa posterité quelque temps aprés qu'il eut donné entrée aux maladies dans le monde par le peché. C'est ainsi que Seth en fit part à ses descendans, soit par tradition, soit par les fameuses colomnies dont parle Joseph, & que les Chaldéens, les Egyptiens, les Grecs, & tant d'autres nations cultiverent successivement ces lumieres. Mais comme les hommes ne laissoient pas de vivre long-temps nonobstant ces seminaires de maladies & cette malheureuse impression du peché, non seulement avant le deluge, mais encore quelques siecles aprés,

Quando era cibo il latte
Del pargoletto mondo, e culla il bosco,

Firmis adhuc solidisque corporibus, & facili cibo non per artem voluptatemque corrupto. *Senec. Epist. 9.*

ils ne furent obligez de mettre en pratique ces connoissances qu'ils avoient receuës de main en main, que quand les maladies commencerent à se rendre plus frequentes, & lors que le temps de la vie commença à s'accourcir notablement. Ce fut, dis-je, alors & dans les besoins, qu'ils eurent plus particulierement recours aux remedes, dont ils rectifierent insensiblement l'usage par des raisonnemens & des experiences reïterées. Et c'est pour cela que je ne puis croire que Noé ait esté le premier Medecin, si ce n'est en la maniere qu'Adam l'a esté avant le deluge, & non pas de la maniere que l'ont voulu ceux qui croyent que ce Patriarche ait esté le mesme que le Promethée du Poëte Eschilus, & qui s'imaginent que la reparation du genre humain a esté suivie immediatement de l'invention de la Medecine pratique. Aussi n'entend-on point parler de la Medecine dans les Histoires les plus anciennes jusqu'à Mercure

Trismegiste, à Athoth fils de Menés second Roy de la premiere Dynastie, & à Tosortro Roy de la troisiéme, ausquels nous pourrions ajoûter cet Esculape Phœnicien, & si l'on veut ces premiers Rois de la Chine, dont nous parlerons cy-aprés. Ainsi quels què soient ces hommes fameux, & quoy qu'on en pense, il y a bien de l'apparence que la Medecine ne fut reduite en pratique qu'au tems du Patriarche Jacob, dont les enfans la porterent en Egypte. Et c'est pourquoy Julius Firmicus a pensé que Joseph estoit le Serapis des Egyptiens, à quoy il y a quelque apparence, si l'on considere que le *Congius* ou boisseau qu'on voit sur la teste des medailles de Serapis se rapporte assez à la distribution du bled que ce Patriarche fit faire dans l'Egypte pendant la disette des sept années. Car de dire que Serapis, qu'on fait le Dieu de la Medecine, est ainsi appellé de *σαρᾶς ἀπὸ, le fils de Sara*, je laisse à penser s'il y a bien de l'apparence à cette autre conjecture du mesme Auteur. C'est encore pourquoy le docte Casalius a écrit * que les Egyptiens apprirent par des speculations fortes & frequentes tout ce qui appartient à la Medecine, & qu'ils le rectifierent à mesure que les maladies augmentoient. Mais ce qui n'est pas moins vray, est que leurs connoissances furent bien-tost gastées par le mélange de la Magie que leurs Rois, dont ils firent des Divinitez, ne manquerent pas à y introduire. Car comme il n'y avoit que les Princes & les Prestres de la Religion qui osassent en faire une profession ouverte, les particuliers ne s'en meloient jamais qu'en secret. Et c'est de cette maniere qu'il faut entendre Homere, Platon, & Plutarque, qui ont avancé que les Egyptiens estoient Medecins; car l'Egypte estant fort fertile en remedes, il n'y avoit personne qui ne taschast d'en avoir quelque connoissance. Neanmoins il faut avoüer que ce ne fut qu'au temps d'Esculape le Grec, qui vescut un peu avant la fameuse Epoque du siege de Troye, que la Medecine, laquelle avoit encore quelque chose de rude fut *civilisée*, comme le remarque Mercurial au Livre 1. de sa Gymnastique. Ensuite les hommes venans à se deregler de plus en plus, & l'intemperance s'estant introduite dans la Grece, Herodicus de Selimbre, maistre du grand Hippocrate, inventa la Prophilactique, qui est l'art de se précautionner contre les maladies, & rendit, comme le remarque le mesme Mercurial, cette science, *de vierge qu'elle estoit encore alors, feconde & remplie de quantité de beaux dogmes,*

L. de errorib. falsor. Relig.

Jul. firmic. ibid.

*Ex iis facti perspicaciores, considerantes res naturales apprehenderūt medicinam, cujus fuit inventor Asclepius seu Æsculapius, avus Asclepii quem introduxit Trismegistus in Dialogo de hoc nomine, postea vero res naturales declinando in superstitionem, immersere se in magicas artes, ut patet ex sacro textu Exodi 7. & 8. *Joan. Bap. Cazalius de veteribus Ægyptiorum ritibus.*

dogmes & de belles observations, tant il est vray que *la necessité & l'esprit ont inventé tout ce qu'il y a d'utile & de merveilleux dans le monde*. Ainsi la Medecine faisant tous les jours de nouveaux progrés, se trouva fort avancée au tems de la guerre du Peloponese, qui fut l'an 300. ou environ de la fondation de Rome, tems auquel on avoit déja cultivé quelques autres Sciences.

Plato in Timæo.

Olimpiad. 87. ante Christ. 430. ann.

Ce n'est pas, pour dire le vray, & pour ne laisser aucun doute, que les hommes ayant commencé à se faire la guerre dés les premiers siecles aprés le deluge, ils n'eussent dés lors inventé quelque moyen de bander les playes, de tirer les corps étrangers, & d'extirper les membres pourris. Je ne sçay pas méme si les Tubalcains ayant manié le fer dés le commencement du monde pour en faire des armes, n'auroient point entreveu ses qualitez medecinales, & si aprés le deluge Cham & Canaam, qui sont l'un le Jupiter & l'autre le Mercure du Paganisme, n'auroient point poussé plus loin ce que leurs peres leur avoient communiqué touchant les qualitez des metaux & des mineraux. Au moins est-il vray que Clement Alexandrin * fait Misraim, qui estoit petit fils de Cham, inventeur de la Chirurgie, & qu'on connoissoit la vertu du fer dés le tems du siege de Troye; témoin la lance d'Achille dont la roüille guerissoit les plaies que ses coups avoient faites : car, soit que *fraxinus* soit pris pour la lance, soit que le fer de la lance & la virole qui le serre & qui le tient ferme, soient la matiere du medicament, on peut inferer de là que les hommes voyoient dés lors quelques qualitez medecinales dans les arbres, & dans les metaux. Mais à parler proprement ces connoissances n'étoient que des rudimens de la Medecine, les maladies internes n'estant pas encore bien connuës, parce que, comme nous l'avons cy-devant marqué elles estoient rares, ou peu aiguës, & peu dangereuses.

Vulnus deligavit aliquis antequam hæc ars esset, & febrem quiete & abstinentia, non quia rationem videbat, sed quia id valetudo coegerat, mitigavit. *Quintiliam.*

* *in Stromatio 6.*

Reinesius in variis lectionibus.

Tout cela estant donc supposé, au moins comme des conjectures raisonnables, je ne m'étonne pas si le Medecin Soranus nous donne en peu de mots & selon les lumieres qu'un Païen pouvoit en avoir, une histoire de la Medecine aussi courte & aussi vray-semblable que celle-cy. *La Medecine a esté inventée p Apollon, augmentée par Esculape, & perfectionnée par Hipocrate.*

in Isagoge.

Car soit que les Grecs ayent entendu Dieu auteur de toutes choses & createur de la Medecine par Apollon qui est le

Soleil, ou qu'ils ayent confondu cet Apollon avec Isis & Osiris, dont les noms ne signifient pas moins la Medecine en langue Ægyptienne, qu'ils signifient le Soleil & la Lune ; il est toûjours vray qu'ils ont voulu marquer par ces fictions qu'il ne faut rapporter l'origine de la Medecine qu'à Dieu, ce que leur posterité a si bien compris que quelques Auteurs ont écrit depuis que *l'invention en estoit au dessus de l'esprit humain ; qu'elle estoit une chose sacrée, qu'elle estoit la doctrine des Dieux immortels, & que l'exercice n'en estoit pas moins noble que l'origine : Divinitus data, divinitus accepta.* Quant au progrez de cette science il est assez difficile de sçavoir précisement ce que veut dire Soranus quand il l'attribuë à Esculape, l'histoire & la cronologie n'ayant rien de bien assuré touchant cet homme si celebre, Celse méme tombant d'accord qu'il ne fut mis au nombre des Dieux que parce qu'il avoit commencé à decrasser la Medecine. Ce qu'il y a donc de plus vrai-semblable touchant l'origine de cet Art, c'est que les fameux Rois d'Egypte, qui pouvoient avoir appris quelque chose des descendans d'Heber, & ensuite des Israëlites firent passer leurs connoissances chez les Grecs, où elles firent quelques progrez du tems de Cadmus, de Chiron, d'Esculape & de Podalere & Machaon enfans de celui-cy, qui furent honorez comme des Divinitez, & aprés eux quelques-uns de leurs descendans, qui avoient exercé cet Art avec generosité. Ainsi il en faut toûjours revenir à Esculape que nous examinerons cy-aprés, pour trouver les fondateurs de ces premieres écoles de la Grece, Gnide, Rhodes, & Cos, & ensuite par divers degrez de generations le fameux Hipocrate, qui fit en son tems l'honneur de l'Ecole de Cos, y paroissant comme un Oracle malgré la jalousie des deux autres, qui ne vouloient pas ceder à celle-cy. Mais quant à ce que nostre Soranus avance touchant la perfection de la Medecine, qu'il attribuë à cet Hipocrate, il ne le faut pas prendre tellement à la lettre en faveur de ce grand personnage, qu'on s'imagine que la Medecine n'ait receu depuis aucun degré de perfection, puisqu'il dit luy méme, que tout âgé qu'il est, il n'en a pas encore acquis une connoissance parfaite : car Soranus ne s'est apparemment servi de cette expression, que pour nous faire entendre que l'Art avant Hipocrate, n'avoit pour ainsi dire fait que begayer, & qu'il n'avoit parlé un peu distinctement que dans ces belles observations que nous admirons ; & enfin plus

Divina à stirpe cognitio, *ex Hesiod. & Homer.*
Deus sanitatis autor. *ex Pindar. Quintil. decl. 268. Lucian. in Abdicat.*

Quoniam adhuc rudem & vulgarem Medicinam excoluit in Deorum numerum receptus est.

V. Pausaniam & Suidam.

Epistol. ad Dionys.

Coac. Prænot. libri Epidem. Prorrhetic. & Aphorism.

intelligiblement dans les Commentaires de Galien, qui les sauva premierement de l'oubli en les tirant de la poussiere des Bibliotheques, où elles avoient esté comme ensevelies pendant six cens ans, & donnant à tous ces Oracles le jour & l'explication dont ils avoient besoin pour estre entendus.

E quel di Coo che fe ve miglior opra
Se bene intesi fusse gli Aforismi.
Un di Pergamo il segue, & in lui pende
L'Arte guasta infra noi allor non vile
Ma breve & sfura la dichiara e estende.

Franc. Petrarch. nell. Triomf. della fama. c. 4.

Il ne faut donc pas douter que si Hipocrate & les grands hommes qui l'ont suivi revenoient au monde, ils ne fussent surpris & étonnez de voir les merveilles qu'on a découvertes depuis eux dans la theorie & dans la pratique de la Medecine, & méme le jour que tant de doctes plumes ont donné à leurs écrits. Et à ce propos je crois que ceux qui aiment la Poësie seront bien aise de voir icy une Epigramme que Utenhovius a traduite du Grec de d'Aurat qui l'avoit faite sur la traduction des Aphorismes d'Hipocrate par Jean Butin Medecin d'Angers.

Entheus Hipocrates quondam seu Pythia vates
Hac sacris cecinit pectoris ex adytis,
Omnia sed cecinit confusa, sacer tulit illius
Quò furor, ut nullus sortibus ordo foret.
At nunc indigesta Oracula digerit hic dum
Butinus, ratio est quod fuit ante furor.

Il n'est donc pas vray, comme l'à pensé Aristote dans ses questions naturelles, que la Medecine ait été inventée par une espece de divination, par hasard, par revelation des demons & par leur invocation, ni que son inconstance, & son peu de certitude viennent de ces principes. Au reste, quoi qu'il me soit facile de confirmer non seulement la noblesse de la Medecine, mais encore son existence, par la contiuation de ses progrez, & de son histoire depuis Hipocrate jusqu'à nous, je passe icy sur ces grandes & fortes preuves, parce que j'y reviendray cy-aprés en son lieu; & que d'autre part ce que j'ay allegué dans ces deux premiers Chapitres suffit pour convaincre les gens raisonnables de l'existence & de la noblesse de cet Art.

CHAPITRE III.

Du nom, de la définition, & de la fin de la Medecine.

LE terme de Medecine est fort équivoque, car il signifie les instrumens ou remedes, dont l'Art se sert pour parvenir à sa fin. De plus les boutiques des anciens Medecins, qu'on appelloit *Medicina*, mais bien plus précisement une habitude de l'entendement par laquelle le Medecin opere, & l'operation méme qui en émane. C'est pourquoy Michel Doringius s'expliquant sur ce terme, dit qu'il ne prend la *Medecine*, ni pour les remedes, ni pour les boutiques où on les garde; & c'est à peu prés en ce sens là que Tertulien appeloit les guerisons *des Medecines, quod Medicinas facis*, quoy qu'il appelle aussi en un autre endroit, la Piscine de Jerusalem une *Medecine*; il faut encore observer que *medicari* & *medicare*, qui signifient faire la Medecine, signifient aussi *changer*, *colorer & moderer*, *immutare*, *colorare*. Il n'en est donc pas du nom de la Medecine comme de tant d'autres qui sont l'image de la chose, & qui en marquent la nature & l'essence. Et c'est pour cela que ne voyant point assez clairement dans ce nom ce qu'est la chose qu'il signifie, j'ay recours à la définition que Rhases nous donne de cette chose, parce qu'elle frappe davantage l'esprit, & qu'elle est plus claire que tant d'autres définitions qu'il seroit inutile de produire icy. *La Medecine* est donc, suivant ce sçavant Arabe, *un Art effectif qui conserve la santé presente, & qui guerit les maladies curables avec le secours de la raison & de l'experience*; définition dis-je d'autant plus juste & plus precise qu'elle comprend la nature de la Medecine, la fin qu'elle se propose & les moyens qu'elle prend pour y parvenir. D'où l'on peut tirer trois conclusions fort importantes à la Medecine, aux malades, aux ministres de l'Art, & méme aux assistans ou amis des malades.

V. P. Kirstenii de usu & abusu Medicin.

Lacus Medicus.

in Continent.

La premiere, que si la Medecine est un Art effectif, comme la définit Rhases, il s'ensuit qu'elle ne marche pas toûjours en aveugle, quoy qu'elle marche quelquefois dans l'obscurité, & par consequent que si elle ne guerit pas toutes les maladies, elle ne laisse pas d'avoir la santé pour fin, à laquelle elle tend toûjours. A quoy nous pouvons ajoûter qu'outre les maladies incurables de leur nature, il y en a encore qui ont des causes surnaturelles, verité que les Payens ont reconnuë. *S'il n'y a donc point de conseil ni de prudence qui puisse s'opposer à Dieu*, le Medecin n'aura-t-il pas fait son devoir quand il aura mis en pratique pour le bien du malade ce que luy enseigne l'Art? Delà vient que les Loix ne s'arment jamais contre luy pourveu qu'il ne paroisse ni malice, ni ignorance dans sa conduite. C'est ce qui a fait dire à Lucien que la Medecine estant si necessaire aux hommes, & par consequent si digne d'estime, ceux qui la professent doivent joüir d'une pleine & entiere liberté, & qu'il n'est pas raisonnable qu'une science qui vient de Dieu, & une puissance qui luy est consacrée soit sujette à la dureté des loix humaines, & à la peine des Tribunaux. Et neanmoins s'il en faut croire le caprice de bien des gens, le Medecin doit toûjours guerir, & si la mort arrive, ce n'est jamais elle qui a tort, c'est toûjours le dernier remede, quand ce ne seroit qu'une verrée d'eau ordonnée par le Medecin.

Proverb. 2. Paralipomen. Reg. 2. 4.

in Abdicatō.

V. Langium in Epistolis.

Prospera omnes sibi vindicant adversa uni Medico. *Tacit. Annal. 1.*

Fecerit & postquam quidquid jubet ipsa medendi
Norma, nisi valeat subitoque revixerit æger,
Murmurat insipiens vulgus, linguâque procaci
Eloquitur de te convitia talia jactans,
Hei mihi quam stultum est Medicorum credere nugis.

Perisaltus Faustinus.

Car pour le malade & les assistans qui ont souvent grand part à tout ce qui arrive de funeste, on ne manque jamais à les disculper; la raison a beau dire, & le Poëte a beau chanter:

Non est in Medico semper relevetur ut æger
Interdum doctâ plus valet Arte malum.

C'est une chanson pour ces gens là. La fortune qui a bouché les oreilles, & crevé les yeux de la plusspart, ne leur a délié la langue que pour dire hardiment tout ce qu'ils s'imaginent; on diroit qu'on est obligé de les laisser conter tout ce qui leur plaît, parce qu'ils sont forts en comptant, & que l'argent qui semble redresser les jugemens de l'esprit, les rend toûjours tres-contens d'eux-mémes, tant il y a de peuple, & de pauvres d'esprit parmi les richards: *Quanto piu richi d'i fuori, tanto piu poveri di dentro.* Ainsi je ne suis pas peu surpris de voir qu'un petit homme glorieux & sottement composé, qui n'a de genie que pour faire mal, dont la Religion & la dureté naturelle est cause de sa fortune, *Sicut Ethnicus & Publicanus*,

Fortuna quem nimium fovet stultum facit *Publ. Mimus.*

Sapienza felic. del. P. Bartholi.

& qui ne s'est élevé de la poussiere, que pour se guinder dans des airs de vanité & de cupidité ; qu'un homme ainsi fait, s'imagine avoir droit de se moquer d'un Art, que tant de grands Personnages, & le Fils de Dieu méme ont honoré en le professant, & pretende traiter de haut en bas pour moins d'un écu, un homme qui pendant toute sa vie ne s'est appliqué qu'à son devoir, & à mépriser les biens mal acquis.

La seconde, que si la Medecine *conserve la santé presente & guerit les maladies curables*, on ne peut faire assez d'estime du Medecin. En effet ne voyons-nous pas que le gouteux l'appelle son Sauveur dans Lucien ; qu'on honoroit de ce nom les Medecins du tems de saint Basile, témoin ce Jacques surnommé *Soter* & tant d'autres dont nous parlerons cy-aprés, qui sont parvenus au terme d'honneur & de gloire que le grand Hipocrate appelle εὐσχημοσύνη. C'est ainsi que le Mage, le Sage, le Philosophe & le Medecin n'estoient chez les Perses qu'une méme chose, & que leurs Rois donnoient à leurs Medecins la qualité de Prince. Et c'est pour cela sans doute qu'Avicenne reçoit cet honneur, & non pas parce qu'il estoit le premier Secretaire du Roy, & que ceux qui ont le premier rang dans quelques emplois chez les Arabes, s'appellent *Abraïes* ou Princes, comme ils sont appellez *Principes* chez les Latins. Ainsi qui ne voit que ce grand Medecin ayant gueri trois Rois de Perse, n'ait merité d'estre regardé comme un Sauveur, & comme un autre Cid & Seigneur de la Medecine. En effet

Aprés avoir sauvé trois Rois
Pourroit-on manquer de Couronnes ?

Et si pour avoir sauvé la vie à un Citoyen, on donnoit à un simple soldat Romain une Couronne civile, le grand Avicenne n'avoit-il pas quelque droit aprés ces trois grandes cures à une Couronne, telle qu'on la donnoit chez les Perses à ceux qui s'estoient distinguez par quelque action d'éclat ?

La troisiéme conclusion que je tire de la definition de Rhases, est que comme la raison peut s'égarer quelquefois si elle n'est secondée de l'experience, de méme l'experience nous conduit quelquefois dans de terribles extremitez, si elle n'est soutenuë & secouruë par la raison, comme nous le verrons plus au long dans la seconde partie de cet Ouvrage.

Quant à la fin de la Medecine qui est la santé, dont nous

venons de parler en passant, & dont le Medecin est le directeur, que ne peut on point encore dire à son avantage? N'est-il pas vray qu'elle est le plus bel ornement du corps, le plus precieux des biens, & celuy sans lequel toutes les douceurs de la vie sont insipides. [a] Ce qui a fait dire à certain [b] Caton:

Capitis auxilium Medico committe sodali
Sit tibi præcipuè quod primum est cura salutis.

C'est pour cela que le Poëte fait la Santé la plus ancienne des Déesses, & que la derniere coupe de vin luy estoit anciennement consacrée dans les festins. Il n'est pas necessaire, dit Lucien de manger à toutes les heures du jour, mais il est necessaire de se bien porter, & c'est pourquoy toutes les salles des festins chez les Egyptiens retentissoient de ce beau motet, *O santé tu es le plus grand des biens*. En effet qui ne sçait qu'une grande & continuelle santé est tres-rare, & que, selon la remarque du sçavant Erasme, on n'a veu que le Fils de Dieu & les Apostres qui n'ayent jamais esté malades: *Non erat in Tribubus eorum infirmitas*, exageration Hebraïque du Pseaume 104. pour marquer un bienfait & une grace insigne, mais verité à l'égard des Apostres, & de ceux à qui Dieu fait part d'une grande santé. C'est un si grand bien que celle du corps n'est pas moins promise que celle de l'ame à ceux qui font l'aumône de leurs biens. Ainsi on est riche des biens de la nature à mesure qu'on fait bon usage des biens de la fortune, & c'est de cette maniere que la santé étant le premier des biens de la nature, le pauvre qui se porte bien est incomparablement plus heureux qu'un riche malade. Tant de constitutions de rentes qu'il vous plaira, tout cela n'est rien si elles ne sont accompagnées d'une bonne constitution de corps: *Melius est corpus validum quam census immensus*,

Vltra hoc nitendum est vivamus corpore sano
Quippe valetudo est censu præstantior omni
Robustus fossor, Rege est præstantior ægro.

Et si l'on en croit saint Augustin, ne vaut-il pas mieux se bien porter avec une petite figure, que d'estre malade avec une taille de geant? C'est ainsi qu'on peut estre riche au milieu de la pauvreté. Il n'est pas jusqu'au Paradis des Chrestiens, qu'ils ne se figurent comme un lieu, où il n'y a ni chagrin ni douleur, & où on joüit d'une santé parfaite. Aussi l'Eglise permet-elle de la souhaiter, mettant elle-méme ces

Bona valetudine nullum ornamentum, nec monile præstantius *Nicostratus apud Stobæum.*

a *Soran. in Isagog.*

b *Dionysius Cato in carminib.*

in Abdicato.

O sanitas! tu maximum hominibus bonum.

in Encomio Medicinæ.

Ecclesiast. 34. Isai. 58.

August. in Psalm.

Sanus est qui dives est.

Marcell. Palingenius Stellatus Zodiac. vita human. in Leone.

Melius est habere Zachei staturam, licet contractam & brevem quam Goliæ cum febre. *l. de bono conjugali.*

paroles dans la bouche de ses enfans : *Perpetua mentis & corporis sanitate gaudere.* C'est pour cela que le *Sanitas tua* n'a pas esté moins connu pendant plusieurs siecles dans l'Italie, que *vostra Seignoria* y est à present ; & c'est pour cette même raison que cette nation qui sçait ses affaires autant qu'aucune autre, en fait sa principale affaire, & qu'elle donne pour ainsi parler la main droite à la santé sur le gain qu'elle aime si passionnement : *Sanita & guadin messer* ; car voilà ce qu'on appelle son grand *Bon di.* Enfin c'est dans cet esprit qu'un des beaux esprits de la nation ayant tout fait pour recouvrer sa santé perduë, parle de son rétablissement comme de la plus belle des inventions : *Et quel ch'importa, mi pare d'aver trovata l'Alchimia di star sano.* Que s'il m'est permis de remonter à l'antiquité, je trouve un *Bene Valere* introduit dans toutes les lettres, & dans tous les témoignages de bien veillance par le Philosophe Pithagore ; car quoy que le *Bene Valere* le *Salus*, & le *Sanitas* signifient quelque fois l'honneur qu'on rend aux personnes, la consideration qu'on a pour elles, & le bien qu'on leur souhaite, ils marquent bien plus naturellement & plus ordinairement la santé de corps & d'esprit. C'est ainsi que Joseph jure par la santé & par la conservation du Roy Pharaon ; que les Osseniens, secte de Juifs fameuse dans saint Epiphane, jurent par leur santé & par celle de leurs enfans. C'est encore ainsi qu'on juroit chez les Romains, par la santé des Empereurs, & que les Evêques estoient obligez de jurer *per salutem Dominorum nostrorum Rempublicam gubernantium.* C'est pourquoy les plus raisonnables & les plus ordinaires souhaits se terminent toûjours à ce qu'on appelle, *mens sana in corpore sano*, ΥΓΙΑΙΝΕΙΝ voilà tout ce que demande le brave Pirrhus, & le misterieux ΥΓΕΙΑ est pour ainsi dire l'heureux mot du guet qui fait triompher Antiochus des Galates, ses plus redoutables ennemis, & qui luy donne le nom de Sauveur. Tant d'inscriptions consacrées à la Santé, & particulierement celle du Temple d'Esculape qu'on voit dans le Palais Barberin à Rome, & que tant d'Antiquaires ont copiée, & cette fameuse Hymne d'Arifron traduite ainsi du Grec en Latin.

Annib. Caro nell. Letter. l. 2.

Genes. 42.

Heresi. 19.

Gregor, l. 10. Epistol. 31.

V. Missellan. erudit. antiq. Spon. pag. 52.

O Dearum Hygeia
Fac tecum exigam
Quod superest ævi
Teque benevolam habeam mihi contubernalem ;

Nam

Nam si quid in divitiis est gratia aut liberis
Aut quem beatum prædicare mortales,
Regio principatu, aut desideriis
Quæ clandestinis veneris cassibus venamur
Aut si qua alia Divinitas, hominibus voluptas
Aut laboribus est recreatio;
Tamen, ô diva Hygeia!
Illa omnia florent, charitumque ver renidet,
At te seorsum nemo est beatus.

Scaliger in Carminib.

Tu scopus & finis noster, fautrixque laborum
Adsis hospitii formula sana novi.
Edito quod rarum est, Thesauros prome beniguos.
Thurea sic aris grana decusque feras.

Joan. Sambuci Biblioth. in imag. sanitatis.

Tant de medailles de la Santé divinisée par les Grecs & par les Romains; l'Hygée Minerve, ou la Minerve Hygée d'une medaille d'Antonin, cette fameuse Déesse *Salus* qui donne à manger à un serpent; ce Dieu que les Epidauriens appelloient Acesius, qu'ils donnerent pour compagnon ou pour substitut à Esculape, & qu'on a crû chez quelques peuples *l'Evomerion* ou le Telesphore d'Antonin, dont nous parlerons cy-aprés; ce Peon d'Homere, le Medecin des immortels, le plus proche du grand Jupiter, & qu'on appelloit de ce nom, parce qu'il appaisoit les douleurs; comme si on eût voulu marquer par cette invention qu'on ne peut estre heureux sans santé. Cette statuë de la Santé dont parle Cælius Rhodig. au pied de laquelle toutes les Dames Sicioniennes, mettoient les dépoüilles de leurs têtes, desorte qu'elle en estoit toute couverte: car quel sacrifice pour des femmes ordinairement idolâtres de cet ornement? Cette autre statuë que Lucien nous represente avec plusieurs pieces de monnoye, & quelques lames d'argent, dont les unes estoient à ses pieds & les autres attachées à ses cuisses, comme autant d'hommages qu'on luy rendoit pour les biens, la vie & la santé qu'on croyoit luy devoir. Ne sçait-on pas encore qu'il y avoit à Rome *Fana salutis*, *Porta salutaris*, *Augur salutis*, *Vicus salutaris*, *Ædes salutis*, *Jupiter salutaris*, *Sacra Meditrinalia*. De plus n'avoit-on pas le ΡΩΜΗ ou *Valetudo*, une des filles d'Esculape, le ΤΕΛΕΣΦΟΡΟΣ ΑΝΤΟΝΕΙΝΟΣ ΘΕΟΣ, qui mettoit fin aux maladies les plus opiniâtres, & qu'on donnoit pour compagnon à Esculape & à

ΥΓΕΙΑ ΑΘΗΝΗ

Romæ in hort. Cardinal. Estensis.

V. Pausan. in Corinth pag. 166. ἀπὸ τοῦ παύειν τὰς ἀνίας.

Lucian. in Pseudo Proph.

Hygée, comme il paroît dans plusieurs medailles Grecques & Latines, & particulierement dans une medaille de l'Empereur Geta, où ce petit Dieu est debout entre Esculape & Hygée, coeffé d'un petit capuchon: Car quoy qu'il ne fût qu'une de ces Divinitez qu'on appeloit *Minorum gentium*, il ne laissoit pas d'avoir un Temple à Pergame, comme on le peut voir dans une autre medaille de Caracalla. J'observe encore le ΝΕΙΚΑΕΩΝ ΚΙΑΒΙΑΝΩΝ de l'Empereur Adrien avec l'Esculape & la Santé, ce qui me fait souvenir de l'instance qu'il faisoit à ses Medecins pour le faire mourir ou pour luy rendre la santé. A quoy on peut ajoûter cette Baze trouvée depuis peu proche des termes de Trajan avec cette inscription.

ÆSCULAPIO SERVATORI
DONARIA PRO SALUTE
RESTITUTA GRATIA-
RUMQ. ACTIONE
NICOMEDES MEDICUS OFFERT.

Trois autres encore qui sont au sujet.

FEBRI DIVÆ FEBRI
SANCTÆ FEBRI MAGNÆ
CAMILLA AMATA PRO
FILIO MALE AFFECTO

Briss. in formul.

MINERVÆ MEMORI
CÆLIA JULIANA
INDULGENTIA
MEDICINARUM
EJUS INFIRMITATE
GRAVI LIBERATA
D. P.

Ald. Manut. in Ortograph.

SACRUM NUMINI APOLLINIS
L. NÆVIUS
SECUNDINUS
PRO SALUTE SUORUM
T. V. M. V.
V. S. L. M.

In oppido Insubrium.

Mais ce qu'il y avoit de plus mysterieux & de plus singulier dans les sacrifices qu'on faisoit à la Santé, est qu'il estoit permis d'y employer toutes sortes d'animaux, au lieu qu'on n'en sacrifioit ordinairement aux autres Divinitez que de l'espece qui leur convenoit, le taureau à Jupiter, le belier à Mars, le coq à Esculape, le tigre à Bacchus, le pigeon à Venus, &c. comme si on eût voulu marquer par cette diversité & cette quantité de victimes qu'on immoloit à la Santé, qu'on fait

V. Pausan. in

toutes choses pour guerir, & qu'il n'y a rien qu'on n'employe quand il s'agit de la vie.

V. I. Philip. Thomas. l. dedonariis.

Finissons par le fameux ΑΩΣΤΟΝ ΔΕ ΥΓΙΑΙΝΕΙΝ du fameux Temple de Delos, & enfin par cet ΥΓΕΙΑ gravé sur le Tombeau de Leon le Grand Empereur de Constantinople, dont on pourroit dire avec raison,

O sasso amato & honorato tanto.

Torq. Tasso cant. 12. stanz. 96. dell. Ierusal. liberat.

En effet quelque horreur qu'on ait naturellement du tombeau, on attend, ce me semble, assez doucement la mort avec la santé.

Bello in si bella vista enco e l'horrore.

Ibid. Canto 12. stanz. 30.

CHAPITRE IV.

De l'excellence de la Medecine par elle-même, & par les grands personnages qui l'ont professée ou qui en ont fait estime.

SI la Medecine est l'ouvrage du Tout-puissant, comme nous l'avons remarqué cy-devant; si elle est loüée & recommandée par le saint Esprit; s'il ordonne de l'honorer à ceux mêmes qui n'en ont pas encore besoin: si, selon * Cassiodore elle fait tout ce que les richesses, qui font tant de choses, ne peuvent faire; & si même les sages Païens reconnoissoient qu'elle est un present des Dieux, & la main qu'ils tendent charitablement aux hommes pour se relever quand ils sont tombez dans quelque infirmité. Si dis-je elle a tous ces avantages, de quel prix ne doit-elle point estre dans le monde? *Procul & de ultimis finib. terræ pretium ejus.* Mais de plus si nous considerons que pour en avoir une connoissance parfaite, il faut se connoître soy-même; qu'il faut se donner la peine de sonder ce profond abîme; qu'avec cette connoissance il faut encore avoir celle de tous les remedes, occupation à laquelle une longue vie peut à peine suffire; qu'aprés estre pour ainsi dire entré dans l'homme & dans les corps sublunaires, il faut monter jusqu'aux globes celestes, en un mot posseder cette fameuse Encyclopedie que de grands personnages demandent pour la connoissance de cet Art, penetrant jusques dans les facultez & les fonctions du divin ressort qui fait agir, pour ainsi parler, la machine du corps humain. Si nous considerons, dis-je, tout cela, je demande si tant de peines & de difficultez ne marquent pas l'excellence & la dignité de la Medecine? Aussi

Antequam illâ egeas, *versio Arabicâ c. 38. Ecclesiast. versiocul. 1.*

* Ibi nos nititur sublevare, ubi nullæ divitiæ, nullæ dignitates possunt subvenire *Cassiod.*

In Medico nulla potest esse perfectio sine illa Encyclopædia, quæ homini viam munit ad perfectionem. *Scalig. de arte Poetic. c. 16.*

Tiraquell. de Nobilit. cap. 31. n. 16.

L. de lege & l. de de decent. ornat.

In Isagoge.

Sicut Medicinæ apud ægros etiam apud sanos honor est. *Senec. in Epistol. ad Lucil.*
V. Plutarch. de tuenda valetudine. Quintil. in declam. Lucian. in Abdic. Plin. l. 20. c. 2. Isid. Pelusiot. Hali Abb. Petr. de Apono. Cardan. Iust. Vels. &c.

Ex Phebo Medici didicerunt mortis dilationem. Callimac. Hymn. in Apollin.

Erasm. in Encom. Medic.

est-ce pour cela que le grand Hipocrate a écrit que la *Medecine est la chose du monde qui merite le plus qu'on l'estime, quoy qu'en pensent les ignorans ; qu'elle peut rendre un homme accompli dans l'étude de la sagesse dont elle est la sœur*: Que Pline tombe d'accord *qu'elle commande même à ceux qui sont preposez pour commander*: Que Galien soûtient *qu'elle est un Art des plus honnêtes & des plus liberaux ; qu'elle a même quelque chose de grand & de majestueux*, & qu'il feint agreablement *que Mercure luy donna la premiere place dans une assemblée, mettant fort au dessous d'elle tout ce qui ne dépend que de la fortune.* C'est encore pour cela que Seneque est entré si heureusement dans le sens de la version Arabe du passage de l'Eclesiaste, que nous venons d'alleguer, & que tant d'autres grands hommes ont écrit qu'elle est une discipline qui ne cede à aucun autre, non seulement en utilité, mais encore en politesse & en agréement. Mais ce qu'il y a de plus admirable, c'est qu'elle force pour ainsi dire quelquefois par des cures surprenantes les ordres de la nature.

Ce n'est pas toutefois (pour ne laisser aucun scrupule sur cette pensée) que je croye qu'il faille prendre à la lettre ce qu'on raconte de certains Medecins, & qu'ils ayent en effet rendu la vie à des morts : car outre que les saintes Lettres nous apprennent que les morts ne reviennent plus, & qu'il n'est pas au pouvoir des Medecins de les ressusciter. Il est encore vray que les exemples qu'on allegue en faveur de ces Medecins sont équivoques & fondez sur un reste de chaleur naturelle, qui pour estre comme ensevelie, ne laisse pas d'avoir une force & une vertu vitale. Je tombe dis-je d'accord de cela, mais ne voit-on pas aussi, qu'encore qu'il n'y ait que Dieu qui ait le pouvoir *de vivifier & de mortifier*, les soins de la Medecine ont l'avantage de retarder quelquefois la mort de plusieurs années, & qu'il n'y a pas une difference trop grande, entre retenir l'ame preste de partir, & la rappeller quand elle est partie? On pourroit encore ajoûter à tant d'avantages de la Medecine, que le Dieu vivant a bien voulu se nommer le Sauveur des Israëlites, & que son Fils unique, dans lequel sont enfermées toutes les sciences humaines avec les autres tresors de sa sagesse infinie, ne s'est fait appeller ni Philosophe, ni Jurisconsulte, ni Mathematicien, ni Orateur, ni Poëte, ni Historien, mais *Sauveur*: *Pertransibat benefaciendo & sanando.* Aussi est-ce-là le caractere le plus sensible de la Divinité ; c'est par là qu'il attire les hommes à luy : car quoy qu'il le fasse d'une maniere surnaturelle, ce qu'il fait n'est pas moins la Medecine du corps, que celle de l'ame ; c'est tout ce qu'il entreprend de faire pendant ses voyages, & les trois années de sa vie connuë, *hæc meta laborum* ; il guerit les paralitiques, les aveugles, les lunatiques, & les possedez : *Omnes languores, omnes oppressos à Diabolo !* mais il ne s'abaisse jamais jusqu'à donner les biens de la fortune. Il n'a pas de remede pour la pauvreté que les hommes regardent comme le plus grand des maux, & qu'il regarde comme un bien, jusqu'à vouloir que les riches même l'aiment au milieu de leur abondance. Il n'enrichit point ni Obed-Edon, parce qu'étant la realité de ce dont, l'Arche n'étoit que la figure ; il a bien d'autres biens à donner que les richesses, la grace seule des Santez étant infiniment au dessus de toutes les graces de la fortune. Mais voudroit-on quelque preuve convaincante & sensible de l'excellence, de la noblesse, & de l'utilité de la Medecine? On n'a qu'à faire reflexion sur ce qui se passe dans l'homme à cet égard : Car n'est-il pas vray qu'on souhaite naturellement d'estre Medecin ? Que chacun a inclination de donner des avis aux malades, & qu'on les donne naturellement ? *Il n'y a rien*, dit un bel Esprit, *dont on soit si liberal que de ses conseils* : mais de tous ces conseils qu'on donne si profusement, on peut dire avec verité qu'il n'y en a pas qu'on donne si frequemment & si facilement que ceux qui roulent sur la santé, témoin le plaisant du grand Duc, qui trouva tant de Medecins dans Florence en si peu de tems. Il n'y a donc pas lieu de s'étonner si les Egyptiens & aprés eux tant de sages nations ont ordonné des salaires tirez du tresor public, à ceux qui faisoient profession de la Medecine, jusqu'à fonder des écoles pour l'instruction de la jeunesse qui s'adonnoit à cette science, si les malades obeïssoient aux disciples d'Esculape comme des soldats à leurs Officiers, & comme des sujets à leur Souverain, & par consequent si l'on peignit depuis ce tems-là les fameux Medecins la couronne sur la tête, puisque Pline, comme nous l'avons cy-devant remarqué avouë que la Medecine a seule le privilege de donner des loix à ceux qui les font ; que Cassiodore fait dire à son Prince en faveur de son Medecin : *Nam licet alii sub certo jure serviant, tu rerum Domino studio præstantis observa* ; qu'on avoit dit longtems avant ces Auteurs,

Scip. Mercur. de gli errori popolari d'Ital. l. 4. c. 18.

Pensées de M. D. L. R. F.

ex Empedoc.

Et Medici in sectis qui hominum terrestribus insunt
Hinc existunt Dii quorum sunt maximi honores.

Et que deux autres Poëtes ont dit il n'y a pas long tems,

Henric. Smetius ad Frederic. IV. Electorem Palatinum.

Stat primo Medicina loco, reliquasque vetusto
Jure superba præit, siquidem cum prima futuro
Omnipotente manu juncta essent semina mundo
Jamque recens tellus, vernantem condita vultum
Induerat, turpe ante, nefas! morbosque nefandæ
Culpæ carnifices, ante ipsa exordia gentis
Humanæ, Medicina pari mox tempore cœpit.

Marcellus Palingen. Stellat. Zodiac. vit. hum. in Leone.

Sit bonus & doctus Medicus, Medicina parabit
Sufficiens lucrum Domino, morbosque fugabit.
Hanc olim Phœbus coluit, Phœbeius atque
Filius, hac se se immortali nomine digni
Effecere, hanc & didicit Chironis alumnus
Quamvis Eacidæ, quamvis Nereide natus.
Hac fuit illustris Pæon, clarusque Machao.
Egregius Medicus, mendicus non erit unquam
Adde hoc quod plena est occultæ cognitionis
Hæc florum, herbarum, lapidum secreta recludit
Et quidquid tellus intra sua viscera celat
Perspicit, ac vires natura provida pandit.
Corporis humani partes considerat omnes,
Et revocat multos regnum ad Plutonis ituros.
Ergo quid hac potius sapientem scire licebit?
Ut non solum animos possit sanare medendo,
Verum etiam membris ægris prodesse medendo.

Ce sera donc pour confirmer tant de veritez glorieuses à la Medecine, par des exemples particuliers, & par des inductions plus sensibles, que tout ce que nous avons dit cy devant, que je vais faire une Histoire Cronologique des Medecins, où je m'arresteray particulierement à ceux d'un merite distingué, ce que j'entreprens d'autant plus à propos qu'il ne s'est trouvé personne jusqu'à present qui ait travaillé avec quelque exactitude à ce dessein. Car si Wolphangus Justus y a mis la main, il est certain qu'il n'est pas exact, & qu'il s'est trompé dans ce qui regarde la Chronologie & bien d'autres faits. Joannes Neander n'a sur cette matiere qu'un projet fort mal ordonné. Petrus Castellanus, qui avoit écrit long-temps avant ceux-là, n'est pas

Chronologia Medicorum.

De vitis illustr. Medicorum.

plus exact dans l'ordre des temps. Andreas Tiraquellus, n'est (dans ce qu'il a écrit sous le titre de *Successio Medicorum* de même que dans son *Nomenclatura Medicorum per Alphabetum*) qu'un chaos, dont on a peine à percer l'embarras pour en tirer quelque lumiere. Je sçais à la verité que Barthol. Mozerus, Otho Brunfelsius, Israël Spachius Andr. Chioccus, Jacobi Milichius, Barthol. Vvaltherus, Robert. Constantinus, Joan. Sambucus, Joan. Spithonius, Joan Sebardus, Josias Simlerus; Laurent. Joubertus, Melchior Adamus, Petrus Lambecius Symphor. Campegius, Gerardus Vossius, German. Conringius, Francisc. Ranchivus, Renatus Moræus, ont écrit les vies de quelques Medecins; mais outre que la pluspart n'ont fait que passer sur la matiere, les uns ne se sont arrestez qu'aux Medecins de leur tems, & les autres qu'à ceux de leur païs, Universitez ou Colleges, chacun suivant le systeme qu'il s'est fait, sans se mettre fort en peine de la Chronologie. Ajoûtez que les memoires de certains Auteurs qui eussent pû servir à ce dessein, & que Henricus Meibomius marque dans sa lettre à Hieronim. Velschius Medecin & Historien d'Ausbourg, sont perdus. Car quant à ce qu'a marqué * Lypenius touchant le dessein de Joan. Meibomius fils de Henricus, celuy de Hyeronim. Velschius, & celuy méme de Mr. l'Abbé Menage: il faut sçavoir que les deux premiers ne pûrent executer le dessein d'écrire l'Histoire Chronologique des Medecins, parce qu'ils manquerent de memoires & de secours, & qu'enfin ils furent prevenus par la mort, comme il parroist par l'epistre que Henric. Meibomius a écrite à Hyeronim. Velschius sur ce sujet, & par la réponse qu'y fit celuy-cy. Pour Mr. l'Abbé Menage, Lypenius n'a pas sçû que ce que ce sçavant homme a ramassé de divers Auteurs, n'est que la matiere des vies de plus de quatre cent Medecins, la pluspart anciens, & qu'il n'y a rien dans ce manuscrit qui regarde l'Histoire chronologique des Medecins, l'ordre estant purement Alphabetique. Mais pour cela je ne dois pas passer sous silence que comme ce manuscrit est plein de bonnes choses, il m'a esté d'un grand secours, & que j'eusse encore pû en tirer bien des eruditions, si des Vers & des passages de Poëtes, d'Orateurs, d'Historiens & de Peres Grecs eussent pû entrer dans un Ouvrage que j'ay composé en François, & pour les François.

L. de nobilitate, cap. 31.

* *in Præfat. Bibliothec. realis Medica.*

Comme je ne fais donc icy qu'une Histoire Chronologique

& non pas des vies de Medecins, & que d'autre part on auroit presque aussi-tôt compté les astres du Ciel que ceux de la Medecine, j'imiteray ceux qui chassent dans une grande forest, ou qui peschent dans un grand étang, ausquels il doit suffire d'avoir cherché fort exactement sans s'opiniastrer à vouloir trouver & prendre tout ce qu'il y a de caché. Ainsi je me contenteray de marquer dans ce Chapitre tous ceux qui se sont rendus considerables dans la Medecine, n'oubliant pas méme les défauts des Medecins, que les Poëtes & les Historiens font entrer dans leurs inductions, feints ou veritables, pour donner en passant du relief aux vertueux, & pour inspirer aux vivans une juste horreur des imperfections des morts. Quant à ceux qui ont approché de nostre siecle, je ne feray que passer legerement sur leurs noms, sur leur patrie & sur leur tems; parce que le nombre de ceux qui ont paru depuis le treiziéme siecle jusqu'à present, est si considerable, qu'il faudroit des volumes entiers pour les marquer exactement, outre que les vies de la pluspart se trouvant au commencement de leurs Ouvrages, ou dans des Auteurs particuliers, les curieux y pourront avoir recours. Car quand par exemple on n'auroit à parler que des Chimistes & des Arabes, qui ne sçait qu'il y a une infinité de ces derniers dont les noms seuls sont fatigans, & qu'il est difficile de sçavoir, où le docte André Tiraqueau a pris tant de noms bizarres d'Arabes & de Juifs dont il a rempli son recueil, si ce n'est peut-estre dans l'Histoire composée par Ben-Casen docte Arabe, & dans celle de Leon l'Africain, dont les originaux gardez dans les Bibliotheques de Leyde & de Florence, peuvent avoir esté communiquez par extrait à ce grand Jurisconsulte. Et à ce propos j'avertis icy, que quant à l'ordre de cette histoire manuscrite gardée dans ces Bibliotheques, je n'entreprens pas de suivre ce grand dessein, non plus que celuy d'Alpagus, qui selon le témoignage d'Henricus Meibomius en l'épistre cy-devant alleguée, en avoit composé une qu'il n'a ni achevée ni fait imprimer, puisque quant à ce Ben-Casen il a fait une Histoire generale des Medecins selon les nations, entreprise d'une trop grande discussion pour mon dessein, & qui ne regarde pas la Chronologie en particulier, & que tout ce que j'en puis dire aprés * Hottinger pour satisfaire le Lecteur en passant, est qu'il divise cet Ouvrage en quatre Parties, où il traite dans la premiere

L. de Noblit. cap. 30.
V. epist. Henrici Meibom. ad Hier. Velschium.
V. Vossium de historic. Latin.

*Hotting. Analect. Historico Theologic. pag. 292. dissert. 6.

la premiere, de l'origine de la Medecine; dans la seconde, des premiers Auteurs de cet Art; dans la troisiéme, des Medecins Grecs de la race d'Esculape; dans la quatriéme, des disciples d'Hippocrate; dans la cinquiéme, de ceux qui ont paru depuis Galien; dans la sixiéme, des Medecins Chrétiens d'Alexandrie; dans la septiéme, de ceux qui ont fleuri depuis le Mahometisme; dans la huitiéme, de ceux qui se sont rendus considerables au tems des Abassides; dans la neuviéme, des Metaphrastes ou Traducteurs des Livres Grecs & Arabes; dans la dixiéme, des Medecins de la Mesopotamie & de Babylone; dans la onziéme, des Barbares; dans la douziéme, des Juifs; dans la treiziéme, des Africains; dans la quatorziéme, des Egyptiens; & dans la quinziéme, des Syriens.

Quant au Comput Chronologique, je suivray Scaliger, les Peres Petau, Salien & Torniel Jesuites, & autres Modernes qui conviennent à peu prés entre eux & avec la pluspart des Chronologistes, des Olympiades, & de la fondation de Rome; parce que je ne vois gueres de Medecins avant ces fameuses Epoques, qui ne soient en partie fabuleux, & d'un tems incertain, & que cette maniere de compter est plus methodique & plus intelligible pour les Lecteurs qui en sont la pluspart prevenus, que celle de quelques Modernes, qui se sont avisez depuis quelque tems, de faire le monde plus vieux de quinze ou de dix huit siecles, qu'on ne le croit communement: Car quoy que je ne doute pas que ces Auteurs n'ayent quelque raison de compter ainsi, je crois qu'il sera à propos d'attendre encore de nouveaux éclaircissemens sur cette matiere; & quant à ce qu'il y a de fabuleux dans l'Histoire des plus anciens Medecins, tout ce que je puis faire, est de tâcher à débroüiller ce cahos pour en tirer quelques lumieres, laissant à de plus heureux & de plus habiles, à retoucher cet endroit qui n'est pas le moins difficile de mon Ouvrage.

Nous avons deja marqué en passant qu'encore que le peuple ne fût pas ignorant dans la Medecine chez les Egyptiens, il n'estoit permis qu'aux Prestres & aux Princes de l'exercer publiquement. C'est pourquoy on a cru qu'un Hermes ou Mercure surnommé Trismegiste, Roy, Prestre & Legislateur, estoit l'inventeur de cette science. Pour moy, sans vouloir prendre parti pour ce personnage, ni le vouloir nier aussi absolument que quelques Auteurs ont fait, je marqueray simplement ici, ce qu'on en a crû chez les Egyptiens, les Grecs, les Latins, & enfin dans ces derniers siecles. Les uns ont donc crû que Seth ou Enoch estoient le premier Mercure, & le veritable; & que c'estoit luy qui avoit planté les fameuses Colomnes dont les Historiens ont tant fait de bruit, & qui ont esté d'un si grand secours pour les Egyptiens. Les mêmes ont crû que Noé estoit le second Mercure, & que Chanaam fils de Cham, qu'ils font inventeur de la Chimie, & Prestre d'Isis, d'Apollon & d'Esculape, estoit le troisiéme. D'autres ont soûtenu qu'il n'y avoit que deux Mercures, tous deux Egyptiens & Roys de Thebes, quoy que d'autres y ajoûtent un Babylonien: Que le premier de ces deux Egyptiens surnommé le Vieux, fut Conseiller, & Precepteur d'Isis, & d'Osiris Roys d'Egypte: Qu'il fut inventeur des Lettres & du culte de Dieu, & qu'il vivoit environ le tems d'Abraham, ayant esté auditeur du vieux Saturne qui est nostre Noé; & que quant au jeune Mercure, il fut petit-fils du vieux, & auteur comme son ayeul, de quelques traitez de Medecine, de Philosophie, & de Theologie, & peu moins ancien que Moyse; & qu'il fut surnommé Trismegiste, non pas pour avoir esté, comme d'autres l'ont crû, Roy, Prestre, & Philosophe, ni pour avoir écrit le premier de la Trinité, mais par une maniere de s'exprimer, assez ordinaire aux Grecs & aux Latins quand il est question du sublime. Quoy qu'il en soit, ce Mercure a eû des noms differens chez les Egyptiens & les Pheniciens, qui en ont fait leur Thoot, Thoyt & Thaautus, & l'Inventeur de la Medecine. Ce qu'il y a d'assuré, est que les Grecs ont fait de Mercure, quel qu'il soit, non seulement un Hermés marqué dans une infinité de monumens antiques, mais encore plusieurs Mercures, par leurs inventions fabuleuses, & qu'ils ont gâté & obscurci tout ce qu'il y pouvoit avoir de vray, & tout ce qu'en avoient crû les Egyptiens; & que c'est pour cela que de grands personnages, tant du Paganisme que du Christianisme ont eû bien de la peine à démêler le vray des Mercures, d'avec les fables de ces Grecs: Car enfin tant d'Auteurs graves ont donné de tout tems dans les Mercures Egyptiens, que pour venir à nostre tems, le fameux Professeur en Philosophie Franciscus Patritius Romain a non seulement crû qu'il y avoit plusieurs Mercures Egyptiens, mais encore qu'un de ces Mercures estoit Auteur d'une Philosophie, que ce Professeur a enseignée &

V. Olaum Borrichium, de ortu & progressu Chymiæ, & Francisc. Patritium in Trismegis.

V. Bellamicum Carmelitan. l. de fide & symbolis.

M. C. secund. Vvolph. Iustum. 2433.

V. Stobœum. & Suidam. in lexic.

Terque quaterque beatus.

Nova de universis Philosophia.

dédiée au Pape Gregoire XIII. & dont il a donné au Public les extraits illustrés d'une fort belle Preface, où il se déclare pour ces Ouvrages, comme pour de veritables productions de l'esprit de Mercure dit Trismegiste, & où il se vante d'avoir corrigé une infinité de fautes dans les éditions de Marcille Ficin, & du Seigneur de Foix de Candalle Evêque d'Aire; surquoy il ne faut pas oublier en faveur du Mercure Egyptien que le sçavant Hottinger assure que Mahomet Beu-Isac a écrit qu'un Mercure Roy d'Egypte a laissé des Ouvrages, dont les Arrabes & les Perses conservent une Traduction dans leurs Bibliotheques. Mais Patritius n'a pas esté le seul de nostre siecle qui ait pris l'affirmatif avec chaleur pour Mercure Trismegiste, puisqu'il n'y a qu'environ quarante ans que Monsieur Padet Professeur en Philosophie à Paris, se mit en tête d'enseigner la Philosophie de Trismegiste, & donna au public non seulement un Traité *de Ente* sur ses principes, mais encore des extraits de tous les Ouvrages qu'on luy attribuë, qu'il fit imprimer en faveur de ses écoliers, avec une Preface où il marquoit tout ce que Platon en avoit écrit sous le nom de Theuth, & tout ce que Ciceron, Jamblic, & même Tertullien, Eusebe, saint Augustin & Suidas en avoient pensé, pour ne point parler de Marcille Ficin, du Seigneur de Foix de Candale, de Patritius, & de plusieurs autres.

Francisci Patritii Hermes.

in Analect. pag. 251.

Petrus Padetius.

Plat. in Phædon. Tertul advers. Valentinian. cap. 15. Euseb. præpar. Evang. l. 1. cap. 9. & 10. August. de Civit. Dei. l. 18. c. 8. v. 39.

Cependant J. Goropius Becanus sçavant Philosophe & Medecin du siecle passé, avoit avancé qu'il n'y avoit jamais eû de Mercure; & que tout ce qu'on a dit de ce personnage estoit fabuleux, mais par des raisons que Franciscus Patritius n'a pas laissées sans réponces. C'est pourquoy il ne faut pas s'étonner si un des plus sçavans Prelats de nostre siecle a sçû bon gré à Gorop. Becanus de son sentiment, & s'il a écrit que tout ce que les Egyptiens & les Grecs ont dit de Mercure, doit estre attribué à Moyse, tant à cause des convenances qu'il y a entre les noms de ce grand ami de Dieu & ceux de Mercure, qu'à cause de celles qui se trouvent dans les actions de l'un, & dans tout ce que les Egyptiens & les Grecs ont publié de l'autre, jusqu'à soûtenir que l'Asclepias, le Poimander, & les autres Ouvrages attribuez à Mercure Trismeg. ne sont point de luy, & que plusieurs grands personnages se sont trompez avec Lactance, n'ayant pas reconnu au stile & aux matieres qui y sont traitez, que ce sont des suppositions de

V. F. Patritium in Hermete.

V. proposit. 4. Demonstrat. Eangegelic. V. C. Daniel. Huet. Suess. Episcop.

quelques Chrestiens Heretiques du premier ou du deuxiéme siécle, qui ont abusé de leur loisir, parce qu'en effet il y a bien des choses qui ne peuvent s'accorder avec la Religion Chrêtienne. Sur quoy il n'est pas mal à propos de marquer icy que Galien, qui vivoit dans le deuxiéme siécle, a dit de Mercure, qu'on avoit pris plaisir de tout tems à luy attribuer tout ce qu'il y avoit de grand, soit vray, ou fabuleux: *Hermetem prædicavit antiquitas Autorem omnium rerum tam verarum quam falsarum.*

L. 6. de simplic. medicam. facultatib.

Quant aux fameuses Colomnes qui portent le nom de Mercure, il faut sçavoir que ceux qui croyent un Mercure Trismegiste autre que Moyse, croyent pareillement qu'on a de tout tems, & méme avant le déluge, gravé sur des metaux, des pierres & des arbres, l'Histoire des Tems, des Sciences & de la Religion; mais qu'ils veulent que les Philosophes Payens n'ayent trouvé sur ces Colomnes, que les choses civiles & morales; & que quant à celles qui regardoient l'Astrologie, la Philosophie & la Theologie, ils ne les apprenoient que par tradition des Prestres Egyptiens, qui les avoient tirées & apprises des Livres d'Hermés; & que c'est pour cela qu'on ne laissoit pas de dire qu'ils avoient étudié sur ces Colomnes tant vantées. Quant à ceux qui ne connoissent point d'autre Mercure ou Hermés que Moyse, ils ont cru que les Livres des Prestres Egyptiens n'estoient que des extraits de la doctrine de ce Patriarche, qui avoient été gravez, (mais fort alterez par le mélange des faits qu'on y avoit ajoûtez aprés sa mort,) sur des colomnes qui estoient exposées au public; & que c'est de cette maniere que le Sanchoniate avoit ajoûté ce qu'il avoit voulu aux écrits de Moyse; & que Philon, dit Byblius, avoit pareillement ajoûté plusieurs choses aux écrits du Sanchoniate méme, dans la Traduction qu'il en avoit faite, tant il s'y lit de choses contraires à la doctrine de Moyse. C'est, dis-je, pour ces raisons que tous ces Philosophes & Medecins qui passoient en Egypte pour y étudier, estoient regardez aprés leur retour comme des disciples de ces Colomnes, où on croyoit que tout ce qu'il y avoit de plus caché & de plus mysterieux dans la Religion & dans les Sciences, estoit contenu. Mais il ne faut pas passer outre pendant que nous sommes en Egypte sans nous arrêter à deux de ses fameux Rois du pays, qui ont fait profession de la Medecine.

Georg. Syncell. pag. 54. 56. & 57.

Le premier est Athot ou Athotis fils de Menés premier Roy

de la premiere Dynastie, qui bâtit un magnifique Palais dans Memphis ; & qui fut si sçavant dans la Medecine, qu'il écrivit des Livres de l'Anatomie.

V. Canon. Isag. Chronol. Joseph. Scalig. ad Calcem Eusebii.

Le second est Sesorthrus ou Tosortros second Roy de la troisiéme Dynastie, sçavant dans la Peinture & dans l'Architecture ; & de plus si grand Medecin, qu'on le croit l'Esculape Egyptien dont il sera parlé cy-aprés. Mais ce qui est bien plus considerable, comme on croit les merveilleuses Annales de la Chine assez seures depuis Fohio le premier de ses Empereurs, qui vêcut peu de tems aprés le déluge, on se persuade que Cinningo ou Xinnungo, ou Xinnum ou Yeuti successeur de Fohio, a esté un tres-habile Medecin ; qu'il trouva pendant les cent quarante années de son regne, l'invention du sel, & celle de la charruë, & qu'il fit cesser une grande famine par cette derniere invention. On croit encore qu'il fut si curieux de l'étude des Plantes dont il fit amas ; & qu'il se rendit enfin si capable dans cette connoissance, qu'il apprit en un seul jour le degré de venin, & le remede de soixante plantes. C'est pour cela qu'il fut appellé par ces peuples, le Prince des Medecins ; & c'est de-là que les Chinois se sont piquez de l'étude des Simples dont ils ont des Livres fort bien peins.

Georg. Syncell. ibid.

2952. ante Christ. natum.

V. Chronolog. Monarchiæ Sinic. Patr. Couplet. S. I.

2837. ante Christ. nat.

Mais Hoamti successeur & frere, selon quelques Auteurs, de Cinningo, qui regna quatre cent ans aprés le déluge 2697. ans avant la naissance de Nostre Seigneur, est bien un autre Medecin que ce Cinningo, puisqu'il a poussé si loin la doctrine du pouls, qu'on perd de vûë & l'Auteur & cette doctrine. Mais pour donner quelque éclaircissement à cette matiere, il faut que l'on sçache qu'André Cleyer Medecin de la Compagnie Hollandoise aux Indes, aprés avoir envoyé de tems en tems en Europe quelques Traitez qu'on croit composez par cet Hoamti, donna enfin au public tout ce qu'on avoit amassé de la Medecine Chinoise, imprimé à Francfort l'an 1682. sous le titre de *Specimen Medicinæ Sinicæ.* Aussi voyons-nous six traitez dans ce recueil, dont les uns sont attribuez à un Van-xo-ho grand Commentateur, qui vivoit il y a environ 1000. ans, les autres à quelques Mandarins, & les principaux à cet Hoamti ou Empereur Jaune, ainsi nommé parce qu'il ordonna que le Diademe des Empereurs de la Chine fût de cette couleur. Or à mesure que ces Traitez de la Medecine Chinoise arrivoient en Europe, le Pere Bohim Jesuite

Polonois, Missionnaire, ne manquoit pas de les illustrer de quelques Commentaires qui parurent dés l'an 1658. sous le titre de *Clavis Medica ad Chinarum doctrinam de pulsib.* Quant au merite & à l'utilité de ces six Traitez il est bien difficile de s'en expliquer, tant ce qu'on y lit paroît abstrait ; ainsi je ne vois pas pourquoy l'Auteur des nouvelles de la Republique des Lettres a écrit dans l'article troisiéme du mois de Septembre 1686. que l'Auteur du Commentaire de ces Traitez explique nettement les Systemes de ces Medecins ; puisqu'il avouë luy-méme un peu aprés, que les Principes des Medecins Chinois ne sont pas fort clairs. Nous voilà donc reduits à penetrer dans des suppositions & des visions qui auroient bon besoin d'un Oedippe, puisque ceux mémes qui nous les proposent, tombent d'accord que *tout cela n'est fondé que sur l'autorité des inventeurs de cette doctrine, confirmée par une experience de plus de quarante siecles, qu'ils le soûmettent au jugement des Medecins de l'Europe ; qu'il y a bien des contradictions dans la doctrine des Poulx, & qu'elle pourra nous parroître non seulement incroyable, mais encore ridicule, si nous ne daignons nous en rapporter à la bonne foy des Chinois, qui ne s'en tiendront pas à leurs experiences, tant ils sont dociles*, à quoy ils ajoûtent, *que ces gens goûteront nos raisonnemens Philosophiques, comme ils les ont goûtez sur d'autres matieres, si on les leur propose charitablement, & d'une maniere qui les méne à quelque chose de plus solide que ce qu'ils ont.* Il n'y a pas plus de solidité & de jour dans les Traitez qui paroissent sous le nom d'un Medecin Mandarin Chrêtien, où l'Auteur juge des maladies, & méme des fiévres malignes, par le seul secours des couleurs de la langue, sans y joindre celuy des poulx & des urines. Il en est de méme de ce que pensent les Medecins de la Chine touchant la circulation du sang, qu'ils font aller comme il plaît aux Astres, dont elle suit selon eux, le mouvement: il en est encore de méme de ce qu'ils pensent de la saignée, & plus particulierement de la vertu des plantes, lesquelles remedient au poulx, dans le déreglement duquel ils font consister les maladies, & leurs causes, au lieu de regarder ce déreglement comme un signe de ces maladies. Enfin toute cette doctrine parroît si embarassée, si obscure, & si peu conforme au bon sens, à la raison, & aux experiences des Medecins de l'Europe, que je ne crois pas qu'on puisse tirer la moindre lumiere de la lecture de ces Ouvrages pour la pratique de la Medecine de l'Europe.

Tractat. de pulsib.

Clavis Medic. ad Chinar. doctrin.

Jachen, Jachon, Jacchin ou Jacchenus est un Medecin dont nous n'avons gueres de connoissance que par Suidas. *Cet Egyptien*, dit-il, *estoit grand amy de Dieu, & grand Medecin. Il vivoit sous le Roy d'Egypte EveneSenuye.* * *Il sçavoit pour ainsi dire, charmer la peste par les Amulettes & Incantations, & enseigna son Art aux habitans des rivages de la mer Egée.* Et c'est de ces peuples, dit à ce propos Langius, que Democrite apprit cette doctrine, qu'il communiqua aprés son retour à Hipocrate. Quoy qu'il en soit, Suidas ajoûte *que pour reconnoistre les obligations que les Egyptiens avoient à Jacchenus, ils l'ensevelirent magnifiquement. & qu'ils luy bâtirent un Temple dans lequel les Prestres ne manquoient jamais dés que la peste commençoit à paroistre, de faire des sacrifices expiatoires, & d'allumer des feux qui purgeoient immanquablement l'air de cette corruption & malignité.* Mais outre que Suidas est plein de fables, & que tout ce qu'il nous dit de Jachenus n'a guere d'apparence de verité, qui ne sçait encore que ce qu'il écrit de ces feux avec tant de confiance & d'un air si affirmatif, n'est guere conforme à l'experience de plusieurs Siecles. *C'est*, dit Orose, parlant de la peste, *la vanité & la malice de quelques impies, qui s'est persuadé qu'il est aussi facile de se délivrer de ce terrible fleau de Dieu que des maladies ordinaires.* En effet il ne cesse gueres d'affliger les hommes que la justice de Dieu ne soit satisfaite. Il ressemble, dit-on, aux blessures du Scorpion, dont le remede dépend de leur cause. C'est pour cela qu'Homere, tout Payen qu'il est, nous represente la peste de l'armée des Grecs comme des traits décochez des propres mains des plus puissantes Divinitez, comme incurable, & bien au dessus des remedes des braves enfans d'Esculape; le mal a son tems & son cours: C'est ainsi que comme la peste envoyée au peuple de David est l'ouvrage d'un des Ministres de Dieu, ce Souverain Medecin s'en reserve la cure qu'il n'accorde qu'aux prieres de ce Roy penitent.

V. Suidam in Iacchon & ἱερογράμματεῖς.

* *Rex secunda Dynast. Ægipt. in Ethiop.*

Epist. 2. l. 2. Epistol.

Suid. ibid.

Mentita est iniquitas sibi pestilentiam communem casum esse, accidentemque ex morbis mortem, naturæ finem esse non pœnam. *Oros. 7. advers. pagan.*

Et c'est de cette maniere, pour passer sur tant d'autres exemples, que la peste qui affligea Rome du tems de saint Gregoire le Grand, ne cessa que quand l'Ange de Dieu fut aperçû remettant au fourreau l'épée flamboyante qu'il avoit tirée contre l'Italie; & que la peste qui désola dans les derniers siécles l'Angleterre, la France, l'Italie, la Grece, faisant perir tant de millions d'hommes, eut son cours malgré les remedes de la Medecine. Mais pourrions-nous oublier à ce sujet ce que saint Ephraim raconte de deux Medecins. *L'un*, dit-il, *nommé Domnus assurant que la peste de Constantinople n'étant causée que par des vapeurs qui s'élevoient de la terre, il seroit facile de s'en préserver en changeant d'air, ne laissa pas d'en mourir luy-méme avec toute sa précaution. L'autre nommé Macedonius ayant au contraire assuré que le mal estoit un effet de la colere de Dieu, & qu'il falloit tâcher de l'appaiser par la penitence, montra tout le premier l'exemple au peuple, & évita la mort qui avoit enlevé Domnus avec toute sa science, & se jetta ensuite dans le port tranquille d'un Monastere, où il finit ses jours saintement.*

Ce n'est pas toutefois que je veille nier pour cela, que cette maladie, provenant quelque fois de causes naturelles, ne puisse estre guerie par les remedes naturels, qui font diversion des vents, tels qu'estoient les feux qu'on alluma du tems d'Acron, d'Agrigente, & du tems du grand Hipocrate; le vin méme qu'on rependit en de semblables occasions dans les ruës & dans les places publiques, pouvant corriger l'air, & la malignité des autres causes externes: Car quant à tout ce que je viens d'alleguer contre ceux qui prétendent que la peste se guerit facilement, par les remedes ordinaires, c'est particulierement pour marquer que si je ne suis pas persuadé de ce qu'on a écrit de Jacchenus, je ne le suis pas méme trop de son existence.

V. Lucian. in Toxarid.

Qui sçait-méme bien assurement si le fameux Zamolxis fut sçavant dans la Medecine; comme quelques Auteurs l'ont écrit: Car d'autres ont dit seulement de ce fourbe qu'il imposa tellement aux peuples par quelques cures qu'on crût effectives, que non seulement il se fit reverer pendant sa vie comme un homme Divin, mais encore qu'on luy fit des sacrifices aprés sa mort, & que la superstition estant allée jusqu'à immoler des hommes à ce Dieu sanguinaire, les peuples qui en usoient ainsi, appelloient cela envoyer des Ambassadeurs à leur Dieu.

Il en est de méme du fameux Zoroastre; car quoy qu'un Zeroaster ait fait un Ouvrage *De Re Rustica* dont il reste quelques fragmens: Qui sçait s'ils sont de ce Roy de la Bactriane dont on a dit tant de choses incertaines?

Il en faut penser de méme maniere du fameux Bacchus; car qui a-t-il de bien assuré touchant cette pretenduë Divinité de la Medecine? Tout ce qu'on en peut dire, c'est qu'encores que l'Antiquité ait attribué à un Bacchus Egyptien quelque-uns ques-uns des faits de Noé & de Moyse, les Grecs en ont encore fait un fils de Semelé qui fit, si on les veut croire, la guerre aux Nations Orientales; & qui crut peut estre aprés les avoir domptées qu'il manqueroit encore quelque chose à sa gloire, s'il ne passoit pour *aussi grand Medecin que grand Conquerant.* Il est vray que comme les Poëtes le crurent inventeur du Vin, non seulement ils se servirent de son nom pour signifier le Vin, qui est un souverain Cordial, mais encore ils passerent jusqu'à le diviniser. A quoy on peut adjoûter que les Atheniens ayant consulté l'Oracle d'Apollon sur quelques besoins, il leur ordonna d'adorer un Bacchus Medecin, & c'est sans doute pour cela que Plutarque n'a pas fait de difficulté de mettre Bacchus au nombre des Medecins.

V. Phaleg. Bochardi. & demonstrat. Evangel. Daniel. Huet.Suess.Episcop.

ex. Hesicchio Atheniens.

Que ne dit-on point encore de Promethée, qu'on confond avec nostre Noé, & que le Poëte Eschilus fait inventeur de la Medecine ? C'est ainsi qu'on fait Agatorchis premier Medecin des Arabes, gens la plus part sujets aux maladies d'inanition, causées par l'odeur des Plantes du Païs, ausquelles ce pretendu Medecin avoit trouvé des Remedes, mais qui paroîtront superstitieux à ceux qui les examineront serieusement. Et à ce propos.

V. Stabone in Geographia & Diodor. Sicul. l. 1. Bibliot. Historia.

Arabo ou Arabs qu'on fait encore un des inventeurs de la Medecine, est-il mieux prouvé que ceux dont nous venons de parler, quoyque Pline, Bocace & Antonius Sabellicus en fassent mention?

Ast Arabs quem Phœbo tibi Babilona creasse
Fama refert, medicæ fertur dator artis & author.

Plin. Histor. natur. l. 7. c. 17. Bocac. Geneal. Deorum l. 5. c. 23. Anton. Sabell. Ennead. histor.

Car ce n'est pas ici le lieu de faire voir que cet Arabs n'a pas méme donné le nom à l'Arabie, mais Iaarab fils de Jectan petit-fils de Sem. C'est encore ainsi que Promethée a passé dans l'antiquité pour le premier Medecin des Scithes, Sedoc des Pheniciens, & les Druides de nos Gaulois, quoyqu'ils n'ayent esté la pluspart que des fourbes, & des Magiciens, & qu'on ait bien mélé du fabuleux à ce qu'on en a écrit.

V. Gabriel Simonit. & Hotting. histor. Oriental. l. 1. c. 5.

Quant à Peon il y a grande apparence que c'estoit un de ces fameux Medecins d'Egypte, qui avoient enseigné la Medecine aux Grecs, puisqu'Estathius a écrit que ce n'estoit autre chose que l'Apollon de ceux-ci, & que le Serapis des Egyptiens, qui fut appellé de ce nom parce qu'il soulagea quelques malades de leur douleur, comme nous l'avons marque cy-devant. C'est pour cela, & parce qu'il avoit gueri Pluton de la blessure que luy avoit fait une des fléches d'Hercule, qu'Homere le fait méme Medecin de Jupiter, le plaçant à sa table audessus des autres Dieux. Et c'est sur ce fondement que quand on a voulu élever ensuite le merite des Medecins, on a dit qu'ils étoient de la race de Peon; que les remedes ont été appellez Peoniens, & qu'on a dit mille choses fabuleuses de la Peone; & enfin quoy que le Peon fût Egyptien, comme nous l'avons remarqué, voila pourquoy les Docteurs Grecs ont voulu s'en faire honneur.

Erasm. in Chiliad.

Pœonia manus.

CADMUS est encore chez les Anciens un des inventeurs de la Medecine Botanique. Il en est de même d'Hercule qu'on fait inventeur de quelques especes de *Panax*, jusques à s'imaginer qu'il fut gueri des blessures de l'Hydre par le *Dracontion*, auquel il donna ce nom pour cette raison. Car quoy que Plutarque ait marqué qu'il guérit Alcestide d'une maladie dangereuse en faveur d'Admete qu'il aimoit luy-même trop passionnément, il se trouve tant d'Hercules fabuleux dans le Paganisme, que quelques-uns de nos Modernes reduisent les quarante-deux Hercules de l'antiquité à Josué & à Samson.

Plutarchus in Erotico.

V. Bochard. & Demonstrat. Evangel. V. Cl. Daniel. Huet. Suess. Episc.

Qui me dira même ce que c'est que le grand Apollon, *erit mihi magnus Apollo.* Car quelques-uns des sçavans dans l'antiquité veulent, ou qu'il n'y ait point eu d'autre Apollon ni d'autre Esculape que Moïse, ou qu'Apollon soit un de ces successeurs, de Cham & de Nembroth, qui s'est caché sous le nom d'Orus Apollo, & qu'on a qualifié fils d'Apis & d'Osiris, ou peut-estre Serapis, Isis & Osiris même. Quoiqu'il en soit, il est assuré que les Grecs ont fait un Apollon fils de Vulcain & de Minerve, qu'ils ont enrichi des dépoüilles de l'Apollon des Egyptiens, & que comme Minerve est l'esprit inventeur des Arts, & Vulcain, qui est nostre Chanaam est inventeur selon quelques-uns de la Medecine chimique, ils se sont imaginé qu'Apollon estoit fils d'une de ces prétenduës Divinitez. Quel qu'il soit, Strabon le fait si sçavant dans la Medecine qu'il l'appelle οὔλιος, *salutaire & Pæonien*, peut-estre parce que toutes les anciennes inscriptions lui attribuent ce nom avec plusieurs autres,

APOLLO.

Eustathius post Varronem.

οὔλω valeo οὐλὴ cicatrix.

APOLLINI INVICTO, DELPHICO, PACIFERO. PRÆSTANTI INDICO, SOLI, SALUTARI.

Le même Strabon le fait disciple de Pan Legislateur des Arcadiens dont il apprit l'Art de deviner. Il ajoûte qu'il alla au païs où regnoit Pithon surnommé Dragon à cause de ses méchancetez, & que l'ayant heureusement tué, il se rendit maistre du lieu des Oracles & des Spectacles, ensuite de quoy il alla à Delphes où Themis donnoit des réponses. Veritez comme il est facile de le voir, ausquelles on a mêlé mille fables; Car il faut sçavoir que tous les Dieux de l'antiquité n'étoient autre chose que des hommes; mais puissans en biens de fortune & en forces de corps, dont ils abusoient tellement, que Plutarque nous apprend, au sujet de nostre Apollon, qu'Esculape tout bon qu'il étoit, sortoit d'un tres-méchant pere. Mais comme ces hommes inventoient quelquefois des choses utiles, leurs violences n'empéchoient pas qu'on ne les honorât pendant leur vie, & qu'on ne les adorât aprés leur mort, comme quelque chose bien au dessus des autres hommes. Quant aux filles que ces hommes corrompoient, & quant aux fruits de leurs amours, on appelloit celles-là des Nimphes, quoy qu'elles ne fussent souvent que de simples Bergeres qui gardoient leurs troupeaux aux environs des rivieres & des fontaines, & ceux-cy des Heros, quelque chose au dessous des Dieux, & bien au dessus des hommes, jusques à les diviniser à leur tour, quand on croyoit qu'ils l'avoient merité.

C'est donc ainsi qu'on faisoit des Dieux, & que les Grecs avant l'établissement de la Medecine Empirique appelloient enfans des Dieux tous ceux qui se méloient de cet Art; d'autant plus facilement, qu'il n'étoit permis de l'exercer publiquement qu'aux Princes & aux Prestres de la Religion. Mais pour revenir à nostre Apollon, comme le Soleil est le pere des Remedes, les Poëtes n'ont pas manqué de confondre Apollon avec le Soleil; car si celuy-cy est apellé Apollo d'ἀπολλύειν, comme cela ne s'entend que du lever & du coucher de cet Astre, il n'en est pas moins pour cela l'*Apollo salutaris* dont nous avons parlé cy-devant. à perdendo.

C'est encore ainsi que le Prognostic étant une maniere de Prophetie, on a fait présider Apollon à la vaticination, & de plus à la Poësie & à la Musique, deux grands charmes de la mélancolie, & deux puissans lenitifs de la douleur. Et voila pourquoi Apollon, si l'on en croit l'ingenieuse antiquité, juge non seulement de la vertu des herbes sur le Parnasse, mais encore des belles saillies de la Poësie, & des douceurs de la Symphonie. Aussi est-ce de cette maniere qu'un de nos Poëtes en parle à un Medecin de merite & de ses amis.

Meniot loin des erreurs de la troupe ignorante,
Tu prens la Panacée où je prens l'Amaranthe
Sur un méme sommet, dans un méme vallon,
Et cherchant les vertus dont la mort est charmée,
Par differens sentiers sous un méme Apollon,
Tu conserves la vie & moy la Renommée.

Poësies de M. Gombaud.

Les Vestales l'apelloient *Pean* dans leurs hymnes du mot Grec qui signifie adoucir. Mais à propos de Lenitif, je croy qu'il est bon de remarquer icy que Cibele fille de Minos Roy de Phrygie est apellée au langage des Poëtes, *la grande Mere*, parce qu'elle fut selon eux, la premiere qui inventa les linimens dont on appaisoit les douleurs des petits enfans. Car pour ceux qui dépeignent Glauque & Apollon, qu'ils font son disciple, comme des arracheurs de dents, & qui ne traittent pas mieux Esculape, & ses descendans jusqu'au grand Hipocrate, je voudrois, pour y ajoûter quelque foy, qu'ils nous donnassent de bonnes preuves de ce qu'ils avancent.

J. Nardius in natalitiis Medicina.

Leonard. di Capoa Ragionam. 1. & sequ.

Les Sammotraces, les Cabires, les Dioscures & les Cirbantes, pour paroître des noms inconnus aux personnes de peu de litterature, ne le sont pas dans l'Histoire de la Medecine. Les premiers n'étoient pas apellez Cabires, des montagnes de Phrygie qui portent ce nom, étant de méme que les autres Divinitez originaires de la Phenicie, & au reste des Divinitez, qui bien loin d'être du nombre de celles qu'on apelloit *minorum gentium*, étoient tres-puissantes & tres-sçavantes dans la Medecine, méme suivant leur signification Hebraïque & Arabe. Aussi quelques auteurs Chrétiens veulent-ils que comme Moïse étoit caché sous le nom de toutes les fausses divinitez, une partie de ce qu'il a fait de grand & de mysterieux soit caché sous les mysteres des Cabires. Cependant, quoy que les Payens comprissent particulierement sous ce nom de Cabires, Bacchus, Mercure & Esculape, qu'ils croient freres, il n'est fait mention dans cette ancienne inscription que de Jupiter, Hercule, Minerve & Apollon.

V. Strabon. Geogr. l. 10. & Demonstrat. Evangel. Daniel. Huet. pag. 645.

V Vossium l. 2. de Idololatria.

PATRI AMMONI ET HERCULI FRATRI
ET MINERVÆ PALLADIÆ, ET JOVI
OLIMPIO ET SAMMOTRACIBUS
CABIRIS ET INDICO SOLI ATQUE
APOLLINI DELPHICO.

Reinesius in Inscriptionibus.

CHIRON le Centaure de Thessalie, tout étrange monstre

qu'on le fait, n'est pas du tout si fabuleux qu'Apollon, mais il ne laisse pas d'estre aussi galant avec sa vilaine figure. Il triomphe comme celui-là de force ou de gré des filles & des femmes, & cet animal, à bonne fortune, est si prolifere, que sa race semble n'estre ni éteinte ni malheureuse aprés tant de siecles.

CHIRON.

Ce goût bizarre est-il pas de retour?
Un franc cheval est souvent à la Cour,
Ce qu'un Galand fort solide l'on nomme.

Rondeaux de M. de Bensserade.

Il ne falloit pourtant pas estre trop cheval pour orner comme il fit la Medecine, pour découvrir le *Chironium Panax*, & la Centaurée, qui le guerit, selon Pline, de la playe que luy fit une des fléches empoisonnées d'Hercule tombant sur son pied. Il ne falloit pas, dis-je, estre une bête pour inventer la Veterinaire, qui le fit prendre pour demi-homme & demi-cheval, & pour guerir les yeux de Phenix fils d'Amintor.

Theophrast. lib. 9. & Dioscor. l. 4. Eustathius ad Iliad. 1.

* Medicina equorum.

Phenicis Chiron lumina Phillirides.

Quoyqu'il en soit; on luy donne Saturne & Phillira pour pere & pour mere, afin de nous faire comprendre qu'il faut du temps & de l'experience pour former un bon Medecin, & si on le fait pere d'Oxirrhoé, c'est pour nous marquer que la Medecine Pratique commence toûjours par la préparation des humeurs, sur tout dans les maladies chroniques, où elle tâche de les rendre fluides & obeissantes aux purgatifs. Enfin si Chiron ne meurt, comme on nous le dit, qu'aprés avoir prié Jupiter de le dégager de son corps, c'est pour nous apprendre que la Medecine dont il faisoit profession, l'avoit rendu comme immortel, tant il étoit vieux. Aussi avoit-il fait de si braves Medecins qu'on ne compte parmi ses disciples que des Palamedes*, des Achilles, des Patrocles, des Pelées, des Aristées & des Esculapes; de maniere que la Posterité n'a pas fait de difficulté de le placer avec ce dernier entre les Astres, & de l'honorer dans les ceremonies publiques; témoin entre autres preuves cette inscription de l'Empereur Claudius.

CHIRONI SATUR. F. HIPPOCENT.
T. CLAUD. CÆS. LUDIS SECUL.

Gruter. p. 71.

Avec tout cela, il ne faut pas douter que le disciple ne l'ait tellement emporté sur le maître, qu'on n'ait regardé presque de tout temps Esculape comme le Dieu de la Medecine aprés Apollon, parce qu'il inventa quelque chose de plus que les autres Me-

Plin. l. 14. c. 4. Apollonius Rhod. l. 2. Argonautar. V. Vossium l. 7. p. 175. de Philosoph. Christian. & Gentili.

Republique des Lettres du mois de Juin 1686. p. 718.

decins, jusques à l'avoir confondu avec Aristée Roy d'Arcadie, surnommé Battus fils d'Apollon & de Cyrene, Fondateur de la ville de Cyrene, & Inventeur de l'huile & du miel, qu'il mêloit avec le vin, qui fut pour cela adoré du culte qu'on rendoit à Jupiter & à Apollon; car pour cet Aristée auteur du grand œuvre dont parle Herodote, c'est autre chose.

ÆSCULAPIUS.

Esculape, dis-je, malgré toutes les fables qui semblent le dérober à la verité, est un Medecin effectif; mais pour sçavoir à peu prés ce que c'est, voyons premierement ce que l'antiquité en a crû. Sa patrie est fort incertaine, car outre que Strabon fait deux *Triques*, l'une ville de la Poüille, & l'autre de la Thessalie, ce Dieu même ne s'en explique qu'en tremblant à la maniere des Oracles dans ceux des Sibilles, dont Obsopœus nous a donné une version.

Tricca ex sacra venio Deus, quem mater
Phœbo succumbens, peperit sapientia Regem
Peritum Medicina, Æsculapium, sed quid rogas?

C'est ainsi qu'il est tantôt Egyptien, tantôt Phenicien, tantôt Grec, selon qu'il plaît à ceux qui s'en font honneur. Quant à sa mere on ne la connoît gueres mieux que celle de son pere, & que son pere méme, tant le temps & la fable nous cachent le pere & le fils.

Petrarch tnell. Triomf della fama.

Apollo & Esculapio gli son sopra
Chiusi, che a pena il viso li comprende,
Si par che nome il tempo oscuri & copra.

M. C. 2242. *ante Christ.* 1720. *secundum Vuolph. Justum.*

Car il faut sçavoir que quelques auteurs ne lui donnent point d'autre pere qu'un certain Prêtre d'Apollon, soit (dit saint Cyrille) que ce Prêtre s'apellât Apollon, ou qu'il s'apliquât à la Medecine comme avoit fait Apollon. En effet

. . . . . . Multi
Nomine divorum Thalamos iniere pudicos.

Mais ce qu'il y a de plus embarassant, c'est qu'il se trouve plusieurs Esculapes: car Ciceron en fait un fils d'Apollon & de Coronis fille de Phlegias, dont il nous reste un monument dans une des Medailles de Sabine femme de l'Empereur Adrien; un autre frere de Mercure & celui-là même qui fut foudroyé; & un troisiéme fils d'Arsippe & d'Arsinoé, tous trois Medecins; ainsi il n'est pas impossible qu'on n'ait donné à quelqu'un des trois tout ce qu'on a écrit des deux autres, & que comme on atribuë dans les Ouvrages qui porten le nom de Mercure Trismegiste, l'invention de la Medecine à un Esculape Egyptien, ou Phenicien, les Grecs n'ayant donné cette invention à leur Esculape, avec les autres qualitez des Esculapes qui l'auroient precedé. Il faut donc bien distinguer les Esculapes dont il est parlé dans les Ouvrages attribuez à Mercure Trismegiste, d'avec l'Esculape Grec qui est effectif; car non seulement l'ancien de ces deux Esculapes paroît dans ces Ouvrages ayeul de celuy qui écrit à Amon Roy d'Ethiopie; mais l'un & l'autre sont plus anciens de six ou sept siecles que le Grec qui n'a rien écrit, & tous deux Egyptiens au point que quelques-uns ont crû que cet ancien n'étoit autre chose que le Tosortrus Roy d'Egypte, dont nous avons parlé cy-devant. Les Grecs n'ont donc rien fait autre chose que de confondre leur Esculape pere de Podalire & de Machaon, avec quelques autres Medecins de ce nom, quels qu'ils soient, & même si l'on veut avec Moïse, tant il se trouve de convenance entre ce que l'Ecriture sainte nous apprend de l'un & ce que les Grecs & les Latins ont écrit de l'autre. Aussi le grand Hipocrate ne marque-t-il rien précisement, ni de l'extraction, ni du temps, ni du païs d'Esculape, quoy qu'il se vante d'être de sa race, se contentant de dire qu'il a écrit le premier de la Medecine, aprés en avoir appris les principes de Chiron; mais pour cela qui sçait s'il est en effet l'auteur d'un Traité de Medecine apellé *Navicula* * dont il ne nous paroît rien; car pour ce *Miriogenesis* dont Julius Firmicus le fait auteur, il ne peut être attribué qu'à l'Esculape d'Hermés, vray ou fabuleux, comme on le peut voir dans Patritius. Et quant aux autres Traitez que les Bibliographes nous marquent sous le nom d'Esculape, qui doute qu'ils ne soient supposez? C'est donc parce que l'Esculape Grec fit la Medecine avec quelque succés que Tertullien l'appelle *le premier Maître & Demonstrateur* de cet Art, & Arnobe *l'Inventeur des Remedes*, & que Pindare, Plutarque, Lucien & Suidas l'ont appellé *le Heros des Cures*, *le tres-docte & le chef des Medecins*, & que l'antiquité superstitieuse l'a honoré de ces Titulades & de ces vœux.

Pag. 555. Bibliothec. Photii.

V. Francisc. Patritium in Hermete.

** V. Julius Firmic. I. Albertũ Sebiziũ Andr. Tiraquel.*

In Hermete.

Tertul. in Apolog. & de Coron. milit. Arnob. l. 1. contra gentes. Pindar. Ode 4. Plutarch. l. 5. Symposiac. Lucian. in Abdicat. Suid. in Lexic.

ÆSCULAPIO SACRUM. COECUS ISIDIS ÆDIT.

ÆSCULAPIO EPIDAURO. D. P. P. ET SALUTI

ÆSCULAPIO PERGAMENO SACRUM L. ANTONIN. ....RUSCULUM, ... L. POLLIA

V. Reines. Inscript.

ÆSCULAPIO ET HYGIÆ. M. ANTONIN. SATURNIUS

*Illud creditur joculatorium.

* ÆSCULAPIO ET SANITATI L. CLAUDIUS HERMIPP QUI VIXIT ANNOS CXV. PUELLARUM ANHELITU QUOD ETIAM POST MORTEM EJUS NON PARUM MIRANTUR PHISICI. JAM POSTERI SIC VITAM DUCITE.

pour ne point parler de tant d'autres qu'on voit dans tant de Medailles frapées en son honneur. Mais pour l'intelligence de la troisiéme de ces Inscriptions, il faut sçavoir qu'un nommé Archias fils d'Aristæchmus, natif de Pergame, ayant été surpris d'une convulsion chassant à Pindaze, & s'étant persuadé qu'il en avoit été gueri par le secours d'Esculape, il bâtit un Temple à ce Dieu dans Pergame, dés qu'il y fut de retour. En suite dequoy on luy en érigea un autre à Smirne, où il fut honoré de méme maniere. Quant à sa nourrisse, s'il est vray qu'il n'en ait point eu d'autre qu'une chienne, ou qu'une chévre, les Romules, les Licastes, Parrhases, Telephes, Cyrus & tant d'autres grands Personnages n'ont pas été mieux nourris; les uns n'ayant eu qu'une Louve & les autres qu'une Vache. Ce qu'il y a d'assuré est que comme nôtre Esculape guerit en effet quelques malades, on s'entesta tellement de ses cures en un temps où il n'y avoit gueres de Medecins heureux, que les Poëtes prirent occasion de feindre que Jupiter l'avoit foudroyé à l'instance de Pluton.

Et Deus extictum cressis Epidaurius herbis
Restituit patruis Androgeona focis
Jupiter exemplum veritus, direxit in illum
Fulmen, qui nimium noverat artis opus.

Euripidis Scholiast. post Telesarchum de rebus Argolic. citatum à Vossio l. 3. de Historic. Græcis.

Il est vray que Pindare & quelques autres s'imaginerent que ce fut pour son avarice, & que Platon même a écrit que ce fut pour avoir sauvé la vie à un mauvais riche qui se mouroit, ce qu'apparemment il n'avoit pas fait *gratis*. Mais outre qu'il est certain que les hommes foudroyez étoient reputez des victimes saintes & sacrées chez les Payens, & méme qu'Aristophane se contente de l'introduire comme Medecin de Plutus Dieu des Richesses, qu'il guerit de son aveuglement; il est encore assuré que le Poëte Homere l'apelle *irreprochable*, terme dont il se sert ordinairement pour peindre ses Heros d'un seul trait, & que Platon prenant son parti contre les fictions de ses ennemis, raisonne de cette maniere : *S'il a été fils d'un Dieu, & par consequent vertueux & riche, comment aura-t-il*

ἀμύμονα Iliad. 4.

3. de Republic.

pû

pû être avare & interessé? Cessez donc ou de le qualifier fils d'Apollon, ou de luy imputer ces foiblesses. Et c'est à peu prés de même maniere que Tertullien a raisonné depuis sur ce sujet. *Il falloit que Jupiter fût bien dénaturé pour traiter ainsi son bon petit-fils, & encore plus injuste de traiter ainsi un personnage qui avoit si bien merité du public. Tout cela, ne se devoit point apprendre à des hommes attachez à la Religion quand il auroit esté vray, & devoit encore bien moins estre inventé s'il estoit faux.* Aussi est-ce pour cela que je me range du côté de ceux, qui loin de l'accuser de dureté trouvent de la douceur jusques dans son nom, comme s'il n'avoit été qu'un doux extrait de l'animal qui le nourrit, *Hinnulus Caprea.* Car quant à ceux qui disent en faveur de la chair des Chevres & des Chevreaux, qu'il en faut manger *ante concubitum* pour faire des enfans spirituels & de bonnes mœurs; que cette viande est medicinale; & que la boüillie des enfans faite avec du lait de Chevre, contribuë à les rendre enclins à la douceur; je voudrois d'autres garans pour les croire, & des experiences reïterées plusieurs fois pour m'en assûrer. Ce fut donc pour avoir bien merité du public qu'on l'honora aprés sa mort, qu'on luy bâtit des Temples, qu'on luy dressa des Autels, & qu'on luy érigea une Statuë d'or & d'ivoire, faite de la main du fameux Trasimede de Paros, & enfin qu'on le surnomma Alexicaque Archiatre, & Pere de la Santé, qui étoit figurée sous les noms d'Ygée, de Panacée, de Romé, que la Fable luy a données pour filles, comme Epione pour épouse; tous noms qui ne marquent & ne respirent que douceur, splendeur, remede, force & santé desorte que les Scithes mêmes appellerent *saint & sacré*, le lieu où on luy immoloit des victimes. Il ne faut donc pas s'étonner si les Socrates & les Cicerons, qui peut-être reconnoissoient Dieu Createur de toutes choses, & en particulier de la Medecine, sous le nom d'Esculape, ont été si reconnoissans du rétablissement de leur santé; que le premier ne charge Criton en mourant que de payer le coq qu'il doit à Esculape, & le second ne recommande rien tant à sa femme Terentia, que de le remercier, suivant sa coûtume avec un cœur pur & chaste, de la guerison qu'il en a reçûë. Mais comme de tous les Temples que la superstition payenne bâtit à ses fausses divinitez, celuy qu'elle érigea dans Epidaure à nôtre Esculape, étoit apparemment le plus ancien, ayant été fondé, selon quelques Auteurs, 17. sié-

αἲξ capra ἤπιος dulcis.

V. Pausan. in Achaic. lib. 7. & in Corinthiac.

V. Suidam in Esculapio.

V Paralipomen. ad lib. 1. antiquit. Roman. Rosini.

Plat. in Phœdon.

V. Vossius de Idolol. latr. lib. 1.

cles avant la naissance de Nôtre Seigneur Jesus-Christ, ceux de Cos & de Pergame ayant disputé du droit d'Azile, dont on abusoit du temps des Empereurs Tibere & Claude ; le tout ayant été bien examiné, leurs Aziles s'étans trouvez plus anciens que ceux des Villes qui leur disputoient la preference, leurs privileges furent confirmez. Quant à celuy que le peuple Romain érigea à nôtre Esculape dans l'Isle du Tibre, apres qu'il se fut imaginé que ses deputez l'y avoient amené sous la figure d'un serpent, quoi-qu'il fut beaucoup moins ancien que ceux d'Epidaure de Cos & de Pergame, on ne se contentoit pas d'y veiller pour en obtenir la santé, mais on abandonnoit encore dans cette Isle les pauvres Esclaves malades, à la merci du Dieu, abus qui obligea l'Empereur Claude de declarer que tous ceux qui rechaperoient de leurs maux seroient affranchis, pour punir par cét acte de douceur la dureté de leurs maîtres.

Tacit. annal. 4. & 12.

Et à ce propos il faut remarquer que les Temples bâtis en l'honneur d'Esculape étoient bien plus grands que les autres, parce que les malades qui venoient implorer l'assistance de ce Dieu, étoient obligez d'y dormir, & par consequent d'y loger. Ce n'est pas encore là tout, car la prévention fut si grande à l'égard de ce Medecin, mort depuis si long-temps, que l'éloquence payenne en parle en ces termes chez le Sophiste Aristide. *Rien de si frequent que les cures qu'il a faites, même aprés sa mort, rien de si ordinaire que les apparitions de ce Dieu aux malades, pour leur inspirer des remedes infaillibles aux maux les plus dangereux & les plus opiniâtres. Il preserve même ceux qui sont en peril sur la mer. Il remet les membres disloquez & froissez. Il allonge le cours de la vie par les reponses qu'il rend à ceux qui le consultent. Il révele pendant le sommeil, les secrets de l'éloquence & de la Poësie, & apprend les coups de maîtres aux Athletes qui le reclament.* Bref, si l'on en croit le déclamateur, son pouvoir s'étend *jusques à procurer les bonnes graces des Empereurs & de toute la Famille Imperiale.* Bien plus, cette prévention luy fait même faire une Oraison en faveur du puits d'Esculape qui est à Pergame. Il le loüe *de sa situation, de la bonté de son eau, laquelle, outre les autres qualitez qu'on demande pour une eau potable & saine, a encore l'avantage de ne se corrompre jamais, & d'être une source inépuisable, de servir de preservatif à une infinité de maladies, & de ne souffrir le mélange d'aucune autre. Enfin elle est*

Pausan. in Corinthiac.

Aristides orat. in Asclepiad.

plus douce que le miel, préferable même aux eaux de Gnide, d'Eurimede, & de Choaspe, & comparable aux nectar des Dieux.

On peut donc conclure que tout ce qu'on a dit de l'Esculape grec est fondé sur des veritez & sur des cures, faites en un temps où le peuple grossier tomboit facilement dans l'admiration. Car quant aux cures miraculeuses qu'on attribuë aux vœux des malades qui le reclamerent aprés sa mort, qui doute qu'il ne s'y soit trouvé bien des coups de la nature & de la fortune, & que le Démon * ne s'en soit mêlé, pour tirer un gand avantage d'un petit bien, & pour entretenir les Idolâtres dans l'erreur. C'est sans doute ce que vouloit dire Saint Augustin, quand, prenant le parti d'Esculape contre ceux qui railloient de ce qu'il avoit répandu qu'il n'étoit pas sage-femme, mais Medecin, en un temps où tant de femmes enceintes, mouroient aprés l'avoir invoqué, il répond ; *Ce n'est pas le Medecin qui parle de cette maniere, mais l'Oracle, le Demon, ou le Prêtre fourbe & ignorant, qui emprunte le nom d'Esculape.*

* Momento ubique sunt, totus orbis illis locus unus est, quidquid ubique geratur, tam facilè sciunt quàm enuntiant, velocitas divinitas creditur, quia substātia ignoratur, imitantur divinitatem dum furantur divinationem, Benefici planè circa curas valetudinum. *Tertul. in Apologetic.*

De civitat. Dei c. 17.

Quant aux manieres dont les Sculpteurs & les Peintres l'ont representé, comme le peuple Romain s'imagina qu'il étoit venu d'Epidaure à Rome sous la figure d'un Serpent ou d'un Dragon, symbole de la vigilance, on le representa depuis sous cette image, pour signifier qu'un Medecin doit toûjours avoir l'œil au guet & à l'occasion ; si on n'aime mieux croire que ce Serpent signifie celuy qui apporta à nôtre Esculape l'herbe dont on vouloit qu'il eût gueri Glauque, ou avec Theodoret, que tout ainsi que le Serpent change de peau, de même les malades changent d'habitude & deviennent sains de malades qu'ils étoient par le secours de la Medecine. Quoi-qu'il en soit, il est assuré que le Serpent a toûjous été depuis le symbole de la Medecine & des Medecins, comme on le voit en tant de Medailles & d'inscriptions.

lib. de Martirib.

On couvre sa tête d'un chapeau, marque de liberté chez les Grecs & les Romains, d'où on peut inferer qu'on a confondu les Iatroliptes ministres de la Medecine, gens de basse naissance & d'un exercice aussi bas, avec les Medecins des siecles suivans. Ce n'est pas toutesfois quant à ce chapeau que les Egyptiens ne l'ayent quelquesfois representé chauve, & par consequent tête nuë, pour nous marquer qu'il n'y a rien de si fugitif dans la pratique de la Medecine, que ce qu'on appele occasion.

Le coq cét oiseau dont on a dit tant de belles choses ; & qui est consacré au Soleil pere d'Esculape, ne marque pas moins la vigilance que le hibou, le dragon & le chien, qui luy tiennent souvent compagnie dans les Symboles.

Si on luy donne une longue barbe, il est facile de voir qu'elle signifie les années & l'experience necessaire pour former un bon Medecin.

Pour le bâton noüeux & le serpent qui s'y entortille, qui ne voit qu'ils marquent ; l'un la vertu des Alexitaires, & l'autre les difficultez qui se trouvent dans la recherche & dans l'application des remedes? A quoy on peut ajoûter, que comme les bâtons étoient autresfois ce que les Sceptres ont été depuis, ce bâton noüeux marque l'autorité raisonnable, & le pouvoir paternel que les Medecins ont sur leurs malades, quand les uns & les autres font leur devoir, & que tout se passe entre eux, comme il se doit passer dans les familles & dans les Estats bien reglez.

On le peint nud jusqu'a la ceinture, pour nous enseigner que la pureté de corps & d'esprit doit être inseparable d'un Medecin ; & quant à la longue robe qui luy couvre le reste du corps, elle nous apprend encore plus particulierement que la chasteté est une des qualitez qu'Hipocrate demande en un Medecin, & que comme le Pallium ou manteau étoit un habit honnête chez les peuples les mieux policez, on n'a pû expliquer plus naïvement l'estime qu'on faisoit de la Medecine, qu'en revétissant son Auteur d'une maniere noble & honnête.

Intortos de more accinctus amictus.

Silius Italic. de Synale Medic.

Que si l'on me demande ce que veut dire la pomme de Pin qu'on ajoûte à tous ces symboles, je répons avec quelques Auteurs, que la douceur des amandes qui se tirent des noyaux des pommes de Pin, marque apparemment le fruit qu'on tire des remedes, & que comme il faut casser les noyaux avant que d'en avoir le fruit, il faut profonder avec soin & application, pour trouver les fruits & les secours de la Medecine, si l'on n'aime mieux dire qu'il y a quelque chose de medecinal dans les noyaux de la pomme de Pin, témoin cette inscription du Temple d'Esculape, *hisce diebus Caio cuidam cæco oraculum . . . . comedes nucleos Pini una cum melle, per tres dies, & convaluit.* C'est donc en veuë de tous ces symboles, qu'un Medecin du siecle passé, d'une famille noble, & qui faisoit la

Medecine fort noblement, fit fraper une Medaille qui m'a été communiquée par feu le R. Pere du Molinet, garde du Cabinet & de la Biblioteque de sainte Genevieve de Paris, où on voit d'un côté une figure d'homme à mi-corps avec ces mots à l'entour. LUDOVIC. D. M. *de Rothefort Blesas Medic. Reg.* & dans l'exergue GENIO SALUTIS, de l'autre côté trois Genies, dont celuy du milieu tient une figure de la santé, & a un Soleil sur la tête, un coq & la mort à ses pieds avec une pomme de Pin.

V. Thuanum de vita propria & Dionysii Alexandrin. opera, ubi de Ludovico & Vido Molinao Rupifortio.

Venons à la posterité d'Esculape & à ces Medecins qui ont precedé Hipocrate, qui sortit de cet Esculape par divers degrez de generations. Comme le Poëte Aristophane appele Esculape, *le pere aux bons enfans*, & que *Coronis* est le nom de sa mere, il ne faut pas s'étonner s'il ne sort point de mauvais œufs de cette Corneille, & si les productions de son fils sont des Aigles en guerre & en Medecine. Qu'ainsi ne soit.

Podalire & Machaon se signalerent également de la tête, du cœur & de la main au siege de Troïe, où ils rendirent tant de services aux chefs & aux soldats de l'armée des Grecs, qu'ils voulurent bien encore s'enfermer avec les braves dans le cheval de bois qui fut fatal à cette Ville, quoi-que selon Diodore de Sicile, ils fussent non seulement exempts des contributions que les autres chefs faisoient pour les frais du siege, étant occupez du soin des malades & des blessez, mais encore dispensez de s'exposer aux perils & aux coups où les autres étoient obligez d'aller. Mais avant que d'aller plus loin, il est bon de marquer icy que comme Podalire choisit cette partie de la Medecine qui s'attache à la connoissance des causes des maladies, & qui donna l'origine à la secte qui fut depuis appellée Rationelle, suivant la remarque d'Eustathius, de même Machaon s'attacha particulierement aux operations manuelles.

Ducere tela manu & medicamina spargere plagis,
Huic agiles dedit esse manus, si quando Sagittas
Extrahere hærentes opus, aut exscindere ferro,
Aliaque vel peterent medicatum vulnera succum.
Ast alius melior morborum arcana sagaci
Indagere animo, placidamque afferre medelam.

Palingen. in Zodiac. vita hum.

On dit donc de Podalire qu'ayant été jetté au retour de Troïe sur la côte de Carie, & conduit par un pasteur au Roy

PODALIRIUS.

Damætus, qui le reçût tout degoutant du naufrage, il entreprit la cure de Syrna fille de ce Roy, laquelle étant tombée du haut d'un logis, fut bien-tôt guerie par les seignées & autres remedes dont ce Medecin se servit ; de plus que Damætus ne pouvant assez admirer cette guerison, & ne croyant pas même la pouvoir dignement reconnoître par tous ses trésors, il donna cette Princesse en mariage avec toute la Chersonese à son Medecin, qui de son côté ne voulant pas paroître ingrat fit bâtir deux Villes, l'une du nom de Syrna, l'autre de celuy du Pasteur qui l'avoit si charitablement accueilli. On ajoûte que les peuples qui receurent ensuite des assistances merveilleuses de Podalire, luy érigerent un Temple dans le païs des Samnites, qui n'étoit pas encore ruiné du tems de Strabon, & dont la fontaine guerissoit, si l'on en croit cet Auteur, les animaux malades qui en beuvoient. On dit même qu'il fondra une Echolle dans Syrna, de laquelle sortirent celles de Cos, de Rhodes, de Gnide, de Crotone & de Cyrene ; mais que la premiere fut la plus estimée, & celle où le grand Hipocrate étudia six ou sept siecles aprés sa fondation.

Pausan. in.

MACHAON.

Machaon frere de Podalire & fils comme luy d'Esculape est si estimé d'Homere, qu'il ne le fait pas moins qu'égal aux Dieux mêmes. Aussi Darés Phrygius l'appelle-t-il courageux, patient, prudent, humain. Il partit dit Pausanias du païs des Messeniens pour aller au siege de Troïes, & y fut blessé à mort d'une fléche que luy decocha Telephe fils d'Euripyle ; mais il eut la consolation de se voir assisté & servi par Nestor son ami, qui eut la generosité d'emporter ses os avec luy. Quelque tems aprés Glauque Roy des Messeniens fut si touché de ce qu'on luy raconta de ce Héros de la Medecine, qu'il ordonna qu'on luy sacrifiât comme à une Divinité, & Pausanias marque qu'on voyoit encore de son tems les restes des Temples qu'on luy avoit consacrées dans Pheres & dans Gerenie, où Glauque luy avoit le premier sacrifié. Mais les Messeniens voulans encherir sur la magnificence de leur Roy, ajoûterent à tant d'honneurs la couronne appellée *Cyphos*, dont ils ornerent la Statuë d'airain qui representoit ce grand Medecin en pieds, de sorte qu'on ne crût pas depuis ce temps-là pouvoir rendre de plus grands honneurs aux Medecins, qu'en les appelant de son nom.

Iliad. 4.

In Messeniacis.

Dimitte Machaonas omnes

Ille Machaonia vix ope Salvus erit.

Ce qui luy fit encore bien de l'honneur, est qu'il eût cinq fils, dont le premier fut Nicomaque de Stagire, ayeul de Nicomaque pere d'Aristote & Medecin d'Amintas deuxiéme du nom, Roy de Macedoine, lequel écrivit cinq livres de la Medecine, & un de la Philosophie. Le second fut appelé Gorgasus Roy de Pheres, aprés la mort de Diocles son beaupere, & comme ils excellerent également dans l'art de remettre les os déboitez, cela leur attira des honneurs divins. Le troisiéme nommé Policrate receut les mêmes honneurs que ses freres pour avoir rendu de grands services à divers peuples. Quant aux deux autres Sphirus & Alexandre, on n'en dit rien autre chose, sinon qu'ils dédierent un Temple à Esculape leur ayeul. Au reste le Sophiste Aristide, ne nous paroît pas moins passionné pour l'honneur de Podalire & de Machaon, qu'il l'a parû cy-devant pour celuy de leur pere. *Il leur enseigna*, dit-il, *luy-même tout ce qu'il avoit apris de Chiron. C'est à eux qu'on est redevable de la prise de Troie la grande, parce que s'ils n'eussent gueri Philoctete, abandonné comme un miserable dans l'Isle de Lemnos, il n'auroit pas apporté les fléches d'Hercule, qui étoient fatales à cette Ville.* Il les fait encore voyager *plus pour le bien public que pour leur plaisir & utilité dans l'Egypte, dans Rhodes, Carie, Merope, Gnide, Corse & plusieurs autres lieux.* Aprés quoy il les place comme les freres Castor & Pollux au rang des Divinitez, leur faisant encore bonne part des mêmes honneurs qu'on avoit rendus à leur pere.

Pausan. in Messeniac. & Corinthiac.

Pausan. Ibid.

Quant à la posterité de Podalire, on luy donne pour successeurs & pour descendans, quoy qu'un peu confusément, un Hippolochus, un Sostratus, un Dardanus, Cleamitides, Chrisamis, Theodorus, Sostrate second, Chrisamis second, Theodorus second, Sostrate troisiéme, Nebrus, Gnosidichus, Hipocrate premier, & Heraclide pere d'Hipocrate second, qui est nôtre grand Hipocrate de Cos. Mais quoi-qu'il en soit, l'on ne peut pas nier que l'Art commença à decliner aprés la mort des braves enfans d'Esculape & d'Apollon, *non semper arcum tendit Apollo*; car si l'on en exempte quelques uns de ces Heros, qui donnerent leurs noms aux Plantes qu'ils avoient découvertes, quelques Philosophes, quelques Rois & quelques Prophetes, qui la plûpart n'étoient pas même grands Praticiens, il se trouve peu de Medecins depuis le temps d'Escula-

M. C. 3400.

pe, jusques au temps du grand Hipocrate, comme il paroîtra cy-aprés, quoy qu'il se soit écoulé sept ou huit siecles.

MELAMPUS ARGIVUS

Gesner. Bibliot. Medic.

Melampe d'Argos est donc un des plus anciens Medecins, s'il a vécu l'an du monde 2705. Quoy qu'il en soit il ne fut pas moins Poëte que Medecin : car outre les Ouvrages de Medecine qu'on a sous son nom, on luy attribuë encore quelques Poëmes. Il guerit les filles de Proctus Roy d'Argos, qui couroient les champs, & qui meugloient comme des Vaches poussées par un espece de manie causée de la vapeur maligne, d'une humeur noire & brûlé : Car quant à la Fable, elle veut qu'Iphinasse & Lisippe filles de ce Roy, ayant méprisé la beauté de Junon, elle leur troubla tellement l'esprit qu'elles crurent être Vaches. Les uns ont crû que nôtre Melampe fit cette cure avec l'Ellebore, d'autres que ce fut avec du laict de Chevres nourries d'Ellebore, d'autres avec l'acier seul, & d'autres enfin qu'il y employa un violent exercice, les faisant chanter, danser & courir jusques à ce qu'elles fussent arrivées à Sicione, où des hommes jeunes & robustes les entraînerent de force. Ce qu'il y a d'assuré, est que comme Melampe étoit Augure & Devin, & qu'il fit jetter les sorts qu'il employa dans la fontaine Azaria, ce qui donna lieu depuis à des Fables, il y eut bien de la superstition & de la magie mêlée avec les remedes naturels de cette cure ; mais ce qu'il y eut de bon pour le Medecin, c'est qu'ayant épousé Iphianasse, il eut la moitié du Royaume d'Argos pour récompense, & qu'il en fit encore donner une autre partie à son frere Bias, habille homme, si l'on juge par le succés de la maladie, & par le fruit qu'il en tira : car Servius marque positivement qu'il n'eut point de honte de mettre cette cure à ce prix. Quoi-qu'il en soit, les Poëtes estimans peut-être son merite par ce succés & par ce prix, en ont parlé comme d'un homme merveilleux.

V. Vanderlind de Script. Med. & Tiraquell. de nobilit. c. 31. numer. 221.

Ovid. Metam.

Homer.

Plin. l. 5. cap. 1.

V. Herodot. & Stephan. de Vrbib. in dict. Azaria.

Ad Eclog. 6. Virg.

Proctidas attonitas eripuit furiis
Cessere magistri
Phyllirides Chyron, Amithaoniusque Melampus

Ovid. Metam. Virgil. in Georgic.

Mais ce qui nous persuade qu'il se servit de l'Ellebore, est que Servius marque qu'il fut appellé le Purgeur. Ainsi le succés de ses purgations paroît bien plus évident que celuy de ses lustrations, quoi-que Virgile les fasse également valoir.

Καθαρτής.

V. Servium in hunc locum.

Postquam per carmina & herbas
Eripuit furiis, purgamenta mentis in illas

Misit

Misit aquas, odiumque meri permansit in undis.

Nous avons parlé cy-devant d'Achille comme d'un des disciples de Chiron, lequel ne le rendit pas moins habile dans les exercices de la Medecine que dans ceux d'un Cavalier ; témoin la guerison de Thelephe ; c'est pour cela que Plutarque le considere comme un sçavant Medecin, & que Stace le rend celebre dans ces vers.

ACHILLES.

Opuscul. de modo Legend. Poëtas.

Achilleid. lib. 5.

Quin etiam succos atque auxiliantia malis
Gramina, quo nimius staret medicamine sanguis.
Quid faciat somnos, quid hiantia vulnera claudat
Quæ ferro cohibenda lues, quæ cederet herbis edocuit?

COCITE autre disciple de Chiron est non seulement fameux par les cures qu'on luy attribuë ; mais plus particulierement pour avoir pensé les playes du bel Adonis, blessé par le Sanglier.

COCITUS

V. Bibliothec. Photii.

HOMERE natif de Chio est encore un ancien Medecin, s'il vivoit au temps de Melanthus Roy d'Athenes, comme l'a écrit Archilochus au livre des Temps ; cité par le Docte André Tiraqueau.

HOMERUS.

Ovid. Metamorph. lib. 10.

M. C. 2953.

De nobilitate cap. 31 pag. 366.

POLYCLITE, ou Polyclete, est trop fameux pour ne s'y pas arrêter quelque temps. On ne sçait pas positivement si ce fut dans la 20. Olimpiade, ou dans la 30. qu'il vécut ; mais il est assuré qu'il ne voulut jamais entrer dans la conspiration faite contre Phalaris Tiran d'Agrigente, quoi-qu'il pût rejetter sur la maladie de ce mechant homme, le blâme qu'on eût pû luy donner de l'avoir immolé à ses ennemis par quelque poison, ou par des remedes donnés à contre-temps. Aussi ce Tiran luy en tient-il fort bon compte dans la belle lettre qu'il luy écrit, parlant de la Medecine, & du Medecin d'une maniere si avantageuse, qu'il avouë que *cét Art, est plus l'Art d'un Dieu que d'un homme, & que le merite de Policlete est bien au dessus de toutes les loüanges humaines, & de toutes les reconnoissances qu'on luy peut faire*, quoi-que les presens que Phalaris luy envoyoit avec cette lettre fussent en effet magnifiques, comme on le peut voir dans le détail qu'il en fait dans la même lettre. Mais ce qu'il y a encore de plus obligeant du côté de Phalaris, est qu'il ajoûte à tant d'honneurs & de recompenses, *que la vie d'un des conspirateurs nommé Calischrus*, qu'il accorde à la priere de ce Medecin, *n'est qu'une foible reconnoissance de la vie qu'il doit à son sçavoir & à sa fidelité.*

POLYCLITUS.

In Epistolis veter. Græcor. ad Policlet. & ad Messenios.

EURIBOTES.

EURIBOTES fils de Telconte, si on en croit Orphée, guerit les playes d'Oilée, blessé par les Stimphalides.

NEBRUS.

NEBRUS fut un des ayeuls du grand Hipocrate. Il est loüé par Thessale fils de celui-ci, en sa harangue au Senat d'Athenes. C'est là qu'il nous apprend que les Amphictions assiegeans une Ville des Chriséens, furent attaquez de la peste, & qu'ayant consulté l'Oracle, il leur répondit qu'il falloit faire venir *le fils du Cerf*, c'est à dire Nebrus, & l'Or avec luy, signifié par Chrisus frere de Nebrus, tous deux excellens Medecins.

Νεβρὸς ἐλάφυ παῖς. χρύσος *aurum*.

GNOSIDICUS.

GNOSIDIQUE qui succéda à la reputation de Nebrus dont il étoit fils, a écrit un livre des Luxations & des Fractures, suivant Galien qui le marque, *Comment. in lib. 1. de ratione vict. in morbis acut.*

CADMUS. *Miletius.*

CADMUS de Milet dans l'Ionie vivoit, dit-on, l'an du monde 3010. & c'est pourquoy il est un des plus anciens Medecins. On le fait auteur de 14. livres des maladies, Erotiques, ou d'amour, pour ne point parler de Cadmus fils d'Agenor, auquel on attribuë l'invention de quelques simples.

Gesneri Biblioth.

DEMOCEDES CROTONIAT.

Olimp. 69.

DEMOCEDES de Crotone nâquit environ l'an du monde 3500. & de Rome 250. mais Caliphon son pere étant d'une humeur fâcheuse, il le quitta pour se retirer en Egine Ville de Sicile, où les Habitans l'arrêterent à leur service par un talent de pension annuelle, à quoy les Atheniens, qui reconnurent sa capacité, ajoûterent cent Mines quelques temps aprés. Mais Policrate Tiran de Samos luy ayant promis quatre Talens de pension, il l'attira à sa Cour par cette liberalité; desorte que Democedes mit les Medecins de Crotone & de Cyrene en reputation dans ce païs-là. Cependant Polycrate ayant été pris prisonnier de guerre par Oretés Lieutenant de Darius * & Democedes avec luy, il fut reduit dans une triste captivité, où il eût demeuré toute sa vie sans le malheur qui arriva à Darius. Ce Prince descendant de cheval au retour de la chasse se déboëta le talon, & quoi-qu'il eut fait venir des Medecins d'Egypte, pour le secourir & remettre cet os en sa place, il n'en fut que plus malade. Ce fut alors que quelqu'un, qui avoit connu Democedes à Sardes, & qui en faisoit estime, s'avisa d'en parler à Darius, qui le fit tirer de la compagnie des Esclaves d'Oretés, les fers aux pieds, & tout crasseux qu'il étoit de misere & de pauvreté. Le Roy luy ayant donc demandé

V. Suidam & Herodot.

* *Histaspes.*

s'il étoit vray qu'il fut Medecin, il repondit hardiment que non, de crainte qu'on ne l'arretât en un Païs qu'il n'aimoit pas, & qui étoit fort éloigné du sien. Mais comme on vit qu'il ne disoit pas vray, & qu'on l'eut menacé d'un plus cruel traitement que celuy qu'il souffroit au service d'Oretés, il avoüa la verité. S'étant donc declaré Medecin, il commença par des remedes, qui appaisant la douleur du Prince, le firent dormir, & travailla si heureusement à la reduction de son pied, qu'en peu de temps on le vit gueri, quoi-qu'on le crût estropié pour toute sa vie. Democedes avoit de l'esprit autant que de capacité, & c'est ce qui le mit auprés du Roy sur un autre pied que ne le sont ordinairement dans les Cours les gens de sa profession. La premiere marque qu'il en donna, c'est que le Roy luy ayant donné deux chaînes d'or, il demanda à ce Prince s'il étoit juste de recompenser le bien qu'il luy avoit fait en le guerissant, par un double mal; mais ce Prince luy gardoit bien encore un autre present, car l'ayant fait conduire chez les Reines par des Eunuques, qui le leur presenterent comme le liberateur du Roy, il en reçût deux vases d'or si remplis de pieces d'or, qu'un serviteur nommé Sciton qui le suivoit se fit un tresor de celles qui se répandirent, & qu'il ramassa sur le chemin. Ce n'est pas là tout, le Roy luy donna encore une maison magnifique dans Suze, & il parvint à un tel point de faveur, qu'il obtint la grace des Medecins Egyptiens que Darius avoit condamnez à la mort, pour s'être laissez surmonter par un Medecin Grec. Voilà donc enfin Democedes un des favoris du Roy, mangeant à sa table, faveur dautant plus grande, que les Grands de la Perse n'approchoient du Roy, & ne mangeoient à sa table que le visage couvert d'un voile qui leur déroboit la veuë du Prince, au lieu que Democedes obtenoit encore tout ce qu'il demandoit. Mais pour tout cela, il ne pouvoit vivre éloigné de sa patrie, & loin d'écouter les promesses que la Cour luy faisoit, il rejetta comme un autre Ulisse celles de cette Callipso, & trouva même cét artificieux moyen de s'en delivrer. Il avoit gueri Atossa fille de Cyrus & épouse de Darius, d'un ulcere à la mamelle qu'on avoit crû incurable avant qu'il y mit la main, & entra si avant dans sa confidence, qu'il luy persuada tout ce qu'il voulut. Il luy fit donc croire premierement qu'il y alloit de la gloire & de l'interest de Darius de faire la guerre aux Grecs, & qu'elle seroit bien plûtôt finie que celle qu'il meditoit de faire aux Scithes. Ainsi Atossa, qui le croyoit de fort bonne-foy le voyant declaré contre sa propre Patrie, engagea son époux à cette entreprise par la declaration qu'elle luy fit qu'elle s'accommoderoit bien mieux d'Esclaves Greques que de Scythes, & que Democedes qui sçavoit les affaires des Grecs le serviroit fort utilement dans cette entreprise. Democedes est donc envoyé en Grece avec des Persans pour reconnoître le païs, aprés avoir donné sa parole qu'il n'y demeurera qu'autant qu'il est necessaire pour son dessein. Ce qu'il y eut de surprenant dans cette entreprise, est que le Roy qui avoit donné des gens à Democedes autant pour l'observer que pour luy faire compagnie, & pour observer le païs, luy permit encore de charger son vaisseau de ses plus beaux meubles pour en faire present à sa famille, & qu'il crût que luy en promettant de plus beaux aprés son retour à Suze, il ne manqueroit pas à revenir. Mais Democedes ne sçachant si cette permission qu'on luy donnoit d'emporter ses meubles n'étoit point une feinte pour reconnoître la disposition de son esprit, refusa adroitement ces offres, & se contenta de la proprieté du vaisseau qui le devoit mener, pour en faire, disoit-il, un present à son frere. Le voilà donc parti pour la Grece, où dés qu'il y est arrivé, il fait une description fort exacte des lieux maritimes, & remplit si apparemment tous les devoirs de sa commission, que ceux qui l'accompagnoient le crûrent de fort bonne-foy. Mais Arestophilide Roy des Tarentins natif de Crotone, ayant en effet pris ces Persans pour des espions, fit ôter le gouvernail du Vaisseau, & les arrêta prisonniers. Soit que Democedes fut de concert avec Arestophilide, ou qu'il fût parti pour Tarente du consentement des Persans, il ne fut pas arrivé en cette Ville qu'il en partit pour Crotone, sous pretexte d'aller voir son pere. Cependant ces gens qui l'attendoient, aprés avoir été mis en liberté par Arestophilide, qu'il menacerent de la colere de Darius, voyant qu'il ne venoit point, se resolurent à l'aller chercher eux-mêmes, & le rencontrant dans une des places de la Ville, le revendiquerent comme un fugitif, & firent effort pour l'enlever; mais n'ayant pas été les plus forts, & l'affaire ayant été mise en deliberation dans l'assemblée des Crotoniates, qui crurent être obligez de conserver ce citoyen, ils pousserent tellement les

Persans qu'ils furent obligez de se retirer avec quelques coups qu'ils receurent dans cette émotion ; sans respect de leur qualité, n'ayant pû obtenir ny par douceur, ny par menace ce qu'ils demandoient. Etant donc obligez de s'en retourner, la réponse qu'ils reçûrent de Democedes, est qu'il les prioit de faire sçavoir à Darius qu'il alloit épouser la fille de Milon, ce fameux Luitteur dont ce Prince faisoit tant d'estime, grace qu'il tenoit plus grande que celle de manger à la table d'un Prince Etranger, & ennemi de sa Patrie.

TOXARIS. *Scitha.* M. C. 3500. R. C. 200.

TOXARIS le Scithe, fameux dans Lucien, est un des plus anciens Medecins. Il passa de son pays à Athenes pour y apprendre la Philosophie, & y fit un si grand progrés, que l'ayant pratiquée dans toutes ses maximes, les Atheniens le regarderent comme un homme extraordinaire ; de sorte qu'ils ne se contenterent pas aprés sa mort de luy ériger un Tombeau magnifique prés du Dypile ; mais ils luy érigerent encore des Statuës, & enfin luy rendirent des honneurs divins. * Ce qui les y obligea particulierement, est qu'étant desolez de la peste & que la femme d'un Senateur les ayant avertis que ce heros luy avoit revelé en songe, qu'ils n'avoient qu'à repandre du vin dans les ruës pour chasser ce mal, ils se persuaderent par l'évenement, qu'ils ne tenoient cette grace que de luy ; & c'est dit-on pour cela qu'ils immolerent depuis un cheval sur son Sepulchre.

* ἰατρῦ ξένος.

Lucian. in Scytha. Hesychius.

PAUSANIAS. C. M. 3406. *Pausan. l. 9. quo Bœotica describit.*

PAUSANIAS l'aîné fils d'Anchitus est connu par cette Epigramme Grecque qu'on voit dans Diogene Laërce *in Empedocl.*

Pausaniam Medicum inclytum Anchiti filium
Mortalem Asclepiadem patria aluit Gela,
Qui multos molestis in tabescentes laboribus
Mortales avertit Proserpinæ adytis.

Car quant au jeune Pausanias, nous en parlerons cy-aprés.

ANTIGENES. *Olimpiad.* 75. *Epist. diver. Græc.*

ANTIGENE Medecin de merite, est marqué dans la lettre qu'on croit supposée d'Euripide à Sophocle, & dont ce qui nous regarde est ainsi traduit, *Antigenem Medicum saluta si etiam est in Chio, neque dicessit in Rhodum sciasque hunc esse verum* ἑταῖρον ; car quant à Antigenes contemporain de Galien, il viendra en son lieu.

ACRON *Agrigentin.*

ACRON fils de Xenon, natif d'Agrigente en Sicile, est fameux pour avoir donné le commencement à la Secte des Empiriques, & pour avoir preservé les Atheniens de la peste par des cuirs & d'autres obstacles, qu'il opposa aux vents qui souffloient du côté dont elle venoit, à quoy il ajoûta les parfums. On croit qu'il vivoit environ l'an 300. de Rome, mais apparemment il est plus ancien. Quoi-qu'il en soit, il eût l'ambition de vouloir être enterré dans la ville d'Agrigente, faveur qui ne s'accordoit à personne. C'est pourquoy on dit qu'Empidocle, pour se moquer de sa vanité, luy demanda s'il ne voudroit point encore qu'on mit cette inscription sur son Tombeau, raportée diversement.

Plutarch. l. de Isid. & Osirid. Plin. l. 19. cap. 1. Diog. Laert. Ætius Paul. Æginet. Vossius Gesner. Biblioth.

Acron summus Medicus, qui summo
In patriæ culmine, habet Tumulum

**

Acron summus Medicus summo patre natus
In summâ Tumulus summus habet patriâ.

Il écrivit quelques livres de la Medecine, s'il en faut croire Suidas, mais rien n'en est venu jusqu'à nous: car quant à cette Epitaphe d'un Medecin du même nom, il est facile de voir qu'elle est du temps des Empereurs de Rome.

ACRONI P.
MEDICO AVG.
CLODIA III.
LÆTÆ SOP.
C. CLODIVS
AQUILANUS.

August. Taurin. V. Gruter pag. 580. & 634.

EMPEDOCLES. *Agrigentinus.*

OLIMPIAD. LXXXIV.

V. Diodor Ephesium & Diogen. Laert.

EMPEDOCLES disciple de Pythagore, natif d'Agrigente en Sicile, fils de Meton, selon quelques uns, & selon d'autres de Zenon, vivoit environ l'an 300. de la fondation de Rome. Quoy-qu'on le considere ordinairement bien plus comme un Philosophe que comme un Medecin, il est neanmoins certain qu'il étoit si sçavant Praticien, qu'on crût qu'il avoit ressuscité une femme par ses remedes, de maniere même que les Selinotiens croyant qu'il les avoit preservez de la peste, l'auroient fait leur Roy, s'il eût voulu l'être. On dit encore qu'il avoit des remedes capables de retarder la vieillesse, tant on étoit prévenu de sa capacité, & qu'il écrivit plus de 6000 vers sur la Medecine. Quoi-qu'il en soit, Galien le louë pour avoir fait cette Profession avec un grand desinteressement. Cælius Aurelian. n'en a pas parlé en son temps avec moins d'estime, & Theodoret * parlant des hommes qui avoient merité chez les Payens d'être mis dans le Ciel, le fait auteur de ces vers traduits de Grec en Latin.

l. de placitis Hipocrat. & Platonis.

* *lib. de Martirib.*

Hymnidici vates, Artis Medicaque periti
Mortales cunctos primi post terga relinquunt
Sunt ubi dii superi magnis in honoribus aucti.

Athenée, racontant l'honneur qu'il remporta à la course des chevaux aux jeux de la Grece, dit qu'étant obligé de donner un bœuf aux assistans, & ne l'osant faire, parce que les Pythagoriciens ne mangent jamais rien de vivant; il leur donna la representation d'un bœuf farci d'aromates, & de precieuses odeurs à sacrifier & à partager entre-eux. Enfin soit qu'il se fût jetté dans le mont Æthna, ou qu'il eût quitté la Sicile, les peuples de cette Isle ne le voyant plus, & s'imaginant qu'il étoit monté au Ciel, luy rendirent des honneurs divins. *l. 1. de Dipnosoph.*

CREON est un Medecin & Philosophe du païs d'Empedocle, qui ne nous est gueres connu que par Pline, & par l'estime qu'on dit qu'Empedocle en faisoit. CREON. *Vide Thomam Farellum de rebus siculis lib. 6. prioris decad. Plin. lib. 29. c. 7.*

PHOCUS fils d'Ornithion fondateur des Phoceens, dont la Colonie bâtit la ville de Marseille, est fameux dans Pausanias, pour avoir gueri Antiope la furieuse, & l'avoir ensuite épousée. PHOCUS. *V. Meursium in Græcia feria lib. 6. pag. 263.*

ALCMÆON de Crotone fils de Perithus est le premier selon Aristote qui ait bien écrit de l'Anatomie. Il fut premierement Auditeur de Pithagore, qui le rendit si grand Philosophe, que Diogene Laërce en parle comme d'un genie sublime; aussi pense-t-il fort bien de l'immortalité de l'ame selon cet Auteur. Mais on ne sçait pas fort bien s'il est cet Alcmæon que cite Stobée, * & qu'il fait auteur d'un livre de la maladie & de la santé. ALCMÆON. *Croton.* M. C. 3514. *V. Gesner. in Bibliothec.* * *Sermone 98.*

PHERECIDES est un Medecin contemporain d'Hipocrate, s'il est vray que celui-cy luy adresse des lettres. On luy attribuë le livre *de victu salubri* d'Hipocrate même: car quant au Pherecides de Diogene Laërce, je ne sçay si c'est celuy-là même. PHERECIDES.

EURIPHON de Cos, instruit dans l'Ecolle de Gnide, fut Medecin de Perdicas Roy de Macedoine, & Auteur des *Sentences de Gnide*, Ouvrage dont Hipocrate ne paroît pas fort satisfait, non plus que de la methode de ce Medecin. Il a encore fait un livre des *Medicamens substituez*. C'est un grand Anatomiste pour son temps, & au reste si heureux que la posterité luy a attribué le livre d'Hipocrate * *de septimestr. partu*, & que Cardan en parle en ces termes, *Forsan Euriphon nulla ex parte* EURIPHON. *Cous.* M. C. 3580. * *Galen. in 1. Epidem. & lib. 6. de Medic. facultatib. & passim.*

Hipocrati inferior si ex unguibus leonem ut in proverbio est cognoscere mihi concessum est.

MELISSUS.

MELISSUS est un Medecin cité par Hipocrate au livre des Principes, & par Galien au livre des Elemens.

ICCUS. *Tarentinus.* * *l. 4. de legib. Dialog. 8. & in Protagora.* *V. Stephan. de urbib. in dict.* Τάρας. *Erasm. in Chiliad. pag. 223. V. Suidam in dict. Iccus.*

ICCUS de Tarente vivoit dans la 77. Olimpiade, & a été, ou peu s'en faut, contemporain d'Hipocrate; c'étoit un habile Medecin pour son temps, homme sobre s'il en fut jamais, puisqu'il a donné lieu au Proverbe *Icci cæna.* Platon le louë de la force de son corps & de celle de son esprit, *Temperantiam simul & fortitudinem animi consequutus, nullam unquam in toto suæ exercitationis tempore venerem cognovit.* Surquoy il faut remarquer avec Erasme qu'Elien ayant fait mention d'un Athlete de ce nom, né à Tarente, qui n'étoit pas Medecin, on pourroit bien n'avoir fait qu'un homme du Medecin & de l'Athlete.

JOLAS. *Bithinius.* *advers. Iudæos.*

JOLAS ou Jolaüs de Bithynie, contemporain d'Iccus de Tarente, quoi-que ses Ouvrages ne soient pas exacts, ne laisse pas d'être cité par Nicandre, Dioscoride, Celse, Pline, Galien, & Saint Epiphane.

BOLUS. *Democritius. Galen. lib. 1. Therapeut. c. Laërt. in Empedocl. Suidas in Lexic. Vossius de Historic. Græcis.*

BOLUS surnommé Democritius, vivoit au temps d'Iccus & d'Iolas. C'étoit un Medecin Philosophe & Historien, qui écrivit des livres des Medicamens.

DIONYSIUS. *Syrtensis. Plin. lib. 20. c. 20. Cal. Aurel. Andr. Tiraquell. de nobilit. cap. 31. pag. 35 4.*

DIONYSIUS de Sirte en Egypte, étoit non seulement contemporain d'Hipocrate, mais encore un de ceux qui paroissent avoir eu quelque commerce avec luy. Il y a encore quelques autres Medecins de ce nom, dont les uns ont écrit des Plantes & les autres ne sont connus que de nom.

HERODICUS *Selymbrianus.* *in Gorgia & Phædone.* * *in Iliad. 1.* * *V. Comment. & notas. Harduin. S. I ad l. 29. Plin. Fœsium & Mercur. ad sect. 3. lib. 6. Epid. Hipocrat. Tzezes in Chiliad.*

HERODICUS de Selivrée dans la Propontide étoit frere de Gorgias le Leontin. Il fut maître du grand Hipocrate, & Surintendant des exercices de son païs. Aussi fut-il un des premiers qui joignirent la Gymnastique à la Medecine, Platon le louë pour cette raison, & pour quelques autres au 3. de sa Republique & dans deux de ses Dialogues. Il composa un livre de la diete selon Eustathius. * Quelques Auteurs ont écrit qu'il commença à separer par la Medecine de la Philosophie; mais ce fut en effet Euriphon qui fit ce changement. Il faut bien se garder de le confondre * avec Prodicus disciple d'Hipocrate, comme ont fait divers Auteurs trompez par quelques MSS. qui ont πρόδικος, pour ἡρόδικος qu'un ancien interprete a retenu; mais il y a lieu de douter si c'est cet Herodicus dont Hipocrate blâme

blâme si ouvertement la methode dans le 6. des Epidemies; car outre qu'André Tiraqueau paroît incertain sur ce fait*; Hipocrate étoit assez modeste pour ne pas parler si désavantageusement de son maître.

Herodicus febricitantes intersiciebat ambulationibus luctis fomentis *sect. 3. lib. 6. Epid.*
* *de nobilit. cap. 31. pag. 364.*

PYTHOCLES est un fort ancien Medecin, puisqu'Hipocrate en fait mention au 7. livre des maladies populaires. PYTHOCLES.

CRATEVAS étoit aussi habile dans la connoissance des Plantes, qu'Herodicus l'étoit dans la Medecine Practique, & dans la Gimnastique, témoin l'Epître que luy écrit le grand Hipocrate. On dit qu'il découvrit la Plante qu'il nomma Thapsia dans l'Isle Tapsos, une des Sporades dont il luy donna le nom. Dioscoride, Pline, Galien, le Scholiaste de Menandre & même S. Ciprien en font une fort honorable mention: car quant à ce Cratevas qui addressa un Livre des Plantes au Roy Mithridate, c'est autre chose.

CRATEVAS. *Hipocrates ad Cratevam.* *Hereseon l. 25.* *Plin. l. 25. c. 6.* *Gesner. in Biblioth.*

DEMOCRITE d'Abdere étoit non seulement un grand Philosophe, mais encore un grand Medecin; car pour le nom de son pere, il est incertain, les uns l'appellant Damasipe, les autres Athenocrite & les autres Hegesistrate. Il nâquit environ l'Olimpiade 80. Quelques-uns ont écrit qu'il avoit été maître d'Hipocrate, & que ce fut pour luy faire honneur que celui-cy, qui étoit Dorien écrivit en langue Ionienne; mais si l'on s'en raporte à leur entrevûë, il paroît qu'Hipocrate n'étoit alors connu à Democrite que par le bruit de son sçavoir & de ses cures. Quoy qu'il en soit, Democrite fit plusieurs voyages dans l'Egypte, l'Etiopie, les Indes, où il s'instruisit de tous les secrets de la Philosophie dans la compagnie des Mages, de maniere qu'ayant mangé tout son bien, il fut obligé aprés son retour de se retirer dans un petit fond qui luy fut assigné par ses concitoyens hors la ville d'Abdere, où il philosopha le reste de ses jours, & composa, selon Pline & Diogene Laërce, un livre de la vertu des Plantes, & quelques autres Ouvrages tant de Philosophie que de Medecine, marquez par celui-cy dans sa vie, qui n'ont pas été inconnus à Hipocrate, puisqu'il le cite quelquesfois. Il excella particulierement dans l'Anatomie; mais on ne peut pas disconvenir qu'il n'ait bien mêlé de la superstition à sa Medecine, & à sa Philosophie. On dit pour preuve de sa capacité que s'étant fait apporter du laict, il devina en presence d'Hipo-

DEMOCRITUS *abderita.* OLIMP. 80. *V. Epistol. Hipocr. ad Damaget. & Epist. de Cratevam.* *V. Petrum Castellanum de invitis illustr. Medicor.* *lib. de natur. human.*

crate qu'il étoit d'une chevre noire, qui n'avoit fait qu'un chevreau, *capellæ principatæ & nigræ*, & qu'ayant salué une fille qui étoit venuë le voir avec Hipocrate en cette qualité, il la salua le jour suivant comme femme; parce qu'il connut qu'elle avoit passé la nuit precedente avec un homme. Il mourut âgé de cent ans, la premiere année de l'Olimpiade 94. de la maniere dont nous le marquerons autre part.

HIPOCRATES Cous.

* θεῖον φύσις.
V. Hegesium Soran. Suidam Meibomiu Mercurial.

HIPOCRATE, second du nom, nâquit au commencement de l'Olimpiade 80. dans l'Isle de Cos, surnommée Portedieux, * parce qu'elle avoit donné la naissance à la plûpart des Asclepiades ou descendans d'Esculape. Son pere s'appelloit Heraclide, & sa mere Praxitée. Ceux qui se sont avisé de le dépeindre l'ont fait de petite taille, un peu grêlé, mais de visage agreable, & luy ont donné une grosse tête. Quant aux inclinations, ils ont écrit qu'il étoit taciturne, lent & studieux; & que non contant de consulter les sçavans, comme il fit à Athenes où il étudioit, il apprenoit même les effets des remedes de la bouche du peuple & des villageois: mais ce qui marque la force de son genie selon Galien, est que si celui-cy devoit presque tout à son étude, Hipocrate devoit tout à la nature. *Galenum erudiit lectio Hipocratem natura.* C'est pourquoy il feint qu'Hipocrate descendit dans le plus profond des reduits de la nature, qu'il s'entretint quelques temps avec elle, & qu'il en apprit ce qu'elle avoit de plus caché & de plus misterieux, pour en faire part aux hommes lorsqu'ils commencerent à en avoir besoin, & que les maladies se multiplierent, donnant par ses découvertes & ses experiences une nouvelle face à la Medecine; car comme s'il l'eût nouvellement enfantée, il en forma les membres tendres & delicats d'une main adroite & sçavante, la nourrit, & y ajoûta comme un bon pere tous les ornemens dont elle avoit besoin pour paroître avec éclat dans le monde. En effet, quoi que ses écrits paroissent obscurs & qu'un Poëte Italien en ait dit comme nous l'avons marqué cy dessus.

E quel di Coo che fe vie miglior opra
Se bene intesi fosse gli Aforismi.

F. Petrarch. nell Trionf. della fama.

Neanmoins cette briéveté qui donne à penser aux lecteurs, ne laisse pas de renfermer une doctrine tres-pure, & des sentimens qui marquent que son Auteur est un genie des plus elevez, & que dans l'etat où il trouva l'Art, & où il le mit ensuite, un Auteur du moyen âge a eu raison de l'appeller le Promethée de la Medecine. Il vit, quoi-que d'assez loin, la peste de l'Ilyrie, qui comme une terrible Comette menaçoit son Isle de Cos, & en preserva non seulement son païs natal, mais encore toute la Grece, par ses soins & par ceux de ses disciples qu'il y envoya. Le bruit de cette merveille & de tant d'autres cures étant donc venu jusques aux oreilles d'Artaxerxe Roy de Perse, il luy fit offrir par ses Lieutenans toutes les richesses & tous les honneurs imaginables, s'il vouloit se donner à luy; mais il refusa tant d'avantages par des raisons de moderation, de generosité & d'etat, tant il aimoit sa patrie, & tant il étoit eloigné du faste & de l'avarice. On dit qu'étant de retour de divers voyages, il fût appellé par Perdica Roy de Macedoine second de ce nom, qu'on croyoit malade du Poûmon; mais qu'il reconnut que le mal luy tenoit au cœur, languissant d'amour pour Philé maîtresse de son pere. Il étoit si honnête, si fidelle, & si moderé dans ses passions, qu'il n'y a qu'à voir son fameux Jurement pour en être pleinement persuadé; & sa sincerité le mena si loing, qu'il avoüa les fautes que les signes équivoques & les ressemblances luy firent commettre dans la Pratique, franchise dont Celse le loüe si hautement, que les Medecins qui n'ont rien à se reprocher, ne devroient jamais se faire un chagrin de ces accidens qui arrivent quelquesfois aux plus habiles: car * *comme les petits esprits n'ont pas grand chose à perdre, & qu'ils ne peuvent souffrir pour cette raison qu'on leur ôte quelque chose, ces genies élevez qui se confient en la richesse de leur fond, n'ont garde de pleindre de petites pertes, & sont toûjours d'assez bonne foy pour marquer les pas où ils ont bronché, quand ils ont été trompez par les apparences.* Mais comme on pourroit faire un Panegirique complet, des Eloges que Galien luy donne, & un livre entier de ceux que tant d'autres Medecins y ont ajoûté; je me contenteray de marquer comme en passant les loüanges que luy ont donné les grands personnages qui n'étoient pas Medecins, & qui par consequent étoient désinteressez. Le Senat & le peuple d'Abdere l'appellent le Pere de la Patrie & le Jupiter conservateur * & Poëtus, dans l'Epitre au Roy Artaxerxe, le nomme le Pere de la Santé, le Lenitif de la douleur, le Sauveur & l'Econome d'une science toute

Theophil. Protospatar.

* More, magnorum virorum & fiduciam habentiũ, magnarum rerum. Nam levia ingenia, quia nihil habent nil sibi detrahunt, magna ingenia, multaque nihilominus habitura, cõvenit etiam simplex erroris veri confessio, præcipueque in eo ministerio quod utilitatis causa posteris traditur, ne qui decipiantur eadem ratione quâ quis antea deceptus est. *Celsus lib. 8. c. 4.*

Hic ac sanitates pater, hic servator, hic dolorum curator, hic divina scientia particeps.

* *O Jupiter servato, adjuvato, vindicato.*

divine, Platon l'introduit par tout où il a besoin d'un homme sage, éclairé & prudent. Seneque & Pline l'appellent le Prince des Medecins, quoi-que ce dernier l'ait copié comme avoient fait longtemps avant luy, Aristote & Theophraste, sans le nommer. Aulugelle, & Macrobe le traitent de divin, jusques à luy donner l'infaillibilité. Saint Augustin & quelques autres Peres de l'Eglise l'appellent *tres-illustre Medecin*, comme tant d'autres grands personnages avoient fait avant eux. Suidas dit que ses paroles & sa doctrine n'ont pas été reçûës comme celles d'un homme; mais d'un Dieu. Petr. Vincus est allé jusques à l'appeller *le miracle de la nature*; & d'autres * Auteurs ont crû voir des misteres non seulement dans son nom, mais encore dans chacune des lettres qui le composent. Paul le Jurisconsulte, Panorme, Bartole & autres l'appelent le plus grand des Medecins, & la Loy même parmi les Chrêtiens s'est fait une loy de ses sentimens en quelques matieres. Bon mary, bon pere, bon citoyen, bon ami, religieux dans ses paroles, & même dans ses sentimens autant que le pouvoit être un homme qui n'avoit pas été de ce petit nombre, que la verité daigna éclairer avant la venuë du fils de Dieu. *Hipocrate senti dirittamente di Dio circa il suo essere simplice, & Autore de tutte le cose mundane, il mondo fece eterno, ma l'anima esser in spirto tenue è sutilissimo per tutto il corpo diffuso. Quod dicimus*, dit-il luy-même, *calidum, videtur mihi immortale esse, & cuncta intelligere, & videre & scire omnia, tum præsentia tum futura.* Combien donc de Chrêtiens, si Chrêtiens on les peut nommer, qui n'ont pas des sentimens si droits & si religieux? Il vécut, selon quelques Auteurs, 104. ans, & selon d'autres 109. & mourut peu aprés Democrite, dont la perte luy fut fort sensible. Le Senat d'Athenes voyant que les Habitans de Cos luy rendoient des honneurs divins, & voulant encherir sur ces reconnoissances, luy rendit les mêmes honneurs qu'à Hercule dans les ceremonies des jeux de la Grece, où la Couronne d'or qu'on luy consacra fut exposée & proclamée par les Crieurs publics, à quoy le même Senat ajoûta le droit de bourgeoisie pour ses enfans dans Athenes, & une pension annuelle tirée du Tresor public. La prévention même alla si loin du côté des femmes, que des abeilles ayant fait leur miel proche de son Tombeau, elles s'en servirent comme d'un souverain remedes pour les Aphtes ou petits ulceres de la bou-

De civit. Dei lib. 5. cap. 2.

l.b. de præcipuis orbis miracul.

* *Pompeius Ornivus lib. 1. cap. 3. de mystica nomin. interpretatione.*

V. Tiraquel. de nobilitate c. 31. n. 9.

**Galiotus Martius in doctrin. promiscua.*

Illicinus sopra gli Triomfi di F. Petrarch.

che de leurs enfans. Quant au chapeau dont les Sculpteurs & les Peintres ont depuis couvert sa tête, quelques Auteurs ont crû que cela s'est fait pour marquer les voiles qui derobent au peuple le sens & l'intelligence de ses admirables écrits; mais il y a bien plus d'apparence qu'on l'a representé la tête couverte, parce que le chapeau a toûjours été une marque de noblesse, de liberté & de dignité, comme on le peut voir dans les Statuës d'Esculape, d'Ulisse & de quelques autres grands personnages. Pour les livres qu'il a composez, Suidas en fait 60. qu'on appele aprés luy Hexacontabibli, parceque selon la division qu'on en fait, il y en a peu plus ou peu moins, quoi-que Symphorian. Champerius les reduise à 26. Finissons par des vers & par une inscription que la posterité luy a consacrez, quoi-que ce soit peu de chose en comparaison de tout ce quo nous avons marqué cy-dessus.

Mercurial. in vit. Hipocrat.

Lux hominum Hipocrates populos tutatus, in orco
Fecit ut umbrarum copia rara foret.

Antholog. l. 1.

HIPOCRATI COO OB SALUBRITATEM HUMANO GENERI DATAM BREVIBUSQUE, DEMONSTRATAM COMPREHENSIONIBUS, BONA CORPORIS VALETUDO DICAT.

Je laisse donc à penser aprés tout cela, si un Medecin de nôtre temps a eu raison d'introduire Mome dans un dialogue, où il luy fait dire que *les Grecs ont imposé à la posterité, outrant par une vanité & une legereté qui leur est naturelle, les loüanges qu'ils ont donnez à Hipocrate*, comme s'il y avoit à present plus de bon sens dans des Villes telles que Conzence, qu'il n'y en avoit dans l'ancienne & dans la nouvelle Rome, & même dans tout le monde sçavant, dont il a été & est encore à present admiré. Car quant à Lionardo di Capoa Medecin de même nation, il est certain qu'il ne s'est engagé à écrire contre la doctrine de ce grand homme, que par une maniere de necessité, & pour soûtenir le Systême qu'il s'est fait; & qu'à cela prés, il ne paroit pas trop persuadé de ce qu'il écrit, comme nous le verrons cy-aprés dans l'extrait de son ouurage.

Thom. Cornel. Consentinus Epistol. ad M. Aurelium Severinum.

On pourroit encore ajoûter à la loüange d'Hipocrate, que depuis qu'il a paru dans le monde, la Medecine n'a plus manqué de grands personnages, semblables à ces orangers toûjours verts, & qui ne sont jamais sans fleurs & sans fruits.

Con fiori eterni eterno il frutto dura

Torq. Tasso nell' Ierusalem liberat. Cant. 19. Stanz. 94.

E mentre spunta l'un l'altro matura.

En effet, pendant que les uns ont donné les doux fruits d'une experience consommée, les autres comme des fleurs agreables & de bonne odeur, ont insensiblement rembli l'attente de la Republique, & la place de ceux qui sont tombez.

THESSALUS *Cous.*

Commentar. in l. 1. de natura human.

Et c'est ainsi que THESSALE & Draco enfans d'Hipocrate, ne degenererent pas aprés la mort de leur pere, puisque celuy-là est appellé *homme admirable* par Galien, qu'il fit six livres de la Medecine, & qu'il fut en grande consideration dans la Cour d'Archelaus Roy de Macedoine. Il eut pour successeurs Gorgias, Hipocrate troisiéme du nom, Draco second & Draco troisiéme, tous Medecins de reputation & de merite, & fut enfin honoré de cette Epitaphe.

OLIMPIAD. XCI. R. C. 340.

Thessalus Hipocratis, Cous gente, hac jacet urnâ
Phœbi immortalis semine progenitus
Crebra Trophæa tulit morborum armis Ygeiæ
Laus cui magna, nec id sorte, sed Arte fuit.

V. Biblioth. Schenchin Thessal.

Car quant à ce Thessale qui empoisonna dit-on le grand Alexandre, il ne merite pas d'être mis au nombre des Medecins; & quant à celuy de Tralles, qui fut Chef des Methodiques; nous en parlerons en un autre lieu.

DRACO *Cous.* *in nubibus.*

* Vulua Suilla mater filiorum Hipocrates quos ob Suillum rude ac stupidum ingenium, comicorũ salibus perstrictos fuisse novi. *Athenæus deipnosophist. lib. 3.*

* *l. de non credendis fabulis.*

DRACO frere de Thessale se montra comme luy digne fils du grand Hipocrate; car ce n'est pas à ces braves hommes, qui ne furent pas moins grands Capitaines qu'habiles Medecins, qu'Aristophane, & d'autres Satiriques ont pensé quant ils ont fait des railleries des enfans d'Hipocrate*; parce qu'en effet, Draco eut un fils nommé Hipocrate quatriéme du nom, qui fut Medecin de Roxane epouse du grand Alexandre; pour ne point parler d'un autre Draco que Palephatus* a mis au nombre des grands Medecins.

POLYBUS *Cous.*

Galen. Comment. in l. de natur. human.

V. Gesnerum in Biblioth. & Schench. Biblioth. pag. 457. ubi plura.

POLIBE gendre d'Hipocrate par Phanerete sa fille, eut part à la gloire de ses beaux freres, ayant fait des ouvrages si considerables, qu'on en a attribué quelques-uns à Hipocrate. Aussi tint-il Echole publique de Medecine aprés son beau-pere, comme si les filles mêmes sorties de la côte du grand Hipocrate eussent porté la Medecine dans le lit de leurs époux.

HERODOTUS *Mercurial. in lib. de are aquis & locis.*

HERODOTE est cité par Hipocrate comme son contemporain, & est par consequent fort different de celuy dont il sera parlé cy-aprés.

DIOCLES de Caristo fut surnommé par les Atheniens, le jeune Hipocrate, parce qu'il tenoit toutes ses maximes. Il écrivit une belle lettre au Roy Antigonus touchant la santé, laquelle a été traduite en Latin par Guillelmus Copus: car quant à son Traité de la melancholie hypocondriaque, il ne nous en reste qu'un fragment que Lionardo di Capoa critique avec toute l'ardeur imaginable. Celse nous apprend qu'il fut inventeur d'une machine Chirurgicale, qu'on appela pour cela *Diocleum instrumentum*; mais ce qui le rendit plus considerable, est qu'il rétablit la Medecine dogmatique de même que la Gymnastique qu'on commençoit à negliger. Athenée, Pline, Plutarque, Galien le Scholiaste de Nicandre, & même Tertullien en font grande estime. En effet, c'étoit un sçavant Anatomiste & Simpliste, civil, honnête, accommodant, & apparemment bon courtisan.

DIOCLES Caristius.

Athenaus lib. 3. Deipnosophist. Plin. lib. 26. cap. 2.

Gul. libris de sanitate tuend.

Ætius & Paul. Æginet. passim.

Tertullian. lib. 1. de anima. cap. 15.

PETRON, ou Petronas, n'étoit pas fort éloigné du temps d'Hipocrate, & succeda même à Diocles, si l'on en croit Celse. Mais loin de suivre les maximes de ces grands maistres, il se fit une methode si extravagante, quoi-que suivie de plusieurs, que celles d'Asclepiade toute bizarre qu'elle étoit, ne nous paroîtra que raisonnable en comparaison de celle-là. Les sueurs, l'eau froide, la chair de porc, les salures, entroient si confusément dans sa pratique, que tout cela faisant quelquesfois des revolutions dans les corps, & tirant ainsi les malades d'affaires, le peuple s'imaginoit que c'étoit un effet de cette methode.

PETRON.

Celsus lib. 4. c. 9.

ACESIAS est ce malheureux Medecin du proverbe *Acesias medicatus est*, qui voulant guerir un gouteux, le rendit encore plus malade. Il vivoit environ l'Olimpiade LXXX. mais malheureusement pour luy il vit encore dans le monde prevenu de son ignorance, par les écrits d'Aristophane, de Tertullien, de Suidas & d'Erasme.

ACESIAS.

V. Erasmum in Chiliadib.

Tertulian. lib. de anima.

DEXIPPE de Cos est ce fameux disciple d'Hipocrate, lequel ayant été appelé par Hecatombus Roy de Carie pour guerir Mausole, & Pixidare ses enfans, ne voulut servir ce Prince, qui faisoit la guerre à sa patrie, qu'à condition qu'il la laisseroit en paix; mais il faut avouer qu'avec toute sa reputation il avoit bien peu de methode, de laisser mourir les malades de soif, & de leur accorder toutes sortes d'alimens. Ainsi quoi-que Plutarque & Aulugelle le citent, on n'a pas perdu

DEXIPPUS Cous.

Galen. contra Erasistrateos.

V. Suidam in lexic.

grand chose en perdant les livres que Suidas luy attribuë.

EPICHARMUS. *Cous.* R. C. 310. *Laert. in vitis Philosophor. Tertul. 1 de anima cap. 45. Volater. lib. 15.*

EPICHARME natif de Cos fils d'Elophale étoit Poëte, Philosophe & Medecin. Il se fit instruire dans la doctrine de Pythagore, ayant été mené jeune en Sicile, ce qui l'a fait passer pour Sicilien chez quelques Auteurs. Il composa un Livre *De natura rerum*, & l'autre *De insomniis*, dont Platon s'est servi fort utilement, & dont Volateran croit qu'il y a encore des restes dans la Bibliotheque Vaticane, & mourut âgé de plus de 90. ans.

Vossius in syntagmat. Poëtar. Græcor. & Schenckius in Bibliothec. Medic.

NICOSTRATUS. *lib. 13. lib. 2. de Antidot. Antiphanes lib. de Atheniensib. Scortis.* OLIMPIAD. 93. *ex Gesner.* M. C. 3640.

NICOSTRATE est ce Medecin fameux dans Athenée, dans Galien & dans Æce, & qui ne laissa rien autre chose en mourant que de l'Ellebore à une courtisane appellée Oca & Anthea par Antiphane; mais qui est encore plus connuë sous le nom d'Antycira, ou parce qu'elle traitoit ses amans inconstans avec de l'Ellebore comme des insensez & des brutaux, qui ne sçavoient pas estimer son merite, ou parce qu'effectivement nôtre Nicostrate ne luy laissa pour tout legs que la provision qu'il avoit faite de cette racine de l'Isle Antycere.

METO *Atheniensis.* OLIMPIAD. LXXXVI.

METON d'Athenes est non seulement celebre par l'Astrologie, & par la grande année de son nom; mais encore par la Medecine qu'il professa fort heureusement, si l'on en croit Callistratus, Euphranius & Phrynicus citez par André Tiraqueau.

cap. 31. libri de nobilitat. pag. 376.

CTESIAS *Gnidius.* M. C. 3650. ** in vita Artaxerx.*

CTESIAS de Gnide Medecin & Historiographe du Roy Artaxerxe surnommé Mnemon, le guerit fort heureusement d'une blessure qu'il avoit reçuë en combattant: car quoi-qu'il y ait mêlé quelques fables à son Histoire, il ne laisse pas d'être estimé de Diodore de Sicile & de Plutarque *, de Strabon, de Photius, de Suidas, & même de I. Gerard. Vossius.

PHILISTIO *Siculus.*

PHILISTION Sicilien est un fort ancien Medecin, puisqu'il fût maître d'Eudoxe & de Chrisippe & contemporain d'Hipocrate, avec lequel on croit qu'il a eu commerce de lettres, quoi-qu'il ne nous en reste aucune marque; & si habile que Galien le croit Auteur du Livre *De victu salubri*, attribuë communement à Hipocrate. Quoi-qu'il en soit, Pline & Plutarque le citent avec estime. Quant à ses disciples, il faut premierement

mierement remarquer que Petrus Castellanus a passé Eudoxe sans en faire aucune mention ; & que quant à Chrisippe, il s'est trompé, donnant au Medecin de ce nom natif de Gnide, tout ce que Diogene Laërce a dit du Philosophe né à Soles ou Soloé Ville de Cilicie.

de vitis Illustr. Medic.

EUDOXE de Gnide fils d'Eschines, disciple de Philistion, étoit donc ce grand Philosophe, Medecin, Astrologue & Legislateur dont on a dit tant de choses singulieres : car on veut qu'il alla de Sicile à Athenes, qu'il y professa la Medecine à la faveur du Medecin Theomedon qui eut pitié de sa pauvreté. On ajoûte que quelque temps aprés, il prit des lettres de recommandation d'Agesilaus pour Nectabis, & qu'il alla en Egypte avec Chrisippe le Medecin, qu'il y apprit tous les secrets de la Philosophie & de la Medecine des Prêtres Egyptiens, & des fameuses colomnes dont nous avons parlé cy-dessus ; qu'il fit encore divers autres voyages, & qu'étant de retour dans son païs, il y donna des loix qui luy attirerent une grande veneration : mais que les Prêtres Egyptiens ayant connu à certains Phenomenes qu'il servoit un grand personnage, marquerent encore que cela n'empécheroit pas qu'il ne mourut à 50. ans. Quant aux temps d'Eudoxe & de Chrisippe son compagnon de voyage, si on les veut concilier, il faut remarquer qu'il y a faute dans Diogene Laërce : parce qu'au lieu de lire qu'Eudoxe vint au monde en l'Olimpiade lxxiij. il faut lire en l'Olimpiade c. iij. autrement comment auroit-il été Auditeur de Platon, qui ne nâquit qu'en l'Olimpiade lxxxviiij. comme l'ont remarqué plusieurs critiques : car je ne m'arrête pas icy aux autres Medecins de ce nom, quoi-qu'il soit bon de remarquer en passant qu'un autre Eudoxe Medecin de Gnide, est celuy qui étant né en l'Olympiade lxxiij. a été la cause de l'erreur. Au reste

EUDOXUS Gnidius.

Diogen. Laert. in Exdoxo.

V. notas ad Laert. Aldobr. & Menagii. Vossium de Histor. Græcis Reines. variar. lect. l. 3.

CHRYSIPPE natif de Gnide, étoit un Medecin extraordinaire dans sa methode & dans sa conduite, tant il prit à cœur de contredire Hipocrate & ses Sectateurs, croyant en effet pouvoir renverser tous leurs dogmes par son babil & sa dialectique. Aussi Galien le traite-t-il fort mal, quoy qu'Erasistrate semble avoir été un de ses Sectateurs. Il eut un fils de même nom & de même profession que luy, mais malheureux : car Ptolomée I. Roy d'Egypte dont il étoit Medecin, ayant été prevenu par la calomnie, le fit mourir aprés l'avoir

CHRYSIPPUS Gnidius.

Plin. lib. 29. in proemio.

l. 2. de placitis Hipocrat. & Platon.

V. Laertium & Plinium l. 20.

fait fustiger. Diogene Laërce en marque encore un disciple d'Erasistrate, cité par Pline, que Gesner n'a pas oublié dans sa Bibliotheque.

PRAXAGORAS *Cous.*

PRAXAGORE natif de Cos fils de Nicarque, est ce fameux disciple d'Hipocrate, que Galien a fait de la race d'Esculape, & auquel il a donné de grandes loüanges: car quoique Cælius Aurelianus ait critiqué ses écrits, peut-être parce qu'ils luy paroissoient obscurs, neanmoins quelques autres Medecins anciens & modernes ont tant fait de justice à son merite, que même Lionardo di Capoa, qui ne pardonne presque à aucun Medecin, ne peut s'empêcher de regreter la perte de ces Ouvrages.

** Plinius & Atheneus.*

PLISTONICUS

PLISTONICUS fut un des braves disciples de Praxagore. Il écrivit si bien de la matiere Medicinale, que Celse, Galien, Pline & Athenée le citent avec honneur, & que le même Lionardo di Capoa * a crû qu'il avoit eu quelque petite connoissance de la Chimie, parce qu'il avoit écrit que la digestion se fait par une maniere de putrefaction.

** pag. 321. del suo Parere.*

PHILOTIMUS *Cous.*

PHILOTIME de Cos est un autre disciple de Praxagore que Celse, Galien * & quelques autres Medecins du moyen âge, mettent au nombre des illustres. Aussi étoit-il sçavant dans l'Anatomie, la Gymnastique & la Prophilactique. Il avoit entr'autres maximes celle d'approcher les pestiferez le plus prés du feu qu'il se pouvoit.

** lib. de placitis Hipocr. & Platone.*

V. Galen. Comment. 6. Aphorismn. 1.

PRODICUS *Selymbrianus.*

PRODICUS de Selymbre étoit un des disciples du grand Hipocrate. On le confond avec Herodicus, parce qu'il y a faute dans le Texte de Pline. Il joignit la Gymnastique à la Medecine; mais il tira un vilain tribut des Officiers des exercices, & traita les malades si peu methodiquement, que Galien l'estime moins qu'un simple empirique, quoi-qu'il en cite un traité intitulé *de hominis natura.*

V. Plin. cap. 1. lib. 19. cum notis I. Harduini S. I. Galen l. 2. de differ. febrium cap. 6. & comment. in sexti Epidem. sect. 3.

ÆSCHINES *Atheniensis.*

ÆSCHINES dit *Socraticus*, natif d'Athenes, ayant mangé tout son bien se tira de la necessité par l'exercice de la Medecine: car pour cét Æschines qui vivoit dans le quatriéme siecle de l'Ere Chrêtienne, homme d'industrie comme celui-là, nous en parlerons en son lieu.

Plin. lib. 28. Athenaus lib. 13. cap. 2.

ARISTO *Celsus l. 5. Galen. Comment. in 6. Epidom.*

ARISTON est un fort ancien Medecin, & dont Celse & Galien font tant d'estime, qu'on l'a crû Auteur du Livre *de victu salubri*, de même que Philistion, quoi-que ce Livre se trouve dans les œuvres d'Hipocrate.

DIODOTE de Iasso est cité par Dioscoride sous le nom de Petronius. C'est apparemment le Petronius Diodotus de Pline, qui ne fait qu'un homme de ces deux noms, dont Dioscoride en fait deux & qu'il met au nombre des sçavans Herboristes, avec un Bathus Tylæus, un Niceratus & un Niger.

Diodotus Iassus.

PAMPHILE est le nom de plusieurs Medecins. Le plus ancien qui est fils de Neoclide est cité par Platon & par Ciceron, au Livre *de naturâ Deorum.* Galien fait mention des trois autres Medecins de ce nom, dont l'un avoit écrit des Livres de Plantes ; mais avec si peu de soin & d'étude, que le tout n'étoit que fables, superstitions & contes de vieilles Egyptiennes ; desorte qu'il n'estimoit pas plus ces ouvrages que ceux d'Andreas homme aussi peu exact, ayant l'un & l'autre donné des figures de Plantes qu'ils n'avoient jamais veuës. L'autre est ce Pamphile qui gaigna tant d'argent à Rome dans la cure de la maladie appelée *mentagra.* Le troisiéme est un Pamphilus *Pharmacopola* auteur d'un certain Febrifuge, ausquels on ajoute un auteur d'un Livre de la veterinaire cité par l'Empereur Constantin le Barbu, qui fut le patron de cet Ouvrage.

Pamphilus.

lib. 6. de Medic. facultatibus in proem.

ibidem cap. 6.

Epiphan. advers. Hæres. in præfat.

de composit. Medicament. secund. locos lib. 5.

ibid. lib. 7.

MNESITHE'E d'Athenes est un autre ancien Medecin dont Galien semble avoir entrepris l'Eloge dans le premier Livre des fiévres, adressé à Glaucon, comme d'un sçavant Anatomiste, d'un homme de bonnes mœurs & d'un ennemi juré de l'ivrognerie. Il n'est pas moins estimé de Pline, de Plutarque, d'Athenée & de Rufus Ephesius. Il a écrit des alimens & des effets dangereux des couronnes de fleurs.

Mnesitheus Atheniensis.

APOLLONIDES est le nom d'un Medecin de Xerxes Roy de Perse, dont Ctiesas nous donne une Histoire que je rapporteray au Chapitre XI. de la seconde partie de cet Ouvrage : car il y en a un autre de Cypre cité par Galien dans sa methode.

Apollonides.

PHAON est un de ces anciens Medecins ausquels on attribuë le livre *de diæta salubri* d'Hipocrate. *Galen. libr. de alimentor. facultatib. & Comment. in lib. de vict. ratione in acutis.*

Phaon.

MENESTOR écrivit selon Theophraste des livres de questions naturelles, grand Anatomiste Simpliste & Sectateur d'Herophile.

Menestor.

HEROPHILE de Chalcedoine Disciple de Praxagore, est un des plus fameux Medecins de l'antiquité. Quelques

Herophilus Chalcedonius.

Auteurs l'ont mis dans la 52. Olympiade, en quoy ils se trompent, le faisant Medecin du Tiran Phalaris, qui n'en eût point d'autre que ce Policlete que nous avons marqué cy-devant. Quoi-qu'il se soit éloigné des sentimens d'Hipocrate à force de rafiner, par des subtilitez qui le rendirent obscur, Galien ne laisse pas de l'estimer. Il disoit entr'autres choses de l'Ellebore, qu'il faisoit comme un brave Capitaine qui sort le premier de ses retranchemens, aprés avoir excité ses Soldats à bien faire, ce qui n'est pas toûjours vray. Il ne nous reste dit-on de tant d'ouvrages qu'il composa qu'un Livre du poulx, traduit par le celebre Joann. Manardus, si l'on en croit Remaclus Fuchsius. Wolfang. Justus le fait Empirique, mais il s'est trompé en cela comme en plusieurs autres faits.

θεῶν χεῖρες.

C'est cét Herophile qui appeloit les Medicamens *les mains salutaires des Dieux*, quand ils sont fidellement & sagement administrez, & tout au contraire des poisons quand il sont donnez mal à propos. Pline s'est imaginé qu'il avoit trouvé une maniere de Musique dans le battement du poux, mais differente selon les âges. Ce qu'il y a d'assuré est qu'il a été non seulement le reparateur de la Gymnastique, mais encore un grand Anatomiste, & un grand Herboriste. Aussi Pline luy fait-il dire qu'on foule des pieds plusieurs Plantes dont on ignore les grandes vertus; ce qui est bien plus juste que de dire comme Fallope a fait touchant l'Anatomie, que c'est contredire à l'Evangile que de contredire à Herophile. Il entre-vit à la verité les veines lactées; mais la connoissance de leur usage étoit reservée à nôtre siecle. Il est vray que jamais Medecin n'a tant dissequé de corps qu'Herophile, en quoy il auroit été tres-digne de loüange, s'il n'avoit dissequé des hommes vivans. C'est ce qui a obligé Celse à declamer contre luy, & contre ceux qui l'ont imité, & ce qui a fait dire à Tertullien qu'il avoit parû dénaturé à force de vouloir connoître la nature dans le corps humain. Mais on se lassa même de sa methode, parce, dit Pline, qu'il faloit être sçavant dans les lettres pour comprendre quelque chose à ses écrits & à ses dogmes, tant on a aimé de tout temps le stile cavalier & dégagé du raisonnement.

Herophilus ille Medicus aut Lanio, qui sexcentos ex secuit ut naturam scrutaretur qui hominem odiit ut nosset. *Tertul. l. de Anima.*

STRABO *Apollonius.*

STRABON d'Apollonie, dit Herophileus, parce qu'il étoit sectateur d'Herophile, écrivit un Livre de la vertu des onguens.

PERIANDRE est ce Medecin qu'Archiamus pere d'Agesilaus Roy de Sparte, railla de ce qu'étant assez bon Medecin, il s'étoit avisé de se faire méchant Poëte ; mais je ne suis pas asseuré si c'est celui-là même que Pline cite. *Plutarch. in Apophtegm. & Plin. lib. 5. Histor. natural.*

PERIANDER
Olympiad. CV.
R. C. 390.

EUDAMUS dont il est parlé dans Aristophane, étoit plûtôt un Jongleur qu'un vray Medecin. Les Anneaux qu'il vendoit contre les esprits & contre les Serpens, n'étans que tromperie & superstition.

EUDAMUS
Aristoph. in Pluto.

SPITALE d'Athenes étoit fameux dans son païs au temps d'Aristophane, & l'est encore dans les Comedies de ce Poëte: car c'est à luy qu'il renvoie certain malade, quoi-qu'il le taxe en passant d'avarice, comme nous le verrons autre-part. Suidas marque qu'il a composé un Livre des conjectures de la Medecine & un des Medicamens.

SPITALUS
Atheniensis.
Abi adspicalum.
in Acarnaniensib.

MENECRATES de Siracuse, étoit à la verité Medecin Dogmatique, mais il n'en étoit pas plus sage. Car il n'entreprenoit aucun malade, qui ne luy eut promis de le suivre comme son Esclave. Et c'est ainsi que se croyant un Sauveur & un Liberateur du genre humain, il marchoit en habit de Jupiter, se faisant appeler de ce nom, & que pour mieux orner son triomphe, il donnoit les noms des autres Divinitez à ceux de sa suite. C'est ainsi que Nicagoras Zelites, Nicostratus, Asticreon ne le suivoient qu'en habit d'Hercule, de Mercure & d'Apollon. Il fut même assez fou pour écrire au Roy Agesilaus, ou selon quelques Auteurs, à Philippes Roy de Macedoine en qualité de Jupiter ; mais ce Prince luy marqua adroitement sa folie par cette suscription de la réponse qu'il luy fit, *Agesilaus Menecrati salutem.* On ajoûte qu'il luy conseilla de faire un voyage à Antycire, & que l'ayant un jour invité à dîner, on ne luy servit qu'un encensoir fumant, pendant que ceux qui luy tenoient compagnie à table faisoient bonne chere, & que son estomach ne se repaissoit pas de la vapeur de l'encensoir, il fut obligé de sortir de table confus, & persuadé qu'il n'étoit pas Jupiter. Au reste il est assez difficile de sçavoir si c'est ce Menecrate ou quelque autre que Galien a cité, pour ne point parler d'un Menecrates Zeophletensis allegué par Cælius Aurelianus, ny d'un Menecrates marqué dans des inscriptions Greques de Gruterus, comme Medecin des Cesars.

MENECRATES *Siracusanus.*
V. Athenæum lib. 7. Deipnosoph.
Plutarchus in Agesilao.
6. de composit. Medicam.
secund. locos.
pag. 581.

CRITOBULUS *Plutarch. lib. 9. & Q. Curtius libr. 7. cap. 37.*

CRITOBULE est celebre pour avoir tiré sans douleur une fleche de l'œil de Philippes Roy de Macedoine, pere d'Alexandre le Grand, & pour luy avoir remis si adroitement un œil supposé qu'on ne le pouvoit distinguer de l'autre ; ce qui ne s'accorde gueres avec ce qu'on a dit des Peintres de son temps, qui n'osoient le peindre de face, de peur de le faire paroître borgne.

NICOMACHUS *Stagirit.*

V. Gesnerum in Bibliothec.

NICOMAQUE pere d'Aristote & Medecin d'Amintas pere de Philippes Roy de Macedoine, tiroit son origine de Machaon, & fut ayeul d'un autre Nicomaque fils d'Aristote, qui a écrit un Commentaire sur les Livres de Physique de son pere, suivant le témoignage de Ciceron, & celuy de Suidas. Il écrivit encore six Livres de la Medecine & des choses naturelles, & c'est du temps de nôtre Nicomaque que vivoient un Bion, Evagerus & Philisteus, Medecins de reputation.

ACUMENIUS. * *in mirabilib. p. 786. in verbo ἀκυμενος.*

ACUMENIUS passe pour Medecin dans un des Scholiastes de Xenophon, * mais comme le remarque un autre Scholiaste, Acumenius paroît bien être le nom d'un medicament.

ARISTOTELES *Stagirit.*

Olimpiad. CV.

V. Plutarch. in Alex. & Laert. in Aristotel.

ARISTOTE de Stagire fleurissoit, selon la plus commune opinion, l'an de Rome 430. C'étoit, comme tout le monde sçait, le Prince des Philosophes, mais outre la fameuse Secte des Peripateticiens dont il est Auteur, il a encore orné la Medecine de plusieurs écrits, & l'a honnorée de son estime & de sa confiance dans les besoins. Aprés cela que tant de petits genies se fassent honneur de la décrier, & de s'opposer ainsi au sentiment de ce genie de la nature.

PHILIPPUS *Cous.*

PHILIPPES de Cos, est ce disciple d'Herophile dont Pline & Galien font mention, quoique celui-cy le blâme de n'avoir osé baigner un Hectique. Il y a un Charlatan de ce nom dans Galien, lequel promettoit l'immortalité à ceux qui se vouloient confier en luy. C'est peut-être ce Philippes de Cos qui répondit au Roy Antigonus touchant un Hydropique, qu'un Charlatan promettoit de guerir, que quant à luy il ne croyoit pas cette maladie incurable de sa nature, mais seulement du côté du malade, qui péchoit dans le regime de vie necessaire à cette cure ; en effet le malade mourut par sa faute quoi-que le Roy le fit garder, & trompa ainsi le Roy & le Charlatan.

PHILIPPUS *Acarnan.*

PHILIPPES natif d'Acarnanie Province de l'Epire, est bien plus illustre que tous les autres Medecins de ce nom, &

que tous ceux de son temps par le succés de la maladie du Grand Alexandre, au détail de laquelle je renvoye les ennemis de la Medecine, tant il est capable de les confondre, me contentant de dire que c'est là qu'on voit la confiance d'un grand Roy aux remedes & à celuy qui les luy presente, malgré l'envie & la calomnie, & où l'Historien fait l'honneur à la Medecine de dire en faveur de Philippes, que toute la Cour & toute l'armée d'Alexandre, ne sçavoient aprés sa convalescence, qui elles devoient regarder avec plus d'admiration, ou du Prince ou du Medecin, qui leur paroissoit un Dieu. Quant à ce Philippes dont Juvenal a parlé en ces termes.

V. Q. Curtium in vita Alexandr.

Medentur dubii Medicis majoribus ægri
Tu venam vel discipulo committe Philippi.

Je croy qu'il pourroit bien être quelque Medecin du temps de ce Poëte.

CRITODEMUS.

CRITODEME fut un des Medecins des camps & armées du Grand Alexandre, & celuy qui pensa les playes qu'il reçût en la journée de Malles.

ANDROCYDES.

ANDROCYDES est l'Auteur de la lettre au même Alexandre, où il prend la liberté d'avertir ce Prince, sujet au vin, qu'il est le poison de l'homme, & une maniere de ciguë par ses effets quand on en abuse.

PAUSANIAS.

PAUSANIAS le jeune est un Medecin du temps d'Alexandre le Grand, & dont Plutarque parle dans sa vie.

THEOPHRASTUS *Eresius.*

THEOPHRASTE d'Erese dans l'Isle de Lesbos, étoit fils d'un foulon nommé Melanthus, & neveu selon, quelques Auteurs, d'Aristote. Galien n'a pas fait de difficulté de le mettre au nombre des Medecins, tant il a écrit de la matiere Medicinale, exactement & poliment; à quoy on ajoûte des Commentaires sur quelques Livres d'Hipocrate. Il avoit été Auditeur de Leucippe, puis de Platon, quand il se fit disciple d'Aristote qui changea son nom de Tyrtame en celuy d'Euphraste pour marquer la beauté de son éloqution, & ensuite en celuy de Theophraste, qui marquoit la sublimité de son genie tout divin. C'est à luy que nous avons obligation des ouvrages d'Aristote, qui les luy legua en mourant, parce qu'il les conserva comme de precieux trésors. Il tint Ecole de Philosophie aprés ce grand Personnage, & eût plus de deux mille Ecoliers; & si une longue vie est necessaire pour rendre un homme heureux, on peut dire qu'il l'a été, puisqu'il a vécu plus de cent ans. Mais ce qu'il y a de remarquable, il ne laissa pas, dit Ciceron, d'accuser la nature en mourant de ce qu'elle avoit accordé une si longue vie aux corbeaux & aux corneilles sans qu'il en fût besoin, & qu'elle en avoit donné si peu aux hommes qui en peuvent faire un si bon usage.

Cicero lib. 3. de finibus.

AGATOCLES fils de Lysimaque, est encore un Medecin du grand Alexandre celebre dans Pausanias & dans Strabon, & fort different de ceux de ce nom, dont Pline, Galien & Lucien font mention.

AGATOCLES *Lucian in Cataplo Plin. lib. 22. Galen 5. de composit. Medic. secundum loc.*

TRASIAS de Mantinée est ce fameux Herboriste dont parlent Theophraste * & Pline, lequel se vantoit d'avoir trouvé le moyen de mourir sans douleur, & qui mangeoit l'Ellebore sans aucune incommodité. Scribonius Largus parle d'un Chirurgien de son temps, qui s'étoit ainsi familiarisé avec cette Plante.

TRASIAS *Mantinensis.*

* *lib. 9. cap. 17. de Plantis.*

ALEXIAS de Mantinée étoit disciple de Trasias, & se vantoit comme son maître de pouvoir mourir fort commodément, secret qui ne consistoit apparemment qu'en certaine préparation de la Ciguë. Quoi-qu'il en soit, Theophraste l'a rendu celebre à cause de la vivacité de son esprit.

ALEXIAS *Mantinensis.*

l. 9. Histor. Plantar.

EUDEME l'ancien étoit un Medecin du temps d'Erasistrate. Il est celebre dans Theophraste * & dans Galien, parce qu'il a excellé dans l'Anatomie, & qu'il a été le premier qui ait bien écrit de l'origine des nerfs. Il n'étoit pas moins habile dans la science des Plantes. Quant à cet Eudeme contemporain de Galien, & quant au Galand de la Princesse Livie, nous en parlerons cy-aprés.

EUDEMUS

* *Hist. Plantar. l. 18. Galen. Comment. in 1. Aphorisme. lib. 6.*

ERASISTRATE de Jules ou Julias * étoit un des plus fameux Sectateurs de Praxagore, & de Theophraste. Il étoit petit fils d'Aristote par sa mere, aussi fut-il si grand Philosophe & Medecin, que Galien * ne fait pas de difficulté de le comparer à Hipocrate, quoi-qu'il n'ait pas toûjours été d'accord avec luy. Il fut encore le reparateur de la Gymnastique & de l'Anatomie, & fut assez heureux pour entrevoir les veines lactées; car il n'en connut pas l'usage. Il fut aussi hardi à contredire Chrisippe, que celui-cy l'avoit été à contredire Hipocrate. Appian Alexandrin en a tant fait de cas, qu'il l'a appelé le plus éclairé des Medecins, mais il ne pût éviter le blâme d'avoir rendu la Medecine venale. Au reste ce qui luy fit le plus d'honneur, fût la maladie d'Anthiocus I. Roy de Syrie, fils

ERASISTRATUS *Juliacensis*

* *Urbs Cea insul. maris Ægei.*

R. C. 460.

* *libr. de optim. secta & lib. contra Erasistr. Plin. lib. 14. cap. 7. Tertul. lib. de anima. c. 15.*

Olympiad. c. xxiv.

V. Valeriam Max. l. 5. cap. 7. Justin. Polib. Appian.

fils de Seleucus Nicanor, qui brûloit d'amour pour Stratonice sa belle-mere : car ce jeune Prince mouroit tabide, si la connoissance qu'Erasistrate avoit du poux, & quelques autres signes ne l'en eussent assuré, & s'il n'eût adroitement trouvé le moyen de faire ceder l'amour conjugal à l'amour paternel.

E se non fosse la discreta aita
Del Fisico gentil, che ben s'accorse
L'Età sua s'ul fiorire era finita

C'est ainsi qu'il connut un mal naturel dont la cure dépendoit d'un mal moral. Mais qu'on luy auroit été obligé s'il avoit trouvé un remede de précaution à ce mal, & s'il avoit pû empêcher que cét agencement & arrangement de parties qu'on appele beauté, n'ôtât en sautant aux yeux les lumieres de la raison, & ne transformât, comme il fait souvent, des Alexandres, & des Aristotes en valets de Tréfle ; car il n'est que trop vray que le mal est souvent au dessus des remedes.

Fulvia Testi nelle poësie liriche.

Martia Graiugenis scit vellere tela Machaon
Non quæ lascivus spicula figit amor.

Ægid. Menag. in Elegiis.

Mais il ne faut pas oublier icy que Guevarre & quelques autres Auteurs trompez par le Theombrote de Pline, dont il sera parlé cy-aprés, ont tellement gâté cette Histoire amoureuse d'Antiocus, qu'ils ont crû que le mal de ce Prince étoit une maladie de poitrine, jointe à une passion érotique : car si le mal luy tenoit au cœur, il n'étoit pas pour cela pulmonique, comme ils se le sont imaginé. Aussi étoit-ce bien assez de l'une des deux maladies pour le plus robuste.

Inter mille neces, & durus facta Tirannus
Tristia, mi surda quæ parat aure dolor
Idaliosne etiam regnare cupidinis arcus
Cur nardus mulcet brachia myrrha caput?
Ausus es hunc clamorem inter, huncque inter odorem
Motibus assuete, ô nequitiose choris,
Huc Hilareis teneræ matris prætendere flammas
Mortuaque extincti perdere corda viri?
Astutum : crescat, potuit si crescere mors hæc
Aut si non : saltem sit satis una mihi,

I. Cæsar. Saliger. in Thaumant.

CLEOPHANTE étoit contemporain d'Erasistrate & apparemment son disciple, mais sa methode étoit dangereuse, puisqu'il donnoit du vin dans les fiévres & dans des maladies

CLEOPHANTUS.
V. Celsum l. 3. c. 14. & Plin. l. 16. c. 3.

causées d'intemperie chaude. Pline, qui ne désaprouve pas pour celà cette methode, le louë de la connoissance qu'il avoit des simples. Quant à ce Cleophante dont parle Ciceron, il viendra cy-aprés en son lieu: car au reste il est assez difficile de dire si Cleophantus, Cleophanes & Cleophantas sont la même chose.

Orat. pro Murena.

V. Tiraquell. in nomenclat. Medic. lib. de nobilit.

NICIAS *Solens.*

NICIAS de Soles compagnon d'étude d'Erasistrate, étoit selon le Scholiaste de Theocrite Poëte & Medecin. Il adressa à ce Theocrite quelques vers sur le Cyclope: car quant à ce Nicius prétendu Medecin de Pirrhus par quelques Auteurs, c'est autre chose.

HYCESIAS.

Hycesias artis & natura pravaricator Tertul. lib. de anim.

l. 3. deipnosoph. & lib. 7.

Plin. l. 27. c. 14.

HYCESIAS disciple d'Erasistrate, est marqué dans Pline & dans Athenée, * & même dans Tertullus, mais dans celui-ci comme un homme qui avoit une opinion fort extravagante, touchant la nature & l'infusion de l'ame raisonnable.

STRATO.

Galen. Contr. Erasistrateos.

STRATON que Symphorian. Champerius appelle Strabon, n'a pas été Medecin, mais Precepteur & ami du Roy d'Egypte Ptolomée Philadelphe. Ce qui a trompé les Auteurs qui l'ont fait Medecin de ce Prince; c'est que Diogene Laërce a marqué quelques Ouvrages de Medecine parmi ceux qu'on luy attribuë. Comme il s'est donc trouvé plusieurs illustres de ce nom, il n'y a eu à proprement parler qu'un disciple d'Erasistrate mentionné par Galien qui ait été Medecin, & c'est le troisiéme de ces illustres, auquel on ajoûte le septiéme marqué par Aristote, comme Medecin. Car quant à ceux dont parlent Macrobe, Trallien, Æce, je croy que ce n'est autre chose que celuy de Galien; mais il ne faut pas oublier que c'est à peu prés en ce temps que l'Ecole d'Alexandrie, fondée par Ptolomée Philadelphe, commença à fleurir en Egypte.

M. C. 3800.

METRODORUS.

Olimpiad. 109.

R. C. 480.

V. Plin. lib. 20. Galen. in Isag. & in tertium Epidem. Laertium in Epicur. & sextum Empiric. contra Mathematic.

METRODORE est un nom de Medecins, qu'il est assez difficile de demêler, car on en fait un natif de Chio disciple de Democrite, & maître du grand Hipocrate; un autre d'Athenes disciple d'Epicure & de Chrisippe, maître d'Erasistrate & gendre d'Aristote, Galien en fait un autre interprete d'Hipocrate, Auteur d'un Livre des Plantes, & disciple de Sabinus son maître.

ARISTOGENES *Thasius.*

** insula maris Ægei*

ARISTOGENE est le nom de deux Medecins, dont Suidas fait l'un de Thaso, * lequel a écrit 24. Livres qu'il dédia à Antigonus Roy de Macedoine, l'autre de Gnide valet de Chrisippe le Philosophe, en quoy il s'est trompé: car c'est Chrisippe le Medecin qu'il servit. Cependant Pline n'en a qu'un natif de Thaso, en quoy il est suivi par Gesner & par Vossius. En effet ces deux pourroient bien être le même si on les examine bien.

R. C. 412. *Olympiad cxxv.*

V. Tiraquell. in nomenclat. Medic. c. 31. l. de nobilit.

SIMON est le nom de deux Medecins, l'un d'Athenes Philosophe & Medecin, qui écrivit un Livre de la santé, l'autre estimé de Seleucus Nicanor Roy de Syrie, neanmoins celui-cy n'étoit qu'un Medecin de chevaux.

SIMON *Atheniens.* *V. Laertium in Simone.*

NICANDRE de Claros ou de Colophon, selon quelques-uns, étoit bon Poëte, bon Grammairien & bon Médecin, c'est pour cela qu'il fut mis au nombre des sept Pleyades de son temps, on voit quelques vers dans l'Antologie à sa loüange. Aussi tous les sçavans en font une fort honorable mention, quoi-qu'il ne nous reste rien de luy que ce qu'on appele *Theriaca* & *Alexipharmaca*, mais apparemment il est different de celuy cy.

NICANDER *Colophonius.*

Olimpiad. cxxx. R. C. 500.

MU. FONTEIUS
NICANDER MEDICUS.

Spon. Miscellan. Erudit. Antiquit.

SOTION cité par Galien * pourroit bien être ce Medecin qui a écrit du temps des Ptolomées Rois d'Egypte divers traitez sur diverses matieres, & celuy qui est allegué par Constantin Pogonate, comme habile dans la Medecine & l'Agriculture.

SOTION

* *lib. de Medicin. expertis.*

EUPOLICE Sicilien est marqué par Wolfang Justus, comme un Medecin qui fit du bruit en son temps. Il y a aussi un Empolides dans Galien, dit secundus Autolicus, mais il n'est pas si ancien. *Comment. in lib. de vict. rat. in acutis.*

EUPOLICE *Siclus.*

R. C. 530.

APOLLODORE est un nom si frequent dans la Medecine, qu'on auroit peine à marquer tous les Medecins de ce nom. Il y en a un de Tarente, l'autre de Chilo * ou Citicum, que Galien fait auteur d'un Antidote contre la Vipere. C'est apparemment celui-là qui selon Strabon dedia quelques Ouvrages à Ptolomée I. Roy d'Egypte, & celui-là même que Pline cite touchant les vins d'outremer, & peut-être celuy-là que le Scholiaste de Nicandre allegue. Pline en fait deux, le pere & le fils, qu'il appele tantôt Apollodorus, & tantôt Apollonius: car quant à tant d'autres Apollonius & Apollodorus, il faut consulter le traité qu'en a fait expressément Scipio Tatius Napolitain.

APPOLLODORUS.

* *in Cypro insula.*

V. Galen. Gesner. & Andr. Tiraquell.

C'est icy que la Secte des Empiriques, laquelle avoit commencé dés le temps d'Acron d'Agrigente, va pour ainsi dire se déchaîner contre celle des Dogmatiques. Car

SERAPIO *Alexandrin.*

libris duobus contra sectas.

SERAPION d'Alexandrie disoit hardiment que le raisonnement ne servoit de rien, & qu'il n'étoit besoin que d'experience pour faire la Medecine. C'est pour cela que Galien le traite si mal. Aussi à dire le vray, n'étoit-il qu'un simple Herboriste, qui ne fit du bruit que par son esprit particulier, c'est ce qui me fait croire que c'est de ce Serapion qu'a parlé Ciceron, quand il a marqué qu'il n'y avoit rien de si obscur que ses Ouvrages; mais outre ce Medecin là, il faut remarquer qu'il y en a encore un natif d'Athenes, Poëte & Medecin, & que le peuple qui se plaist à railler jusques aux personnes qu'il est le plus obligé de respecter, donna à Rome le surnom de Serapion au grand Pompée, parce qu'il crût voir dans son visage des traits semblables à ceux de certain Serapion, un de ces Ministres des Sacrifices qu'on appeloit *Popæ*

Plutarch. de Orac. delphic.
Valer. Maxim. lib. 9. cap. 15.

BACCHIUS *Milesius.*
V. Lexicon. Erotian. Cal. Aurel. & Hesner. in Bibliothec.
* *Galen. passim.*

BACCHIUS de Millet est mis par Galien * au nombre des anciens Medecins, quoi-qu'Empirique. Il fit un Commentaire sur les Aphorismes d'Hipocrate & sur le sixiéme Livre des Epidemies, & inventa un remede dont l'Empereur Antonin se servit en son temps, mais il ne laissa pas de s'attirer la critique d'Heraclide de Tarente.

THEOMBROT.

Plin. l. 7. c 57. & l. 29. c. 2. ex interpretatione Joan. Harduin. Societ. Jesu
* *Cea insula cujus caput Iulias.*
l. de nobilitat. c. 31

THEOMBROTE ou Cleombrote qui reçût selon Pline cent Talens de Ptolomée en l'assemblée des jeux de Cybele, dits Migalesiens, n'est autre chose que cét Erasistrate dont nous avons parlé cy-devant, & la cause de ce grand present autre chose que la cure d'Antiochus fils de Seleucus, & non pas de Ptolomée. Car outre que ce Theombrote est appelé Cæus, * Θεωμβρότος est le nom de gloire & d'honneur d'Erasistrate, qui d'autre part étoit neveu de Cleombrote frere de Critoxene sa mere, & de Medius Medecin; surquoy on peut voir le Docte André Tiraqueau, & plus particulierement le Docte Commentateur * de Pline, qui nous applanit ce fait.

* *Idem Ioan. Harduin S. I.*

STRATIUS *Tit. Livius l. 45. cap. 19. Polib. pag. 742.*

STRATIUS est ce disciple d'Erasistrate Medecin d'Eumenes Roy de Pergame, qui fut envoyé Ambassadeur à Rome par ce Prince pour obtenir la protection du Senat, contre les entreprises d'Attale son frere

R. C. 512.

ÆGIMIUS est marqué dans Galien parmi les anciens

Medecins. Athenée * le fait inventeur de certaines pâtisseries, mais ce qu'il y a de plus considerable est qu'il fut un des premiers qui écrivirent de la nature du poulx selon le même Galien. *

* *lib 14. cap 19.* ÆGIMIUS * *lib 4. de different. pulsuum.*

CRATIPPE est allegué par Heraclide de Tarente, & Galien le cite à propos du mot νάρθηξ, qu'il donna pour titre à un Livre qu'il composa des Medicamens.

CRATIPPE. * *ferula.*

HERAX Cappadocien disciple d'Heraclide, est cité par Galien, Paul Eginete & Æce. Ses Ouvrages sont intitulez *Narthecia* comme celuy de Cratitte; car quoi-que *Narthecium*, signifie la boëte où les Medicamens sont enfermez, il signifie encore plus precisément les Livres qui traitent des remedes.

HERAX *Cappadox.*

HERACLIDE est sans doute dans la Medecine un de ces noms dont on peut dire *nunquam obscura nomina*: car outre que c'est le nom du Pere d'Hipocrate, c'est encore celuy d'un Medecin & Philosophe de Pont, qui a écrit un Livre des causes des maladies cité par Galien; celui-cy en cite encore deux autres avec grande estime, l'un d'Erithrée & l'autre de Tarente, plus ancien de prés de deux siecles que celuy d'Erithrée. Celui-là écrivit, quoi-que Empirique de secte, quelque chose sur Hipocrate, sur les Plantes & sur la Cosmetique. On le fait disciple d'un Apollonius Mus & contemporain de Strabon, ce qui n'est pas impossible, parce que ce fameux Geographe a vécu long-temps. Voyez au reste Diogene Laërce sur Heraclide.

HERACLIDES *Tarentinus.*

Diogen. Laert.

R. C. 550.

SYNALUS Medecin d'Hannibal est trop remarquable pour le passer icy sous silence. Voyons donc comment en parle Silius Italicus.

SYNALUS. *l. 1. belli 2. punici.*

Medicas hic ocius artes
Et senioris opem Synali vocat, ungere vulnus
Herbarum his succis, ferrumque è corpore cantu
Exigere, & somnum toto misisse Chelydro
Anteibat cunctos; nomenque erat unde per urbes
Perque Parethoniæ celebratum littora Syrtis.
Ipse olim antiquo primum Garamanticus Hamon
Scire pater dederat Synalo, morsusque ferarum
Telorumque graves ictus, sedare medendo.
Atque is deinde suo moriens cælestia dona
Monstrarat nato, natusque hæredis honori

Sitius Italic. belli punic. 11. lib. 5.

Transmisit patrias artes: quem deinde sequutus
Haud levior famâ Synalus Garamantica solus
Monstrata augebat studio, multaque vetustum
Hammonis comitem, numerabat imagine patrem
Tum patria ferens levi Medicamine dextrâ
Ocyus intertos de more astrictus amictus
Mulcebat lymphâ purgatum sanguine vulnus.

Il en est de même de

MARUS. *Silius Italicus l. 6.*

MARUS également grand Medecin & grand Capitaine.

Tunc membra cubili
Evolvens non tarda Manus, vetus ille parentis,
Miles, & haud surdâ tractarat prælia famâ.
Procedit renovata focis & paupere vesta
Lumina prætendens; utque ora agnovit, & ægrum,
Vulneribus duris, ac (lamentabile visu)
Lapsantem fultum truncata cuspide gressus
Funesti rumore mali jam saucius aures.

Inde ægra reponit
Membra toro, nec ferre rudis Medicamina (quippe
Callebat bellis) nunc purgat vulnera lympha
Nunc mulcet succis, ligat inde ac vellera molli
Circundat tactu, & torpentes mitigat artus.

Necdum exorta dies, Marus instat vulneris æstus
Expertis medicare modis, gratumque teporem
Exutus senium, trepida pietate ministrat.

ATTALUS. REX. R. C. 672.

TTALE fils d'Eumenes est loüé par Galien pour avoir composé d'excellens Antidotes, pour ne point parler d'un Medecin de ce nom, qui viendra en son lieu.

APOLLOPHANES *Seleuciens. Polib. lib. 3. Historiarum. Plin. l. 22. cap. 21.*

APOLLOPHANES de Seleucie fut Medecin d'Anthiochus le grand Roy de Syrie, & un de ses Conseillers d'Etat pour avoir découvert la conspiration d'Hermias. Celse cite un Apollophanes, & aprés luy Pline & Galien. Paul Eginete, Trallien & Cæl. Aurelian. le font Sectateur d'Erasistrate, Tertullien & Suidas en marquent encore un; mais ils ne disent rien du temps auquel il vivoit, & tous sont fort difficiles à démêler.

APOLLONIUS ** l. de cõposit. Med. secundum loc. & l. parabil. Medic. 1.*

APOLLONIUS n'est pas un nom moins frequent dans la Medecine qu'Apollodorus; car le Docte Andr. Tiraquellus en marque plus de seize; en effet, Galien * en a un Sectateur d'Herophile, lequel écrivit des Plantes & des Sacrifications. Il y en a encore deux pere & fils Empiriques marquez par Celse comme d'habiles Chirurgiens, qui n'ont pas été ignorez par Galien. Il y en a un surnommé *Archistrator*, un surnommé *Mus*,* un d'Alexandrie, un de Memphis, un d'Abdere, un de Tarse, un Sectateur de Straton nommé Claudius. Strabon en marque encore un de Citium Ville de Cypre; Varron en a aussi un de Pergame grand Simpliste, & des écrits duquel il dit que Pline s'est bien servi; tous Medecins dont il est fort difficile de démêler les écrits, le temps & la patrie, c'est pourquoy je donne encore à deviner ceux-cy.

Cels. lib. 7.

** Galen. lib. de Antidot.*

V. Athenæum Ætii Cælium Aurel. Bibliothec. Schenck. pag. 55. & Tiraquell. in nomenclatur. Medicorum. & Vossium.

ΑΠΟΛΛΩΝΩΙ ΙΑΤΡΩΙ Μ. Χ. ΚΑΡΜΙΑΝΕΩ

D. SERVILI D. APOLLONI
MEDICI SERVILIA D L.
AMBROSIAR. FECIT PATRON.
SUO ET SIBI ET SUIS.

Miscell. Erud. antiquit. I. Spon. sect. 4. pag. 142.

Cyrus fils d'un Apollonius se rendit si celebre dans Lamsaque sa patrie, qu'elle l'honora aprés sa mort de cette belle inscription.

Cirus *Lampsacen.*

Senatus Cyrum Apollonii filium Archiatrum
Civemque insignem veneratur, ob multa beneficia
Sibi collata, cum celebritate & multis expensis
Donumque senatui ab ipso factum Drachmarum
Mille Atticarum.

Miscellan. Erud. Antiq. I. Spon.

Mais comme il y a encore un Cyrus dans Galien, & un Archiatre d'Edesse dans Ætius,* on ne sçait en quel temps ils ont vécu: car pour celui-cy

l. 6. secundum loc.
**Tetrabibl. 2. sermon 2. cap. 21.*

CYRUS
LIVIÆ DRUSI CÆSAR
MEDICUS

Il n'y a pas de difficulté, non plus qu'à ce Cyrus Alexandrin, qui écrivit contre l'heresie de Nestorius.

Menon disciple d'Aristote & maître d'Herodote, ramassa les sentimens des anciens Medecins dans un Ouvrage dont on a crû Aristote Auteur. C'est un de ceux que Plutarque introduit dans son banquet, & un des Medecins dont Galien fait le plus d'estime. Quant à ses autres Ouvrages, voyez Diogene Laërce & le Docte Reinesius.*

Menon.

4. de differ. puls.

** Variar. lect. lib. 10.*

Herodote de Lycie étoit un des disciples de Menon. On le fait Auteur d'un Livre intitulé *Medicus*; mais Galien remarque qu'ayant trop donné à ses sentimens particuliers, il

Herodotus *Lycius.*

lib. 3. de Simpl. Medicament.

V. Ætium Stephan. & Schenck.

se trompa en beaucoup de choses. Diogene Laërce le fait disciple de Menodote, mais Gesner ne dit rien sur ce fait.

MENODOTUS *Nicomed. in method. & lib. de l. propriis.*

MENODOTE de Nicomedie étoit un des Sectateurs de Serapion, mais comme il étoit grand Herboriste, Galien n'a pas laissé de le citer.

GLAUCUS *V. Schenkh. in Bibliothec.*

GLAUQUE étoit un autre Sectateur de Serapion, dont Galien ne fait aucune estime, car quant au malheureux Glaucus, à Glaucius & à Glaucias, nous en pourrons parler autre part.

ANDREAS

ANDREAS, Andras, Andros, & Andrias sont des Synonimes dans la Medecine, dont on a assez de peine à distinguer les sujets. Ce qu'il y a d'assuré, est qu'un Andreas & certain Pamphile étoient des Medecins superstitieux, jusques à croire que les Demons présidoient à de certaines herbes, & qu'il ne les falloit cueillir qu'aux heures où ces esprits se rendoient favorables, & de belle humeur. Aussi firent-ils des Livres des charmes & du changement des herbes en Demons. C'est apparemment cét Andreas, ou au moins un Medecin de ce nom, qui a feint que le grand Hipocrate, aprés s'être approprié tout ce qu'il y avoit de meilleur dans la Bibliotheque de Gnide, la brûla, & s'enfuit comme un criminel; erreur dans laquelle Varron semble avoir donné depuis; tant il est vray que l'erreur & le mensonge, cette espece de fausse monnoye, ne laissent pas d'avoir cours pour un temps comme des veritez, *gliscit utrumque posteritati.* Ainsi je ne m'étonne pas de voir que Galien traite cet Andreas d'arrogant, d'ignorant & d'extravagant, & qu'Athenée l'appelle faussaire, & corrupteur de * Livres. Polibe l'Historien fait mention d'un autre Andreas Medecin du Roy Ptolomée Philopator, que Theodore Lieutenant de ce Roy tua dans sa Tente. Mais je ne sçay pas si c'est le même que cét Andreas Archiater marqué par Æce, ou quelqu'un de ceux que Dioscoride, Pline & Tertullien ont marquez.

ἐπῳδαὶ καὶ μεταμορφώσεις τῶν βοτανῶν, καὶ δαιμόνιοι, ἱεραὶ βοτάναι.

Galen. passim.

* *βιβλιαγράφος.*

M. C. 3830.

Tertul. lib. de anima.

ZENO *Atheniens.*

ZENON d'Athenes étoit de la Secte d'Herophile homme subtil, mais obscur; * cependant il ne laisse pas d'être allegué par Celse, Galien & Alexandre Aphrodisée. Le même Galien en marque encore un de Laodicée; mais on ne sçait lequel des deux a fait le Livre *de rebus notis Medicorum*, pour ne point parler icy d'un Zenon Preçepteur d'Oribare, qui viendra en son lieu.

* *ex Laertio. Celso. l. 2. c. 9. Galen. de diff. puls. l. 4. c. 8. & Comment. in 3. Epidem. & 2. de Antidot.*

ARCHAGATE

ARCHAGATE natif du Peloponese fut receu d'abord à Rome comme un Dieu, mais le peuple Romain ne mit guere à le chasser comme un bourreau, quoi-qu'il luy eût accordé le droit de bourgeoisie, & une boutique dans un carrefour de la Ville, tant il eût de peine à souffrir les operations de la Chirurgie ausquelles il n'étoit pas accoûtumé.

ARCHAGATUS *Pelopones.*

R. C. 535.

Plin. lib. 29. c. 21.

ASCLEPIADE de Pruse * que Suidas semble avoir confondu avec celuy de Myrlée, fut premierement Rheteur; mais ayant mangé tout son bien, il chercha une resource dans la Medecine, & s'établit à Rome du temps de Pompée le Grand. Comme il n'étoit pas ignorant dans l'Anatomie; qu'il sçavoit quelque chose de la matiere Medicinale, & qu'au reste il étoit naturellement Orateur, tout le monde donna dans ses nouveautez, & le regarda comme un homme venu du Ciel, tant il sçavoit rendre ses remedes agreables au goût, & tant il étoit complaisant, jusques à donner du vin aux malades, chose inconnuë jusqu'à lors. Au reste il fut si heureux qu'ayant reconnu qu'un homme qu'on portoit en terre respiroit encore, & que l'ayant reveillé par quelque petit secours, on crût qu'il l'avoit ressuscité, ce qui mit sa secte audessus de toutes les autres, & luy donna un si grand credit qu'il se rendit, comme dit Pline, maître de la vie des Romains. C'est pourquoy Mithridate Roy de Pont l'ayant voulu attirer à son service, il méprisa tous les avantages qu'il luy proposa, tant il faisoit bien ses affaires à Rome. Ce n'est pas pour dire le vray qu'il n'y eut bien de la bizarrerie dans sa pratique, comme de bons Auteurs l'ont remarqué, & comme on le peut voir dans les fragmens de ses Ouvrages que ces Auteurs alleguent; car pour moy je croy que tout ce qu'il a dit de meilleur est, que le devoir d'un Medecin consiste à guerir promptement, seurement & agreablement. Mais ce qui marqua davantage son bon-heur, est qu'ayant été assez temeraire pour défier la fortune, & pour se promettre de ne tomber jamais malade, il mourut en effet selon Pline, d'une chûte qu'il fit du haut d'un escalier, quoi-que Suidas ait écrit qu'il mourut d'une inflammation de poitrine, ce qui est assez vrai-semblable, si on considere combien il étoit ennemi de la saignée, & avec quelle aigreur Galien dispute contre luy sur l'usage de ce grand remede. Finissons en marquant que comme il se trouve selon le Docte Reinesius plusieurs Medecins de ce

ASCLEPIADES *Prusiensis.*

* *Apamea in propontid.*

Asclepiades primus ægrotis vino opitulari cœpit sed d nde in tempore. Apul.

Plin. lib. 26. cap. 3. & lib. 7. cap. 37.

Celsus passim. Scrib. Larg & C. Aurel. Ætius & cet.

Cito tuto & jucunde *ex Cels. l. 3. c. 4.*

R. C. 650.

Reinesius Epistol. ad Rupertum pag. 394.

nom ; le jeune Asclepiade viendra en son lieu.

CALLIGENES. — M. C. 3900.

CALLIGENE étoit Medecin de ce Philippes Roy de Macedoine qui fit la guerre aux Romains, & celuy qui cela si adroitement la mort de ce Prince pendant qu'il en envoya la nouvelle à Persée son successeur.

Livius bell Macedonic. libr. 10.

CATO *Censorius.* — R. C. 550.

CATON le Censeur, tout ennemi qu'il étoit des Medecins de la Grece, a bien daigné apprendre quelque chose de la Medecine, témoin le Livre qu'il fit de la maladie & de la santé, & son application à l'étude des simples.

Plutach. in Caton. *Plin. lib. 25. cap. 2. Vanderlind. de script. Medic.*

ANTIMACHUS. — Ψεκὰς Ros *Suid. Lexic.* — *7. de composit. Medic. per gener.*

ANTIMAQUE est le nom d'un Medecin Poëte & Musicien, qui fut surnommé Psecas à cause de la douceur de sa Poësie, & parce que ses entretiens n'étoient pas moins agreables à l'esprit, que les pluyes du Printemps sont agreables à la terre qu'elles arrosent ; mais je doute si c'est cét Antimachus cité par Galien, & en quel temps il vivoit.

THEMISON *Laodiceus.*

Voicy le commencement de la Secte des Methodiques, laquelle quoy qu'opposée à la Rationelle, ne laissa pas d'avoir des Medecins de grande reputation, ayant été soutenuë de Musa, de Meneseus, de Dionysius, de Proclus, d'Antipater, de Trallien, d'Olimpianus, de Soranus, d'Archigene, & fondée par Themison de Laodicée disciple d'Asclepiade, homme d'une grande reputation & d'esprit. Ce n'est pas toutesfois que sa methode fût quelque chose de fort seur & de fort solide : car de vouloir reduire la Medecine à deux chefs *de communitez*, l'un du *fluide*, & l'autre du *serré*, & de pretendre sur ce pied là de pouvoir rendre un homme habile en cét Art en moins de sept mois, cela paroît également bizarre & cavalier. Tout ce qu'il y a donc davantageux pour ce Medecin, est que Dioscoride Auteur grave a écrit qu'ayant été mordu d'un homme enragé, il fut assez habile pour se guerir ; car je ne me mets pas fort en peine de sçavoir si c'est luy ou son valet, comme d'autres l'ont écrit qui fut mordu d'un chien & non pas d'un homme enragé, pourveu qu'il ait été assez habile & assez heureux pour guerir ce mal, ce qui n'est pas impossible : car comme nôtre Themison n'étoit pas un pur Empirique ; qu'il avoit des principes tels quels, & de bonnes observations par devers luy, Dioscoride, Celse, Pline, Galien, Paul Eginette, Cæl. Aurelian, l'ont traité fort honnêtement. * Apulée parle encore d'un

Astrictum & fluens.

in Apologia.

Themison de son temps, mais dont nous n'avons pas de connoissance, non plus que de celuy qu'Athenée appele *Antiochi Regis Hercules*, & qu'il fait Macedonien. Au reste quand Juvenal se sert du nom de Themison, pour signifier un Medecin expeditif, il ne faut pas s'imaginer qu'il ait eu le nôtre en veuë. Car

Deipnosophist. l. 1.

Quot Themison ægros autumno occiderit uno

N'est qu'une fiction.

PROCULUS, quoi-que disciple de Themison, ne laisse pas d'être cité par Galien, comme Auteur d'un Livre intitulé *de natura hominis*, mais il est incertain si c'est celuy que Pline allegue.

PROCULUS. *Galen. l. 2. de differ. febr. cap. 6. & passim. Plin. lib. 13.*

ANTISTIUS qui visita les playes de Jules Cæsar aprés qu'il eût été massacré dans le Senat, est peut-être ce Medecin qui fut pris avec luy par les Pirates, & que Suetone ne nomme pas, quoi-qu'il luy fasse l'honneur de l'appeler ami de César, *amicus Cæsaris*, & à ce propos il ne faut pas oublier icy que M[r] l'Abbé Menage ayant remarqué avec un Critique qu'il y a Antius dans un MS. pour Antistius, semble d'abord pancher du côté de celuy-là, dautant plus facilement que le nom d'Antistius luy semble trop noble pour un Medecin; mais enfin considerant que l'autre nom n'est pas moins noble, il se rabat à croire qu'Antistius est un nom d'affranchi, la plûpart des Professeurs des Arts ayant été en ce temps-là de simples affranchis; mais voicy un Medecin auquel nous n'aurions pas pensé, si Valere Maxime ne nous l'avoit dépeint comme un homme fait extraordinaire. En effet.

ANTISTIUS. *Sueton. in Iulio Cæsar.* *lib. 9. cap. 16.*

HEROPHILE n'étoit au commencement qu'un Medecin de chevaux, mais qui fit tant par ses journées qu'il alla plus loin qu'aucun autre du païs d'Heppiatrie. Il commença donc par obliger & servir autant qu'il le pouvoit, les Soldats des Camps & Armées de César, & quand il vit qu'il étoit temps à son avis de se déclarer, il fit courir le bruit qu'il étoit neveu de Caius Marius sept fois Consul, & enfin se fit tant de creatures dans les vieilles bandes de César, que chacun luy fit la Cour, que plusieurs le choisirent pour Patron, & qu'il devint chef de parti. Il est vray que comme César avoit l'ame grande, il n'en fit pas paroître de chagrin au commencement, & qu'il se contenta de le faire chasser d'Italie voyant que la chose alloit trop loin. Mais les affaires ayant

HEROPHILUS.

changé de face aprés que ce Dictateur eut été tué dans le Senat, Herophile crût qu'il pouvoit remettre son parti sur pied ; en effet, il retourna effrontement à Rome, où il cabala & forma le dessein de faire tuer tous les principaux du Senat, mais ce dessein ambitieux & cruel ayant été découvert, il fut arrêté & condamné à une mort ignominieuse.

MITHRIDATES.

MITHRIDATE étoit si affectionné à la Medecine, que Pline remarque qu'il consultoit tous ses Sujets sur les vertus des remedes, & qu'il conservoit soigneusement leurs réponses & leurs découvertes, quand elles étoient conformes à la raison & à l'experience ; ce qui luy fournit la matiere de cette belle composition, qui porte encore à present son nom dans nos dispensaires, quoi-qu'on y ait joint celuy de Damocrate.

Mithridatium Damocratis.

NICERATUS.

Plin. lib. 13. *Schenck in Biblioth. & Gesner.*

NICERATE est cité par Dioscoride, Pline & Galien, comme un Medecin sçavant dans la connoissance des Plantes, & Cælius Aurelianus estime fort son Commentaire *de Catalepsia.*

ÆLIUS *Promotus Alexãdr.*

ÆLIUS Promotus d'Alexandrie vivoit selon Antoine Possevin * au temps de Pompée, & le Docte André Tiraqueau & Gesnier ont avancé fort hardiment que ses écrits sont en quelques Bibliotheques d'Italie.

* *Biblioth. Select.* 19.

ZEUXIS *Tarentin.*

Galen. Comment. 2. *in* 3. *Epidem.*

Geograph. lib. 13.

V. Celsum lib. 3. *cap.* 7. *& Plin. lib.* 26.

ZEUXIS de Tarente quoi-que Medecin Empirique, étoit selon Galien un Medecin de merite. Il commenta les Aphorismes d'Hipocrate & quelques autres de ses Ouvrages, sur des Memoires qu'il trouva dans la Bibliotheque d'Alexandrie. Strabon * marque qu'il fonda un Temple entre Laodicée & Carura, dans lequel il établit une Ecole de Medecine, qui fut entretenuë par Alexandre Philalethe, à quoy il ajoûte qu'on étoit bien éloigné de son temps, d'imiter le zele des Medecins sortis de la race d'Erasistrate, qui en firent autant à Smirne.

ALEXANDER *Philalethes.*

Strabo ibid.

4. *de different. puls.*

ALEXANDRE Philalethe vivoit au temps de Zeuxis & non pas au temps de Tibere & de Néron, comme quelques Auteurs ont pensé. Il fut Sectateur d'Herodote & d'Asclepiade & maître d'Aristoxene, & de Demosthene Philalethe. Il est cité par Galien, & composa selon Theodore Priscien un Livre *de Semine* : car quant à cét Alexandre que Schenckius cite tout court, & qui composa un Livre Grec du Poux, qu'on garde, dit-il, dans la Bibliotheque du Roy à Paris, je ne sçay pas bien quel il est, non plus que ceux que Gesner a marqué dans sa Bibliotheque.

DIOSCORIDE est un nom fort connu dans la Medecine, parce qu'outre le Cilicien natif d'Anazarbe, & connu sous le nom de Pedacius Dioscorides, qui fleurissoit au temps de Jules Cesar, il y en a encore un d'Alexandrie dans Galien, & dans Paul Eginete, & de plus un de Tarse qui vivoit au temps de l'Empereur Hadrien. Et c'est peut-être pour cela que Petrus Castellanus a écrit que l'Anazarbéen étoit different du surnommé Phacas ou Lentin, des marques qu'il avoit au visage semblables à des nentilles, & qu'il fait l'un Empirique, & l'autre rationel, parce qu'en effet Athenée marque un Dioscoride qu'il fait disciple d'Hipocrate. Quoi-qu'il en soit, personne que je sçache ne s'est avisé de cette difference & de cette critique, que Petrus Castellanus; car ce pretendu disciple d'Hipocrate marqué par Athenée, n'est en aucune maniere differentié. Pedacius Dioscorides est donc cét Anazarbéen & Lentin, & de plus ce brave Soldat que Marc Antoine & Cleopatre estimoient tant qu'ils luy accorderent le droit de bourgeoisie Romaine, & qui écrivit si bien de la matiere Medecinale, que Galien & tous les autres Medecins regardent son Livre comme un chef-d'œuvre de l'Art pour son temps, quoi-que ce Prince des Medecins le reprenne en plusieurs endroits, n'étans pas possible, qu'il ne se soit quelquesfois trompé, sur une matiere si delicate & d'une si grande étenduë.

DIOSCORIDES.

Galen. in exposit. ling. Hipocrat. & Paul. Æginet. lib. 4. cap. 24.

Galen. lib. 1. Commentar. in lib. Hipocrat. de natura human. & Ætius Tetrab. 2. Sermon. 10. cap. 88. & passim.

Athenæus Dipnosophist. lib. 1.

Petrus Castellan. in vitis illust. Medicor.

Φακὸς Lens.

Celsus in præfatione lib. 8.

Geleni Method. med. nd. cap. ultimo, & lib. 8 secundum loc.

MEGES de Sidon fort estimé de Celse & de Galien, est comme Hipsicrate, un Medecin d'un temps incertain, ou pour mieux dire un Chirurgien.

MEGES *Sidonius.*

PHILOXENUS n'est connu que par la Préface du septiéme Livre de Celse, où il marque qu'il composa huit Livres de la Chirurgie, qu'il avoit professée en Egypte.

PHILOXENUS

ARETÉE étoit en si grande reputation au temps d'Auguste César, qu'il fut surnommé l'Hipocrate Cappadocien. Il est loüé par tous les Medecins de merite & de reputation, & particulierement de ceux des derniers siecles : car Jules César Scaliger le croit tres-necessaire pour l'intelligence d'Hipocrate. Jacob. Goupilus a illustré ses écrits de quelques notes tres-excellentes. Lionardo di Capoa l'estime pour avoir écrit fort diligemment & avec une liberté Philosophique. Quant à Are-

ARETEUS *Cappadox.*

Nell. suo Parere intorno, la Medicin.

V. Vanderlind. descript. Med. Schenck & Gesner.

teus Salinus, c'étoit le maître de Stratonicus, qui le fut de Galien, & l'Auteur d'un Commentaire sur les Epidimies d'Hipocrate; c'est pourquoy quelques Auteurs ont crû qu'Aretée de Cappadoce étoit du temps de l'Empereur Hadrien: car pour cet Arethée de Corinthe mentionné par Lucien dans son Toxaris Medecin rationel qui écrivit en Grec, je ne sçay qu'en dire.

NICOMEDES

NICOMEDES Roy de Bithinie, étoit une maniere de Medecin tant il aimoit la Medecine. Aussi est-il allegué par Galien aux Livres des Antidotes, & en ses Livres de la composition des Medicamens; mais voicy deux Medecins de ce nom dont je ne sçay ni le temps, ni la patrie.

Miscell. Erudit. Antiquit. 5. Sponii sect. 4.

ÆSCULAPIO SERVATORI DONARIA PRO SALUTE RESTITUTA GRATIARUMQUE ACTIONE NICOMEDES MEDICUS OFFERT.

Cippum posuerunt.
Cicomedi affines ejus.
Qui erat optimus.
Medicus in vivis cum.
Esset, multos autem.
Servans remediis.

Anodynus.
Anodynum.
Corpus nunc habet mortuus.
Bono animo Sum Nicomedes,
Quia non eram & natus sum.
Non sum & non contristor.
Vixi Ann. XLIV. & dies XXIII.

MARCIANUS

MARCIAN cité par Æce vivoit selon Scribonius Largus au temps de l'Empereur Auguste; mais comme Galien parle d'un grand Anatomiste de ce nom, comme d'un homme fort envieux, * & fut jaloux de sa reputation, il viendra en son lieu cy-aprés.

De pracognit. ad Epigen.

SERVIL. DAMOCRATES.

DAMOCRATE est un Medecin fort estimé de Galien; il est Auteur de divers Medicamens, & particulierement d'une Theriaque differente de celle d'Andromaque, & également bon Poëte & bon Medecin. Mais son temps est fort incertain, quoi-que Pline le loüe comme son contemporain. Quoi-qu'il en soit, on dit qu'il guerit Considia fille du fameux Q. Servilius avec du laict de Chevres, nourries de feüilles de Lentisque.

de Composit. Medicament. secundum locos & lib. 2. de Antidot.

CRATERUS.

CRATERUS est ce fameux Medecin de Ponponius Atticus celebre dans Ciceron, dans Galien & dans Porphire: car ce dernier a écrit qu'il guerit avec des chairs de Viperes preparées en maniere de poissons, un homme dont les chairs se ſeparoient de ſes os, & c'eſt celuy-là même dont Horace & Perſe parlent ainſi.

Craterum dixiſſe putato.

Et quid opus Cratero magnos promittere montes.

POMPEIUS Læneus eſt ainſi nommé, parce qu'il étoit affranchi de Pompée le Grand. POMPEIUS *Læneus.*

PARTHENIUS de Nicée Medecin & Poëte Grec fut pris prisonnier dans la guerre contre Mithridate par Cinna. Il a écrit un Livre des Plantes & des Erotiques ou maladies d'amour. Il y a encore un Parthenius Auteur d'un Dialogue, intitulé *de humani corporis ſectione*, imprimé avec les Opuſcules de Georgius Valla *de Re Medica.* *Plin. lib. 15. c. 30.* PARTHENIUS *Nicenſis.* *Plin lib. 22. c. 22.* *Vvolph. Iuſtus in chronic.*

PHIDIPPUS étoit Medecin du Roy Deiotarus, témoin le plaidoyé de Ciceron pour ce Roy. PHIDIPPUS.

LISO eſt un autre Medecin de même temps qui guerit Tiro * affranchi de Ciceron. LISO. **Epiſt Fam liar. l.*

ASCLAPO de Patras, autre Medecin de Ciceron qui le recommande à ſon ami Sulpice. ASCLAPO. *Patrenſ.*

ALEXIO eſt encore du même temps, & loüé par le même Ciceron dans l'Epitre I. du 15. *ad Atticum.* ALEXIO.

GLICON ou Glaucon fut ſoupçonné d'avoir empoiſonné les playes du Conſul Panſa; mais il eſt pleinement purgé de ce ſoupçon dans une des Epîtres de Brutus à Ciceron. Il y a encore un Glicon Chirurgien cité par Scribonius Largus. GLICO.

CLEOPHANTE eſt un autre Medecin marqué par Ciceron, dans l'Oraiſon *pro Cluentio.* CLEOPHANTUS.

CLAUDE d'Ancone paſſeroit encore pour un Medecin de ce temps-là, ſi Ciceron ne l'avoit dépeint dans la même harangue comme un miſerable Charlatan Drogueur, empoiſonneur, & à peu prés tel qu'une infinité, qui ſe diſent à preſent Medecins de Montpelier. Mais ce vilain perſonnage n'empêche pas que le nom de Claude ne ſoit illuſtre dans la Medecine: car outre Claude Galien, il y a un Claudius Agathemerus, Claudius Apollonius marqué cy-devant, Claudius Damonicus, Claudius Philoxenus, auſquels on peut ajoûter celui-cy.

TI. CLAUDIUS JULIAN.
MEDIC. CLINIC. COHOPT. IIII.
P. R. FECIT VIVOS SIBI ET TULLIÆ
EPIGONÆ CONJUGI LIBERTIS
LIBERTABUSQUE.

Claudius Alcimus fait encore honneur à ce nom dans une Epitaphe Grecque, laquelle marque qu'il étoit Medecin de quelqu'un des Empereurs, & commence ainsi dans les Inscriptions de Gruterus.

ΚΛΑΥΔΙΩ ΑΛΚΙΜΩ ΙΑΤΡΟΚΑΙΣΑΡΟΣ, &c.

Olimpus. *lib. 20.*

Olimpus Medecin de Cleopâtre écrivit l'Histoire de sa mort, & eut part au secret, soit de l'Aspic ou du poison. Il y a aussi un Medecin nommé Olimpiades dans Pline.

Musa.

Antonius Musa est ce fameux Medecin d'Auguste Cesar qui étoit si grand Courtisan. Il avoit été disciple de Themison. Et c'est pour cela qu'il procura la protection de cet Empereur à ceux de sa Secte, ce qui fut d'autant plus facile qu'Auguste croyoit être redevable de la vie à Musa, encore que sa metode fut fort bizarre. C'est ainsi qu'il monta à tel point de faveur qu'il fut honoré de la qualité de Chevalier Romain, & qu'on luy érigea une Statuë proche de celle d'Esculape, tant il est vray que pourveu que le malade guerisse, fusse par une voye qui en auroit fait perir plusieurs autres, le Medecin est toûjours habile. On dit qu'Auguste faisoit difficulté de manger des laittuës, parce qu'on les avoit jusques alors considerées comme la nourriture des morts, Adonis y ayant été enseveli par Venus, & que pour cela Musa ne laissa pas d'en introduire l'usage à la Cour, malgré le Medecin Cimolius, qu'il fit chasser pour avoir voulu s'y opposer. Encore s'il en fût demeuré aux laittuës, & à la chair de Viperes qu'il ordonnoit mêmes aux blessez; mais sa pratique alla, jusques à plonger les malades dans l'eau chaude, & successivement dans l'eau froide sans aucun milieu, remede qu'il mit à la mode, parce qu'Auguste s'en étoit bien trouvé; mais ce qui fait croire que la fortune avoit eu grand part à la cure de sa maladie, est que Musa ne fut pas si heureux en celle du jeune Marcellus, qu'il traita de mesme maniere. On croit même, parce que le Medecin a toûjours tort quand on meurt, qu'il avoit expedié ce jeune Prince pour faire sa cour à l'Imperatrice qui ne l'aimoit pas, & c'est sur ce soupçon qu'il fut enfin chassé de la Cour, si l'on en croit quelques Auteurs, & que le peuple, qui étoit dés long-temps ennemi de ses Operations Chirurgicales, le massacra dans la chaleur d'une sedition. Quoi-qu'il en soit, comme les Poëtes ne sont pas

V. Lionard. di Capoa nel suo Parere pag. 378.

pas avares de loüanges, quand on est en faveur; un Poëte du temps ne manqua pas de le regaler de ces vers, qui font allusion à son nom.

Cui Venus ante alios divi divumque sorores
Cuncta neque indigno Musa dedere bona.
Cuncta quibus gaudet Phœbus, chorusque ipso Phœbi
Doctior, ô quis-te Musa fuisse potest?
O quis-te in terris loquitur jucundior uno
Cleio nam certè candida non loquitur!

C'est encore ainsi que le Poëte Horace en parle.

Nam mihi Baias
Musa supervacuas Antonius.

On peut voir au reste les Ouvrages qu'on luy attribuë dans la Biblioteque de Gesner, & dans celle de Schenckius.

M. ARTORIUS. MARCUS Artorius est un autre Medecin d'Auguste, & fort different d'Antonius Musa, avec lequel Vossius l'a confondu, ayant lû Antonius pour Artorius : car aprés le témoignage de Valere Maxime, * & de quelques autres Auteurs, il ne faut pas douter d'un Artorius Medecin & favori d'Auguste, à la vision duquel ce Prince fit bien d'ajoûter foy aux champs de Philippes : car quoique Florus ne nomme pas le Medecin qui luy rendit ce bon office, il y a tant d'autres Auteur qui conviennent que c'est Artorius, qu'il n'en faut aucunement douter.

lib. de Philosoph. c. 12. Vellei Patercul. Histor. Roman. Valer. Maxim. l. 1. cap. 7. Plutarch. Lactant. Cælius Aurelian. V. Tiraquell. in nomenclat. Medic. pag. 257.

EUPHORBUS. EUPHORBE frere de Musa & Medecin Grec comme luy, fut Medecin de Juba Roy de Mauritanie, il donna son nom à l'Euphorbe qui est une Plante des vertus, de laquelle les Herboristes ne conviennent pas fort, & laissa des Ouvrages dont Galien cite quelques fragmens.

lib. 9. de composit. Medicament. secundùm locos & Plin. l. 25. cap. 7.

PHILOTAS Amphiseus. PHILOTAS d'Amphise étoit Medecin du frere de Marc Antoine le Triumvir, qui luy fit present d'une Table d'argent, chargée de vases précieux pour avoir courageusement reprimé l'insolence de certain Sophiste qui s'en faisoit trop accroire; mais je doute si c'est ce Philotas Poëte & Medecin qui a ecrit un Livre des Medicamens, & qui est cité par Celse & par Galien.

Plutarchus in vita Anton. Cels. lib. 5. cap. 9. Galen. de composit. Medicament. secundùm locos. Cels. lib. 4. c. 14.

CASSIUS. CASSIUS est un Medecin du temps de l'Empereur Auguste, dont Celse, Pline, Galien & Scribonius Largus font mention, & que ce premier traite de Genie extraordinaire, mais qu'on fait different de CASSIUS Felix, & de Cassius Iatrosophista, surquoy on peut consulter Schenckius, Gesner & le Docte Andreas Tiraquellus. Quant à celui-cy je le donne à deviner.

Miscellan. Erudit. Antiquit. I. Sponii.

DIIS MANIBUS SACRUM
L. ANNIUS CASSIUS MITHRADORUS
MEDICUS IIII.
FACTIONIS CIRCEN. FECIT
SIBI ET LIBERIS SUIS
POSTERIBUSQUE EORUM
LOC. MAR. ADI. N. LXXV.
IN FRONTE. D. XXX. IN AGRO. P. XV.

On remarque encore en ce temps-là un Valgius Arruntius, Chaspitanus, Albutius, Rubricus. Q. Stertinius, Vectius Valens, Alcon & plusieurs autres, dont les principaux viendront en leur lieu.

PHILO *Tarsensis.*

PHILON de Tarse est cité par Celse, par Galien & par quelques autres, comme Auteur d'une composition appelée *la main de Dieu*, & de certains vers qu'il a faits sur les vertus de cette composition, qui a pris le nom de son Auteur. *

* *Philonium.*

V. Cels. libr. 6. cap. 7. & Galen. cap. 4. de composit. Medic. secundum loc. Plutarch. in Sympos. Paulus Æginet. Trallian.

PTOLOMEUS.

PTOLOME'E est un nom fort connu dans la Medecine: car il y a un Medecin Prêtre & Historien d'Egypte du temps de Celse, & celebre dans Tertullien, Eusebe, Saint Cirille, & Clement Alexandrin. Il y en a un autre ami & contemporain de Galien, un de Cythere ou Cerigo, Isle de la Mer Egée marqué par Suidas, pour ne point parler de Ptolomée Evergete, ou bien faisant, qui inventoit des compositions de Medecine à l'envi d'Attale.

lib. 4. Pharmac. secundum loc. cap. 4. & lib. 2. cap. 15.

AMMONIUS.

AMMONIUS est une maniere de Medecin Operateur, qui vivoit au temps de Celse. Il est cité par ce grand Medecin, à cause d'un instrument de son invention, & de l'opinion particuliere qu'il avoit touchant l'extraction de la Pierre: car pour l'Ammonius du temps de Saint Augustin, il viendra en son lieu.

lib. 7. cap. 25.

ÆMILIUS *Macer.*

ÆMILIUS Macer Medecin & Poëte natif de Veronne, fleurissoit au temps d'Auguste César, & mourut en Asie aprés avoir écrit quelques Ouvrages des Plantes, des oiseaux & des serpens: car ce n'est pas icy le lieu de verifier si certains traitez en vers de la vertu des simples, est de nôtre Macer ou d'un autre. Quoi-qu'il en soit, Pline & Galien font cas de Macer, & c'est pour cela que je suis étonné de ce que Scaliger

V. Bibliothec. Gesner.

ne le met qu'au dessous des Medecins, & des Poëtes mediocres.

ACHILLAS *Paracentetes* ou *Componctor*, est ainsi nommé pour avoir fait le premier la ponction du ventre des hydropiques. ACHILLAS.

DIOPHANES de Nicée écrivit au temps de Varron de la Medecine Rustique, & de la Veterinaire; mais il n'en étoit pas moins bon Medecin, aussi est-il allegué comme tel par Pline. DIOPHANES *Nicæensis*.

ARTEMIDORE n'est pas le nom d'un seul Medecin: car Galien en cite un surnommé Capito, & un autre Phocas. Cæl. Aurelianus en marque un de Seide de Pamphilie Sectateur d'Erasistrate, & Ciceron en a un natif de Pergame, qui fit compagnie à Verres dans sa Préture de Sicile. On en marque même un du temps de l'Empereur Commode, qui pourroit bien être un des deux citez par Galien. ARTEMIDORUS. *Comment. in libr. 1. Præsag. Hippocrat. & lib. de nat. [illegible] man.*

ZOPIRUS est l'inventeur de la Plante appelée Zopirum, & consideré comme un Medecin de merite par Dioscoride, Celse, Galien, & même quelques Medecins du moyen âge. Mais je ne sçay si c'est celuy que Plutarque* fait originaire de Gordes en Phrygie, & celuy que le Docte Andreas Tiraquellus cite dans son Livre des Loix Maritales, ou ce Zopirus d'Alexandrie, qui inventa quelques remedes agreables à Ptolomée Roy d'Egypte, & duquel on voit cette Epitaphe. ZOPIRUS. * *in Sympos.*

ZOPIRUS ALEXANDR. F. ALEXAND. MEDIC.

ASCLEPIUS & Asclepias à la verité sont des noms de Profession; mais Pline, Cælius Aurelianus, Ætius ont un Medecin de ce nom, qu'on luy donna, à cause de la facilité & de la douceur qu'il affectoit dans la cure des maladies. ASCLEPIUS. *Plin. lib. 11.*

ICETIDES ou Iectidas, est un Medecin allegué par Pline sur un fait impertinent & apparemment faux. ICETIDES.

Quartanam virginis coïtu finiri incipientib. dumtaxat menstruis. *lib. 28. cap. 7.*

PHILOXENUS Medecin d'Egypte fut un des plus habiles de son temps, comme le marque Celse; c'est pourquoy on a raison de regreter la perte de ses Ouvrages. Galien en cite encore un Chirurgien, & un autre Medecin, qui est apparemment le même que nôtre Egyptien. PHILOXENUS *Ægyptius.*

CORNELIUS Celsus est ce Medecin Romain du temps C. CELSUS *Romanus.*

d'Auguste & de Tibere, qui se rendit si considerable par la beauté de son stile, & par la solidité de sa doctrine, qu'il fut surnommé l'Hipocrate Latin, quoi-que d'autres ne l'ayent appelé que *dimidiatus Hipocrates*, comme on a appelé Terence *dimidiatus Menander*, parce qu'en effet, toutes ses plus belles Sentences sont prises d'Hipocrate, & mises dans un fort beau Latin. Au reste il ne fut pas moins grand Chirurgien que grand Medecin. De plus brave Soldat, homme poli & sçavant dans toutes les belles disciplines, jusques à avoir composé un Traité de l'Art Militaire, & un autre de la Rhetorique que le temps nous a enviez.

APULEIUS *Celsus.*

APULEIUS Celsus natif de Centorvi en Sicile, Précepteur de Scribonius Largus & de Valens Medecins, écrivit un Traité de la Medecine Rustique, & quelques autres Ouvrages du temps de l'Empereur Tibere; mais je ne sçay qui sont ceux cy.

L. APULEIUS LL. EROS MEDICUS
L. APULEIUS FF. PHILUMENUS
L. APULEIUS LL. JANUARIUS.

SCRIBONIUS *Largus.*
**l. de composit. Medic. secundùm loc. V. Gesner. Schenck. & Vaderlind.*

SCRIBONIUS Largus Medecin Latin vivoit au temps des Empereurs Tibere & Claude; Galien * en parle avec estime. Il ne nous reste de tous ses Ouvrages que le Livre de la composition des Medicamens, donné par Ruellius.

HELIODORUS.

HELIODORE est un Medecin & Poëte, dont Galien cite plusieurs vers. Il y a encore un Peregrinus Heliodorus dans la page 63. des Inscriptions de Gruterus.

EUCLIDES

EUCLIDES étoit un Medecin oculiste du temps de Celse, qui le cite. Il est même marqué par Galien : car ces Medecins des yeux étoient considerez comme les autres, témoin celui-cy.

ILLUSTRIUS TI. CÆSAR. AUG.
SER. CELEDIANUS MEDICUS
OCULARIUS PIUS PARENTUM
SUORUM VIXIT ANNOS XXX.
HIC SITUS EST IN PACE.

EUDEMUS.
V. Tacitum annal. 4.

EUDEME le jeune est ce fameux Medecin de Livie, épouse de Drusus, & sœur de Germanicus; mais infame pour être entré dans la cruelle intrigue de Sejan, & pour avoir abusé de sa profession en plusieurs manieres.

SALUSTIUS *Mopseates.*

SALUSTE de Mopsueste Ville de la Cilicie, écrivit du temps de Tibere quelques Ouvrages de Medecine selon Suidas. Il y a encore un Salustius Dionysius cité par Pline. *lib. 32. cap. 7.*

CHARICLES Medecin de Tibere est celebre dans Corneille Tacite, pour avoir prédit le temps de la mort de cét Empereur, quoi-qu'il n'eut touché son bras, qu'en luy baisant la main en partant de sa presence. CHARICLES. *Annal. lib. 6.*

XENOPHON un des Sectateurs d'Erasistrate, n'est pas moins fameux dans le même Auteur, non seulement pour avoir été premier Medecin de l'Empereur Claude, mais encore pour avoir fait accorder aux habitans de l'Isle de Cos les privileges qu'ils demandoient. XENOPHON. *Annal. lib. 12.*

SYMMACHUS autre Medecin de l'Empereur Claude, est marqué dans Suetone pour avoir donné un avis à ce Prince, qui l'obligea à donner une declaration en faveur de ceux qui étoient pressez de quelques infirmitez naturelles. SYMMACHUS *Sueton. in vita Claudii.*

Pedere namque dixit non inutile
Symmachus

C'étoit, raillerie à part, non seulement un bon Medecin, mais encore un brave Soldat, quoi-que Martial semble s'être diverti à ses dépens. *Epigrammat. lib. 5. Epigr. 9.*

Languebam, sed tu comitatus, protinus ad me
Venisti centum Symmache discipulis,
Centum me tetigere manus aquilone gelatæ
Non habui febrem Symmache nunc habeo.

ALCON est ce Medecin que l'Empereur Claude exila dans les Gaules aprés l'avoir taxé à une tres-grosse amande; mais qui étant revenu à Rome ne mit gueres à en gaigner autant; c'est de luy dont Martial a dit ALCON. H. S. C.

Ostendit digitum sed impudicum
Alconti &c.
Mitior implicitas Alcon secat Enterocelas.

CALLINAX est le Medecin que Galien blâme pour avoir sottement & fierement répondu à un pauvre malade, qui témoignoit avoir peur de mourir. CALLIANAX *Commentar. 4. in 6. Epidem.*

Occubuit & Patroclus qui te multo præstantior fuit.

MENECRATE le jeune, quoi-que Medecin des Empereurs Tibere & Claude, n'est gueres connu que par une Epitaphe Grecque, gravée sur un Tombeau de marbre trouvé dans un jardin proche de Saint Paul à Rome; mais on ne sçait pas si le Livre des Medicamens cité par Galien, est de ce Menocrates ou d'un autre. MENECRATES. *V. Gruterum pag. 581.*

DEMOSTHENES *Philaleth.*

DEMOSTHENE Philalethe est ainsi appelé, parce qu'il étoit disciple d'Alexandre Philalethe. Il étoit né à Marseille, & fleurissoit au temps de l'Empereur Neron. Ses trois Livres des maladies des yeux furent fort bien reçûës en son temps: car quant aux Bythiniaques citez par Stephanus, * cét Ouvrage n'est pas de luy, comme le remarque Monsieur l'Abbé Menage dans son Antibaillet. Galien cite encore un Demosthene Medecin qui n'a pas été inconnu à Paul Eginette & à Æce, & qui peut être le même que nôtre Philalethe.

* *lib. de urbibus.*

Galen. lib. 4. de differ. puls. cap. 5. & lib. 3. Pharm. local.

THEON *Alexandrin.*

THEON d'Alexandrie étoit fameux au temps de Neron. Il fit des Livres de la Gymnastique, & quelques Commentaires sur Nicandre, dont Galien * fait estime. Photius fait mention d'un de ses Ouvrages intitulé *Homo*, où il traite de toutes les maladies du corps humain; c'est pourquoy je suis surpris de voir que Gesner n'en parle pas comme d'un Medecin, veu qu'Æce cite aprés Galien un Medecin de ce nom.

* *libr. 2. de Sanit. tuend.*

THESSALUS *Tralliens.*

THESSALE fils d'un Tisseran de Tralles en Lydie, est bien different des Medecins de ce nom, dont nous avons parlé cy-devant, & peut passer pour un grand Probleme: car d'un côté Cælius Aurelianus l'estime jusques à regreter la perte de ses Ouvrages, sentiment dont ceux de Prosper Alpinus & de Lionardo di Capoa ne sont pas fort éloignez, parce que les fragmens qui nous en sont demeurez, semblent marquer qu'il n'étoit pas mauvais Praticien. D'un autre côté Galien arme furieusement son stile contre luy, & prétend que tout ce qu'il a écrit contre Hipocrate, n'est que rapsodie & vanité. Pline * ne l'a traité que de braillard. En effet, si pour quelques modernes qui l'ont estimé sur des fragmens, on en consulte plusieurs autres, il se trouvera que c'est encore moins qu'un Empirique, ou qu'un Methodique. Avec tout cela il fut si adroit courtisan, qu'il ne laissa pas d'être Medecin de l'Empereur Neron, & de se voir même du nombre de ses amis. Et comme la fortune inspire ordinairement de la vanité & de la hardiesse, quoi-qu'il ne fut que le Singe de Themison, il se mit en tête de se faire Auteur d'une nouvelle Secte, le reformateur de la Medecine, & pour ainsi dire *le vainqueur* * de tous les Medecins qui l'avoient précédé, dans une Epistre qu'il addressa à Neron. *Titulo res digna sepulchri.* Il mourut à Rome & fut inhumé dans la voye Appie.

V. Petrum Castellan. in vitis illustr. Medic.

*Rabiē qua am in omnes ævi sui Medicos perorans. *lib. 29. cap. 1.*

* ἰατρονίκης.

ARISTARCHUS.

ARISTARQUE est ce Medecin qui persuada Berenice

épouse de Ptolomée Ceraunus Roy d'Egypte, qui s'empara de la Macedoine aprés avoir tué Seleucus, de faire la paix avec les Gaulois; mais je ne sçay si c'est le Medecin de ce nom, natif de Tarse cité par Galien.

Pelicanus lib. 1.

lib. de compos. Medic. secundum loc.

CHRISERMUS Sectateur d'Herophile est cité par Pline, Galien & Sextus Empiricus. Ce dernier remarque qu'il tomboit dangereusement malade d'une affection cardiaque, s'il mangeoit tant soit peu de poivre. C'est apparemment de luy qu'Elien a dit qu'il guerit du temps de Neron, un homme qui vomissoit tout son sang, pour avoir bû de celuy d'un Taureau.

CHRISERMUS

9. de composit. Medicament. & libris de differ. puls.

Hist. varia lib. 11. cap. 35.

AGATHEMERUS de Lacedemone est ce Medecin ami du Poëte Perse, qui philosophoit si agreablement avec luy, comme le remarque l'Auteur de la vie de ce Poëte, & dont nous avons un Buste dans les marbres du Comte d'Arondel, avec une Epitaphe Grecque qu'on a traduite en ces termes.

CLAUDIUS AGATHEMERUS *Lacedemon.*

Marmor. Oxoniens. pag. 77.

Claudius Agathimerus Medicus hic jaceo
Omnigeni qui cognoveram præstantissimum
Remediorum morbi, commune hoc mihi est
Et aque Myrtalæ conjugi monumentum,
Cum piis autem nos sumus in Elysio.

STRATOCLES de Sydon, duquel Philostrate fait mention dans la vie d'Apollonius est placé par Vossius sous l'Empire de Vespasien.

STRATOCLES *Sydonius. libr. 8.*

ANDROMACHUS de Crete Medecin de l'Empereur Neron est connu par la description qu'il a faite en vers de la Theriaque de Mithridate, à laquelle il fit quelques additions de remedes, Ouvrage que Galien cite si souvent, qu'il l'a pour ainsi dire tout transcrit. Æce marque encore quelques autres compositions de remedes de son invention.

ANDROMACHUS *Cretensis.*

DIODORE est un Medecin mentionné par Pline & par Galien: car celui-cy en parle en plusieurs endroits de ses Ouvrages. Mais

DIODORUS *Plin. lib. 20. c. 12.*

ACTIUS Caius est un Medecin d'un temps incertain, & qui n'est connu que par cette Epitaphe rapportée par Mercurial.

ACTIUS CAIUS. *lib. 14 cap. 1. Variar. lect.*

D. M.
ACTIUS CAIUS
ARCHIATER SIBI ET
JULIÆ PRIMÆ CONJUGI
INCOMPARABILI.

EVAX REX. *V. Bibliothec. Gesneri & Schenckii.*

EVAX Roy des Arabes étoit sçavant dans l'Histoire des Plantes, & des Pierreries dont il fit un Livre qu'il dedia à l'Empereur Neron, duquel il étoit ami.

STATIUS. *Annal. lib. 12.*

STATIUS est ce grand ami & Medecin de Seneque, si estimé de Corneille Tacite.

CRINAS *Massiliens.*

CRINAS ou Crinias natif de Marseille, se voulut distinguer par des observations superstitieuses des Astres, & par des manieres de donner des alimens aux malades, en des temps & en des momens qui marquoient la bizarrerie de sa methode ; & non content de cela plongea encore les malades en des bains d'eau froide, au milieu même de l'hiver. C'est pourquoy

CHARMIS *Massiliens.*

Hi regebant fata, videbantur homines consulares usque in ostentationem rigere.

* *V. Plin. & notas I. Hard. S. I.*

CHARMIS son compatriote & son Singe s'aquit une merveilleuse reputation chez le peuple Romain, amoureux des nouveautez, & accoûtumé aux ceremonies des Augures ; & fut si hardi qu'il improuva comme Crinias la conduite & methode de tous les Medecins qui l'avoient précedé. *C'est ainsi* dit Pline, *que ces deux temeraires se rendirent maîtres de la vie & du destin d'un chacun, & qu'ils s'enrichirent tellement qu'ils laisserent assez de bien * pour bâtir les murs de Marseille, & pour les entretenir.*

Q. SLERTINIUS. *Plin. lib. 29.*

H. S. CCC. Moner. *Gall. tres milliones.*

* *Centena millia H. S.*

QUINTUS Stertinius est fameux pour avoir reproché aux Princes de son temps, qui luy faisoient des offres honnêtes pour l'attirer à leur service, qu'il gaignoit bien davantage avec le peuple. Il avoit un frere auquel l'Empereur Claude n'avoit pas moins fait de liberalitez qu'à luy, de maniere qu'ils se virent en état de faire de grandes dépenses pour l'embellissement de Naples leur patrie, & de laisser encore de grands biens à leurs heritiers. *

ANTONIUS *Castor.*

Æra Chr. Ann. 70.

ANTONIUS Castor prouva son habileté à ceux qui vouloient qu'un Medecin vécut long-temps & fort sain, pour meriter le nom d'habile homme, ayant en effet joüi d'une merveilleuse santé, jusqu'à l'âge de cent ans sans diminution de sa veuë, ny de son jugement. Pline qui l'admire, le loüe encore de la connoissance qu'il avoit des vertus des Plantes, & du curieux amas qu'il en fit.

SEXTIUS *Niger.* *Galen. l de Antid. & in præfat. lib. 1. de Simplic. Cælius Aurel. l. 3. Tard. pass. cap. 16.*

SEXTIUS ou Sestius Niger, quoi-que né à Rome a si bien écrit en Grec de la Medecine, que les deux Plines l'appellent tres-exact & tres-poli. Galien cite un Niger sans prénom, & c'est apparemment celuy que Cælius Aurelianus appelé l'ami l'ami de Tullius Bassus: car quant à Petronius Niger mentionné par Dioscoride, & Saint Cyprien, je doute fort s'il est different de celui-cy. *Dioscorid. in præfat. Cyprian. lib. 1. advers. hæreses.*

PLINE l'aîné natif de Veronne, surnommé l'interprete de la nature, ne doit pas être oublié icy, quoi-qu'il ait écrit contre les Medecins: car on ne peut nier qu'il n'y ait de grandes beautez dans ses Ouvrages, & que la Medecine n'ait de grandes obligations à ses veilles. PLINIUS *major Veronens.*

PLINE son neveu étoit comme luy un admirable genie, versé dans toutes les belles disciplines. Outre les Ouvrages appartenans à la Medecine dont on peut voir le détail dans les Bibliographes, il en fit plusieurs autres ausquels les Chrétiens de son temps ajoûterent ce qu'ils voulurent, si l'on en croit le Docte Reinesius. On peut voir un grand Eloge de son oncle, & l'Histoire de sa mort au troisiéme & au sixiéme Livre de ses Epîtres. PLINIUS *junior.* *Variar. lect. lib. 3. cap. 4.* *Epist. 16. lib. 6.*

LUCIUS Durius Valla est marqué par Pline l'aîné, parmi ceux qui moururent de son temps inopinément. L. DURIUS *Valla.*

COSMUS est un de ces Medecins que Martial a fait entrer dans ses Epigrammes. COSMUS *lib. 1. lib. 11. l. 5.*

Pastillos Cosmi luxuriosa vorax.

Præfertur Cosmi nunc mihi siccus Onix

Quod quacumque venis Cosmum migrare putamus.

Il y a encore un Cosmus Medecin dans Marcellus Burdigal: mais je ne sçay si c'est le même. *cap. 7. 14. 18. & 30.*

CARUS étoit un autre Medecin de ce temps-là, comme il paroît par cette Epigramme. CARUS. *Martial. lib. 10. Epigramm. 78.*

Nequius à Caro nil unquam Maxime factum est
Quam quod febre perit fecit & illa nefas.
Sæva nocens febris, saltem quartana fuisset.
Servari Medico debuit illa suo.

ASCLEPIADE le jeune étoit natif de Pruse comme l'aîné, dont il peut avoir été petit-fils. Il fut Medecin des Empereurs Domitien & Trajan, & obtint du premier le droit dont nous allons voir la preuve. C'est luy qui dégraissa Nicocles ce prodige d'embonpoint. Il est fort estimé de Galien & de plusieurs autres Auteurs; mais il s'est tant trouvé d'Asclepius, d'Asclepias & d'Asclepiades, que ce nom est devenu ASCLEPIAD. *Prusian.*

un nom d'honneur à cause des disciples & descendans d'Esculape qui étoient ainsi appelez.

C. Calpurnius Asclepiades Medicus Prusa
Ad Olimpum parentib. & sibi & fratribus
Civitates septem à Divo Trajano Imperator.

Reinesii Nova Reperta pag. 608.

Neanmoins il faut remarquer que ces sept Citez, ne doivent pas être prises à la lettre, & qu'elles ne sont autre chose qu'un droit de Bourgeoisie accordé à ce Medecin pour sa famille dans sept Villes, témoin une Epitre de Pline le jeune dans laquelle il demande à l'Empereur Trajan un droit de Bourgeoisie pour un certain Posthumius Marinus Medecin, auquel il avoit obligation; mais voicy un autre inscription d'un autre Asclepiade.

L. ARRUNTIO	IM. DOMITIANI
SEMPRONIANO	MEDICO T. H.
ASCLEPIADI.	IN FRONTE. P. XX. IN AG. P. XX.

LICINIUS *Sura.* *ex Spartiano.*

LICINIUS Sura est un autre Medecin de Trajan, que cét Empereur ne laissa pas de favoriser, quoi qu'il eut été accusé d'avoir conspiré contre luy: car il luy fit ériger un tombeau & une Statuë aprés sa mort, aux dépens du public.

HARPOCRATION. *Epist. 11. & seq.*

HARPOCRATION, Harpocras, ou Harpocrates est souvent cité par Galien; mais je ne sçay si c'est cét Harpocrates si estimé de Pline le jeune, qui luy obtint de l'Empereur Trajan le droit de bourgeoisie à Rome & à Alexandrie.

SORANUS *Ephesius.*

SORANUS d'Ephese fils de Menandre & de Phocbé, vivoit au temps de Trajan. Il fit premierement la Medecine à Alexandrie puis à Rome, où il composa quelques Ouvrages citez par Galien & par les Medecins du moyen âge. Il pratiqua même la Medecine dans la Gaule Aquitanique, selon Marcellus Empiricus. Il y a encore un Soranus d'Ephese, dit le jeune, qui a écrit un Traité de la Matrice, & des maladie des femmes, & un autre des vies & des Sectes des Medecins selon Suidas. Le même Suidas marque encore un Soranus Cilicien, dit *Mallotes*, fort estimé du Philosophe & Medecin Asclepodore. Quant aux quatre Livres de l'Ame citez par Tertulien, & à *l'Isagoge Medica*, on doute, avec raison, s'ils sont de ceux d'Ephese ou du Cilicien; ce qu'il y a d'assuré, est que les Lettres de Marc Antoine à Soranus sont supposées, & faites à plaisir pour grossir le volume du Petrone, à la fin duquel on les a mises, au lieu de les mettre

V. Galen. libr. de Sectis, & Suidam & Vossium de Hist. Græc. lib. 3.

lib. de anim. p. 309.

Vide Gesner. & Schenck. Biblioth. & Vvolph. Iustum in Chronolog.

au feu, tant elles en sont dignes.

RUFUS d'Ephese étoit du temps & du païs de Soranus, Galien estime beaucoup ses Ouvrages, & Rhasis rencherit tellement sur l'estime que plusieurs Medecins en ont faits avant luy, qu'il luy attribuë même les Livres de la santé, qu'on croit communément de Galien. Il y a encore quelques Medecins de ce nom, qu'il est assez difficile de demêler, témoin celui-cy.

RUFUS *Ephesius.*
V. Suidam in Lexic. Bibliothec. Schenck. & Vanderlind. de Script. Medic.

T. VIBIO RUFO MEDICO
COHORT. V. PR. VALERIÆ
RUFINÆ CONJUG. OPTIM.

DIOGENIEN est marqué dans Suidas comme originaire d'Albace, *ex Albace Heraclia Circia*, homme sçavant dans toutes les belles disciplines.

DIOGENIANUS *Albacenus.*
Gesner in Bibl. & Suid. in Lexic.

NICOLAS d'Alexandrie est un Medecin Grec cité par Galien & par Paul Eginette, & fort different de tous les autres Medecins de ce nom, & particulierement de ce Nicolaus Alexandrinus Myrepsus, dont il sera parlé cy-aprés.

NICOLAUS *Alexandrin.*
5. de composit. Medic. secund. locos. Gesner. Paul. lib. 4. cap. 39.

LUPUS de Macedoine est un Medecin d'un temps fort incertain: car tout ce qu'on en sçait, est qu'il s'avisa d'une methode qui le rendit considerable pendant quelque temps.

LUPUS *Macedo.*
Galen. l. 2. de facultib. naturalib.

CELER premier Medecin d'une Legion, est marqué par Galien comme Medecin; en effet, il y avoit autresfois des braves sçavans Medecins, & des Medecins braves Capitaines.

CELER.
Galen. 7. de composit. Medic. secundum genera.

ATHENÉE d'Attale se rendit considerable par ses Ouvrages, & par cette nouvelle Secte des Pneumatiques dont il se fit Auteur, & dans laquelle il eût pour disciples, Agathenus, Herodotus, Archigenes & quelques autres, qui s'imaginerent avec luy une substance fort subtile, qui s'insinuë dans tous les corps, *spiritus intus alit*, & voila toute leur spiritualité, sur laquelle on peut consulter Lionardo di Capoa. Il y en a encore un de Tarse cité par Cælius Aurelian.

ATHENEUS *Attalus.*
pag. 50 & 365. del suo Parere

AGATHINUS est donc un des disciples de cét Athenée, qui fut Précepteur d'Herodote de la même Secte, Précepteur de Sextus Empiricus.

AGATHINUS
Galen. contra Erasistrat. & passim.

SERAPION d'Athenes étoit un Poëte & Medecin qui vivoit au temps de Trajan, & étoit un des amis de Plutarque

SERAPION.

qui en fait mention, comme nous l'avons marqué cy-dessus en passant.

ARCHIGENES *Apamensis.*

Galen. libr. de pulsib.

Archigene d'Apamée en Syrie, vivoit du temps de Trajan. Il avoit été disciple d'Agathinus, & fut Medecin de Philippes Roy de Syrie. On en fait un autre du temps d'Adrien, connu pour avoir enseigné à cét Empereur le moyen de se donner le coup mortel ; mais c'est apparemment le même. Quoi-que Juvenal se soit servi de ce nom, il ne faut pas croire qu'il ait pensé ny à celui-là, qui n'étoit peut-être pas encore connu de son temps, ny à aucun autre quand il a écrit :

Tunc corpore sano
Advocat Archigenem

Non plus que quand il a dit :

Si non eget Anticyra nec
Archigene.

HERMOGENES.

Hermogene est un des Medecins de l'Empereur Adrien, de la Secte d'Erasistrate, cité par Galien. C'est sous ce nom là que Lucille avoit fait cette fameuse Epigramme que Martial a imitée, en le changeant en celuy d'Hermocrate.

Tam subitæ mortis causam Faustine requiris
In somnis Medicum viderat Hermocratem.

Lucian. in Pseudo. prophet.

Ce qui me fait souvenir de la Statuë de Policus General des Corinthiens, dont les differens aspects rendoient les gens malades, ou les guerissoient.

SABINUS.

Sabinus est cité par Galien en plusieurs endroits de ses Livres. Il fut Précepteur de Stratonicus, un des maîtres de ce grand Medecin, & commenta quelques Ouvrages d'Hipocrate. Il y a encore un Pompeius Sabinus & Aretheus Sabinus, qu'on croit n'être pas differens de celuy-là. Quoi-qu'il en soit, Galien en fait grande estime ; mais nous ne connoissons pas celui-cy.

L. SABINUS L.
PRIMIGENIUS.

V. Epist. 12. lib. 1. Sidon. Apollinar.

Reinesii Varia Reperta.

Ortus ab Ignuvio Medicus fora multa sequutus
Arte feror nova nobiliori fide
Me consurgentem valida fortuna inventa
Constituit, rapidis imposuitque rogis
Clusino cineres flammæ cessere sepulchro
Patronus patrio condidit ossa solo

PHILOTHEUS
PHILOTHÉE est ce Medecin du temps des Antonins, qui écrivit des Commentaires Grecs sur les Aphorismes, si ce n'est point ce Theophile Medecin Grec dont nous avons plusieurs autres Ouvrages.

Vide Gesner. & Schenckii Biblioth.

XENOCRAT.
XENOCRATE est le nom de deux Medecins. L'un étoit d'Alexandrie, homme sçavant & que Pline a copié en plusieurs endroits. L'autre étoit d'Aphrodisée, & à peu prés contemporain de Galien, qui n'en faisoit pas grand estime, tant la curiosité l'avoit mené loin dans la recherche des remedes dangereux, superstitieux & honteux, au point que quelques Auteurs l'ont crû Magicien.

Galen. libr. 6. de Medicament. facultatib. Gesner. Paschal. Gallus, & Schenckii in Bibliothec.

PALLADIUS.
PALLADIUS Sophiste Grec a écrit un Livre des fiévres; mais son temps est incertain. Quoi-qu'il en soit, un Palladius a écrit des Scholies sur divers Ouvrages d'Hipocrate cité par Rhasis, & un autre surnommé Palladius Rutilius Taurus, qu'on fait contemporain de Galien, a fait d'autres Ouvrages de Medecine.

Schenckius & Gesner in Bibliothec.

HERENNIUS Philo.
HERENNIUS Philo est mentionné par Saint Epiphane, comme un grand Simpliste, en son Livre contre les Heresies, si ce n'est point le Philo Auteur de l'Antidote, nommé Philonium cité par Galien.

CRITO.
CRITON a été un des plus fameux Medecins Empiriques de son temps, & fort versé dans la connoissance des remedes; mais comme il suivoit la Cour, il dés-honora la Medecine par l'exercice de la Commotique; * car il ramassa en un juste volume tout ce qu'Heraclide, Cleopâtre & quelques autres en avoient écrit; quoi-que Galien ait tâché de l'excuser sur l'importunité des gens de Cour, qui donnent la plûpart dans la couleur & le faux brillant, & que Martial ait emprunté son nom pour désigner un habile Medecin. *Quod*

Nec sanare Crito nec quod ne Ygeia potest.

* *ars fucatoria.*

1. de composit. Medicament. secundum locos cap. 1.

Epigrammat. l. 11.

ANTIOCHUS.
ANTIOQUE est cité par Galien, dont il étoit contemporain, comme Auteur de quelques remedes. Il est remarquable pour avoir vécu plus de 80. ans dans une parfaite santé de corps & d'esprit par sa conduite, quoi-que, si l'on en croit Athenée, il ne mangeât que du poisson.

Galen libr. 5. de Sanit. tuend.

PETRONIUS.
PETRONE est le nom de plusieurs Medecins: car Galien en fait un surnommé Musa, & un surnommé Areta. Pline a un Petronius Niger. Dioscoride & Saint Epiphane font encore mention d'un Petronius Deodotus, pour ne point parler du

de composit. Medicament. secundum genera.

V. Tiraquell. de nobilitat. cap. 31. numer. 219.

fameux Petronius Arbiter, quoi-que quelques Auteurs l'ayent crû Medecin.

ATTALUS.

ATTALE Medecin methodique est regardé de Galien comme un ignorant, pour avoir tué le Philosophe Theagene faute d'avoir pris ses judications, aussi l'appelle-t-il l'Asne de Thessale dont il étoit Sectateur.

lib. 13. de morb. curand. & lib. 1. de Antidot.

C. AURELIANUS *Siccensis.*

CÆLIUS Aurelianus ou Lucius Aurelianus étoit de Sicca en Affrique, de la Secte des Methodiques, & grand partisan d'Archigenes & de Soranus, qu'il a copié en divers endroits.

MARINUS.

MARINUS disciple de Quintus Precepteur de Galien, fit des Ouvrages d'Anatomie, fort estimés de celui-cy ; mais il ne le faut pas confondre avec ce Marinus Posthumius, dont parle le jeune Pline dans une de ses Epistres à Trajan.

LICUS *Macedo.*

LICUS de Macedoine fut un grand Anatomiste, & un des disciples de Satirus maître de Galien. Toutesfois celui-cy luy a objecté que s'il fut assez hardi pour reprendre Hipocrate, ce fut par ce qu'il ne l'entendoit pas. Pline & Erotien le font Napolitain, apparemment parce qu'il y a une Ville de Naples dans la Macedoine, comme dans l'Italie.

Galen. comment. in 3. Epidem & 1. de administr. Anatomicis.

ANTIPATER.

ANTIPATER étoit celebre à Rome du temps de Galien qui l'estimoit fort, quoi-que Methodique de Secte. Aussi Cælius Aurelian. & Æce le citent-ils souvent. On dit qu'il mourut d'une palpitation de cœur.

Galen. passim.

MOSCHION.

MOSCHION fut surnommé le Correcteur, pour avoir reveu quelques Ouvrages d'Asclepiade. Plutarque introduit un Medecin de ce nom dans ses Symposiaques. Pline a le sien qui pourroit bien être le même que celuy de Plutarque, Galien appele celuy de son temps son ami. Quant à Theodorus Muscienus, on croit que c'est le même que Moschion.

V. A. Tiraquell. cap. 3. de nobilit. Vanderlind de Srip. Med.

JULIUS *Alexandrinus.*

JULIEN d'Alexandrie n'étoit pas un des Medecins de Neron, comme l'a pensé Wolfang. Justus ; mais un Sectateur de Thessale, Medecin de cét Empereur. Il vivoit donc au temps des Antonius & de Galien, homme fort inconstant en ses opinions, & neanmoins si hardi qu'il écrivit 48. livres contre les 7. Sections des Aphorismes d'Hipocrate, temerité qui luy attira la censure & l'indignation de Galien, qui le compara à l'Asne d'Esope. Il croyoit qu'un Medecin étoit obligé de sçavoir dessigner, surquoy il faut remarquer qu'encore que Galien ne fut pas approbateur de la doctrine & des sentimens de Julien, il ne laissa pas de donner dans cette opinion,

Galen. 4. Method:

peut-être parce que les Medecins de son temps faisant les operations Chirurgicales, il croyoit que l'Art de dessigner n'y étoit pas inutile; ou si l'on veut, parce que les figures servent à l'Anatomie & à la Botanique.

Fabius Columna l. de plantis.

GLAUCUS & Glauco sont connus par Galien, & particulierement celuy auquel il adressa son Livre des fiévres.

GLAUCUS.

MAGNUS de Tarse étoit un contemporain de Galien, & Medecin dans la Cour des Antonins. Il a écrit un Traité du poulx, & un autre des Antidotes. Serapion a dit de ce Medecin qu'il fut surnommé le Roy des Medecins à cause de la fortune qu'il fit, comme si c'étoit assez d'être riche pour être estimé le premier d'une Profession. Il y a encore un Magnus d'Antioche, un Periodente, ou Charlatan, dont il sera parlé en son lieu, un d'Ephese, un de Philadelphie tres-difficiles à démêler. C'est de ce Magnus d'Antioche & d'un Zenon qu'Eunapius a dit que l'un étoit sçavant à pratiquer, & l'autre à contredire & à blâmer ses collegues; mais nous verrons cy aprés que cet Eunapius qui étoit Payen, n'a loüé l'un que parce qu'il étoit de sa Secte, & blâmé l'autre que parce qu'il étoit Chrétien. Avançons, mais avant que de passer outre, & que de nous arrêter un peu à Galien, arrêtons-nous premierement un peu à ses maîtres, & ensuite à quelques-uns des Medecins qui peuvent nous avoir échapé, & que Celse, Pline & Galien ont citez.

MAGNUS *Tarsensis.*

V. Schenck. Bibliothec. de Magno Eumeseno.

Eunapius in vitis Philosophor.

SATIRUS est donc un des plus considerables entre ceux que Galien appele ses Precepteurs: car outre qu'il l'estime fort, il fit des Commentaires sur quelques Ouvrages d'Hipocrate.

PELOPS de Smirne est encore un des maîtres de ce grand maître de la Medecine.

PHECIANUS est encore un de ceux sous lesquels il étudia, puisqu'il nous l'apprend luy-même.

Commentar. 7. in 3. Ep. d.

STRATONICUS est aussi marqué comme tel au Livre *de Atrabile.*

QUINTUS est celuy qu'il reprend de son incivilité auprés d'un malade, quoi-qu'il l'estime beaucoup.

ÆMILIANUS est encore un de ses maîtres, comme il paroît au Livre de la *Theriaque.*

NUMISIANUS de Corinthe autre maître de Galien, & interprete d'Hipocrate.

ALBINUS Platonicien est celuy qu'il écouta à Smirne ; comme

ÆSCHRION surnommé l'Empirique de Pergame ; mais on n'est pas assuré s'il en est de même de

Hist. Dynastiar. p. 77. ÆLIANUS Moccius sçavant Anatomiste, quoy qu'Abulpharage l'ait écrit. Enfin

ANTONIUS Epicureus est aussi mis par quelques Auteurs au nombre des maîtres de nôtre illustre ; mais je ne voy pas qu'il le qualifie tel, en parlant de luy & de ses Ouvrages. *lib. de dignosc. animi affect.*

Quant aux Medecins dont Celse fait estime, outre ceux que nous avons marquez cy-devant, il a encore un

Theodorus,	*lib.* 6.
Arabs,	*lib.* 5. *cap.* 18.
Hermon *passim.*	
Nymphodorus,	*lib.* 8. *cap.* 20.
Athenion,	*lib.* 5. *cap.* 25.
Medus,	*lib.* 5. *cap.* 18.
Micon,	*Ibidem.*
Dexius,	*Ibidem.*
Poliarchus,	*lib.* 5. *cap.* 18.
Ptolomæus Chirurg.	*lib.* 6. *cap.* 7.
Triphon Senior,	*lib.* 6. *cap.* 5.
Lysius,	*lib.* 5. *cap.* 18.
Numenius Heracleotes	. . . .
Theosenus,	*lib.* 5. *cap.* 18.
Timæus,	*lib.* 5. *cap.* 22.
Ctesiphon,	*lib.* 5. *cap.* 18.
Diogenes,	*lib.* 5. *cap.* 27.
Gorgias,	*lib.* 7. *cap.* 14.
Jolas *passim.*	
Menophitus,	*lib.* 6. *cap.* 17.

Mais Pline en cite une si grande quantité, que si nous voulions les transcrire, ce seroit abuser du temps. Nous en marquerons donc simplement quelques-uns.

Caius Julius qui mourut subitement appliquant un cautére à un malade.

Sotacus ancien Medecin,	*lib.* 38. *cap.* 16.
Solon Smirneus,	*lib.* 20. *cap.* 20.
Marcion Smirneus,	*lib.* 28. *cap.* 4.
Nymphodorus,	*lib.* 33.

Aristogiton,

Ariſtogiton, *lib. 27. cap. 4.*
Cleomporus, *lib. 24. cap. 17.*
Apollonius Pitaneus, *lib. 2. cap. ultim.*
Aulaus ſeu Anchæus, *lib. 28. cap. 1.*
Artemon, *lib. 28. cap. 1.*
Hyginus, *lib. 20. cap. 11.*
Mneſicles, *lib. 20. cap. 18.*
Olympiades, *lib. 20. cap. 21.*
Sozimenes, *lib. 20.*
Thraſillas, *lib. 23. cap. 5.*
Petridius, *lib. 20. cap. 23.*
Ariſtander, *lib. 12. cap. 15.*
Anazilaus, *lib. 25. cap. 13.*
Damion, *lib. 20. cap. 19.*
Cleophanes, *lib. 20. cap. 17.*
Philinus, *lib. 20.*
Dation *paſſim.*
Miletus, *lib. 28. cap. 1.*
Ophitus, *lib. 18. cap. 4.*
Solon Licius, *lib. 20. & 21.*

Voici les principaux de ceux que Galien a alleguez, outre ceux que nous avons marquez ci-devant. Medutus qui fut empoiſonné à Rome par ſes collegues. *lib. de præcogn. ad Epigenem.*

Antiphanes Delius, *lib. 5. cap. 9. ſecundùm loc.*
Chienus, *lib. de Sectis.*
Charmidas, *lib. 2. de Antidot.*
Acacius, *lib. 7. de compoſ. Medic.*
Jul. Agrippa, *lib. 7. de compoſ. Medic.*
Quadratus, *lib. 7. de compoſ. Medic. ſecundùm gra.*
Theophilus, *lib. de Symptom. differ.*
Callimenus, *lib. 7. de compoſ. Medicam.*
Aphrodiſcus, *lib. 7. ſecundùm gra. & paſſim.*

Dieuches & Numenius Heracleota, *Comment. in lib. de natura humana, & apud Atheneum, lib. 1. Deipnoſophiſt.*

Arrhabianus, *lib. 7. cap. 4. ſecundùm loc.*
Ariſtarchus, *lib. 5. ſecundùm loc.*
Callimachus, *lib. 7. ſecundùm loc.*
Angedemus, *lib. 2. Simpl. Medicament.*
Euphranor, *lib. 2. de compoſ. Medic. ſecundùm loc.*
Agrippa, *lib. 7. ſecundùm loc.*

Antrochides,	*lib. 9. cap. 2. secundùm loc.*
Andronicus,	*lib. 7. de comp. Med. secundùm loc.*
Phaseus,	*lib. 5. cap. 7. Pharmac. local.*
Biennius,	*Ibid. lib. 9. cap. 3.*
Dionas,	*lib. 6. Simplic. Medic.*
Amphilochus,	
Æginus,	*4. de differ. puls.*
Achillas,	*lib. 7. Pharmac. general.*
Amphion,	*lib. 4. secundùm locos.*
Æneas,	*lib. 2. Medic. secundùm gener.*
Acostror,	*lib. de Medic. expertis.*
Aristocles,	*lib. 6. cap. 1. secundùm loc.*
Hiparchus *passim.*	
Aphrodus,	*lib. 3. cap. 4. secundùm gener.*
Heliodorus poëta,	*in Antidotar.*
Bachullus,	*Ibid.*
Higinus *passim.*	
Evangelus *passim.*	
Bassus Cletus . . .	
Aristoxenus . . .	
Caius Neapolitan.	
Daphnus Ephesius . . .	
Macharion . . .	
Arabs Thebanus,	*lib. 2. Antidot.*
Darius,	*lib. 7. secundùm loc.*
Deletius,	*lib. 9. cap. 5. secundùm loc.*
Diomedes *passim.*	
Epigenus,	*lib. ad Glaucon.*
Evangæus,	*lib. 5. secundùm loc.*
Eubulus,	*Ibid. cap. 5.*
Fabianus Cretensis,	*lib. 7. cap. 2. sedundum loc.*
Galenus Haliæus,	*lib. de composit. Medic.*
Galenus Menodoti filius,	*Orat. Suasor. ad bonas artes.*
Gemelus,	*Medic. local. lib. 5. cap. 5.*
Gualerius Paulinus,	*lib. 7. secundum loc.*
Hermes Alciptus,	*lib. 6. Simpl.*
Isidorus Antiochus,	*lib. 6. secundum gra.*
Licinius Atticus,	*lib. 5. secundum gra.*
Marcus Caugæus,	*lib. 2. Antidot.*
Marcus Talentinus,	*lib. 7. secundum gra.*

Menander, *lib. 9. secundum loc. cap. 1.*
Mostaces *passim.*
Naucratitas, *lib. 4. Pharm. local. cap. 7.*
Neapolitus, *lib. 4. & 7. Pharm. local.*
Nicetes, *Medic. local. lib. 4. cap. 7.*
Nicodemus, *Ibid. lib. 9. cap. 7.*
Orcho Siculus, *Pharmac. lib. 1.*
Orestinus, *lib. 1. cap. 2. secundum loc.*
Origenes, *Ibid. cap. 2.*
Perigenes, *lib. 7. cap. 2 secundum loc.*
Petinus, *Ibidem.*
Phœdrus, *lib. 14. cap. 7. secundum loc.*
Pharnaces, *Medic. local. lib. 8.*
Plato, *Pharm. loc. lib. 7.*
Podanitas, *lib. 7. Medic. local.*
Polonisus, *llb. 7. Medic. Simplic.*
Protas Pelusiot. *lib. 10. Medic. local.*
Proxenius, *Ibid. lib. 7.*
Publius Lathegetes, *lib. 5. secundum gra.*
Pyranus, *lib. 14. cap. 7. secundum loc.*
Quadratus, *lib. 7. secundum gra.*
Rheginus, *lib. 1. Method. Med.*
Evomerus, *lib. 4. cap. 7. Medic. local.*
Gercon, *in Medicin. expert.*
Harcon, *Ibidem.*
Hargemon, *Ibidem.*
Hermon, *lib. 5. secundum gra.*
Idiotas, *lib. 9. cap. 2. secundum gra.*
Iras, *Ibidem.*
Licomedes, *lib. 7. secundum loc.*
Mambatæus, *lib. 6. simpl. Medic.*
Menippus, *lib. 2. Antidot.*
Menolaus, *Ibidem.*
Menutianus, *Ibidem.*
Mnason,
Marchus, *lib. 7. cap. 2. Medic. local.*
Nicomedes, *lib. 2. cap. 2. Medic. local.*
Onesidemus *passim.*
Olimpicus & Olimpianus *passim.*
Philippus Agathin. discip. *lib. 2. de differt. puls.*

Papias Laodic.	*lib. 4. secundum loc. cap. 8.*
Pasion *passim.*	
Pausanias,	*lib. Therapent. 1.*
Perigartus,	*lib. 2. de Antidot.*
Phœnias,	*lib. de differ. puls.*
Phavius *passim.*	
Possidonius *passim.*	
Philocalus & Philocleus *passim.*	
Philoxenus,	*lib. 7. Medic.*
Flavius Clemens,	*lib. 7. Medic. secundum gra.*
Polyidas *passim.*	
Prasion,	*lib. 2. Medic. local.*
Primion,	*secundum loc. lib. 1.*
Pithius,	*Ibidem.*
Rusticus,	*lib. 9. secundum loc.*
Sarchentitus,	*lib. 6. secundum gra.*
Severus,	*lib. 3. secundum loc.*
Sigon,	*lib. Medicament. local.*
Silo,	*lib. secundum gra.*
Syphnius diphilus,	*4. de differ. puls.*
Sosander,	*lib. 4. cap. 7. secundum loc.*
Tarentinus,	*in Antidot.*
Telamon,	*lib. 2. secundum gra.*
Terentius,	*valens, l. 9. c. 4. secundum gra.*
Thamiras,	*lib. 9. cap. 5. Medic. local.*
Thamar Æthiops,	*lib. de Medic. expert.*
Theranos,	*Ibidem.*
Themischius,	*lib. de virib. centaur.*
Urbanus Judæus,	*in Antidot.*
Xanitas,	*lib. 9. cap. 6. Medic. local.*
Socrates,	*lib. 3. cap. 7. secundum loc.*
Solon Diætarius,	*lib. 3. cap. 1. secundum loc.*
Thebeus,	*lib. 4. cap. 8. secundum gra.*
Theocritus,	*lib. 6. secundum gra.*
Theotropus,	*lib. 5. Medic. local.*
Theodas Sarcophagus,	*lib. 6. secundum loc.*
Treptus,	*in Medic. localib.*
Tyrannus,	*lib. 9. cap. 6. secundum loc.*
Ugæus,	*Ibid. lib. 3.*
Zozimus,	*lib. 4. cap. 7. de loc. affect.*

GALIEN est si connu, non seulement des Medecins & des gens de lettres, mais encore des hommes qui ont un peu vû le monde, qu'il n'y a presque personne qui ne sçache qu'aprés Hipocrate, il est le Heros de la Medecine dogmatique. Il naquit l'an de grace 130. de Micon Geometre de Profession, à Pergame Ville de la Troade en Asie, où s'étant adonné à l'étude de toutes les belles disciplines, il ne mit gueres à se distinguer. Mais ce qu'il fit de plus considerable pendant ses études, est qu'il tira les écrits du grand Hipocrate de la poussiere, & qu'il en illustra la plus grande partie de beaux Commentaires.

GALENUS.

Vn di Pergamo, il segue, & in lui pende
L'Arte guasta infra noi, albor non vile
Ma breve è chiara, la dichiara & estende.

Franc. Petrarch. nell. Triomf. d'ella fama.

C'étoit un homme si sage & si moderé dans ses passions, que son nom même semble marquer la tranquillité de son ame, quoi-qu'il fut fils d'une maniere de Xantippe, si emportée qu'elle mordoit ses servantes dans les transports de sa colere. Il est vray que comme la science enfle ordinairement, il étoit si persuadé de son merite, qu'il ne laissoit passer aucune occasion de se vanter, foiblesse assez pardonnable à un homme, qui étoit en effet le plus grand *a* Philosophe, le plus grand Mathematicien & le plus grand Rhetoricien de son temps: car c'est ainsi qu'Athenée en parle, & que Gesner semble le peindre aprés quelques autres Auteurs, Alexandre de Tralles étant allé jusques à l'appeller *tres-divin*, soit à cause de la subtilité de son genie, ou parce qu'il fut reveré des Gentils aprés sa mort comme un Dieu. * Tiraqueau n'avoit donc pas fort grande raison de ne pouvoir souffrir qu'il se fût estimé un peu, & qu'il n'eût pas été insensible; car quoi-que tant d'autres grands personnages ayent écrit quelque chose à sa gloire, ce qui semble luy faire le plus d'honneur, est que S. Jerôme, qui n'étoit ni Medecin, ni exagerateur comme Alexandre de Tralles l'appelle, *tres-docte & tres-disert*, Saint Gregoire de Nysse, *admirable*, & le Jurisconsulte, *le Pere & le Prince des Me-*

γαληνὴ Tranquillitas γαληνός Tranquillus.

* Eusebius, *lib. 5. Histor. Ecclesiastic. cap. ultimo.*

Dignus qui ab omnibus laudaretur, nisi se magis laudaret, *l. de nobilit. cap. 31.*

Hieronim. in Amos

a Galenus præterea Pergamenus qui tot editis libris Medicis, & Philosophicis Medicinam locupletatus est, ut superiores omnes à Tergo reliquerit, interpretationis claritate ac eloquentiâ veterum nulli postponendus. *Athenæ. Deipnosophist. lib. 1.*

Inter Medicos eloquentissimus, inter eloquentes Medicus acutissimus, inter utrosque diligentissimus, inter omnes maximus. *Gesner. in Bibliothec.*

decins. Il ne faut donc pas s'étonner si un homme de ce caractere, se sçait bon gré dans ses Livres de n'avoir jamais frequenté ni negotians, ni gens de bonne chere, ni gens d'affaires, peut-être parce que ces derniers n'étoient pas alors si précieux que le sont ceux de nôtre temps. Mais il faut sçavoir, pour venir à l'Histoire de ce grand personnage, qu'étant sorti de son païs, où il ne se trouva pas en seureté pendant une sedition, il se retira à Rome, & qu'il s'y fit des amis & Patrons, & entr'autres Eudemus Peripateticien, Alexandre de Damas, Sergius homme Consulaire, Barbarus oncle de Lucius Verus un des Empereurs; de plus les illustres Consuls Boëthus & Severus qui le firent connoître de l'Empereur Antonin; parce, dit l'Histoire, qu'ils le consideroient comme un autre Oracle d'Apollon le Pythien. Mais pour tout cela il ne laissa pas de retourner à Pergame, quand il sçût que la sedition étoit appaisée, de crainte que ses Concitoyens ne trouvassent mauvais qu'il demeurât incommutablement à Rome. Neanmoins quelque temps aprés, se voyant pressé des amis qu'il avoit dans cette capitale du monde, il se laissa vaincre à leurs persuasions, & aprés avoir mis ordre à ses affaires, & pris congé des Magistrats de Pergame, il y retourna, & cela luy réüssit admirablement: car ayant gueri l'Empereur, qui regnoit seul par la mort de Verus, d'une maladie fort considerable, & ensuite le jeune Commode son fils reduit à l'extremité, il se vit en si grand credit que l'Imperatrice Faustine, qui l'admiroit, voulant luy donner des marques publiques de son estime, se moquoit hautement de tous les Sectateurs de Thessale qui étoient alors à Rome, les appellans methodiques de nom & de paroles. De plus le jeune Commode s'étant souvenu de luy aprés qu'il fut parvenu à l'Empire, voulut l'honorer d'une Statuë qu'il fit ériger à sa memoire. Et c'est ce qui luy attira enfin l'envie des Medecins de Rome & des environs qui le poursuivoient avec tant d'aigreur, & qui gardoient si peu de mesures dans leurs persecutions, qu'il ne se crût pas en fort grande seureté pour sa vie. Aussi est-ce pour cela que poussé d'un juste ressentiment, il n'en parle dans ses Livres que comme des Scelerats, & des pestes du genre humain, tant ils avoient peu d'humanité. Quant aux Medecins qui ont entrepris de censurer quelques-uns de ses Ouvrages, soit ceux de son temps, ou de celuy des Arabes, ou des derniers siecles, ils n'ont pas manqué de réponses,

lib. de praecognit. ad Epigenem.

tant le plus grand nombre & la plus saine partie des Medecins & des Philosophes, s'est fait honneur de défendre sa doctrine, qu'on n'a fait qu'illustrer & éclaircir par les belles découvertes qui se sont faites depuis, & particulierement de nôtre temps dans les trois familles * de la nature. En effet, quoy qu'on veüille dire, n'a-t-il pas beaucoup fait, d'avoir surpassé tous ceux qui l'avoient precedé? Pouvoit-il sçavoir toutes choses? Car sans m'arrêter à tant de critiques qui l'ont attaqué, je diray seulement touchant le dernier de tous, que non seulement il n'a pas pardonné au grand Hipocrate; mais qu'il ne pouvoit soûtenir son Systeme, sans attaquer tous les grands Philosophes & Medecins de l'antiquité, comme nous le verrons cy-aprés. Venons donc maintenant aux autres contemporains, & ensuite aux successeurs de Galien, & parce que nous avons marqué cy-devant un Martianus qui fleurissoit au temps de l'Empereur Auguste, marquons icy ce

* Animaux, vegetaux & mineraux.

Lionardo di Capoa nel suo Parere intorno la Medicina.

MARTIANUS contemporain de Galien, qui receut un affront sensible dans la cure d'une maladie, pour avoir voulu se joüer à ce grand Medecin, de même qu'un

MARTIANUS

ANTIGENES Medecin, hableur, moqueur & calomniateur de profession, mais qui s'en trouva mal, comme on le peut voir dans la narration qu'il en fait *

ANTIGENES.

* *lib. de præcognit. ad Epigen. cap.* 3.

HERACLIEN est encore un contemporain de Galien, qui enseigna la Medecine à Alexandrie.

HERACLIANUS.

DEMETRIUS premier Medecin d'Antonin le Pieux, étoit encore son contemporain & ami. Il y a de plus un Demetrius d'Apamée Sectateur d'Herophile & un d'Attale, un de Bythinie, un surnommé Chlorus, un Nigrinus, si l'Archiatre d'Antonin n'a point été quelqu'un de ceux-là, pour ne point parler de quelques autres modernes.

DEMETRIUS

V. Andr Tiraquel. in nomenclatur Medic.

JULIUS Pollux ne doit pas être oublié icy pour avoir fait un *Onomasticon* fort commode pour les Medecins.

JULIUS *Pollux*

POSIDIPPE fut un fort mal-heureux Medecin, puisqu'il fut soupçonné d'avoir empoisonné L. Verus, de la maniere dont nous parlerons dans la seconde partie de cét Ouvrage.

POSIDIPPUS.

Capitolin. in Marco.

SOLON surnommé Diætarius est un Archiatre, auquel Galien a adressé le Livre *de Remediis facile parabilib.* Il y a encore un Medecin de ce nom natif de Lycie, & un de Smyrne.

SOLON.

Galen. Medic. secundũ loc. l. 3. *c.* 1. *Plin l.* 20 *&* 21.

MARCELLUS de Seide dans la Pamphilie, Poëte &

MARCELLUS *Sidites.*

V. Suid. in lexic. & Hieronim. advers. Iovinian.

Medecin, vivoit sous les Antonins, & écrivit 24. Livres en vers heroïques de la Medecine, dont il ne reste que le Livre *de piscibus.*

THEOPHILUS

V. Riolan. Anthropogr. lib. 1. cap. 6.

lib. de different. Sympiomat.

THEOPHILE est le nom de quelques-uns de ces Medecins qui commencerent à défigurer les écrits de Galien, depuis le troisiéme siecle jusques au quatorze: car nonobstant le soin que prit l'Empereur Julien de faire un ramas & un choix des meilleurs écrits des Medecins, il en passa un fort grand nombre sous le nom de Galien. Quant aux siecles suivans chacun se mêla jusques aux seize & dix-sept, de faire des versions de ses Ouvrages, avec des Commentaires à sa fantaisie & maniere: car ce qu'il y a de meilleur est des deux derniers. Pour nos Theophiles, Galien fait fort grande estime du Medecin de ce nom, dont il nous dépeint le délire; mais pendant que nous sommes sur ces Theophiles, je croy que nous pouvons mettre icy, quoi-qu'il n'ait vecu que dans le quatriéme siécle,

THEOPHILUS *Protospatar.*

THEOPHILE Protospataire. Il écrivit cinq Livres de la fabrique du corps humain, & fit un Commentaire sur les Aphorismes d'Hipocrate. Quelques Auteurs luy attribuent un Livre des urines, un du poulx, & un autre des excremens, surquoy on peut consulter Gesner & André Tiraqueau.

SEXTUS *Empiricus.*

SEXTUS Empiricus, vivoit dans le deuxiéme siecle, en réputation de grand Mathematicien & Medecin, aussi Galien en fait-il grande estime, quoi-qu'il fut une maniere d'Empirique. Diogene Laërce le fait disciple d'Herodote le Pneumatique. Il y a encore un Sextus Platonicien qui a composé un Livre de la Medecine des animaux. Pour Sextus Affer, il n'y a point de Medecin de ce nom dans Galien; car le Chronologue de ce nom, qui selon Vossius a composé quelques Ouvrages de Phisique, a été confondu par André Tiraqueau avec nôtre Empirique.

PHILAGRIUS *Lycius.*

Macrensis Epirota dictus.

Chrift. 362. ex Justo.

PHILAGRIUS de Lycie, ou selon d'autres de Macedoine, vivoit peu de temps aprés Galien, il pratiqua la Medecine à Thessalonique, & fit un Commentaire sur Hipocrate, outre quelques autres ouvrages marqués par Gesner & Vanderlinden, ausquels on ajoûte un Traité *de Renum Calculo Philagrii & Archigenis*, dont le Manuscrit est dans la Bibliotheque du Roy à Paris, & dont on voit des fragmens dans Æce, & dans Mesué.

ABLABIUS

ABLABIUS est un Medecin du même temps, qui n'est gueres connu que par une Epigramme de l'Anthologie, & son Commentaire ; mais apparemment plus Historien que Medecin.

ABLABIUS
V. Iordan. & Volater.

RHAMNIUS Fannius ou Faninus vivoit dans le troisiéme siecle. Il étoit disciple d'Arnobe & sçavant Grammairien, & Poëte, témoins les vres sur des matieres de Medecine addressés à Lactance, dont à la verité il ne nous reste rien, car pour son Ouvrage *de Ponderibus & mensuris*, c'est peu de chose.

RHAMNIUS
Fanninus.

PHILOTHEUS n'étoit pas éloigné du temps de Galien. Il fit un Commentaire sur les Aphorismes d'Hipocrate, qui a été traduit en Latin par Ludovic. Collado. On luy attribuë quelques Ouvrages de ce Theophile qui a fait un Livre des urines, jusques à croire qu'il n'est autre chose que celui-là.

PHILOTHEUS
V. Gesner. Bibliothec. & Tiraquel. in nomenclatur Medic.

ALEXANDRE est un certain Medecin du deux & troisiéme siecle, lequel ayant été mandé par le Philosophe Peregrinus, pour le soulager de quelque indisposition, en attendant le jour que sa vanité avoit indiqué pour le voir brûler aux jeux de la Grece ; lui répondit que sa maladie étoit assez perilleuse pour n'avoir pas besoin d'executer cette belle resolution, & qu'il n'avoit qu'à la laisser faire, s'il étoit si las de vivre.

ALEXANDER
Lucian. in Peregrin.

CALLIMAQUE Medecin des Bandes Imperiales, n'est gueres moins ridicule dans Lucien que Peregrinus, parce qu'il prétendoit, au sujet d'une Histoire touchant la guerre Parthique qu'il vouloit donner, que c'est particulierement aux Medecins d'écrire l'Histoire, *comme disciples d'Esculape fils d'Apollon, Pere des Sciences & Protecteur des Muses*, quel compte ? Car quant à un autre Callimaque qui a écrit des Couronnes, il étoit plus ancien que Pline, puis que celui-cy luy associe un Mnestheus.

CALLIMACHUS.
Plin. lib. 31. cap. 3.

ALEXANDRE d'Aphrodisée vivoit du temps des Antonins. Il a fait des Ouvrages marqués par les Bibliographes, dont les Manuscrits sont dans la Bibliotheque du Roy à Paris. Mais ce que nous en avons de nouveau, est un Traité des fiévres que Monsieur Emeric Bigot de Roüen, si connu des sçavans, a trouvé dans la Biblioteque du Grand Duc de Toscane, & dont la Traduction a été imprimée en divers lieux.

ALEXANDER *Aphrodiseus.*

DAPHNUS d'Ephese, un des convives introduits par Athenée, étoit un si fameux Philosophe Academicien, & si grand

Deipnosophist. lib. 1.

Medecin qu'il merita, selon cét Auteur, qu'on luy rendît des honneurs divins. Rufin de Nicée est pareillement un de ces connives.

SERENUS.

SERENUS Sammonicus écrivit quelque chose de l'Histoire naturelle, qui n'est pas venu jusqu'à nous, & pratiqua fort heureusement la Medecine. Bel esprit, bon Poëte, bon Medecin, & né pour la Cour, où toutesfois il ne fut pas heureux: car le cruel Empereur Caracalla le fit massacrer dans un festin, sans raison. Saint Jerôme & quelques autres Auteurs en font grande estime. Il avoit commencé une Bibliotheque que son fils Quintus augmenta de quantité de volumes, de même que celle du jeune Gordien Empereur, dont il fut Bibliothequaire & Precepteur. Il est vray que Conigius, Vossius & quelques autres luy attribuent l'Ouvrage en vers *de Re Medica*; mais d'autres le donnent à son fils, qui étoit Poëte & Medecin comme luy.

v. Vossium & Tiraquell.

FLAVIUS.

FLAVIUS Grammairien & Medecin du temps de l'Empereur Diocletien, fit quelques Ouvrages de Medecine en vers, dont Saint Jerôme parle dans son Livre des Ecrivains Ecclesiastiques, & dans le second contre Ioninien.

ZENO *Cyprius.*

ZENON de Cypre maître d'Oribase, est bien different de celuy dont nous avons parlé cy-devant, puisqu'il étoit Medecin Chrétien, & qu'il fut exilé pour la foy. Mais les Citoyens d'Alexandrie ayant intercedé pour luy, il fut rappelé par l'Empereur Julien, qui luy écrivit une lettre fort obligeante, le remettant dans tous ses biens & honneurs, & dans laquelle il se sçait bon gré d'avoir rendu Zenon à la ville d'Alexandrie, & Alexandrie à Zenon.

Eunapius in vitis Philosoph.

Ann. Christ. 332.

PHILUMENUS.

PHILUMENUS ou Philomenus est un Medecin de ce temps-là, dont les écrits sont alleguez dans Oribase, Trallien & Æce, & marquez dans toutes les Bibliographies de Medecine; mais parce que nous avons marqué ci-devant qu'il se trouve plusieurs Magnus Medecins, il est à propos de remarquer encore icy, comme nous avons fait ci-devant en passant, que

MAGNUS *Antiochenus.*

MAGNUS d'Antioche disciple de Zenon, dont Eunapius fait mention, étoit bien moins un Medecin, qu'un Dialecticien vanteur & hableur, & que comme Eunapius étoit Payen, il ne faut pas s'étonner s'il le louë d'avoir enseigné à Alexandrie, avec tant de reputation, qu'on y accouroit par mer & par terre, pour le voir & pour l'entendre: car c'est pour cette même raiſon qu'il en eſt ainſi parlé dans l'Anthologie.

Prætrepidus Pluto Magno veniente ſub Orcum
Defunctos, inquit, qui revocabit adeſt.

PAULIN de Scithopolis étoit compagnon d'étude de Porphire qui en fait mention dans la vie de Plotin, & par conſequent different de celuy que Galien & Pline alleguent.

PAULINUS *Scithopolites.*
Medicament. local, lib. 8. cap. 8.

ZETHUS Arabe de naiſſance ne nous eſt connu que par le même Porphire, qui en fait mention dans la même vie.

ZETHUS.

ORIBASE de Sardes, & ſelon Eunapius de Pergame, fut Medecin de l'Empereur Julien l'Apoſtat, auquel il dedia ſes Ouvrages. Car pendant que ce Prince n'étoit qu'un particulier, il fit quelques brigues qui ne furent pas inutiles pour le faire parvenir à l'Empire, & c'eſt pour cela qu'il le fit encore Queſteur à Conſtantinople ; mais ce qui marque davantage le merite de ce grand perſonnage, eſt qu'ayant été exilé par le ſucceſſeur de Julien & dépoüillé de ſes biens, il fit tant paroître de conſtance & de force d'eſprit, que les Barbares parmi leſquels il fut relegué, le reſpecterent comme un Dieu. Auſſi fut-il rappelé quand le menſonge eut fait place à la verité, & rétabli dans ſes biens & dans ſes honneurs, aprés quoy s'étant marié richement, & noblement, il eut quatre enfans de ſon épouſe, qui luy firent honneur. Voicy ce que la poſterité a penſé de ſa perſonne & de ſes Ouvrages.

ORIBASIUS *Sardianus.*
Eunapius in vitis Philoſoph.
Suidas in lexic.
V. Photium in Bibliothec. & Antholog. lib. 1.
Beverovic. in Epiſtolic. quæſt. p. 44.

Juliani Regis Medicus celeberrimus, hic eſt
Divus Oribaſius dignus honore coli.
Providus inſtar apis, veterum monumenta pererrans,
Ex variis unum nobile fecit opus.

DIVI ORIBASII QUEM IMMORTALEM PROPTER ARTEM SÆPIUS REVERITA VITAS HOMINUM REMITTEBAT PARCA.

IONICUS de Sardes, ſçavant Medecin, Chirurgien & Pharmacien, & de plus Aſtrologue & Poëte, eſt loüé par Eunapius, & plus particulierement par Oribaſe ſon maître pour tant de belles qualitez.

IONICUS *Sardianus.*

ARISTON à la verité, eſt qualifié Medecin dans le Poëte Prudence ; mais ce n'étoit qu'un Chirurgien, ou pour mieux dire qu'un Bourreau, puiſqu'il ſe ſervit de ſon Art pour arracher la langue à Saint Romain.

ARISTO.
in Martirio Sancti Romani.

Ariſto quidam Medicus accitus venit
Proferri linguam præcipit, profert ſtatim
Martyr retectam pandit ima & faucium

Ille & palatum tractat & digito exitum,
Percurrens vulneris explorat locum,
Linguam deinde longè ab ore protrahens
Scapellum in usque guttur insertans agit.

NEMESIUS.

NEMESIUS vivoit dans le quatriéme siecle. Il composa un Livre de *la nature de l'homme*, où il est traité des parties du corps humain, & c'est pour cela qu'il est mis au nombre des Medecins par Vanderlinden, quoi-que le bon Evêque ne soit cité communément qu'en qualité de Philosophe.

MARCELLUS *Empiricus.*

Scaligerana 1. p. 114.

MARCELLUS fleurissoit à peu prés du temps de Nemesius. Il nâquit à Bourdeaux, & étoit, si l'on en croit Scaliger, Pirrhonien de Secte, c'est pour cette raison, dit ce sçavant critique, que n'osant faire profession d'aucune science, il se fit appeler Empirique. Quoi-qu'il en soit, il est certain qu'il fit un Livre des Medicamens confirmez par l'experience, qu'il dédia au jeune Theodose, homme au reste de distinction, puisqu'il est intitulé *Julus ter ex magno Officio Theodosii*, & ami d'Ausone, qui n'a pas manqué de le faire valoir comme son compatriote ; mais pour tout cela pas moins grand copiste de Scribonius Larguu : car quant à ce Marcellus cité par Æce, Paul Eginette & Trallien, je croy, avec Tiraqueau, que c'est le même que celui-là.

THEODORUS *Priscianus.*

Gesner. Paschal. Gall. Vanderlind. Andr. Tiraquell.

** Idiota secundùm naturam se habens prafertur Sophista.*

Hi stor. Campor. Elysior. lib. 4.

THEODORE Priscien est un Medecin du quatriéme siecle. Il est qualifié Archiatre, & a écrit d'une maniere qui prouve que la langue Latine n'étoit pas encore fort corrompuë en ce temps-là. On peut voir la liste de ses Ouvrages dans les Bibliotheques de Medecins, & s'il est le même que l'Octavius Horatianus, comme l'a crû Otho Brunfelsius; mais il ne faut pas oublier icy qu'il invective contre ces esprits pointilleux & ces prétendus Philosophes, qui disputent de la Medecine avec plus d'opiniâtreté que de raison, & qui ne se rendent jamais ; & qu'il fait moins d'estime de ces gens là, * *que de Païsans qui seroient entrez dans l'exercice de cét Art, avec dessein de se rendre à ce qu'on leur auroit fait voir d'assuré*, pensée toutesfois qu'il a prise de Galien, comme le remarque Symphorian. Campegius.

TIMOTHEUS.

Reinesii Nova Re pert. pag. 945.

TIMOTHE'E l'ancien étoit Medecin du Roy Mithridate ; mais quand à celuy du cinquiéme siecle, il étoit frere de Theodore Priscien, & disciple de Vindicianus si estimé de Saint Augustin, & c'est apparemment celuy dont nous avons cette inscription : trouvée dans Saint Paul de Rome en la voye d'Ostie.

LOCVS TIMOTHEI ARCHIATRI ET PAVLINÆ.

DORUS Medecin des Bandes, fait une figure bien honteuse dans Ammian Marcellin, où il paroît comme un lâche & cruel délateur pendant la Tirannie de Magnentius : car chaque Bande avoit en ce temps-là son Medecin, comme il paroît par quelques inscriptions, & par quelques endroits du Code de Justinien.

DORUS. *Christ.* 350.

GENNADIUS est illustre par l'estime qu'en fait Saint Augustin, ayant exercé la Medecine à Rome & à Carthage avec un grand applaudissement, & à ce propos il ne faut pas oublier icy cét autre Medecin, dont il parle dans le Chapitre troisiéme du Livre quatriéme de ses Confessions, & dans le sixiéme Chapitre du Livre septiéme, qui le guerit de la prévention qu'il avoit pour l'Astrologie judiciaire, & pour d'autres vanitez : cét homme, dis-je, dont il estime tant la conduite & l'esprit.

GENNADIUS. Gennadius frater noster notissimus omnib. nobisque charissimus Medicus, qui nunc apud Carthaginem degit, & Romæ suæ Artis exercitatione præpolluit ut hominem Religiosum. *Epistol.* 100. *ad Ennod.*

VINDICIANUS fut premier Medecin de l'Empereur Valentinien I. auquel il dedia les Livres *de Medicinis expertis* écrits en vers. Saint Augustin l'appelle, le grand & illustre Medecin de nôtre siecle, & le louë particulierement de sa prudence dans l'Epître 5. à Marcellin.

VINDICIANUS.

CLEOBULE n'est gueres connu que pour avoir gueri S. Epiphane de la maladie que luy causa une chute de dessus un cheval.

CLEOBULUS.

JEAN Medecin du temps de l'Empereur Theodose I. étoit un veritable Medecin de Cour : car voyant qu'Epictete Medecin de cét Empereur, étoit mort, il pensa bien plus à occuper sa place, qu'il n'avoit pensé à s'en rendre digne, employant pour cela tout ce que la brigue, les presens & les amis peuvent faire en ces occasions. Mais comme il y a d'honnêtes gens par tout qui ne peuvent taire la verité, Symmachus Prefet de Constantinople, écrivit à l'Empereur que c'étoit la coutume d'assembler le College des Medecins pour prendre leurs avis sur ce fait, ce qui fut executé malgré les sollicitations de Jean, quoi-qu'il fut de famille Patricienne.

JOANNES. *Symmachus lib.* 1. *Epist.* 26.

EUTROPIUS Medecin est different, suivant quelques Auteurs, de l'Historien de ce nom, sur quoy on peut voir le sen-

EUTROPIUS.

V. Vossium de Historic. Latin. l. 2.

timent de Vossius, & de Janus Cornarius, qui trouvent assez de convenance dans les temps, pour croire que ce Medecin & l'Historien sont le même.

EUNAPIUS *Sardianus.*

Vossius de Histor. Græc. lib. 2. c. 18.

Eunapius in vita Proæresii.

EUNAPIUS de Sardes, grand Philosophe & grand Historien, est mis au nombre des Medecins pour avoir sçu quelque chose de la Medecine. Quoi-qu'il en soit, c'est de luy que nous avons l'Histoire d'un pretendu Medecin nommé

ÆSCHINES.

ÆSCHINES. *J'étois*, dit-il, *tombé malade au Port de Pyrée, & reduit en un état si pitoyable par la fatigue de la Navigation, qu'on ne me voyoit plus aucun signe de vie, lorsque le Medecin Æschines, qui se trouva là par hasard, pria mes amis qu'on luy laissât prendre soin de ma guerison. En effet, quoi-qu'il fût connu pour un homme qui avoit fait mourir, non seulement tous les malades qu'il avoit entrepris; mais encore ceux mêmes dont il n'avoit fait que s'approcher; on luy permit de me faire violence pour faire entrer dans ma bouche quelque remede qu'il portoit sur luy, & je ne l'eus pas si-tôt avalé, comme je l'ay sçû de mes amis là presens, que mon ventre s'étant ouvert, je recouvray la parolle & la veuë, distinguant ceux qui étoient prés de mon lit. C'est ainsi qu'Æschines noya le souvenir de ses fautes, & de ses ignorances dans une cure, qu'on pouvoit appeller unique, & qu'ayant été traité de Divinité dans toute la Ville d'Athenes, il repassa dans l'Isle de Chio sa Patrie, où il fut consideré toute sa vie, comme un des plus grands Medecins du siecle.*

EUSTATHIUS

EUSTATHIUS est ce Medecin & Theologien auquel Saint Basile écrit une lettre fort honnête, & dans laquelle il louë les hommes de sa profession, de la douceur & de l'urbanité qu'ils font paroître dans leur conversation. Il y a encore un Eustathius Quercenatus dans Gesner qui a écrit quelque chose sur le Livre d'Hipocrate *de natura humana*, & sur le Livre des Temperamens de Galien, & que le Docte Andreas Tiraquellus croit n'être autre chose que cét ami de Saint Basile.

V. Bibliothec. Medic. Schenck.

MELETIUS.

MELETIUS & Pasinicus sont deux Archiatres ausquels le même Saint Basile écrit avec beaucoup d'estime. Surquoy il faut remarquer qu'il y a encore deux Meletius dans les Bibliographes differens de celui-cy: l'un étoit Moine Grec converti du Mahometisme, & Auteur d'un Livre de la nature de l'homme, imprimé avec quelques autres Ouvrages de Medecins; l'autre étoit, selon Lilius Gregor. Gyraldus, un autre Grec son contemporain, qui fit divers Ouvrages de Mede-

V. Gesneri Bibliothec. & Schenckii.

Gregor. Gyrald. Præfat. in Simeon. Sethi versionem.

cine. Mais je doute si ces Commentaires sur les Aphorismes d'Hipocrate, gardez dans la Bibliotheque du Roy à Paris sont de ce dernier, ou d'un troisiéme Meletius.

Ausonius.

Ausone étoit natif de Basas,

Vasates patria, sed patre Burdigalus.

homme de distinction, & selon Vossius Gouverneur de l'Illirie, quoi-que Medecin. Car s'il ne dédaigna pas de faire la Medecine, il la fit avec tant d'honneur, que son fils marque cette circonstance comme un des beaux endroits de sa vie.

Auson. in parentalib.

Obtuli opem cunctis poscentibus artis inemptæ.
Officiumque meum cum pietate fuit.

Il est vray qu'il exagere un peu sa capacité

Præditus & vitas hominum ratione medendi
Porrigere, & fatis amplificare moras.

mais il n'a pas eu tort de luy faire dire ce qui suit.

Ibidem.

Invidi nunquam, cupere atque ambire refugi,
Jurare aut falsum dicere par habui.

Et même de mettre en vers en sa faveur cette belle Sentence d'Hipocrate.

Felicem scivi, non qui quod vellet haberet,
Sed qui per fatum non data non cuperet.

Expliquant au reste le long & heureux terme de sa vie en cette maniere,

Undecies binas vixit Olympiadas 90. ans.

Absirtus Nicomed.

Christi 330.

Absirtus de Nicomedie, & selon d'autres de Pruse, étoit Soldat dans l'Armée de l'Empereur Constantin, & écrivit de la Veterinaire & de la Medecine rustique. On dit qu'il vécut six vingt ans.

Theophilus

ad Olympiam diaconiss.

Theophile Medecin du même siecle est distingué par sa qualité de Comte, marquée dans une lettre de S. Jean Chrisostome, *Theophilus Comes idemque Medicus.*

Arriater.

Arriater ou Archiater est allegué dans une lettre de Saint Augustin par le Comte Darie, à propos de certain remede.

Ammonius.

lib. 22. de Civit. Dei.

Ammonius étoit contemporain de Saint Augustin, & fort estimé d'un certain Innocentius, qui l'appela pour sa maladie.

Himetus.

Himetus est celebre dans l'Epître 38. de Saint Jean Chrisostome, qui luy addresse l'Evêque Seleucus affligé d'une toux dangereuse & importune: car il le traite *d'homme de bien,*

& d'ami sincere, qu'on est toûjours bien aise de voir, soit en santé ou en maladie, tant on goûte de douceur dans sa conversation.

AGAPIUS *Alexandr.*

AGAPIUS d'Alexandrie, ayant quitté cette Ville où il étoit né, pour s'établir à Constantinople, y ouvrit le premier une Ecole, &ne mit gueres à se faire riche. Mais son temps est si incertain que Suidas ni Vossius n'en marquent rien, non plus que des Ouvrages qu'il composa.

ACONISTUS *Histor. Æthiop. lib. 4.*

ACONISTUS, vray ou fabuleux, parle si juste dans l'Histoire Ethiopique d'Heliodore de la Sympathie qu'il y a entre le corps & l'ame, & de ce que la Medecine peut raisonnablement & humainement promettre, que je ne puis le laisser passer, non plus que,

* CHALASIRIS

CHALASIRIS Mage & Medecin d'Egypte. Car il paroît si habile dans cette Histoire, qu'il connoît la passion de Chariclée par la seule observation de ses yeux, & du changement de son visage.

CLAUDIUS. ** Heres. 66. l. 2. Epist. 12.*

CLAUDE Medecin du temps de Saint Epiphane, * eut l'honneur d'être un des Juges d'une celebre dispute.

DIOSCURUS.

DIOSCORE ou Dioscure n'est pas moins le nom d'un Medecin en particulier, que *Dioscuri* l'est de certaines divinitez Medecines, dont nous avons parlé cy-devant. Ce Dioscore étoit donc de Tralles, & pere d'Alexandre de Tralles, dit Trallien, & frere d'un Antemius Mathematicien, & de Theodore Grammairien: C'est luy dont Saint Jerôme parle dans l'Epître à l'Orateur Magnus, & qui enseigna la Medecine à

Agathias lib. 5. de bell. Gothic.

ALEXANDER *Trallianus.*

Christ. 550.

ALEXANDRE Trallien son fils, qui fut Medecin de l'Empereur Justinien I. Il voyagea premierement en divers païs, puis il composa les Ouvrages qui nous restent, & dont les Manuscrits sont dans la Bibliotheque du Roy à Paris. On le loüe de son exactitude, & de la docilité qui le portoit à apprendre des personnes les plus simples, quand ce qu'ils disoient étoit conforme à la raison & à l'experience. Il y a tant d'autres Alexandres Medecins, qu'on peut voir le Docte Tiraqueau sur cette matiere.

PAULUS *Æginета.*

PAUL d'Egine ou Eginette, vivoit selon quelques-uns dans le quatriéme & dans le cinquiéme siecle, & selon d'autres dans le sixiéme, parce que ceux-cy pretendent qu'il a copié Alexandre de Tralles. Quoi-qu'il en soit, il fut surnommé le Singe de Galien, parce qu'il avoit bien pris des choses de ce grand

grand Medecin, qu'il insera dans cét Ouvrage de Medecine qui porte son nom.

ÆTIUS *Amidenus.*

Æce d'Amide dans la Mesopotamie, homme de qualité, a écrit en Grec dans le cinquiéme siecle, des Ouvrages de Medecine, que Photius n'a pas manqué de critiquer : car il faut sçavoir en passant que ce fameux Patriarche de Constantinople, n'étoit pas ignorant dans la Medecine, mais on ne laissa pas pour cela de les préferer à ceux d'Oribase. Quelques Auteurs le placent avant Paul d'Egine, parce, disent-ils, qu'il le cite. Mais quant à ceux qui l'ont confondu avec le fameux Heretique de ce nom, qui vivoit au temps de l'Empereur Constantin, il se sont manifestement trompez. L'erreur vient de ce que cét Heretique se mêloit de la Medecine, par où il entroit dans l'esprit des simples, & faisoit valoir ses fourberies. Car il ne faut pas oublier à ce propos que Philostorge ne laisse pas de le peindre, quoi-qu'il ne fut qu'un ignorant, comme un habile homme, jusques à le faire triompher de ses adversaires, & mêmes des maladies de l'ame comme de celles du corps; qu'il traitoit, dit-il, sans interest. A quoy il ajoûte qu'il avoit appris la Medecine de Sopolis Medecin Grec, le plus renommé de ceux de son temps; & tout cela parce que Philostorge étoit Heretique comme Æce & son partisan : car Saint Gregoire de Nisse, qui se connoissoit en esprits, tranche nettement que ce Sopolis n'étoit qu'un Charlatan courant le païs, qu'Æce n'avoit suivi que pour en apprendre quelques secrets, à la faveur desquels il faisoit le grand Medecin. Mais un autre

PHILOSTORGIUS.

Philostorge different de cét Historien, étoit un Medecin effectif de ce temps-là, pere de Philagrius & de Possidonius, deux Medecins du même temps, & habiles, si l'on en croit Philostorge l'Historien. Au reste Andreas Tiraquellus, qui se persuade par un passage d'Æce d'Amide qu'il a été Chrétien, fait encore un *Ætius Sicanius*, Auteur d'un traité *de Atrabile*.

ELPIDIUS

Procopius, lib. 5. de bell. gothic.

Ennodius Epist. 8. lib. 8.

Bibliothec. Gesner.

Elpidius étoit de Milan, Chrétien, Diacre de l'Eglise, & un des Medecins du Roy Theodoric; mais il fut malheureusement envelopé dans l'affaire de Boece & de Symmaque. Quelques-uns croyent que c'est le même que ce *Rusticus Elpidius vir clariss. & inlustris*, Questeur & Auteur de l'Histoire du vieux & du nouveau Testament en vers, & des choses miraculeuses que Jesus-Christ a operées, & de plus d'un Traité de la consolation à la douleur qu'on a perdu.

DIONYSIUS *Diaconus.*

DENIS autre Diacre & Medecin faisoit la Medecine à Rome, en un temps où les Chrétiens avoient besoin des Ministres de l'Eglise, & de ceux de la Medecine, pour leur consolation.

Hic levita jacet Dionysius artis honestæ
Functus & Officio, quod Medicina deflet.

Et à ce propos il ne faut pas oublier qu'Isidore a écrit qu'il y avoit de son temps un autre Diacre Medecin nommé

Epist. 190. lib. 1.

DOROTHEUS

Phleg. de mirabi-lib. cap. 26.

DOROTHÉE, & par consequent fort different de ce Dorothée Medecin, dont Phlegon affranchi d'Auguste parle ainsi : *Dorotheus Medicus retulit in Commentariis, Alexandriæ in Ægypto Cinædum peperisse fœtum conditum miraculi causa* : car celui-cy est le Dorothée que Pline a cité, *lib.* 20. *cap.* 8.

GESIUS *Petræus.*

GESIUS Medecin Chrétien, étoit natif de Petra en Arabie, & vivoit dans le cinquiéme siecle en reputation de grand Medecin. Il convainquit le Juif qui luy avoit enseigné la Medecine, de la fausseté de sa Religion, & le gagna avec tous ses Sectateurs au Christianisme. Ainsi Dieu benit toutes ses bonnes intentions, car il fit une grande fortune à Rome, & s'y vit en fort grand honneur. Il est vray que Suidas l'a peint comme un homme vain, & qui le portoit un peu trop haut ; mais quoi-qu'il en soit, il fit une action bien noble & bien Chrétienne, quand il cacha Homiscus, que l'Empereur Zenon cherchoit pour le faire mourir injustement, le recevant dans sa propre maison, & luy donnant ensuite le moyen de se sauver, & enfin luy rendant les derniers devoirs quand il eut appris qu'il étoit mort pendant sa fuite. C'est ce Gesius dont parle Zacharias le Sophiste * ou Scholastique depuis Evêque de Mitilene, dans le Dialogue où il l'introduit avec deux autres, & où il le traite de grand Medecin.

* *ad Calcem Philocaliæ Origenis. V. Photium in Bibliothec.*

EUDOXIUS. *Prosper. in Chronic. Histor.*

EUDOXIUS est cét habile Medecin, mais si seditieux, & si mal intentionné, qu'ayant excité seul une sedition dans Bagdet, il fut obligé de se retirer chez les Huns.

SYRIANUS.

SYRIANUS est un Medecin Grec du cinquiéme siecle, qui a donné quelques Commentaires sur la Metaphysique d'Aristote, & que Sidonius Apollinaris marque avec un autre nommé Theodose en une des lettres qu'il a écrites à son frere.

JUSTUS.

JUSTUS vivoit en ce même siecle en reputation de grand

Medecin ; mais le même Sidonius ne laisse pas pour cela de se divertir un peu à ses dépens, le loüant d'une maniere & en des termes qui font douter, s'il parle de son adresse aux Operations Chirurgicales, ou à attirer manuellement l'argent des malades ; mais voici trois Medecins dont on peut être embarassé, parce que comme ils s'appellent tous trois Jacques, & que les temps & quelques autres convenances, font pour l'unité, on pourroit croire qu'il n'y en a qu'un ; mais voici comme on les doit ce me semble distinguer.

V. Epist. divers. Græcor. pag. 234.

JACQUES de Damas fils du Medecin Hesychius est nommé Psichristus ou Psicochristus, parce qu'il se servoit de remedes, adoucissans & humectans dans la douleur des maladies. Il fit la Medecine à Constantinople sous Leon le Grand avec tant d'honneur & de succés, qu'on le nomma *Sauveur* comme on avoit fait son pere, & que Suidas n'a pas fait de difficulté de le traiter de Saint. Au contraire

JACOBUS *Damascenus.*

JACQUES Grec de nation se trouve Paien de Religion, & par consequent different de celui-là, quoi-que son contemporain. On dit de luy qu'ayant été appelé pour la maladie de Leon, il se plaça dans le fauteüil du lit Imperial, & que cette liberté surprit tellement les Courtisans qu'ils firent ôter ce siege de sa place ; mais que ne se sentant pas moins indigné contre eux, qu'ils paroissoient l'être contre luy, quand étant retourné voir son malade il ne trouva plus où se mettre avec commodité & dignité, il se jetta sur le bord du lit Imperial, disant hautement qu'il avoit appris des plus anciens & habiles Jurisconsultes, qu'il pouvoit s'asseoir par tout où on avoit besoin de luy, sans distinction de qualitez.

JACOBUS *Achivus.*

Marcellin. Comes in Chronic. indict. 15. Leone solo Consule.

JACQUES d'Alexandrie est remarquable dans Photius par des faits qui ne paroissent pas tous veritables. Car outre qu'on luy attribuë dans cét Auteur la cure d'une infinité de maladies extraordinaires, on luy fait même dire qu'il a veu une femme à laquelle les dents étoient tombées en éternuant. Mais ce qu'il y eut d'avantageux pour ce Medecin, est que quant il arriva à Constantinople, il y trouva des Medecins fort ignorans, qui ne faisoient que badiner & vetiller auprés des malades, au lieu de les traiter serieusement, & avec application & methode. Mais je ne sçay si sa methode étoit meilleure que celle que l'Auteur cité par Photius, blâme dans ces Medecins : car il ne saignoit jamais, se contentant de baigner, de purger,

JACOBUS *Alexandrinus.*

Damascius apud Photium.

Ibidem.

& de faire observer une diete exquise aux malades : & quant aux maladies chirurgicales, particulierement aux ulceres, il ne se servoit que du fer & du feu. Ce qu'il y avoit de noble dans sa pratique & dans celle de son fils qui le suivoit, est qu'ils ne prenoient point d'argent, qu'ils exhortoient les riches à avoir soin des pauvres malades, & qu'ils se contentoient de quelques mesures de bled, qui leur étoient fournies du public. C'est sans doute pour cela qu'on érigea des Statuës au pere dans Athenes, qui conserverent même longtemps tous les traits d'un homme d'esprit, quoy qu'austere & reservé. Neanmoins on ne laissa pas de douter de la Religion du pere & du fils, puisque quelques-uns allerent jusques à les croire non seulement impies, mais mêmes Magiciens, quoi-que d'autres se contentassent de les croire simplement Payens. Car quant aux Auteurs des derniers siecles, & entre autres Casaubon, ils ont écrit qu'ils étoient Chrétiens, & que le peuple, qui blâme tout ce qu'il ne peut comprendre, les crût Magiciens. Quoi-qu'il en soit, le pere eut pour disciple

Ibidem.

ASCLEPIODOR *Alexandr.*

ASCLEPIODORE d'Alexandrie, Philosophe, Medecin, Musicien, & selon Photius Theologien, mais d'une Theologie Payenne. On dit quant à sa methode, qu'il mit l'Ellebore en pratique ; mais que quant aux Medecins, il n'estimoit que son maître. On ajoûte qu'il eut la curiosité d'entrer dans la caverne, ou étuve de Hierapolis, & qu'aprés en avoir consideré la structure, il en imita une semblable avec des metaux, dont il ménagea fort artistement le mélange ; mais il fut enfin si malheureux, qu'il se noya dans le Meandre. A quoy il faut encore ajoûter que Pline marque un ancien Medecin de ce nom.

Histor. natur. lib. 13.

AGAZO. *Atheniensis.*

AGAZO d'Athenes est connu sous le nom *d'Experimentator* dans *Petrus de Apono* ; mais comme il ne marque pas son siecle, il est d'un temps incertain.

PETRUS.

PIERRE est un Medecin du cinquiéme siecle, en faveur duquel Theodoret écrivit deux lettres, une à un *Audibertus homme illustre, magnifique & de qualité* dans la Ville de Cyr, l'autre à Apella, homme de pareille distinction, dans lesquelles il les assure que ce Medecin merite qu'on le considere, tant à cause de sa capacité, que pour la maniere noble avec laquelle il exerce la Medecine. Il y a encore un Pierre du septiéme siecle, Medecin de Thierri ou Theodoric Roy de France, qui joüoit aux échets avec Protade favori de la Rei-

Greg. Turonens. Hist. lib. 11.

Reine Brunehaudt, lorsqu'il fut enlevé par les Barons du Royaume.

MARILELFE étoit, selon quelques-uns, Medecin Arabe; mais il ne fut pas heureux dans son emploi, car s'étant donné au Roy de France Chilperic, il fut si maltraité par Meroë & par Gontran, qu'il fut dépoüillé de tous ses biens, & sa famille reduite en une maniere d'esclavage & de servitude; heureux avec tout cela, de n'avoir pas été assommé pendant qu'on le poursuivoit: Riolan a donc tort d'avoir voulu soutenir que Marilelphe n'avoit pas été Medecin de Chilperic, puisque Gregoire de Tours marque le contraire; mais à ce propos il ne faut pas oublier

MARILELFUS

Curieuses recherches touchant les Ecoles de Medecine.

Greg. Turon. lib. 15. cap. 25.

NICOLAS & DONAT, ces deux innocens Medecins que la cruelle Austrigilde, femme de Gontran Roy de Bourgogne, fit égorger pour n'avoir pas gueri ce Prince.

NICOLAUS & DONATUS.

Greg. Turon. lib. 15. cap. 25.

REONAL est marqué dans Gregoire de Tours, comme Medecin de Sainte Radegonde, & comme habile à cause de la Castration qu'il fit à un jeune garçon, de la maniere qu'il l'avoit apprise des Medecins de Constantinople, pour le guerir d'une maladie que cét Historien ne nomme pas, & qui étoit apparemment une hergne intestinale.

REONALIS.

Greg. Turon. lib. 10. cap. 15.

ZACHARIE Medecin de l'Empereur Justin, & de Sophie son épouse, eut l'honneur d'aller de leur part en qualité d'Ambassadeur vers Cosroes Roy de Perse.

ZACHARIAS

Procop. de bell. Persic.

TRIBUN Medecin originaire de la Palestine, ayant gueri le même Cosroes d'une grande maladie, retourna à Constantinople chargé de presens. C'est pourquoy Justinien voyant qu'il étoit agreable à ce Roy, le nomma pour negocier une paix avec luy. L'ayant donc chargé de ses pouvoirs & de ses memoires, & muni de tout ce qui étoit necessaire pour cette grande affaire, il fut si heureux qu'il en vint about, & que Cosroes le mit encore au choix de ce qu'il luy viendroit demander. Mais Tribun, qui étoit homme d'esprit, d'honneur & d'érudition, juste & désinteressé, ne luy demanda que trois cens prisonniers, qu'il choisit entre ceux qui avoient le plus d'esprit & de science, comme gens necessaires à l'Etat, ce qui luy acquit une gloire immortelle.

TRIBUNUS.

THEODORE fut non seulement Medecin de l'Empereur Maurice, mais encore un de ses favoris. C'est pourquoy il l'envoya Ambassadeur vers Chagan Roy des Avares, obstiné

THEODORUS

à ne vouloir point de paix avec luy, & il réüssit si bien dans sa commmission, qu'il fit la paix, & qu'il rendit Chagan ami de Maurice, & cela dit-on pour luy avoir adroitement raconté l'Histoire de Sesostris Roy d'Egypte, qui se laissa toucher par une simple parole, & avertissement d'un des Rois qu'il avoit impitoyablement attachez à son Char. C'est ce Medecin d'un si grand merite, & d'un si grand credit, que Saint Gregoire le Grand ne fait point de difficulté de l'appeler son glorieux fils, le priant de plaider la cause de Jesus-Christ auprés de l'Empereur, au sujet de quelques Monasteres. A quoy on doit ajoûter, que Simocrate & Nicephore, ne traitent pas ce Theodore avec moins d'honneur que fait ce grand Pape.

V. Epist. 65. lib. 2. & alias

V. Tzezem in Chiliadib.

THEOTIMUS.

THEOTIME est un autre ami & Medecin du même Saint Gregoire, qui l'assure dans une de ses lettres qu'il ne tiendra qu'à luy, qu'ils ne fassent tous deux qu'une ame & qu'un cœur, & que s'il ne le voit pas toûjours, il ne laisse pas de l'avoir continuellement dans l'esprit; mais il ne faut pas passer sous silence que ce grand Pape faisoit tant d'estime de la Medecine, qu'il a encore rendu celebres les noms de Fuscus, d'Anastasius, d'Archilaus ou Marchilaus Sicilien, Medecins de son temps & de ses amis.

Epistol. 66.

Dialoger. lib. 4. cap. 57.

ÆGIDIUS *Atheniensis.*

V. Biblioth. Gesner. & Vanderlind. de Script. Medic. & Renat. Moraum l. de V. S. in Pleuritid.

GILLES, d'Athenes étoit, dit-on, un Moine Benedictin du sept & huitiéme siecle, qui écrivit un Livre du poulx & un des urines, & quelques notes sur le Livre *de febrib. ad Glaucon.* de Galien.

ANTHÆMIUS.

ANTHÆMIUS *vir illustris & Comes* est un personnage que Skenkius fait Auteur d'un Livre intitulé *de Observationibus Ciborum*, dedié à Thierri Roy de France, & gardé MS. dans la Bibliotheque d'Occo Medecin d'Ausbourg.

GARIOPONTUS.

GARIOPONT étoit Affriquain, & est selon quelques Auteurs, d'un temps incertain. Cependant le Docte Reinesius le met dans le huitiéme siecle; mais il n'en fait pas grand cas, ne le traitant que d'impertinent copiste de Theodore Priscien. Quoi-qu'il en soit, son Ouvrage est divisé en huit parties, & parce qu'il traite de toutes les maladies du corps humain, il est intitulé *Passionatius Galeni*, ce qui a fait avancer à Rhases qu'il est en effet de Galien, & qu'il n'a été attribué à Gariopont que parce qu'il y a fait quelques notes.

Variar. lect. lib. 3. lect. 12.

V. Præfat. Operis.

NONUS.

V. Paschal. Gal. & Schenckium in Bibl.

NONUS vivoit selon René Moreau dans le dixiéme siecle, & fit un Livre de la cure des maladies.

ALTHMAR ou Jean Medecin est marqué par Flodoart *in precepto Caroli Regis*, de son Histoire de Reims.

ALTHMARUS lib. 3. cap. 4.

JEAN d'Alexandrie est un Medecin Sophiste, mais d'un temps incertain, qui a fait un Commentaire sur les Epidemies d'Hipocrate & de Galien, sur le Livre des Sectes.

JOANNES Alexandrin. V. Bibliothec. Gesner & Tiraquell. in nomencl. Medic.

MICHEL Psellus, est connu de tous les sçavans comme un homme également grand Philosophe, Theologien & Medecin, qui eût l'honneur d'être Precepteur de Michel Ducas Parapinace Empereur de Constantinople.

MICHAEL Psellus. V. Gesner. Bibliot. Vanderlind de Script. Medic. Vossium de Hist. Grae. lib. 4.

JEAN, dit Actuarius, fils de Zacharie Medecin Grec, est marqué par Vossius parmi les Medecins d'un temps incertain. Cependant d'autres le mettent hardiment dans l'onziéme siecle; mais s'il est vray qu'il ait traduit d'Arabe en Grec le Livre des urines d'Avicenne, comme le croit le Docte Gesner, il faut qu'il soit du douziéme siecle. Au reste il a composé divers Ouvrages, dont les M S S. sont dans la Bibliotheque du Roy à Paris, & marquez par les Bibliographes, tous fort estimez, ce qui a fait que quelques Auteurs l'ont traité d'homme divin.

JOANNES Actuarius.

NICOLAS Myrepse Alexandrin, est encore un Medecin d'un temps incertain selon le même Vossius; c'est pourquoy quelques-uns le mettent devant Paul Eginette, & d'autres, comme René Moreau * dans le douziéme siecle, & cela parce qu'il a copié, disent ces Auteurs, Mesué, en plusieurs endroits, assurans au reste que c'est le même que *Nicolaus Præpositus*.

NICOLAUS MYREPSUS Alexandrin.

* *de V. S. in pleuritid.*

Petr. Castellan. in vitis illustr. Medic.

RAOUL surnommé le Clerc, ou *mala Corona*, est loüé par Oderic Vital, d'avoir avoüé franchement qu'il n'avoit trouvé personne à Salerne qu'une vieille & sage Matrone, qui fût plus habile que luy, mais il ne marque pas son temps.

RADULPHUS Clericus.

JEAN de Chartres surnommé le Sourd, étoit Medecin de Henri I. du nom, Roy de France.

JOANNES Carnotensis. T. 1. Histor. Universit. Parisiens. p. 573.

SIMEON Sethi natif d'Antioche Medecin Grec, a vécu dans le douziéme siecle ou environ, puisqu'il a fait un Livre dedié à Michel Ducas Empereur de Constantinople: car quant à ses autres Ouvrages, on peut consulter Gesner-Vanderlinden, &c.

SIMEON SETHI Antiochenus.

ADELARD étoit Medecin de reputation dans ce même siecle, Anglois de Nation, & qui reviendra peut-être encore ci-aprés.

ADELARDUS

DEMETRIUS surnommé Pepagomene, a fait un traité de

DEMETRIUS Pepagomen.

la Goute, & des maladies de cette nature en faveur de Michel Paleologue Empereur de Constantinople : car quant aux autres Demetrius Medecins, on peut voir le Docte André Tiraqueau, Gesner & Vanderlinden.

in Nomenclat. Medicor.

Voila ce me semble tout ce qu'on peut dire en matiere de Chronologie, des plus considerables Medecins Grecs & Latins qui ont fleuri avant les Arabes, ou de leur temps. Il faut donc maintenant passer à celle de ces derniers, aprés avoir dit quelque chose touchant les Juifs, qu'on confond souvent avec eux. Observons donc, avant que d'aller plus loin, que les Juifs qui se sont mêlez de la Medecine avant la venuë du Messie, ont ou échapé à l'Histoire, ou ont été en si petit nombre, que je me trouve obligé à me retrancher à ceux dont il est fait mention dans les Saintes Lettres : car quant au Fils de Dieu & aux Apôtres qui sont nez parmi eux, quoi-qu'ils ayent quelques fois exercé la Medecine avec des remedes naturels, ils ont bien plus operé par la vertu du Tout-puissant que par ces remedes. Je commence donc par

MOYSE, si ce Moschus ou Mochus, dont il est tant parlé dans les Historiens prophanes, est nôtre Moyse, & si tout ce qu'on a dit de Mercure Trismegiste, d'Apollon, d'Esculape, & de tant d'autres Medecins pretendus, n'est autre chose que ce grand Patriarche, & ce Sauveur des Israëlites. Car quoy qu'il en soit à cét égard, combien de cures n'a-t-il point operées en Egypte & dans le désert, même par des remedes naturels, *nonne à ligno indulcata est aqua?* Aussi Saint Jean Chrysostome l'a-t-il regardé comme un tres-habile Medecin, en quoy il a été suivi par Mesué, auquel il n'a pas moins parû qu'un Taumaturge.

V. Præparat. Evangelic. V. Cl. Daniel. Huet. Suesson. Episcop. propos. quarta.

Joann. de Mey Medioburgens. in expositionib. aliquot locorum Pentateuchi pag. 95.

SALOMON, grand en toutes choses, paroît encore plus grand Medecin que tous ceux qui l'ont suivi, & que tous ceux qui l'ont précedé ; car outre qu'il n'y a rien de fabuleux dans son Histoire, il paroît aussi élevé audessus de tous ceux de l'Egypte, de la Grece & de la Judée, que les Cedres du Liban le sont au dessus de * l'Hissope qui croît sur les murs, & tout cela parce qu'il avoit préferé la sagesse, qui est sœur de la Medecine, à tout autre bien ; & c'est à cause de cette sublimité de genie, que quelques Auteurs ont crû que le grand Hipocrate

* Ruta muraria species capillariæ.

Hipocrate avoit transcrit dans ses Ouvrages quelques-unes de ses plus belles Sentences.

Hyeronim. Bardus Medic. Catholico politic. pag 110.

Elise'e est un Medecin qui guerit Naaman de sa lepre, qui rend les eaux de Jericho saines & potables, de corrompuës qu'elles étoient, & qui ôte même la malignité aux Coloquintes.

Hegesippus Hist. Iudaic. lib. 4.

Isaye ne s'étant servi que d'un simple cataplâme de figues, n'en paroît pas moins grand Medecin à Tertullien, qui étoit un homme sçavant dans toutes les Sciences. Saint Jerôme même se sert de cette cure, pour avoir occasion de louer cette Medecine qui a été inventée par la raison, & soutenuë de l'experience, & c'est ce qui avoit obligé Saint Jean Chrisostôme, avant luy de le regarder comme un Medecin rationel, en quoy il fut suivi par Serapion & par quelques autres Medecins marquez par *Hyeronim. Bardus in Medic. Catholico politic. pag.* 87.

lib. de corona militis.

Homil. sexta in Marcum.

Antidotarii c. 17.

Esdras est cité par Nicolaus Myrepsus, Æce, Paul Eginette, & même par Avicenne comme un excellent Medecin.

Jesus fils de Syrach, Auteur du Livre intitulé *l'Ecclesiastique*, est un Juif & Helleniste si admirable en tout ce qu'il a écrit en faveur de la Medecine & des Medecins, qu'on ne peut luy refuser la qualité de Medecin. Il vivoit comme il paroît dans la Préface de son Ouvrage, au temps du Roy d'Egypte Ptolomée Evergete.

Quant aux Juifs qui ont exercé la Medecine depuis la venuë du fils de Dieu, outre que l'Histoire n'en est pas bien seure, il faut encore avoüer qu'il ont été de si mauvaise foy à l'égard des Chrétiens, que l'exercice qu'ils ont fait de la Medecine parmi eux, a plus causé de mal que de bien. Mais ce qu'il y a de plus déplorable en cela, est que les Chrétiens les ont encore préferé aux autres, & c'est ce qui a obligé le pieux & Docte Medecin de trois Empereurs, Jean Crato, de dire qu'il n'y avoit pas de meilleur moyen de passer pour grand Medecin que de se dire Juif ou Arabe.

Si vis magnus haberi Medicus Judæum vel Arabem profitere, *in Epist.*

Toutesfois il ne faut pas oublier icy les Juifs qui ont le plus fait de bruit. Aprés quoy nous passerons aux Arabes Mahometans, & aux Arabes Chrétiens; parce que quoi-que differens des Grecs en quelques maximes, ils n'ont pas laissé de faire honneur à la Medecine, témoins les disciples qu'ils ont

V. Nobilis socii Salodiensis, præsentationem pro Arabum & Probor. Medic. tutela & Lionardo di Capoa, nel suo Parere pag. 39.

faits, lesquels n'ont pas moins marqué les erreurs de Galien, que les Galenistes celles des Arabes. *

Il faut donc sçavoir qu'aprés que les Ecoles d'Alexandrie eurent été dispersées par les Califes successeurs de Mahomet, sous prétexte que les Professeurs de ces Ecoles n'étoient pas d'accord entre eux, mais en effet, parce que leur Philosophie marquoit nettement les fables & les impertinences de l'Alcorani, ces Professeurs, & particulierement ceux qui enseignoient la Medecine se retirerent, les uns dans la Perse, dans l'Arabie, & dans l'Egypte, où ils demeurerent cachez; les autres en divers païs de l'Europe. Ainsi pour commencer par les Juifs, nous ne connoissons rien de plus ancien que

in Canone Isagog. Chronolog.

MASARIGNIA Israëlita & Thiarok qui fleurissoient, selon Joseph Scaliger, l'an 70. de l'Egire, ou environ l'an de grace 689.

ISAAC dont les Ouvrages sont marquez dans tous les Bibliographes, a tant écrit, que je ne sçay si les Juifs de ce nom qui suivent, ne seroient point Auteurs de quelques-uns de ces traitez.

Hottinger in Bibliothec. Oriental.

ISAAC ISRAELITA Beimeiran; fils adoptif du Medecin SALOMON ROY des Arabes, qui composa des Livres des Medicamens, & du Regime des malades citez par Mesué, Tiraqueau, Vanderlinden, Schenckius &c. que Symphorien Champier met dans le siecle onziéme, & René Moreau dans le douziéme, quoi-qu'apparemment du septiéme.

ISAAC Israëlita Auteur du *Viaticum*, mis en Grec par Constans de Memphis, & gardé MS. dans la Bibliotheque du Roy à Paris.

Pasch. Gallus in Bibliothec. & Vanderlinden.

ISAAC Hebn Amaran. De plus

ISAAC fils de Chunein, qui a écrit en Grec.

ISAAC Ben Sulamein, ou Bon Sullaimon, cité par Serapion.

Hottinger in Bibliothec.

RABI Juda qui s'est fait connoître par le Traité *de Medelis corporum.*

* *V. Scaliger. in Apiculis & Heroiibus. Cardan. in libr. Hipocrat. de are aquis & locis. Andr. Cæsalpin. in Catoptro pag. 6. Alois Mundell. Epist. Medicin. pag. 329. Valesc de Tarant. Valesium Controvers. l. 9. Controvers. 19. Saunnarol. Roderic à Castro in Médico Politic. lib. 2. & 9.*

Gofrid. Stechius in Epist. dedicat. Medic. artis.

Scintillæ veterum ad Arabes Occidentales pervenerunt, & ita pullularunt ut Fessæ & Maroci Scholis ad mare Athlanticum sitis justam acquisierint magnitudinem.

ABRAHAM Caſſari, qui a compoſé le *Dux* ou *Rector Medicinæ.*

GALAF ISRAELITA Juif de Catalogne, a écrit un Antidotaire ſelon Symphorian. Campegius.

FIDELIS *Medicus Iſraëlita*, a compoſé en Arabe un Ouvrage *de cognitione Dei*, que Guillaume Poſtel, au rapport de Geſner, avoit en ſa diſpoſition.

SAMUEL Ebn Juda Juif Eſpagnol,* ou Occidental, grand Philoſophe, Mathematicien & Medecin, fut fort eſtimé des Princes de ſon temps, l'an 560. de l'Egire. Il ſe maria à Maragua, où il eut des enfans qui furent Medecins de reputation ; mais il ſe fit Mahometan, & ſi paſſionné, qu'il écrivit contre les Juifs & leur cabale: car pour ſes Ouvrages de Medecine, je ne voy pas qu'il en reſte quelque choſe. Il mourut à Malaga l'an de l'Egire 570.

*Mogrebinus Adulleſenus.

Apulpharag. Hiſt. Dynaſt.

YUSIF Ebn Yahia Medecin Juif de Phares, grand Philoſophe & Mathematicien, vivoit l'an 623. de l'Egire. Il eut des Conferences avec Moſes fils de Maimon dans l'Egypte, où ils firent quelques obſervations & corrections Aſtronomiques. De-là il ſe retira en Syrie, & s'établit à Haleb, où il ſe maria, & fit la Medecine, & amitié avec Alkadi Al-Akeran au point, qu'il ſe promirent de ſe venir dire des nouvelles de l'autre monde aprés la mort, comme on le peut voir ; avec la ſuite de ce beau projet, dans Abulpharage.

Ibidem.

Hiſt. Dynaſtor. pag. 303.

ABRAHAM Aben-Eſra Eſpagnol, a fait ſelon Vanderlinden un Traité *de Colorib.* & quelques autres Ouvrages marquez pat Schenckius ; mais ils ne marquent pas ſon temps non plus que celuy des Juifs de ce nom, qui ont laiſſé quelques Ouvrages de Medecine. Ainſi je finis par ceux-cy.

RABI MOSES Maimonides, ou fils de Maimon, a été le plus fameux Medecin Rabin de tout le Judaïſme. Il naquit à Cordouë en Eſpagne l'an de Jeſus-Chriſt 1160. & ſelon d'autres 1200. & fit quoi-que Juif dans l'ame, une profeſſion apparente du Mahometiſme : car il ſe declara Juif aprés qu'il ſe fut retiré d'Eſpagne en Egypte, où il demeura le reſte de ſa vie, & c'eſt ce qui a trompé ceux qui l'ont crû Egyptien. C'étoit un ſi ſçavant Rabin qu'on a dit de luy, *à Moiſe ad Moiſem, non ſurrexit ſicut Moiſes.* Auſſi Scaliger & Caſaubon luy rendent-ils ce témoignage, que c'eſt le premier des Rabins qui a ceſſé d'écrire des ſottiſes. Outre ſes Ouurages de Theolo-

V. Abulpharag. Hiſt. Dynaſt. pag. 297. & Hotting. in Biblioth. Oriental.

V. Herpenii orationem de lingua Arabic.

gie & de Rabinisme, nous avons de luy un Traité *de Regimine sanitatis*, dedié au Sultan Saladin, dont il étoit Medecin. De plus ses Aphorismes suivant la doctrine de Galien, avec les contradictions qu'il a trouvées dans ses Ouvrages. Il mourut l'an 664. de l'Egire.

V. Vanderlinden de Script. Medic.

JACOBUS Mantineas ou Mantinus Medecin Juif Helleniste du quatorsiéme siecle, a si heureusement traduit quelques Ouvrages d'Avicenne qu'il auroit beaucoup obligé le public s'il avoit traduit le reste.

V. Vanderlinden de script. Medic.

DAVID de Pomis est un Juif moderne qui a écrit des maladies des vieillards.

Ibidem.

SALOMON Auteur du Sebeth Juda, ou Histoire des Juifs depuis la destruction du Temple de Jerusalem, est un Juif du siecle passé qui faisoit la Medecine en Espagne.

Nicol. August. in Bibliothec. Hispanie.

AMATUS & ZACUTUS Portugais sont d'autres Medecins Juifs si modernes, & dont les Ouvrages sont si connus, qu'il suffit de les nommer en passant.

Quant aux Juifs prétendus Medecins de nos Rois, Zedechias n'est connu que pour avoir empoisonné Charles le Chauve : car Farragius n'a jamais été Medecin de Charlemagne, comme se le sont imaginé quelques Medecins aprés Schenkius, *trompez par l'équivoque du nom, & par l'Eloge donné à * Charles premier Roy de Sicile dont ce Farragius étoit Medecin, ainsi qu'il paroît sur la fin du 25. livre du *Continens* de Rhases de l'édition de Brixianus, & plus particulierement par les Manuscrits sur lesquels cette édition a été faite, dont le plus rare, est celuy la même qui fut presenté à Charles I. Roy de Sicile, de Naples & de Jerusalem, garde dans la Bibliotheque de Monsieur Colbert, où Monsieur Baluze qui en prend soin, & qui est si connu par son érudition & honnêteté, me la fait voir : car on y observe d'abord dans une Miniature ce Roy qui envoye ses Ambassadeurs au Roy de Tunis, pour luy demander de sa part une copie de ce *Continens* écrit en Arabe, & dans la même Miniature ces mêmes Ambassadeurs de retour presentans cette copie à Charles, qui donna ordre à Farragius de la traduire en Latin ; mais il ne paroît nullement ni par ce Manuscrit, ni par l'édition de Brixianus, que Farragius ait été un de ces Ambassadeurs comme Riolan l'a avancé de son chef, dans ses curieuses recherches sur les Ecoles en Medecine de Paris & de Monpelier. Venons donc maintenant aux Arabes.

* *in Bibliothec.*

* Explicit translatio libri Elhauy in Medicina compilati per Mahumed Bizzaçaria el Razy facta, de mandato excellentissimi Regis Karoli, gloriæ gentis Christianæ coronæ filiorum Baptismatis & luminis peritorũ, per manum magistri Farragii Judæi filii magistri Salem de Agregento devoti interpretis ejus. Et laus sit Deo utriusque seculi, qui in adjutorio ejus fuit, die Lunæ XIII. Februarii, VII. Indictione, apud Neapolim. Deo gratias. Amen.

Il eſt bien vray qu'on les accuſe la plûpart d'avoir fait perir pluſieurs originaux Grecs, aprés les avoir traduits en leur langue; mais il nous en reſte une aſſez grande quantité pour croire que quand cela ſeroit vray, la Medecine n'en eſt pas plus pauvre, tant la plûpart des anciens Auteurs ont eu peu de honte de s'entre-copier. Quoi-qu'il en ſoit, ceux que j'ay marqué cy-devant page 130. font voir manifeſtement que la Medecine n'a pas peu d'obligation aux Arabes, quand ils n'auroient découvert que les purgatifs doux & benins inconnus aux Grecs & aux Latins, dont leurs ennemis mêmes ſe ſervent ſi ordinairement & ſi avantageuſement.

Paſſant donc icy ſous ſilence tous les Auteurs originaires d'Arabie marqués cy-devant qui n'ont rien écrit, & ceux qui ont écrit en Grec, & même les SS. Coſme & Damien qui viendront en leur lieu. Je commence par

GEBER quoy qu'il ne ſoit que du huitiéme ſiecle, parce que Cardan l'a tant eſtimé, qu'il l'a mis entre les douze ſublimes genies du monde. C'étoit un Grec de nation & de Religion, mais qui écrivit en Arabe, & qui ſelon quelques-uns ſe fit Mahometan, & eſt par conſequent un fort grand Probleme. Car quant au temps

V. Leonem Affrican. Simlerum. Geſner. Voſſium.

HARETH Ebn Calda eſt un Medecin Arabe bien plus ancien que Geber, puiſqu'Abulpharge le fait contemporain de Mahomet. Il apprit la Medecine dans la Perſe en un temps où l'ignorance étoit ſi grande, qu'il paſſa pour fort habile homme, & qu'il amaſſa de grands biens dans l'exercice de cette profeſſion. Aprés avoir demeuré long-temps en Perſe il retourna à Tais, ville d'Egypte ſa patrie, où le faux Prophete Mahomet, dont il étoit grand partiſan, le mit en credit. On luy fait dire que *pour ſe bien porter, il n'y a qu'à déjeuner du matin, à ne point contracter de dettes, & à ne pas approcher de trop prés des femmes.*

Gregor. Abulph. Hiſt. Dynaſt.

Ibidem.

KIRANIS ou Kiranides a écrit des Livres Arabes, des Animaux, des Plantes & des Pierreries, que Gerard de Cremone a mis en Latin. Quant à ce que Geſner & Schenkius en diſent de ſingulier, il n'y a aucune apparence, tant tout cela ſent la fable.

AHARON étoit un Medecin en fort grande reputation du temps d'Ebn Calda. C'étoit un Prêtre d'Alexandrie, lequel compoſa en Syriaque un *Syntagma Medicum* de 30. Cha-

Ibidem.

pitres, ausquels un nommé Sergius en ajoûta deux autres, d'où il s'ensuit qu'il est bien different de cét Haron fils de Semion, dont Ben-Casen parle dans ses Eloges, & que Mesué, Rhases & Serapion citent souvent.

Christ. 684.

MASSERIAVVAIH Medecin de Bassora, quoi-que Juif de Religion & Syrien de langue, ne laisse pas de venir icy, parce qu'il traduisit les Pandectes de Medecine d'Asron en Arabe, sous le Caliphat de Meruuam fils de Hakomi, l'an de l'Egire 65. On dit qu'un pauvre homme l'ayant consulté sur une maladie qui n'étoit autre chose qu'une faim naturelle, il répondit, *ô la sotte maladie de s'être attachée à un gueux, plût à Dieu qu'elle se fût attachée à moy & à ma famille*; mais que le consultant ne comprenant rien à cette exclamation, nôtre Medecin luy dit nettement, que c'étoit un signe de santé dont il ne sçavoit pas le prix, & qu'il prioit Dieu de luy ôter cette pretenduë incommodité pour la faire passer dans sa maison au dépens même de la moitié de son bien.

Ibidem pag. 126.

Ibidem pag. 128.

Christ. 700.

Syntagma magnũ.

THEODOCUS & Theodunus furent Medecins du Calife Heiaius, environ l'an de l'Egire 80. Ils firent de sçavans disciples, & celui-cy fit en faveur de son fils une grande collection de Theoremes de Medecine. On dit que ce Calife luy ayant demandé un remede contre un appetit dépravé qu'il avoit pour manger de la Terre, il luy répondit en bon courtisan & assez spirituellement, qu'il n'avoit qu'à se servir de ce courage dont la nature l'avoit doüé, & qu'à faire une resolution digne de luy, pour n'y plus songer; ce qu'il fit & qui le guerit.

Christi 750.

Ibidem pag. 148.

ABUKORAISTH qui n'étoit qu'un simple Apoticaire l'an de l'Egire 165. ou environ, fit un prognostic si juste sur l'urine d'une des concubines du Calife Al-Mosdi, qu'il fut choisi pour son Medecin, avec des honneurs & des presens extraordinaires, quoi-qu'il n'eût parlé, comme il l'avoüa à ses amis qu'au hasard.

Greg. Abulphar. & Georg. Elmacin. Hegir. 171.

Christi 770.

GEORGIUS Ebn Bactishua, ou George fils de Baptichou étoit un Medecin Arabe Chrétien de Iondisaburg, fameux du temps du Caliphe Al-Mansor, qui le manda sur le bruit de sa reputation. Ayant donc laissé à son fils le soin d'un Hôpital dont il étoit Intendant, il se rendit aux ordres de ce Prince qui fut charmé de sa bonne mine, de la beauté de son exterieur & de son éloquence, & ce qu'il y eut encore d'avantageux pour l'un & pour l'autre, est que le malade fut bien-tôt gueri. C'est pourquoy un jour que ce Calife demanda à Georges s'il avoit quelqu'un pour le servir avec amitié & assiduité, & Georges luy ayant répondu qu'il n'avoit pour toute compagnie & assistance que sa femme déja vieille, il luy fit present de trois mille écus d'or, & de trois belles Esclaves ; mais Isa Ebn Shahlaiha son disciple qu'il avoit amené avec luy, l'ayant fait souvenir qu'il n'étoit pas permis aux Chrétiens d'avoir plusieurs femmes, il renvoya les trois Esclaves aux Calife. Cependant celui-cy ayant tâché de le faire Mahometan, luy promettant de grands biens en cette vie, & le Paradis de Mahomet en l'autre, comme une chose assurée ; non seulement il resista à ses persuasions d'une maniere fort Chrétienne, mais il declara encore qu'il souhaitoit de retourner en son païs, laissant son disciple au Calife, qui luy donna un Esclave pour le servir en chemin, & pour le conduire, avec dix mille écus de presens. Mais comme ce disciple ne fut pas si sage que son maître, il s'en fallut beaucoup qu'il fit si bien ses affaires: car ayant choqué les Puissances, & mêmes quelques Evêques du païs, ils firent ensorte qu'il fut disgracié & dépoüillé de tous ses biens. Au reste nôtre Georges Baptichou eut un fils nommé Georges comme luy, & qui ne fut pas moins celebre dans son païs. * C'est pourquoy il fut appelé en la Cour du Calife Aaron Rassid, abandonné des autres Medecins l'an 170. de l'Egire. Ce Georges luy ayant donc ordonné une saignée, malgré la resistance des assistans & des amis du Calife, qui tâchoient de paroître affectionnez par leurs contradictions, & l'ayant gueri par ce remede d'une grande douleur de tête, ou selon Georges Elmacin, d'une Apoplexie, ce Prince luy en sçût tant de gré, qu'il le fit Sur-intendant de ses Medecins, honneur auquel il ajoûta une pension pareille à celle qu'il donnoit au Capitaine de ses Gardes, *parce*, disoit-il, *que si ce Capitaine gardoit son corps, ce Medecin y retenoit son ame* ; mais il ne faut pas oublier icy que ce Rassid fit tant d'estime de la Medecine & des Medecins, que comme on le verra cy-aprés, la ville de Tauris fut fondée par ses liberalitez, comme un monument éternel de la cure faite en la personne de son épouse, particularités que nous marquerons plus au long en son lieu.

* Iondisaburg.

Christi 784.

Centum sraterum millium.

GABRIEL fils de ce Georges fut si heureux qu'à la faveur de son pere, il succeda à son employ auprés de Rassid, & enfin à sa faveur & à sa fortune, tant ce Prince luy témoigna de tendresse paternelle, le considerant en effet, comme s'il eût été son fils. On raconte de ce Gabriel qu'une des Concubines de Rassid étant attaquée d'une parlisie du bras, elle en fut heureusement guerie par une galanterie que ce Medecin luy fit ; mais qui sans doute ne plairoit pas fort, ny aux Mahometans, ny aux Chrétiens de nôtre temps. * Quoi-qu'il en soit, le Medecin avoit réüssi & le Prince étoit prevenu en sa faveur, & c'est ce qui fut cause de sa récompense : car quant à celle de cette paralisie, & quant à la raison que le Medecin rendit de la cure, je laisse à juger aux Medecins de de nôtre siecle qui voudront examiner cét endroit de l'Histoire, si Gabriel raisonnoit juste, & s'il n'y avoit point de remede plus seur & plus honnête à ce mal, que celuy dont il se servit. Ce Gabriel dit l'Histoire, eut un fils nommé Gabriel Bacthisua, qui fut Medecin du Calife Motauuacel, l'an de l'Egire 244. & ce jeune Gabriel fut si heureux, qu'il conserva longtemps les bonnes graces de son maître, quoi-qu'il se fut rendu un peu trop libre avec luy : car le Calife étant un jour en sa belle humeur, & ayant ouvert la veste de ce Medecin jusqu'à la ceinture, luy demandant en même temps à quoy les Medecins connoissoient qu'il étoit temps de lier les fous, il luy répondit hardiment, *c'est lorsqu'ils ont si peu de consideration pour leurs Medecins, qu'ils ne les épargnent pas, & qu'ils se jettent sur eux pour déchirer leurs habits*, & cependant Motauuacel trouva cette liberté si naive, qu'il tomba par terre à force d'en rire, ordonnant, aprés qu'il fut relevé, qu'on luy donnât un autre veste d'un prix bien plus considerable que celle qu'il avoit déchirée. Il est vray que comme il n'y a rien de si inconstant que le vent de la Cour, les richesses de ce Medecin firent ce que ses libertez n'avoient pû faire, luy attirant l'envie des courtisans qui trouverent enfin le moyen de le perdre.

Abulpharagii Hist. Dynast. pag. 153.

Christi sæcul. 9.

Abulpharag. Hist. Dynast. pag. 171.

JEAN fils de Mesué est mis au rang des Medecins de Rassid par Abulpharage. Il marque que ce Medecin ayant

* Jubente ergo Al Rassido prodiit puella, quam conspicatus Gabriel ad ipsam accurrit & inclinato capite fimbriam ipsius præhendit quasi ipsam denudaturus; puella verò commota præ conturbationis & pudoris vehementia, membra sua dimittens manu deorsum extensà fimbriam suam prehendit. Gabriel autem sanata est inquit O fidelium Imperator, dicente ergo Al Rasido puella extende dexteram & sinistram manum tuam, cùm fecisset illa statim Gabrieli dari jussit quinquies mille nummos, ipsumque charum habuit.

fait

fait la Medecine à Bagdet, il l'enseigna publiquement, & commenta quelques Livres par ordre de ce Prince; mais que c'étoit un homme d'humeur inconstante, tantôt gay, tantôt reservé avec ses disciples. Quant à ses Apophtegmes & aux contes qu'il en fait, ils ne me semblent gueres capables de réjouïr le Lecteur. Il est seulement à propos de marquer icy qu'il eut diverses avantures pendant ses voyages, qu'il fut pris prisonnier, & qu'il fut racheté cent mille écus, & c'est peut-être pour cela qu'on a confondu ce Jean, Saint Jean Damasceene surnommé Mansur, & Jean fils de Mesu edu douziéme siecle, comme nous le verrons cy-aprés.

Vide Abulpharag. Hist. Dynast. pag. 153. 54. 59. 165. 164. 166. 67. 68. & 172.

THEBIT ou Thabit Ebn Corah étoit un grand Mathematicien, Philosophe & Medecin fort estimé du Calife Halmotatide. Il naquit à Saba dans l'Arabie heureuse, l'an 221. de l'Egire, & mourut l'an 288. de cette Ere.

Hottinger Analect. pag. 302. & Albuphar. Hist. Dynast. pag. 197.

Christi 890.

THABET Ebn Senan étoit non seulement grand Medecin, mais encore fameux Historien chez les Arabes l'an 330. de l'Egire. Il y a un autre Thabet fils d'Abraham fameux Medecin à Bagdet, mort l'an 369. de l'Egire, qui fit des Prognostics merveilleux, quoi-qu'au hasard, & que les Arabes attribuoient à sa constellation, comme on le peut voir dans les pages 208. & 217. de l'Histoire des Dynasties. Mais il ne faut pas oublier que ce dernier étant Chrétien, & que le Caliphe Alkaker dont il étoit Medecin le voulant faire Mahometan, parce qu'il l'aimoit, il choisit la fuite, & abandonna sa fortune plûtôt que de se rendre lâchement à ses offres. Mais ce qu'il y a de particulier touchant la Medecine dans son Histoire, est qu'étant obligé d'interroger un certain soy disant Medecin fort ignorant, & qui tâchoit de se le rendre propice par des presens, il le laissa aller, mais gratis, parce qu'il vit que ce miserable n'ordonnoit que de l'Oximel & des Juleps à ses malades, & que voyant qu'il avoit une famille à entretenir, il crût qu'il le falloit laisser vivre, pourvû qu'il promit, comme il le fit, de n'ordonner jamais aucun grand remede. Encore si nos Charlatans en usoient ainsi; mais des Antimoniaux, des preparations de Mercure, de l'Ellebore, de l'Arsenic, de l'Opium, *videant quibus interest.*

BATRICIDES ou le fils de Batrice, ou Patrice, est ce fameux Eutichius des Grecs, Patriarche d'Alexandrie, également grand Historien, Theologien & Medecin, surnommé

V. Georg. Elmac. lib. 3. & Seldenum in præfat. operum Eutichii & Gabrielem & Joann. Maronit. in Hist.

Saide ou l'Heureux, si connu par ses Ouvrages & par les loüanges que tant d'Auteurs luy ont données. Il naquit sous l'Empire de Charles le Chauve, l'an de grace 866. & tint le Siege d'Alexandrie sept ans & six mois, & mourut l'an 939. âgé de 63. ans.

SALMANATH Medecin du Caliphe Almotasen qui vivoit environ l'an 220. de l'Egire, fut si estimé de ce Prince, que le voyant mort il témoigna ne se mettre gueres plus en peine de vivre. En effet, non seulement il s'abstint de manger pendant quelque temps; mais encore il se fit preparer une bierre & des funerailles à la maniere des Chrétiens. Cependant s'étant souvenu que Salmannaih luy avoit fait estime de Jean fils de Mesué, il resolut enfin de vivre & de se confier en luy, mais ayant observé qu'il ne suivoit pas la methode de son maître, il ne voulut plus entendre parler de remedes & de Medecin, & mourut tabide au bout de 20. mois.

Abulpharag. Hist. Dynast. pag. 176.

SALEHUS est un Medecin Indien, qui n'a de rapport à l'Histoire des Medecins Arabes, que parce qu'il fit des choses miraculeuses, ou pour mieux dire fabuleuses, du temps d'Aron Rassid, dont on peut voir le détail dans Abulpharage *pag.* 154.

Christ. 842.

Le Medecin du Calife Vaticus qui vivoit l'an de l'Egire 228. ne doit pas être omis icy, quoi-que l'Histoire ne le nomme pas. On raconte donc que ce Calife s'étant mis dans la tête qu'il gueriroit d'une fâcheuse incommodité, s'il pouvoit être en état d'approcher des femmes, ordonna à ce Medecin de luy preparer un remede qui excitât ses puissances; mais que le Medecin ayant d'abord refusé de le faire, soit par un principe d'honnêteté ou de crainte de rendre le Calife encore plus malade, enfin il resolut de le contenter. Il luy conseilla donc de manger trois dragmes de chair de Lion; mais le Calife ayant preferé le boüillon de cette viande à la substance, loin de s'en trouver mieux, mourut quelque temps aprés. Ce qu'il y eut de remarquable dans la suite de cette sottise, est qu'elle fut suivie d'une grande resignation de ce barbare à la volonté de Dieu, & qu'il parut bien plus sage en sa mort qu'en sa maladie, ayant prononcé en cessant de vivre ces belles paroles, les yeux tournez vers le Ciel, *O tu cujus regnum non transit, miserere ejus cujus regnum transit!*

HONAIN Ebn Isaac de la Tribu Arabe d'Ebade, fut

Medecin du Calife Mottauuacel. Il étoit Chrétien & fils d'un Apoticaire de la ville d'Arie, dans la Province de Corassan en Perse. Il étudia l'an de l'Egire 200. sous Jean fils de Mesué dont nous avons parlé cy-devant, avec lequel il ne s'accorda pas fort bien, ce qui l'obligea à se retirer dans la Grece, d'où il retourna dans son païs aprés y avoir étudié quelque temps, & eut l'avantage de faire amitié avec Georges Baptichou qui admiroit son érudition. Mais Mottauuacel apprehendant qu'il n'eut été envoyé par l'Empereur de Grece pour l'empoisonner, s'avisa de le tenter & de s'assurer de la verité par cét artifice. Il luy demanda donc un jour, aprés luy avoir fait quelque present, s'il ne sçavoit point quelque moyen prompt & facile de se défaire d'un ennemi; mais voyant qu'il avoit témoigné de l'horreur de cette proposition, il changea de maniere, & tâchant de sçavoir par des menaces, ce qu'il n'avoit pû apprendre par artifice, il commença par la prison & par les gehennes, avec lesquelles il tâcha de luy faire peur, & luy fit enfin voir le genre de mort qu'il luy préparoit, s'il ne luy donnoit satisfaction. A quoy le Medecin ayant répondu qu'il ne craignoit que Dieu, auquel il étoit obligé de rendre compte de ses actions, le Calife revint à luy-même, le loüant de sa genereuse resolution, & luy avoüant que tout ce qu'il avoit dit & fait, n'étoit que pour sonder son dessein touchant le poison qu'il apprehendoit, à quoy il ajoûta des presens fort considerables. Mais qu'est-ce que de l'esprit humain, puisque ce Medecin qui avoit été si constant dans cette occasion, tomba en une autre dans le desespoir? car les Courtisans jaloux de son bonheur, l'ayant broüillé avec les Puissances, il se fit mourir crainte des tourmens; mais Hottinger dit simplement qu'il mourut aprés avoir traduit la Sagesse des Grecs, qui est apparemment le Livre de Jesus fils de Sirach, en Siriaque & en Arabe, & expliqué Euclide & l'Almageste de Ptolomée. Il laissa deux fils, Isaac & David qui se rendirent habiles, & un neveu qui traduisit quelques Livres Grecs, en Arabe & en Syriaque.

Abulpharag. Joann. & Gabriel Maronit. in Histor.

Abulpharag. in Histor.

in Analect. pag. 299.

JOSEPH Prêtre fut surnommé le vigilant,* parce qu'il ne dormoit que quatre heures chaque nuit, à cause d'un Cancer qu'il avoit à la tête, mais il sçavoit admirablement la matiere medecinale. Jean Ebn Batrik affranchi d'Almamin est un autre Traducteur, mais plus grand Philosophe que grand Me-

* *Sahir.*

decin. Sahet Ebn & Sapor sont encore des Traducteurs & Medecins Arabes, Auteurs de quelques Ouvrages du temps de Batrik.

Jacques Alkindi originaire de Bassora, d'une famille noble & ancienne, dont il prit le nom, n'ignora rien de ce qu'il y a de rare dans les Sciences & dans les beaux Arts. Mais il fit un Livre avec tout cela intitulé *de gradibus Medicamentorum*, qui plut si peu à Anerrhoes, qu'il en dit son avis d'une maniere fort injurieuse à cét Auteur.

Christi 920.

Mansur Ebn Mokasher Medecin Chrétien Egyptien, fut en grande consideration chez les Princes & grands Seigneurs de son temps l'an de l'Egire 340. témoin les lettres que luy écrivit Al Aziz; mais il ne fut pas toûjours heureux, ayant été supplanté par un Charlatan Juif, à cause d'une cure qu'il avoit faite par hasard.

Abulpharag. pag. 223.

Helal fils d'Abraham, Medecin natif de Charres en Mesopotamie, fit la Medecine à Bagdet avec beaucoup de reputation, aussi étoit-il sçavant, bel esprit, & d'une conduite merveilleuse, c'est pourquoy il fut Medecin de Tusan General des Armées du Calife. On dit que son fils Abraham l'ayant un jour felicité des graces & des honneurs que luy faisoit ce Tuzau, il ne luy répondit rien du tout; & que ce silence ayant obligé le fils à presser son pere de luy faire quelque réponse, il luy tint enfin ce langage: *Mon fils, vous n'entendez rien aux manieres de la Cour & des Grands, mon Maître, pour vous parler franchement, avec toute sa puissance & toutes ses richesses, ne sçait ce qu'il fait, il n'agit que par prévention & sans raison; & c'est pour cela que je ne compte gueres sur ses caresses, & sur le bien qu'il me fait. Je luy ay ordonné un remede purgatif, qui malheureusement l'a fort mal-traité, parce que je ne connoissois pas assez particulierement son temperamment, la constitution de son corps, & le degré de ses forces, de sorte qu'il a été purgé jusqu'au sang. Cependant comme il s'est enfin tiré d'affaire, & qu'il n'est pas mort du remede, bien éloigné de se prendre ny au Medecin ny à la Medecine, des accidens qui l'ont mené si loing, il s'est imaginé que cette Medecine l'a gueri. Delà est venuë ma faveur & les grands biens qu'il m'a faits ensuite. Ainsi j'ay grand sujet de craindre que comme il m'a fait du bien par caprice & sans raison, il ne me fasse aussi du mal en des occasions où je ne l'auray pas merité.*

Hottinger. pag 166. Bibliothec. Oriental. & Abulpharag. pag. 214.

Muhamed Ibn Achmet Altemimi, Medecin Arabe faisoit une grande figure vers l'an 470. de l'Egire, & écrivit un Livre des Alimens & de la vertu des simples.

NADHISÆLUCH Medecin Grec, & un autre nommé Mansur, comme Ebn Mokasher Medecin Chrétien du Calife Al Azizi, fleurissoient aussi en ce temps-là, témoin une lettre de ce Calife, fort avantageuse aux Medecins & à la Medecine. *Abulpharag. in Hist. Dynast.*

ABUNAZAR Alpharabius natif de Pharab en Turcomanie, vivoit l'an 430. de l'Egire, & étoit si versé dans la lecture des Livres d'Aristote & de Galien, qu'il fut regardé à Bagdet comme l'Esculape de son temps, & surnommé *Homme honorable* en Arabe. Aussi fit-il de sçavans disciples & des Ouvrages dont il sera parlé cy-aprés, au sujet d'Avicenne. Il mourut, dit Abulpharage, pour s'être trop appliqué à l'étude, l'an 435. de l'Egire. Mais il faut se garder de le prendre pour un Abunazar, Philosophe & Medecin, qui vivoit l'an 190. de l'Egire. *pag.* 235.

EBN BOTLA natif de Bagdet ou Baldac dans l'Arac Arabique étoit Medecin Chrétien, homme à la verité fort laid de visage, mais bel esprit, qui fit de bons Livres, & qui se rendit considerable par les conferences qu'il eut avec les habiles de son temps, & par les differens qu'il eut avec Ebn Reduvan, & voila pourquoy n'ayant rien trouvé dans le monde qui le contentât pleinement, il se fit Moine à Antioche, l'an 442. de l'Egire. *Secul.* XI.

EBN REDUVAN est par consequent contemporain de Ebn Botla, outre que celui-cy en parle dans ses Ouvrages; mais comme d'un homme singulier & bizarre dans sa methode, & à peu prés du caractere d'un autre bizarre, lequel ayant fait marché avec un malade pour le guerir d'une fiévre tierce, demanda au moins la moitié du prix dont on étoit convenu, soutenant, suivant la signification litterale & ordinaire du terme de demie tierce, qu'on luy devoit la moitié du prix, ne restant à son compte que la moitié du mal à guerir. *An Tertiana simplex an Hemitriteus?*

YAHIA Ebn Isa Ebn Iarla étoit Medecin Chrétien natif de Bagdet, mais il se fit Mahometan à la persuasion d'Edusl vvalid qui luy enseignoit la Dialectique. Toutesfois il mourut en reputation de Medecin charitable, l'an de l'Egire 473. Mais il ne faut pas oublier icy certain *Abulpharag. pag.* 240.

GEORGE Egyptien qui faisoit la Medecine l'an 510. de l'Egire, & *qui étoit* selon Abulpharage, *Medecin comme un corbeau est blanc, & un homme mordu d'un serpent, est un homme sain*

& vigoureux ; mais cela, continuë cét Auteur, ne l'empêchoit pas de faire le sçavant, & de se moquer même des plus habiles, quoi-qu'il ne dît que des fadaises. Il en vouloit particulierement à un Medecin Juif nommé Abulchair, contre lequel il fit ces vers.

Abulchair adeo stultus est, ut in lance ejus levius sit quisquis excellit,
Adeo infaustus ut ægrotum qui ipso Medico utitur in mare
Perditum sit cui nullum est littus,
Tria simul, ipsius aspectus, & feretrum, & qui mortuos lavat.

Il y eut encore en ce temps-là plusieurs autres Medecins Arabes Chrétiens, un Colathat, un Abatella, Ebn Talmid, Abatella Ebn Matka, Abatella Ebn Joham, tous estimez des Califes leurs Seigneurs, & particulierement d'Almataki, qu'il ne faut pas laisser passer sans remarquer que son fils luy ayant demandé pendant sa derniere maladie, le voyant fort indifferent & fort dégouté, s'il n'avoit point appetit à quelque chose, il luy répondit, *tout mon appetit est d'avoir appetit.*

Hebatella donum Dei.

Appeto hoc ut appetam.

Al Rahabi fut un Marchand mêlé de Damas, qui vivoit l'an de l'Egire 632. faisant en effet la Medecine & la Marchandise ; mais au reste tout Amphibire qu'il étoit, homme magnifique en tout & par tout.

Abubecer El-Feric est un Arabe d'un temps incertain, qui a fait, suivant Hottinger, un Traité *de medendis morbis*, gardé Manuscrit dans la Bibliotheque de Laurent *de Medicis*, à Florence.

Bibliothec. Oriental. pag. 211.

Mohamet Ben Abditalif, surnommé Ebn Elbitad, écrivit des Plantes de l'Egypte, l'an 646. de l'Egire, comme

Muhamed Ben Eladib, écrivit des causes des maladies.

Abdo'ssale, Vahia Ebn Haid, Poëte & Philosophe, Saet Ebn Abatella, & plusieurs autres Medecins Arabes, tant Mahometans que Chrétiens, sont marquez dans le même Auteur.

Abulpharag. Hist. Dynast.

Theodore d'Antioche Jacobite de Religion, se donna à un Prince Chrétien de la Nation des Francs ; mais l'ayant quitté sans sujet aprés quelque temps de services, & tâchant de gagner son païs, aborda par un coup de vent dans une Ville où ce Prince se trouva par hasard. Ainsi de honte de son inconstance, il aima mieux se donner la mort, que de rougir devant luy de sa desertion.

Abulpharag. pag. 341.

Abulpharag. Hist. Dynast. pag. 341.

IBN ZOAR est appelé admirable par Averrhoes, parce qu'il vécut cent trente ans, & qu'il n'avoit commencé à étudier qu'à l'âge de 40. ans.

Hottinger. in Analect.

Christ. 1163. ex justo.

EBN ELBEITAR Abenbicar Espagnol, natif de Malaca de Grenade, a écrit en Arabe un Livre des Medicamens simples, dont le Manuscrit étoit, si l'on en croit Paschalis Gallus & Schenkius, parmi les Livres de Guillaume Postel, à quoy ils ajoûtent qu'il y en avoit encore un chez certain Jacobite; mais ce qu'il y a de plus vray-semblable, est que tout cela & tout ce que nous en avons, n'est que des compilations faites dans les Medecins Grecs.

KINANIS ou Kinannus, à écrit en Arabe un Livre des facultés des Plantes, des animaux, & des mineraux, lequel a été traduit en Latin par Gerard. Cromonensis.

V. Paschal. Gall. & Tiraquell.

ABHINGUEFIT ou Albinguefit a donné un Livre de la vertu des alimens & des Medicamens, traduit par le même Auteur, & un autre des Redemedes, imprimé avec les Oeuvres de Mesué.

Vanderlind. de script. Med.

JOANNITIUS est un Arabe du dixiéme siecle, qui a écrit sur divers sujets, & apparemment le même que cet Humain ou Human cité par Rhasis, qui a interpreté Andromachus, & qui a donné les Canons Occonomiques & les Tables Isagogiques, qu'on voit dans l'Avicenne de Gerard de Cremone, & d'André d'Alpago.

Tiraq. lib. de nobilit. cap. 3.

JEAN fils de Serapion a vécu dans l'onziéme siecle. Quelques Auteurs l'ont fait Mahometan; mais quand il n'y auroit que son nom, c'est assez pour croire qu'il étoit Chrétien.

ALBATENUS ou Albatenius a vécu dans le même siecle, & a traduit quelques Livres de Galien en Arabe sur le dessein de Joannitius, qui luy avoit montré le chemin.

RASIS, Rases Abubeter, ou *Bulthare Mugamet filius Zacharia Rhasis*, est un Arabe de la Mauritanie, connu de tous les Medecins par la quantité des Livres qu'il a faits, & particulierement par son *Continens*, ou Traité de toutes les maladies du corps humain, & l'abregé de ses autres Ouvrages; mais son temps paroît incertain, parce que René Moreau le met dans l'an de grace 996. Campegius & d'autres en 1070. Vanderlinden, & Wolphang. Justus en 1080. Mais s'il est vray qu'il ait vécu six-vingts ans, toutes ces opinions ne sont pas difficiles à concilier. Quoi-qu'il en soit, il écrivit même une Histoire

Vanderlind. de script. Medic.

d'Espagne en faveur du Miramolin Balharabi. On dit qu'il commença à faire la Medecine à l'âge de trente ans, qu'il fut Empirique 40. ans, & 40. ans Medecin rationel. Il fut encore Medecin d'Almansor Roy des Arabes, mais si malheureux qu'il ne put conserver sa faveur. Arnault de Ville-neuve est un de ceux qui ont travaillé à son Eloge avec le plus d'application, & Hottinger nous apprend que non seulement il est preferé à Avicenne par les Arabes, mais encore qu'un certain Ibn Chatican l'a appelé Medecin par excellence.

Analect. pag. 195.

ALBUCASIS ou Buchasis vivoit, si l'on en croit Wolph. Justus, l'an de grace 1085. & composa trois Livres de la Chirurgie, & d'autres Livres des maladies des femmes, fort differens du Livre intitulé Bulchasim Benabenazerim, ou *liber servitoris*, traduit par Simon Januensis.

SALADINUS de Esculo, ou Saladinus Esculanus Medecin du Prince de Tarente, a fait un Abregé des Medicamens aromatiques, & quelques autres Ouvrages marquez par les Bibliographes.

V. Schenkium & Vanderlind.

HALI ABBAS ou Ebn Abba disciple de Rhases, a été en grande reputation dans le dix & onziéme siecle, quoi-qu'il ait été surnommé le Singe de Galien. Aussi Avicenne qui avoit fureté tous les Ouvrages des Grecs & des Arabes qui l'avoient précedé, s'est-il bien donné la peine de le copier en divers endroits. Il dedia ses Ouvrages à son Prince, qu'il ne nous fait connoître que sous le nom de grand Roy, & de plus fort que tous les autres Princes de son temps. Certain Estienne Philosophe les mit en Latin l'an 1127. & Michel Capella les illustra de quelques notes l'an 1523. Il y a encore Hali Rodoam que Vanderlinden fait Egyptien aprés Wolphang. Justus, & qui a écrit sur l'*Ars parva* de Galien, apparemment different d'un autre Hali Abbas Juif qui a écrit *de Re Medica*, d'un autre qui a fait un bel Ouvrage de Chirurgie.

Hottinger. Bibliothec. Oriental. pag. 135.

ALSHARAVIUS ou Alpharabius est un Arabe Maure du douziéme siecle, de si grande reputation que Zacutus & Paulus Riccius le croient le premier des Medecins, aprés Hipocrate & Galien : car outre sa pratique donnée au public par ce Riccius, il fit un excellent Livre de la Chirurgie que Golius a veu, dit-il, à Constantinople.

Hottinger. in Analect. pag. 297.

V. Schenkii Bibliothec.

HELLUCHAZIM Ellimitar fils de Nahadun, petit fils de Cellam, natif de Bagdet, a fait les *Tacuins* ou *Tabulæ sanitatis* marquez par les Bibliographes.

KALEHUS

KALEHUS Egyptien a fait un Traité ou Commentaire sur les Canons d'Avicenne, de même qu'Ibn Nephis : car je marque icy plusieurs Auteurs, quoy qu'au dessous d'Avicenne & d'Averrhoes, quant au temps & au merite, afin de n'y pas revenir.

AVICENNE donc, cét Arabe si connu, & qui fleurissoit dans l'onziéme siecle, est un nom corrompu d'Ebn Sina, qui signifie le fils de Sina, & c'est peut-être pour cela que le Cardinal du Perron a crû qu'il étoit fils d'un Chinois. On l'appele encore Abuhali pere de Hali, Ebn Hali, le fils de Hali, & on ajoûte que son vray nom étoit Hosam, & que c'est pour cela qu'il a été encore appelé Alhasen. Quoi-qu'il en soit, son pere étoit natif de Belch, & Intendant des affaires de Nuch fils du Roy de Buchara sur l'Euphrate, & sa mere s'appeloit Citara. Il naquit à Buchara en Perse l'an 370. de l'Egire. C'étoit un tres-bel esprit, mais il fut toute sa vie Mahometan malgré toutes ses lumieres, tant l'éducation, la coutume & la commodité de sa Religion eurent de force sur luy. Il eut pour Précepteur Abn Abdalla de Nahel, qui luy enseigna la Grammaire, la Rhetorique & la Dialectique, d'où il passa à l'étude de la Medecine, & à celle des Livres d'Euclide. Il étudioit jour & nuit presque sans aucun repos, & prenoit un peu de vin pour reparer la perte des esprits, quant il se sentoit affoibli. Quant aux mœurs il étoit honnête, équitable, charitable & pieux à la maniere des Mahometans, de sorte qu'il fut admiré de tout le monde dés l'âge de 18. ans. On dit qu'ayant trouvé par hasard un Livre composé par cét Albumasar Alpharabius, dont nous avons parlé ci-devant, il y découvrit des Trésors d'érudition qui le rendirent sçavant dans la Metaphysique, à laquelle il n'avoit pû rien comprendre avant cette découverte. S'étant donc ensuite adonné à la Medecine, il s'y rendit si sçavant, que Nuch fils du Roy de Buchara, abandonné des autres Medecins, demeura fort persuadé qu'il avoit obligation de sa vie à ses soins & à sa capacité. Ainsi Avicenne se voyant en possession de la Bibliotheque de ce Prince, il profita de l'occasion par le bon usage qu'il en fit, & eut encore l'avantage aprés la mort de son pere, de luy succeder dans l'intendance de ses affaires, & fut si heureux pendant ce temps-là, qu'il guerit le Prince d'Eléram d'une maladie mélancholique. Mais ayant jugé à propos de donner quelque

Perronian. fol. 18.

V. Ejus vitam per Sorsanum ejus discipulum initio operum.

Christi 992.

tréve à ses études, & de mener une vie plus douce, il admit ses Ecoliers à ses divertissemens, & à quelques petites débauches qui luy attirerent leur amitié, quand ils le virent de cette humeur. Cela ne l'empêcha pas de faire un voyage à Abda, où il guerit de la colique le Prince de ce lieu, qui le fit un de ses Visirs ou Conseillers. Delà il passa à Apheca, où il fut receu des sçavans avec de grandes demonstrations d'estime & d'amitié, & il y aquit beaucoup de gloire dans les disputes & les conferences. Le Roy de Sensadule voyant cependant qu'il s'adonnoit avec beaucoup d'application à l'étude des Mathematiques, luy fit fournir tout ce qui étoit necessaire pour le rendre accompli en cette science; mais pour cela il ne dédaignoit pas de faire de ses propres mains tous les instrumens dont il avoit le plus de besoin; mais étant obligé de suivre ce Roy dans quelques expeditions militaires, il y contracta des incommodités qui dégenererent en Epilepsie, n'ayant pas été pendant cette guerre assez sur ses gardes contre les attaques des femmes. A quoy il faut ajoûter que comme il usa trop long-temps de Mithridat, & que ses domestiques, qui ne l'aimoient pas à cause de sa severité, mêlerent trop d'opium à ses remedes, ils le firent doucement mourir par celui-là. Ainsi voyant approcher la mort, il se dépêcha de prendre son parti, mais en Philosophe. Il donna donc une partie de ses biens aux pauvres, & la liberté à quelques-uns de ses Esclaves, recommandant enfin son ame au Seigneur à la maniere des Mahometans. Il mourut âgé de 58. ans, & fut inhumé en Chamadan, l'an de l'Egire 428. & de grace 1062. selon la plus commune opinion. Quant à ses Ouvrages Cardan a écrit, que quoy qu'il ait beaucoup pris d'Hipocrate, de Galien, d'Oribase, d'Æce & de Paul Eginette, il a mis tout cela en si bon ordre, qu'il merite d'être lû. De plus qu'il a découvert la plûpart des purgatifs doux & benins, qui étoient inconnus aux Grecs, & que quant aux fautes qui se trouvent dans ses écrits, elles viennent de l'ignorance ou de la negligence des interpretes. J. Cesar Scaliger va encore plus loin que Cardan, car il croit la lecture d'Avicenne si necessaire, qu'il ne croit pas qu'on puisse être bon Medecin qu'on ne l'ait bien lû.

Comment. in prognost. Hipocrat.

Scaligerana I, pag. 115.

AVERRHOES n'est gueres moins connu qu'Avicenne, & n'est gueres moins grand Medecin que grand Philosophe, comme il paroît par ses Ouvrages. Il s'etablit à Cordouë en

Eſpagne l'an 1140. & fut le plus paſſionné de tous les partiſans d'Ariſtote. On luy fait dire pluſieurs choſes, & même ſur la Religion, tant bonnes que mauvaiſes, & rapportées diverſement par les Auteurs. Il compoſa quant à la Medecine un Ouvrage qu'il intitula *Colliget*, ou Abregé de toute la Medecine, par l'ordre du Miramolin, dont il étoit Medecin ; mais il n'eſt pas vray qu'il ait empoiſonné Avicenne, & que celui-cy luy ait rendu la pareille, comme l'a écrit Vanderlinden, trompé par Wolphang. Juſtus qu'il ſuit trop aveuglément : car outre qu'aucun Auteur n'a marqué ce fait, s'il eſt vray qu'Averrhoes ait fleuri en 1145. ſelon quelques-uns, & ſelon d'autres en 1165. ou 1170. comment cela ſe peut-il croire, Avicenne étant mort dés l'an 1062 ?

AVENZOAR Abhomeron, ou Abymeron Abynzoar, étoit àpeu prés du temps d'Averrhoes qui l'eſtime fort, c'eſt pourquoy il fut nommé ſage & illuſtre. On dit qu'il commença d'étudier en Medecine dés l'âge de dix ans, & qu'il en vécut plus de ſix-vingts. Son plus fameux Ouvrage eſt le *Teirir*, ou *de Re Medica ſeu Medicationes rectificatæ*, marqué par tous les Bibliographes.

Chriſti 1165. ex Juſto.

Caſtell. in vitis Medic. illuſtr. Andr. Tiraquell. in nomenclat. Medic. Vanderlinden. de ſcript. Medic.

JEAN fils de Meſué natif de Damas Auteur des Canons, & de quelques autres Ouvrages de Medecine Pharmaceutique, eſt ſi different de ce Jean fils de Meſué Syrien dont nous avons parlé cy-devant, que les temps ſeuls & les ſurnoms ſont ſuffiſans pour les diſtinguer. En effet, l'un vivoit dans le huitiéme ſiecle, comme nous l'avons marqué en ſon lieu, & celuy dont il s'agit icy, vivoit dans le douziéme ſelon tous les Medecins & Hiſtoriens, & étoit petit-fils d'un Roy de Damas, témoin la Genealogie qu'il a miſe à la tête de ſes Ouvrages à la maniere des Orientaux. Quant à ſes écrits on ne ſçait s'ils ſont en Arabe, Grec ou Siriaque ; mais il eſt certain qu'il avoit lû les Grecs avec tant d'aſſiduité, qu'il a pu écrire en leur langue. Il faut donc encore remarquer à nôtre ſujet que Andreas Bellunenſis fait deux Jean fils de Meſué, l'ancien & le jeune. L'ancien a, dit-il, écrit en Arabe, & voilà le Maſſuia ou fils de Meſué du huitiéme ſiecle, mais dont nous n'avons pas les écrits. Quant au jeune, il dit qu'il n'a pu trouver ſes Ouvrages parmi ceux des Arabes, d'où on pourroit inferer, qu'il auroit écrit en Grec ou en Siriaque, & voila celuy du douziéme ſiecle, *Maſſahi* ou *Chreſtien* ; mais Voſſius, nonobſtant

Meſſannathi filius Medicus Syrus.

V. Jacob. Sylvii præfat. Petr. Caſtellanum in vitis illuſtr. Medicor. Paſchal. Gallum Schenkium in Bibliothec. & Juſtum in Chronol. Medic.

cette distinction, a tellement confondu ces deux Medecins sur les Memoires de Leon l'Affriquain, & sur la lecture de quelques autres Auteurs, qu'il n'en fait qu'un, & si bigaré qu'on n'y connoit rien. La convenance de *Massuia*, & de *Massahi*, celle de Patrie, de Profession & de Religion, car ils étoient tous deux Chrétiens, a donc causé cette confusion, dans laquelle cét habile critique a donné, & l'erreur de plusieurs Medecins, qui non seulement n'en ont fait qu'un, mais qui l'ont confondu avec ce Jean de Damas qui suit.

De Historic. Græc. lib.4. & l. de Philosophia.

JEAN Damascene est le Synonime de deux Medecins qu'on ne peut démêler qu'en démêlant les écrits qu'on a mis sous leurs noms, & sous ceux des Auteurs qu'on a confondus avec eux. Il faut donc sçavoir que Vanderlinden a fait, aprés Wolfang. Justus, un Janus Damascenus Auteur de certains Aphorismes, d'un Traité des fiévres, & d'une Therapeutique, le qualifiant, Prêtre, Moine & Medecin de Decapolis ou Paneas. Mais il n'y a gueres d'apparence que ces Ouvrages, qui ne sont que des compilations de ceux de Galien, d'Æce & de Paul Eginette, soient d'un de ces Solitaires du quatriéme siecle, qui n'étoient occupés en ce temps-là qu'à la Priere, & au travail des mains ; aussi Gesner & Schenkius croyent-ils, que loin d'être d'un Solitaire de ce nom & de ce temps-là, ils sont de Jean Serapion. Quant à Joan. Damascenus fils d'un Mesué, qui a écrit des Canons de Medecine, & plusieurs autres Ouvrages de la matiere Medicinale, qui vivoit dans le douziéme siecle, Wolphang. Justus & Vanderlinden se sont encore trompez quand ils l'ont fait Moine Benedictin : car outre qu'il n'y a aucun Moine Medecin de ce nom dans toute l'Histoire Benedictine, l'erreur vient sans doute, de ce qu'ils ont pris un Moine Benedictin Précepteur de Saint Jean Damascene, pour ce Joann. Damascenus, & qu'ils ont confondu tous ces noms. Trithemius même, Bzovius, & Symphorian. Campegius, ont tellement défiguré ce Joann. Damascenus Medecin du douziéme siecle, que non seulement ils l'ont confondu avec Saint Jean Damascene, qui n'a jamais rien écrit de la Medecine ; mais encore qu'ils ont mis ce Saint au nombre des Saints Medecins ; de sorte qu'on trouve même nôtre Joann. Damascenus & Saint Jean Damascene confondus avec les deux Jean Mesué dont nous avons parlé cy-dessus, parce que l'un étoit fils d'un Mesué, & qu'ils avoient été tous deux surnommez Mansur, * quoy qu'à de differens respects.

* Victorieux. Illustre. Sarrasin.

ALKANAMUSALUS ou Canamusalus de Baldac a écrit dans le douziéme siecle, des maladies des yeux.

Christi 1130.

YAHIA Ebn Hamech, vivoit, dit-on, l'an 719. de l'Egire, & fit un Livre *de Re Medica*, qu'il dédia au Roy Albulasem, & qui contenoit la maniere d'examiner les Medecins sujets du Roy de Grenade.

Hottinger. Bibliothec. Orient. p. 163.

ABDARAMAHUS Asintensis, est un Arabe Egyptien, dont les Ouvrages ont été traduits de nôtre temps par Abraham. Echellensis Maronite sur le Manuscrit de la Bibliotheque Mazarine.

BUHAHYLYHA Bingezla a fait les Tacuins ou Tables des maladies du corps humain, traduits de l'Arabe en Latin suivant l'ordre de Charles I. Roy de Naples, de Sicile & de Jerusalem, frere de Saint Louis, par ce Farragius qui a traduit le *Continens* de Rhasis, comme il paroît par la Préface de ce Juif, où il donne les mêmes Eloges à ce Roy, qu'il luy donne dans la Traduction de ce *Continens*, sur la fin du 25. Livre, & où il prend les mêmes qualitez qu'il y a prises. Mais comme je ne voudrois pas assurer que ce Bingeslas n'ait écrit au temps de Charlemagne, je croirois plus apparemment qu'il a écrit au temps de Charles I. Roy de Sicile, puis-qu'il a donné ordre à Farragius d'en faire la Traduction pour l'usage de sa maison, & que de plus Occo * ni Schenkius ne nous donnent aucune preuve évidente qu'il ait été du temps de Charlemagne.

* *Epist. ad Joann. Schotum præ. xa operi Bing.st.*

Il y a encore dans Abulpharage plusieurs Medecins Arabes, tant Chrétiens que Mahometans, depuis l'an de l'Egire 620. & entr'autres Said Ebn Tuma Medecin Chrétien de Bagdet, mal-heureusement assassiné par une horrible trahison. Hasnon autre Medecin Chrétien d'Edesse. Iakub Ebn Saklan, Ebn Salem, ou Ebn Karaba Jacobite, Theodore d'Antioche, Ma'sud de Bagdet Medecin sçavant & spirituel, Isaac de Bagdet & plusieurs autres qu'on peut voir dans les pages 343. & 444. de l'Histoire des Dynasties d'Abulpharage. Mais à ce propos il ne faut pas passer à d'autres matieres, sans s'arrêter un peu à ce fameux Medecin & Historien, des Ouvrages duquel j'ay tiré la plûpart de ce que je viens d'écrire touchant les Medecins Arabes.

Rohensis

GREGOIRE ABULPHARAGE étoit né à Malaca, fils

d'un Medecin Chrétien nommé Aaron, & n'étoit pas Chrétien Renegat, comme l'ont voulu faire croire les Mahometans, jaloux de voir un si grand Personnage Chrétien; mais ce qui fait à sa gloire, est que ces ennemis du nom Chrétien, & de la reputation de Gregoire, ne laissoient pas de le consulter, comme faisoient tous les Orientaux dans leurs maladies. On peut voir les Eloges qu'on luy donne, où on ne le traite pas moins que de Phenix, & que de l'honneur de son siecle; aussi est-il appelé de quelques Chrétiens: *Pater noster Sanctus, Christianorum Princeps Primarius, Sectæ Jacobiticæ purissima substantia.* Il fit une Grammaire Syrienne, & quelques autres Ouvrages, outre l'Histoire des Dynasties, & mourut à la fin du douziéme siecle, & selon quelques-uns à la fin du treiziéme, l'an de l'Egire 670.

Je passe donc maintenant aux Rois & aux Princes qui ont honoré la Medecine ou par l'étude, ou par la profession qu'ils en ont faite. Ainsi je remarque entre les Héros de l'antiquité la plus reculée, Jason, dont le nom semble marquer la principale étude & application. Hercule, Achile, Thesée, Telamon, Pelée, Aristée, Teucer, Patrocle, Palamede, Cadmus & Bacchus, entre les Grecs, comme Nekepsus, Petosiris, Tosorthrus, & ces autres Rois d'Egypte que la Fable a défigurés. Alcibiade, Denis Tiran de Sicile, Idomenée Roy de Crete. Nous avons encore le Grand Alexandre, puisque Plutarque le met au nombre des Medecins, Lysimaque, Antiochus Roy de Syrie, Ptolomée Evergete Roy d'Egypte, Attale, Codamus, Amarot & Laodicus marqués par Galien. Juba Roy de Mauritanie, Mithridate Roy de Pont, Seleucus Roy de Locres, Gentius Roy d'Illirie, Pharnaces, Eupator, Agrippa Roy des Juifs, Evax & Sabid, Rois des Arabes, Sabor & un autre Prince d'Orient, cité par Æce & Mesué, Abderame Roy des Sarasins, & ce Mesué petit-fils d'un Roy de Damas. Un David Roy de ce païs, cité par Avicenne. Iacissuta & Kermit marquez dans Serapion, * Sandropictus ou Sandrocatus Roy des Indes, marqué dans Pline & dans Athenée. De plus Gentius, Climenus, Aaron, Agrippa, & Masinissa Roy de Numidie, Kinamis Roy de Perse, qui a écrit de la vertu des Plantes, tous Rois ou Princes & Héros de la Medecine. Nous avons

ἀπὸ τοῦ ἴασθαι à medendo.

in Antidotar. cap. 17.

Balæus de Scriptorib. Anglic.

* Indiæ Rex, ad Antiochum Medicamenta quædam astringentia misit quæ subdita pedib. coëuntium aliis venerem excitarent passerculorum modo; in aliis cohiberent. *Athenæus Deipnosophist. lib.* 1.

encore un Renta Natacius & Josina Rois d'Ecosse, qui vivoient prés de deux siecles avant Jesus-Christ, & dont le second a écrit des Regles ou Canons de Medecine : car quant à Josina il ne faut pas oublier qu'ayant été nourri & élevé par des Medecins, ausquels il se sentit obligé, il aima depuis & la Mecine & ceux qui la professoient, jusques à composer des Traitez des playes & des facultez de Medicamens, d'où il est arrivé que les Ecossois ont long-temps cultivé cét Art qu'ils honorent encore à present. Il ne faut donc pas s'étonner si quelques Plantes & quelques Medicamens composez, ont pris leurs noms des Princes qui en ont été les inventeurs, & si quelques-uns mêmes des Empereurs Romains ont estimé la Medecine au point de la pratiquer en quelques occasions ; entre lesquels on marque Auguste, Tibere, Neron, Adrien, Tite, Constantin le Grand, Justin, & Constantin IV. dit le Barbu, duquel nous avons quelques Ouvrages de Medecine. N'avons-nous pas encore l'Epître de Theodoric Roy des Ostrogots, touchant les facultez Medecinales des bains d'Apone ? N'avons-nous pas même dans les derniers siecles Robert Roy de Naples, & Alphonse Roy de Castille, lequel a écrit des metaux ; Edoüard .... Roy d'Angleterre, un Prince de la Mirande, un Barthelemi Prince de la Maison des Comtes de Lanoy en Flandres, un Prochite grand Seigneur Napolitain, & pour ne pas remonter plus haut, des Rois d'Egypte, des Indes, de la Chine, des Arabes que nous avons ou touché cidevant, ou passé sous silence pour éviter prolixité ? car pour les Princes de l'Eglise, ils viendront cy-aprés en leur rang. Quant aux Poëtes

Georg. Buchanan. in Hist. Scotic. & Balæus in illustrib. Major. Britan.

Vanderlind de script. Med.

ORPHÉE qui est un des plus anciens a écrit de la vertu des Plantes. Musée, Hesiode & Homere paroissent sçavans dans la Botanique, & particulierement ce dernier, qui avoit encore toute la connoissance de l'Anatomie, qu'on pouvoit avoir de son temps ; ce qui a obligé J. Sambucus de le mettre dans ses Images des Medecins. Empedocle ne paroît-il pas Medecin par ce que nous en avons remarqué cy-devant ? Alcæus Poëte Lyrique n'a-t-il pas écrit un Poëme des Plantes ? Melampe d'Argos ne nous a-t-il pas paru Poëte & Medecin tout ensemble ? Diagoras de Millet étoit Philosophe, Poëte & Medecin, au point que Dioscoride, Pline & Serapion le citent souvent. Morsinus d'Athenes neveu du Poëte Æschines, étoit encore

Medecin & Poëte. Il en est de même d'Aratus qui a écrit de la Theriaque, d'Heliodore d'Athenes cité par Galien touchant les contre-poisons. Ptolomée de Cithere écrivit aussi des Plantes en vers, comme fit Servilius Damocrates marqué cy-devant. Nicandre, Æmilius Macer, Andromachus, Eudemus firent divers Ouvrages touchant les Antidotes; mais il ne faut pas oublier Virgile * la gloire des Poëtes, puisqu'il avoit étudié en Medecine, & que ce fait est marqué dans sa vie. Mais je ne voudrois pas inferer de là, comme a fait Hipolitus Obicius, que luy etant arrivé des succês fâcheux dans la cure de quelques maladies, il se dégouta du métier, & l'abandonna de chagrin: car Obicius auroit bien pû expliquer ce vers de ce Poëte.

V. Simphor. Campeg. in illustrib. Medic. & Servium in ejus vita.

Mutas agitabat inglorius Artes.

Sans supposer un fait, dont aucun autre Auteur que je sçache n'a fait mention. Ovide parle de la Medecine bien plus pertinemment quand il est obligé d'en parler, que ne font tant de méchans copistes de ses Ouvrages, & de ceux de nos Medecins, dont on est à present fatigué. Cæcilius Argivus, Rufus Ephesius, Silius Italicus, Marcellus Sydites, Philotheus, Philo Tarsiensis, Petronius Arbiter, Q. Serenus Sammonicus, Thimaristus, Periander, Rhamnius Fannius, lequel a adressé ses vers à Lactance, Philés qui adresse les siens à Michel Empereur de Constantinople. Ægidius Moine Grec de l'Ordre de Saint Benoist, quels essains d'abeilles qui nous ont fourni des douceurs du Parnasse, & la Manne de la Medecine? Mais pourrions-nous oublier entre les modernes, Bruno Seidelius Poëte, Grammairien & Medecin, Hieronimus Fracastor, Lucas Valentinus, ces dignes enfans d'Apollon. Joan. Baptist. Fiera, Joan. Ursinus, Medecins & Poëtes couronnés, Joannes Vadianus de Saint Gal. Jacques Grevin Medecin de la Duchesse de Savoye, l'ami du fameux Ronsard, si distingué par ses Ouvrages, quoi-que mort à 29. ans. Jacques Pelletier du Mans, Alphonse Lopés de Valladolid, Jean Posthius Allemand, Constantin Pulcharello different du Jesuite de ce nom, enfin Pierre Petit Philosophe, Poëte & Medecin de Paris mort depuis peu, si estimé des hommes du métier, & tant d'autres qui ont excellé doublement dans l'art d'Apollon, & dont quelques-uns pouront venir cy-aprés.

Pour les Philosophes je ne marqueray icy que les plus conſiderable : car on peut bien dire du reſte, *Turbam quam dinumerare nemo poterit.* Pythagore eſt donc ſi inconteſtablement Medecin, que non ſeulement ſes Sectateurs étoient Medecins, & qu'il fit ſelon Pline & Diogene Laërce quelques Ouvrages de Medecine ; mais encore qu'on diſoit de luy qu'il ne voyageoit pas pour apprendre, mais pour guerir les maladies du corps & de l'eſprit. Empedocle, Platon & Speuſippe l'Athenien diſciple de celui-cy, raillé par le Poëte Epicrate pour s'être trop ſcrupuleuſement attaché à l'Anatomie & à la Botanique. Epicharme de Cos, cy-devant marqué. Epicure, qui a écrit un Livre des Plantes. Democrite ſi connu par luy-même & par Hipocrate ſon ami. Theophraſte, dont le merite ſauva ſa patrie de la colere d'Alexandre. Timée de Locrés fameux par le Dialogue de Platon de ſon nom. Thales de Millet, un des ſept ſages de la Grece. Socrate qui paroît ſi ſouvent Medecin. Ariſtote. Alcmæon, & tant d'autes marquez cy-devant. Comme Straton de Lampſaque, un des diſciples de Theophraſte, qui a compoſé un Traité des maladies. Eudoxe, Heraclide de Pont, Methrodore, Simon d'Athenes, Epimenides, Proclus, Apollonides, auſquels on peut ajoûter Plutarque de Cheronée, Sextus ſon neveu, Apulée, Poles ou Polles, Conon, Theodotion, Trachius, Porphire, Martirius & Pſellus, pour ne point parler d'une infinité de modernes.

Cornel. Celſus in præfat. & Ælian. de Var. Hiſtor. lib. 4.

Nous n'avons donc plus à parler, que des Medecins Chrétiens qui ont honoré leur Art, ou par la ſainteté de leur vie, ou par la maniere charitable avec laquelle ils l'ont exercé, ou qui ſe ſont rendu conſiderables par la pieté de leurs écrits, ou par les Dignités qu'ils ont euës dans l'Egliſe. Je ne puis donc mieux commencer que par

SAINT LUC, Evangeliſte de Jeſus-Chriſt, diſciple de Saint Paul, Hiſtorien Eccleſiaſtique, & Medecin à Antioche, le premier de nos Medecins Chrétiens, dans l'ordre de dignité & du temps. Il écrivit, dit-on, ſon Evangile d'une maniere ſi concertée, qu'il ſemble qu'il ait pris à tâche de faire voir à toute la terre, que le Fils de Dieu n'étoit pas moins le Medecin des corps que le Sauveur des ames ; tout cela, dis-je, & pour porter témoignage à la verité, & comme chacun fait cas de ſa Profeſſion, pour faire honneur à la ſienne : car qui pourroit douter aprés Saint Jerôme, Saint Epiphane, & quel-

V. Epiſt. Pauli ad Coloſſenſ. Hieronymum Euſeb. Anſelm. in cap. 4. hujus Epiſt. Freſſeniū Biblicarum diſquiſit. pag. 68.

Molan. Diarium Storum Medic. Bzovius in nomenclat. Storum Medic.

ques autres grands personnages, qu'il ait été Medecin ? Ou si l'on en veut douter avec Erasme & Calvin, on n'a qu'à voir dans l'examen qu'a fait Molanus de leurs doutes s'ils sont bien fondez, & si les Protestans d'Allemagne ont eu raison, quand ils ont voulu soutenir que ce Saint exerça encore la Medecine corporelle aprés sa conversion, & pendant le Ministere de l'Evangile, afin de se rendre favorables à leurs Ministres qui font la Medecine corporelle & spirituelle, pour manger, comme on dit, à deux Tables & en differens endroits ; mais je ne voudrois pas assurer que le Manuscrit de la Bibliotheque de Michel Cantacuzene, *de duodecim curationibus*, fut un Ouvrage de Saint Luc.

Chrift. 44.

V. Hieronym. Rubeum Histor. Ravennat. lib. I. & Martirolog. Roman.

URSICIN natif de Ravenne, suit Saint Luc dans l'ordre des temps. C'est celuy auquel Saint Vital disoit, le voyant chancelant dans la Foy, & étonné de l'appareil du supplice ; *Prenez garde, mon cher Ursicin, vous qui avez tant gueri de maladies corporelles, que vous ne perdiez vôtre ame, & que vous n'en abandonniez le soin, pour conserver un corps mortel & perissable.* Avis & avertissement qui fut d'un si grand effet, qu'Ursicin eut assez de courage pour presenter sa tête aux Bourreaux, qui le décapiterent par l'ordre du Juge Paulin, sous l'Empire de Neron.

Ex Roman. Martirol. Græcor. Menol. Metaphrast. & Surio.

ORESTE est un autre Saint Martir Medecin, mais Bzovius qui nous marque ses études, & son martire sous Diocletien le 9. Novembre, ne nous marque pas le lieu de sa naissance ny celuy de son martire.

Baron. in notis. Bzovius in nomenclat. Martyr. R.

COSME & Damien Arabes, si celebres par les cures qu'ils faisoient gratuitement, & par les aumônes, souffrirent le martire à Egée sous Diocletien le 27. Septembre, & firent plusieurs miracles aprés leur mort.

Martirol. Roman. & Cedren. in compendio.

DIOMEDE homme de qualité né à Tarse dans la Cilicie, faisoit la Medecine corporelle & spirituelle, quand il fut pris pour la foy & décapité à Nicée Ville de Bithinie, sous Diocletien le 16. Aoust.

Metaphrast. Surius, Brovius, Lipoman.

ZENOBE Medecin d'Egée dans la Cilicie, puis Evêque de cette Ville, ne se contentant pas de faire la Medecine aux pauvres, mais leur donnant encore les alimens necessaires, souffrit le martire avec sa sœur Zenobia, sous Diocletien le 30. Octobre.

CYRUS d'Alexandrie & Jean, deux Medecins Anargires prisonniers pour la Foy, eurent le bon-heur d'être visitez

dans leur prison par les deux Anargires, Cosme & Damien qui leur apparurent & les consolerent, aprés quoy ils souffrirent constamment le martire, pour avoir voulu sauver l'honneur de trois saintes Filles & de leur mere, sous Diocletien le dernier de Janvier. Ils sont si celebres dans le Menologe des Grecs, qu'il y est remarqué que leur Boutique fut changée en Eglise aprés leur mort.

Bollandus ex Menano.

ALEXANDRE Medecin de Phrygie, est condamné aux bêtes pour la foy de Jesus-Christ, sous Marc Aurelle, & enfin égorgé à Lion, aprés avoir évité d'être dévoré des bêtes le 12. de Juin, l'an de grace 177.

Euseb. Hist. Ecclesiast. lib. 5. cap. 1.

JEAN de Phrigie souffrit le martire sous Antonin Verus, suivant le Martirologe Romain.

ANTIOQUE Medecin de Sebaste, aprés avoir converti ses Bourreaux, souffrit avec eux le martire sous le Juge Adrien, qui le fit décapiter le 15. Juillet; mais le Menologe traduit par Sirlet, ne marque ny le lieu, ny le temps de son Martire.

Baronius T. 1. & Lipoman.

ANTIOQUE Gentil-homme de Mauritanie, autre que celuy de Sebaste, homme de lettres & grand Medecin, souffrit une maniere de martire dans l'Isle de Sardaigne sous Adrien: car aprés avoir gueri charitablement plusieurs malades, & converti quantité de Payens, étant accusé devant l'Empereur qui luy fit endurer plusieurs tourmens, il fut enfin relegué dans l'Isle qui a pris son nom, * où il mourut tranquillement, quoi-que les plus grands Seigneurs du païs demandassent instamment sa teste. Sa mort est marquée le 13. Decembre l'an de grace 135. dans le Martirologe Romain, & dans Bzovius.

* *insula Sulcitana Isola di Sancto Antiogo.*

SANCTUS ou Benedictus natif d'Otricoli dans le païs des Sabins, souffrit longtemps pour la Foy, & fut enfin décapité par l'ordre de Sebastien Lieutenant de l'Empereur Antonin, le 26. Juin l'an de grace 130. selon Bzovius. L'extrait de l'acte de son martire cité dans l'Itineraire d'Italie, de Dom Jean Mabillon, Religieux Benedictin, page 47. le nomme Benedictus, & marque son martire au 6. des Kalend. de Juillet.

ex Bibliothec. Roma Vallicellan.

PENTALEON Noble Medecin de Nicomedie, fils d'Eustorge Senateur, Saint & sçavant personnage, souffrit diverses injures & tourmens, accusé qu'il fut par les Medecins Payens sous l'Empire de Maximin, & enfin le martire le 7. Juillet. Bzovius * marque les differens miracles qu'il fit aprés sa mort.

Symphorian. Campeg. in specul. Medic. Christ. doctrin. 4.

* *in nomenclat. Sanctorum Medicor.*

JULIEN natif d'Emese dans la Phenicie, souffrit le martire sous l'Empire de Maximin Galere, le 6. Février, exhortant les Medecins Chrétiens exposez au Theatre, à souffrir aussi constamment qu'il faisoit.

Molan. in Diario Medic. Bolland. & alii.

RASIPHE & Ravenne freres, Prêtres & Medecins natifs de Bretagne, selon quelques Auteurs, souffrirent le martire en faisant la Medecine le 23. Juillet, mais on ne sçait pas l'année. Ce qu'il y a d'assuré, est que leurs corps sont à Bayeux.

PAPILE Medecin de Pergame, puis Diacre, souffrit le martire avec Carpe, Agathodore & Agathanice sa sœur le 13. Avril, sous l'Empereur Dece.

Ex Græcor. Sinaxar. Metaphrast. Lipomano & Surio.

CODRAT jeune Medecin de Corinthe, souffrit le martire, exhortant ses freres à le suivre, le dixiéme Mars, sous Dece & Valerien.

Lipoman. in ejus vita. Bzov. in nomenclat Martyrol. Rom.

LEONCE & Carpophore deux Medecins Arabes, ayant évité le feu & l'eau, qui ne servirent qu'à convertir plusieurs Payens, furent décapités par l'ordre d'un des Lieutenans de Diocletien à Aquilée le 6. Aoust.

Bzov. in nomenclat. Pacius in præfat. Method. Medend. Galeni.

EUSEBE Grec, Pape de Rome, est mis au rang des Medecins par quelques Auteurs, quoy qu'apparemment il ne fut que fils de Medecin. * Il souffrit le martire sous l'Empereur Maxime le 26. Septembre.

Roman. Martyrol. Baron. in Annal. Bergom. in supplem. Chronic.

** Luitprand in vitis Pontific. c. 32.*

LIBERAT Medecin d'Affrique, souffrit pour la Foy pendant la persecution des Vandales, qui le firent mourir le 25. Mars 485. à Zurzane en Affrique.

Molan. in Diar. & Victor Vittensis.

EMILIEN autre Medecin Affriquain de grande reputation, souffrit pareillement la mort pour la Foy, pendant la persecution Arrienne, avec quelques autres Chrétiens le 6. Decembre.

Roman. Martyrol. Victor lib. 3. de persecut. Vandalor.

DENIS Medecin & Clerc, ayant souffert pendant la persecution d'Alaric, tout ce que la captivité a de fâcheux, inspira tant de respect aux Barbares par sa patience & par ses autres vertus, qu'ils le regarderent enfin avec un profond respect. Aussi ne s'étoit-il pas contenté de faire la Medecine aux malades, mais il leur faisoit encore de grandes aumônes, comme on le peut voir dans son Epitaphe en vers, rapportée par Bzovius, qui met sa mort le 28. Février l'an de grace 410.

ISIDORE Evêque de Seville est mis par quelques Auteurs au nombre des Saints Medecins, & confondu par Molanus avec Isidore natif de Chio. Il est vray que Luc Evêque de

Tuy, n'en parle que comme d'un homme sçavant dans les sept Arts liberaux ; mais Symphorian, Champerius en fait un grand Medecin, que Bede & Usuard font martir, de même que Gregoire de Tours, l'an 732.

De Gloria Confess. cap. 102.

Voicy encore des Saints Medecins, qui pour n'avoir pas souffert le martire, n'ont pas laissé d'honorer la Medecine par la pureté de leurs mœurs.

CESAIRE Senateur de Constantinople, & premier Medecin de l'Empereur Constance, frere de Saint Gregoire de Nazianze, dit le Theologien, qui a fait son Eloge, aima mieux renoncer à tous les avantages que l'Empereur luy proposa, & quitter la Cour que de se faire Arrien. Aussi Dieu le recompensa-t-il de sa fidelité ? car il revint à Rome aprés la mort de cét Empereur, glorieux, caressé du peuple & de toute la Cour, & disposant comme il luy plaisoit des finances, dont il fit un si bon usage, que les pauvres trouverent un pere & un Medecin en sa personne. On celebre sa fête chez les Grecs le 25. de Février selon Baronius.

Gregorio ἀμιςτς.

Baron. in notis.

S. BASILE le Grand & Saint Gregoire de Nazianze, apprirent la Medecine dés leur bas-âge avec Saint Cesaire, & celuy-la aima tant les pauvres malades, qu'il bâtit un Hôpital, où il faisoit la Medecine aux Lepreux de ses propres mains.

Nazianzenus Sermon de amore Pauperum.

SAMSON étoit un Saint Personnage du cinquiéme siecle, qui donna tout son bien aux Pauvres. Il guerit l'Empereur Justinien d'une grande maladie, ce qui l'obligea à faire bâtir à sa consideration un grand Hôpital à Constantinople. Il est mis au nombre des Saints pour avoir eu soin des pauvres, & leur avoir fait de grandes aumônes, & sa Fête marquée le 27. de Juin, comme celle d'un Saint, au Sepulchre duquel il s'est fait de grands miracles.

V. Bzovium & Molanum.

ZENON de Cypre soutint constamment l'exil pour la foy de Jesus-Christ, & convertit le fameux Juif Joseph. Sa mort est marquée le 13. Juin.

PIERRE Prêtre & Medecin de la Ville de Cyr, est marqué comme un Saint Personnage par Bzovius, en l'année 495.

THEODOTE Medecin puis Evêque de Laodicée en Syrie est fort estimé par Eusebe, s'étant converti à Dieu dans l'exercice de sa Profession, par la meditation de sa derniere fin, sur celle de ses malades. C'est pourquoy Bzovius le presente aux Medecins comme un miroir tres-fidelle, où ils peuvent voir leurs obligations.

Hist. Ecclesiast. l. 2 cap. 28.

L'Evêque de Tiberiade, qui sous pretexte de faire la Medecine à Ellel Patriarche des Juifs, prit occasion de le baptiser, étoit apparemment Medecin, sur quoy on peut voir Saint Epiphane, & aprés luy Baronius qui l'a copié sur ce fait mot à mot, mais qui ne le nomme point autrement que l'Evêque de Tiberiade.

Tom. 1. l. 1. heres. 3.

Baron. ad Annum 327.

Juvenal fut premierement Medecin à Narni, puis Prêtre ordonné par le Pape Damase, & enfin Evêque de Narni, où sa memoire est honorée de même qu'à Fossan, & où on a porté ses Reliques, & bâti des Eglises sous son invocation.

Martyrol. Rom. Bed. Usuard. Bzovius, Surius 2. Edition.

Gennadius Grec est mis au nombre des Medecins par Bzovius, qui nous en fait un bel Eloge; mais sans nous marquer ny le lieu de sa naissance, ny celuy de sa mort. Ainsi je crains fort qu'il n'ait fait un Saint Medecin de Gennadius Evêque de Constantinople, dont il est fait mention au Menologe des Grecs le 25. Aoust sous Justinien, ou de ce Gennadius de S. Augustin, dont nous avons parlé ci-devant.

Philippes Benitio natif de Florence, aprés avoir étudié en Medecine à Paris, & pris le Bonnet de Docteur à Padouë, se fit Religieux Servite, fut General de son Ordre, & mourut, en odeur de Sainteté, à Tuderte le 22. Aoust 1285. Mais pourrions-nous oublier icy le celebre Medecin Tribun, quoi-que marqué cy-devant, puisqu'il prefera la delivrance des Chrétiens Captifs aux biens temporels.

Bzovius in nomenclatur.

Sozomen. lib. 7. c. 18.

Martirius, qui se jugea indigne du Diaconat pour avoir exercé la Medecine.

Barbatien, lequel ayant le *don des santez*, ne guerissoit neanmoins aucun malade, qu'il ne se servit des remedes naturels, pour se mettre à couvert de la vanité.

Ex Molano in diario.

Deoldus Evêque d'Amiens, qui viendra encore cy-aprés. Enfin deux Medecins Japonnois nommés Paul, dont il est fait mention dans les Lettres du Japon des Peres Jesuites.

Flodoard. ad ann. 9?4.

Joachin autre Japponois converti, qui faisoit la Medecine aux Pauvres, & qui leur donnoit encore l'aumône, ce qui luy attira la couronne du Martire à Facaya le 13. Mars de l'année 1613. mais il ne faut pas oublier icy, que quelques autres Medecins que Guillaume du Val a inserez dans son Monogramme des Saints Medecins sont supernumeraires, ou parce qu'ils n'ont pas été Medecins de Profession, ou parce qu'ils n'ont gueri que surnaturellement. L'on peut encore remarquer

Bzovius ex Epist. Gabriel. Mallos. S. I.

en passant pour l'honneur de la Medecine, que presque tous les Peres de l'Eglise ont été partisans de la Medecine, & aprés eux tous les Patriarches & Fondateurs des Ordres Religieux. Aussi voyons-nous que la plûpart des Saints Personnages dont il est parlé dans les Peres & dans l'Histoire, ont aimé ou professé cét Art. Un

AMMONIUS si celebre dans la Cité de Dieu de Saint Augustin. Ce Proconsul d'Affrique, cy-devant marqué, ou pour mieux le designer, ce Vindicianus. Un Prêtre nommé Pierre, dont Theodoret fait une si honnorable mention, un Eustathius si celebre Medecin & Theologien du troisiéme siecle, ce Rustic. Elpidius cy-devant marqué, ce Medecin qui ramena si spirituellement Louis Lantgrave de...... Epoux de Sainte Elisabeth, de la sotte opinion qu'il avoit touchant la Predestination. Le fameux Turrianus, qui quitta le monde pour se donner tout à Dieu dans une Chartreuse, aprés avoir long-temps professé la Medecine. Gui de Cercelles, qui se retira du monde, aprés y avoir longtemps exercé la même Profession l'an & qui legua cinq cens livres aux Religieux du Val des Ecoliers de Paris, où il passa le reste de ses jours. Petrus Ægid. Corboliensis, qui quitta pareillement la Cour du Roy de France Philippes Auguste, pour ne plus penser qu'au Salut de son ame. Hierôme Sessa, qui bâtit & fonda la fameuse retraite des Solitaires de Rua dans le Padoüan. Saint Charles Borromée, qui fit luy même la Medecine à Milan pendant une grande peste, & dont Dieu benit les soins, parce qu'ils n'étoient animés que de l'esprit de Charité. Voyons maintenant ceux qui se sont distingués par la pieté de leurs écrits.

Bzovius ad annum 1228.

1260.

Histor. Universit. Paris. T. 5. p. 892.

ANTON. Musa Brassavolus, outre tant d'autres Ouvrages de Medecine, a composé en Italien la vie de Jesus-Christ, & paraphrasé les quatres Evangelistes pour sa consolation & pour celle de sa famille. De plus un Probléme dans lequel il tâche de prouver à la Duchesse Anne de Ferrare, que la mort est toûjours à craindre. Guillaume Ader *Medecin de Toulouse, a écrit fort doctement & spirituellement sur les guerisons miraculeuses faites par le fils de Dieu. Renaud Sturmius de Soissons non content d'avoir écrit sur les Aphorismes d'Hipocrate, a encore écrit contre les Athées. Henri Valentin Vogler a donné une curieuse & Crétienne Phisiologie des instrumens de la Passion du Fils de Dieu. Vincent Molés a écrit une Philo-

* Ægri. in Evangelium.

1500.

sophie qu'il appele Sacrée, touchant le sacré Corps de Jesus-Christ, avec un Traité des maladies dont il est parlé dans la Bible, en quoy il a été secondé par Marcellinus Uberte, & par Bathlemmi Horstius, qui a aussi composé des Prieres à l'usage des Medecins. Guillaume du Val Medecin de Paris, ramassa de nôtre temps, quoi-que d'une maniere assez confuse, les noms & les actions des Saints Medecins, & quelques monumens de la pieté des autres Medecins Chrétiens des derniers siecles. Levinus Lemnius a fait l'explication des similitudes tirées des fruits, & des herbes mentionnés dans la Bible. Louis Takius a fait *le Medecin Chrétien* sur l'idée ou image d'Aza Roy de Juda. Bernardus Tomitanus Medecin de Padouë, a fait un Commentaire sur Saint Mathieu. Otho Brunfelsius, quoi-que sa vie soit un grand Problême, s'est aussi distingué par quelques Ouvrages de Medecine Chrétienne, selon Gesner en sa Bibliotheque. Mævius Volschonius a fait voir dans une belle dissertation l'accord qui se trouve entre la Medecine & la Theologie. Jean Vandermei nous a donné l'exposition des passages du Pentateuque de Moïse, où il s'agit de Medecine. Franciscus Valesius a fait la Philosophie sacrée, ou explication des mots de la Bible qui regardent la Medecine. Jean Grossius a fait un abregé de la Medecine, dans l'esprit de l'Ecriture sainte, & y a ajoûté le moyen de bien comprendre cette Ecriture. Anton. Ludovicus a écrit contre Galien sur la nature de l'ame raisonnable, soutenant fort doctement son immortalité contre ce grand Medecin, qui semble en avoir douté. Jean Baptiste Codronchius a parfaitement bien écrit, touchant la maniere de faire la Medecine en vray Chrétien. Paul Zachias a expliqué plus au long qu'aucun autre Medecin, tout ce qui regarde les loix divines & humaines, touchant l'exercice de la Medecine. Thomas Erastus, quoique Lutherien, n'a pas laissé d'écrire de la Medecine Chrétienne fort doctement, si l'on en excepte ce qui regarde la Polemique. Daniel Ulierdenus de Bruxelles a fait une Epître Theologomedicale touchant les maladies du corps & de l'ame. Joachim. Vadianus, Poëte, Theologien & Medecin, a fait un Commentaire sur les Actes des Apôtres, outre ses autres Ouvrages. Jacques Goupil a fait une docte & pieuse Paraphrase de l'Epître de Saint Paul à Tite, dediée au Cardinal du Belley. Thomas Bartholin a fait quatre Traités fort pieux &

V. Paschal. & Spizel. in infelicitat. Literator.

Monogramma Stoirum & Sanct. Medic.

& fort doctes, sur la Croix de Jesus-Christ.

Peut-on s'imaginer un Medecin & Philosophe plus pieux que Marcille Ficin. Nicolas Bierius natif de Gand, & Medecin de l'Empereur Maximilien II. n'a-t-il pas écrit contre les Heretiques & libertins de son temps? Jules Cesar Scaliger, quoi-que Catholique suspect, a dans ses Poësies plusieurs pieces qui ne sont pas indignes d'un Medecin Chrétien. Nicolas Massa Medecin de Venise, a fort bien écrit de la creation du monde, & de l'immortalité de l'ame. Guillaume Rondelet Medecin de Montpelier, a commenté quelques Pseaumes de David. Adrianus Junius a fait l'Anastaurose, ou Histoire de la Structure & fabrique de la Croix du fils de Dieu. Paul de Midelbourg a écrit touchant le jour de la mort & Passion de Jesus-Christ. Hieronimus Bardus, Prêtre, a si bien écrit de la Police de la Medecine Chrétienne qu'il ne se peut mieux, quoi-qu'il ait avancé, sans le prouver, qu'Aristote a été Sectateur de la doctrine de Moïse. Aprés toutes ces remarques que nous reste-t-il que d'entrer dans l'Histoire des dignités Ecclesiastiques, possedées par des Medecins?

Hypomnemat. 4. de sedili medio. de coron. Spin de vino myrrhat de sudor. Sanguin.

EUSEBE Pape, surnommé Anteros, Grec d'origine, étoit avant son exaltation, ou Medecin, ou au moins fils d'un Medecin, qui eut l'honneur de donner un Chef & un Saint à l'Eglise de Dieu.

SILVESTRE II. à la verité n'a jamais exercé la Medecine, mais il est certain qu'il se plaisoit à la Theorie de cét Art, comme il paroît par cét endroit de l'Epître 150. *Nec me autore quæ Medicinæ sunt tractare velim, præsertim cum scientiam illorum, tantum affectaverim officium semper fugerim.*

Gerberti Epist. 150.

JEAN XXI. natif de Lisbonne, dit Petrus Hispanus, étoit un fort sçavant Medecin, comme il paroît par ses Ouvrages. *

** Canones Medicinæ Problemata, & Thesaurus pauperum.*

PAUL II. se plaisoit comme Nicolas V. à l'étude de la Medecine. Aussi ce dernier étoit-il fils d'un Medecin * sorti d'une fort noble famille, & d'une mere illustre en vertu & en naissance, appelée Andreola Sarrazanensis.

** Bartholomeus ex familia Parentucellorum.*

Quant aux Cardinaux de l'Eglise Romaine.

1287.

HUGUES le Noir, dit Atratus ou d'Evesham Anglois de naissance, étoit homme d'un esprit délicat, d'une memoire heureuse, & de mœurs tres-innocentes & tres-honnêtes. Il devint si sçavant dans la Medecine, la Philosophie & les Mathematiques, qu'il fut surnommé le Phenix de son temps. Le Pape Martin V. connoissant son merite, & voulant apprendre la décision de quelques faits qui regardoient la Medecine, aprés l'avoir consulté avec application fut si satisfait des réponses de Hugues encore fort jeune, qu'il le fit Cardinal Prêtre du Titre de Saint Laurent *in Lucina*, l'an 1281. Aussi a-t-on dit de luy, qu'il fut le Medecin le plus honnête, le plus décisif, & le plus agreable de son temps, à quoy on ajoûte qu'il n'étoit pas moins grand Theologien. Au reste Pitzeus nous apprend qu'il a écrit un Livre *des Genealogies humaines*, qui n'est pas venu à nôtre connoissance, non plus que *Canones Medicinæ super oper. febrium Isaaci, & Problematum liber unicus &c.*

Fulgos. & Ciaconius in Martin. 4

in Elogiis Illustr. Anglor.

JACQUES d'Utine, * dit *Jacobus* ou *Jacobinus Utinensis*, est appelé par Saint Antonin homme fort Religieux. Il fut, aprés avoir exercé la Medecine, Protonotaire Apostolique, & ensuite Evêque; mais si l'Histoire ne marque pas d'où, elle nous assure que le Pape Gregoire XII. le fit Cardinal du Titre de Sainte Marie la Neuve, & que comme sa Sainteté projettoit de l'envoyer Legat à Venise, il mourut l'an 1410.

* dans l'Etat de Venise.

Ciacon. in Gregor. XII.

LOUIS MEZAROTA de la famille dell'Arena, surnommé Scarampo, se fit recevoir Docteur en Medecine à Padouë, où il étoit né, & y exerça quelque temps cette profession; mais s'étant ensuite transplanté à Rome, il prit parti dans l'Armée du Pape Eugene IV. commandée par le Cardinal Vitelleschi, qui faisoit la guerre aux Rebelles de sa Sainteté. Il se rendit ensuite si necessaire à ce Pape, que luy ayant découvert les desseins de ce Cardinal, il s'enrichit de ses dépoüilles, dont les principales étoient l'Archevêché de Florence, & le Generalat des Troupes Ecclesiastiques. Je ne m'arrête icy ni à sa conduite, ni à son bonheur, ni à ses exploits de guerre; mais je marqueray seulement que s'il ne triompha pas dans Rome aprés ses expeditions militaires, comme avoit fait Vitelleschi, le Pape ne laissa pas de payer ses services d'un Chapeau Rouge, le créant Cardinal Prêtre du Titre de Saint Laurent *in Damasco*. Voyez au surplus *Auberi tom. 2. Hist. Cardinal.* qui a compilé sa vie de divers Auteurs.

V. Petrum Servium prolusione habita in Acad. Roman.

1440.

pag. 156.

VITAL du Four, dit, *Vitalis de Furno*, étoit Gascon natif de Bazas. Il étudia si bien en Medecine, qu'il composa un Livre *de Tuend. Valetudine*, & quelques autres Ouvrages de

Vanderlinden. de script. Med.

Medecine. Ensuite il se fit Cordelier, & entra si avant dans les bonnes graces du Pape Clement V. qu'il le fit premierement Cardinal, & depuis Evêque d'Albe. On luy fait dire dans un Livre intitulé *de Smaragdi virtutib.* qui n'est pas venu à nôtre connoissance, qu'il vivoit au temps de Béla Roy de Hongrie, ce qui n'est pas impossible si c'est Béla quatriéme du nom, qui mourut l'an 1275. Il n'est donc pas vray comme l'a écrit Volphang. Justus qu'il ait vécu en 1486.

1305. 1329.

V Cronic. Minor. Antonin. parte 3. Tit. 24.

HIERÔME ALEANDRE étoit fils de François Aleandre Medecin Venitien. Comme il étoit fils d'un bon Maître, il eut encore le bonheur d'être disciple de Daniel de Padoüe, qui luy apprit la Medecine & l'Astrologie. Ainsi le Pape Paul III. se souvenant des services de son pere, & voulant reconnoître ceux du fils, qui sans doute luy en avoit rendu de considerables, le fit Cardinal du Titre de Saint Chrisogone. On dit qu'il mourut par l'ignorance d'un Medecin.

1536.

HIERÔME Sessa, ne fut pas Cardinal, comme quelques-uns l'ont pensé, mais outre qu'il avoit tout le merite necessaire pour obtenir la Pourpre Cardinale, il est certain qu'il ne tint qu'à luy d'en être revêtu, le Pape Paul IV. l'ayant nommé pour cela; honneur qu'il refusa avec une humilité que les veritables Chrêtiens estiment beaucoup plus que cét honneur.

1495.

HERMOLAUS Barbarus, si connu des Sçavans, n'a pas été Cardinal comme Volphang. Justus se l'est imaginé aprés Trithemius & quelques autres; mais il fut seulement désigné Patriarche d'Aquilée par le Pape Innocent VIII. & auroit apparemment été Cardinal s'il eût vécu davantage. Que s'il n'a pas été Medecin de profession, au moins a-t-il extrémement obligé la Medecine, en luy donnant un Dioscoride & un Pline plus corrects & plus illustrés que tous ceux qui avoient parû auparavant.

SIMON PASQUA Docte Medecin & Theologien natif de Gennes, fut premierement Ambassadeur de cette Republique vers le Pape Pie IV. qui le fit son premier Medecin, puis Evêque de Sarzano. Ensuite il assista au Concile de Trente, & fut enfin nommé Cardinal Prêtre du Titre de Sainte Sabine par ce Pape. Il laissa quelques Ouvrages Historiques, & mourut en reputation de fort grand Personnage en 1565.

FERDINAND Poncet Evêque de Melphe, Napolitain &

Cardinal du Pape Leon X. a fait un Traité des venins, & un de Phisique, qui marquent assez que s'il n'a pas professé la Medecine, il n'a pas laissé d'y être sçavant, comme on le peut voir dans Ciaconius.

1517.

VINCENT LAURE' natif de Tropia dans la Calabre, fut premierement Précepteur ou plûtôt Catechiste d'Antoine Roy de Navarre, par la faveur du Cardinal de Tournon son Patron, qui le mit auprés de ce Prince. Il étoit également grand Philosophe, grand Theologien & grand Medecin. Le Pape Pie V. luy donna la direction de l'Eglise du Mont-Royal, & le nomma Nonce successivement, auprés du Duc de Savoye, de Sigismond Roy de Pologne, & du Roy de France Henri le Grand. Aprés quoy le Pape Gregoire XIII. voulant reconnoître son merite & ses grands services, le fit Cardinal du Titre de Sainte Marie, & c'est pour cela qu'il sera parlé plus d'une fois de ce Cardinal dans cét Ouvrage. Il mourut environ l'an 1592.

Tuan. ad ann 1561. Ruger. Triton. Pinelli Abbas, in vita ejus.

Gregor. Valear. observat. 162. in Tacit.

Voici les Medecins Archevêques au nombre desquels on met

ALBICUS Archevêque de Prague qui fit l'an 1484. un Traité intitulé *Praxis medendi*, & quelques autres Ouvrages de Medecine.

Vanderlinden. de script. Medic.

PIERRE RUICPALLE étoit né si pauvre, qu'il avoit demandé son pain en chantant; mais il ne laissa pas d'être élevé à l'Archevêché de Mayence; parce, dit l'Histoire, que le Pape Clement V. voyant qu'il étoit si habile dans la cure des maladies corporelles, esperoit qu'il ne le seroit pas moins dans celle des maladies de l'ame.

Spondan. ad ann. 1308.

ANGELO CATHO Medecin du Roy de France Louis XI. fut nommé, comme chacun sçait, Archevêque de Vienne, où il tint le Siege, pendant le Regne de ce Prince.

V. Galliam. Christian.

Quant aux Medecins devenus Evêques, outre ces Saints personnages cy-devant marqués, on remarque encore un Pamphilus Episcopus cité par Æce, au sujet d'une certaine suffumigation.

Sermon. 4. Tetrabibl. 4.

THEODOTE Evêque de Laodicée, dont j'ay parlé cy-devant, se rendit fort considerable dans le V. siecle: car Eusebe en parle comme d'un homme d'un merite extraordinaire, même avant que d'être parvenu à l'Episcopat, & encore Medecin.

PAUL Grec de nation & Medecin de Profession, dont nous

Moralès l. 11. c. 17. & Padill. centur.

avons l'Histoire dans Paul Diacre de Merida la grande, fut fait Evêque de cette Ville pour sa vertu, & y opera des cures miraculeuses.

6. c. 50. Paul. Diaconi Emeritensis in vita Patrum Emeritensium secul. V.

EPIPHANE Evêque de Constance est mis au nombre des Medecins par quelques Auteurs, pour avoir fait quelques Traitez de Phisique ou de Medecine.

Vanderlinden. de script. Med.

THIADAGE Moine de Corbie en Saxe, & fort habile Medecin, qui accompagna Bolestas Duc de Boheme à la guerre de l'an 996. devint enfin Evêque de Prague.

Duthmar. Chronolog. Hist. Saxonens. & in Hist. Bohem. in Boleslao. Catal. Episcop. Prag.

SAHIDE ou Patricides, dont il a été parlé cy-devant dans l'Histoire des Medecins Arabes, Patriarche d'Alexandrie, étoit Medecin de Profession sous le Calife Hamed Aradibella. Il mourut l'an de l'Egire 328. aprés avoir tenu le Siege sept ans & six mois.

NEMESIUS, dont le temps, l'Evêché & la Patrie paroissent assez incertains, étoit à la verité grand Philosophe. Aussi l'aurois-je mis parmi les Philosophes, si l'Ouvrage *de natura hominis* qui porte son nom, n'étoit un Ouvrage appartenant à la Medecine; puisqu'il y est fait mention, du corps, des élemens, des sens & de leurs organes, du poux, des maladies, de la respiration, de la faculté generative & de semblables matieres. C'est ainsi qu'on pourroit mettre en ce rang Synesius Evêque de Cyrene, & un certain Theobaldus Episcopus, puisque l'un a fait un Livre *de Insomniis*, & l'autre un *de Natura xij. Animalium*. Mais il est certain que

V. Nicasium Ellebaudium & Plantin. in monit. ad lect. ejus operis.

Vanderlinden. de script. Med.

WIGEBERT fut Evêque de Hildeshim l'an 880. qu'il y tint le Siege quatre ans, & qu'il n'y exerça pas moins la Medecine du corps que celle de l'ame. Aussi voit-on dans la Bibliotheque de cette Ville plusieurs Ouvrages de ce Prélat Medecin.

DEROLDUS étoit Medecin de Profession l'an 929. quand il fut nommé Evêque d'Amiens. Il mourut l'an 940.

Flodoard. Hist. Rhemens. lib. 4. c. 35.

ALBERT le Grand, également grand Medecin & grand Theologien, fut Evêque de Ratisbonne, l'an 1260.

GONSALVE de Tolede ne m'est connu que par Lionardo di Capoa qui le fait fameux Medecin, & Archevêque de Leon en Espagne: car aprés avoir cherché dans tous les Auteurs de l'Histoire d'Espagne, je ne trouve qu'un Gonsalve Evêque de Leon, qui vivoit au temps du Roy Ramire II. environ l'an 900. mais il ne paroît pas dans cette Histoire qu'il ait été Medecin.

pag. 576. del suo Parere.

NICOLAS Ferveham Anglois, fut aussi grand Medecin que grand Philosophe, & comme il étoit consommé dans la connoissance des Plantes & des autres Remedes, il fut appelé dans la Cour & dans la Famille du Roy d'Angleterre Henri III. mais pour cela il ne laissa pas de s'adonner à la lecture des Saintes Lettres, & à la meditation des choses Celestes. C'est pourquoy le Roy le nomma premierement à l'Evêché de Chester l'an 1239. grace qu'il refusa d'abord ; mais comme il en reçût une forte correction de Robert Capiton Evêque de Lincestre, il se resolut à l'accepter. Il étoit Maître és Arts de l'Université de Paris, & Docteur en Medecine de l'Université de Bologne, d'où il fut tiré par le Roy & par la Reine d'Angleterre, pour être le Directeur de leur conscience & de leur santé. On dit qu'il écrivit un Livre de Pratique, & un de la vertu des simples, qui sont apparemment perdus.

Cestriensis Episcopatus.

Godvvin. in scriptorib. Anglicis.

GUILLAUME Barfetti natif d'Aurillac, Medecin du Roy de France Philippes le Bel, dont il étoit fort estimé pour sa probité & capacité, fut nommé à l'Evêché de Paris, l'an 1304.

Gall. Christ.

THEODORIC Espagnol Dominicain Evêque de Cervie, étoit consommé dans la pratique, qu'il écrivit l'an 1280. un Traité si selon la Methode de Hugues de Luques son Maître, imprimé avec la Chirurgie de Guidon, de Roland & de quelques autres.

Vanderlinden. de script. Med.

ALEXANDER Benedictus Evêque de Civitta di Chieti dans le païs de Benevent, est mis au nombre des Medecins par quelques Auteurs Allemans ; mais je crains fort qu'ils se soient trompés: car comme il est certain qu'il y a un *Alexand. Benedictus* dans le Catalogue de ces Evêques, il n'est pas vray qu'il y soit qualifié Medecin ; ainsi je croy que ces Auteurs pourroient bien avoir confondu l'Alexandre Benedictus Medecin Italien de ce siecle-là, avec l'Evêque de même nom.

KAMINTUS ou Ranutius Kamintus Evêque d'Aroze en Dannemarch, a écrit deux Ouvrages, l'un de la peste & l'autre du Regime de la Santé selon les differentes saisons de l'année.

Vanderlinden. de script. Med.

GASPAR Torella Evêque de Sainte Jutte, ou selon d'autres de Valence en Espagne, a composé un Traité *de Pudendagra*, & un *de ægritudine Pestifera.*

Vanderlinden. de script. Med.

PIERRE BECHEBIEN natif de Blois, où il avoit fait longtemps la Medecine, ayant été quelque temps premier Me-

Hist. de Blois.

decin de Marie de Sicile, Epouse du Roy de France Charles VII. fut nommé & sacré Evêque de Chartres, l'an 1422.

GUILLAUME Pellicier Evêque de Monpellier, composa selon quelques-uns le Livre des Poissons attribué à Rondelet, & par consequent obligea & orna la Medecine de ce bel Ouvrage.

PAUL IOVE, si fameux par les differens Livres que nous en avons, étoit un fameux Medecin, qui pour son merite fut élevé à l'Evêché de Nocera * dans l'Ombrie.

* An Regni Neapolitani vel Ombriæ.

GERARD RAMBAUD, surnommé le Prelat Lettré, sçavant Medecin, assista au Concile de Trente de la part du Pape Pie IV. & fut nommé par sa Sainteté à l'Evêché *de Civitta di Chieti* dans le Benevent.

HENRI STACHER premierement Medecin de Profession, puis Recteur de l'Université de Paris, & ensuite de celle de Louvain, fut honnoré d'une Dignité dans l'Eglise de Liege, & enfin fut nommé Chorevêque de Maëstrik.

Histor. Universit. Parisiensis.

Chor-Episcopus Trajectinus.

SIMON PAULLI premier Medecin du Roy de Dannemark, si connu par son érudition & ses écrits, a été de nôtre temps Evêque d'Arrose dans le Dannemark.

JEAN STENON, dont nous attendons la vie, ou au moins l'Eloge d'une bonne plume, nâquit l'an 1630. à Copenhague Capitale du Royaume de Dannemark, Protestant de Religion & des plus zelez, d'où il alla étudier à Leide en Hollande. Etant venu de-là à Paris, il y trouva ce qu'il cherchoit dans les dissections des corps, & ce qu'il cherchoit dans l'Ecriture Sainte, & dans la lecture des Peres & de l'Histoire Ecclesiastique; je veux dire les verités de la Religion Catholique, prévenu qu'il étoit déja par les Conferences qu'il avoit euës avec un Curé d'Amsterdam fort sçavant; car les erreurs de la Religion Protestante luy sauterent tellement aux yeux, qu'il se sentit dés-lors pressé d'en faire une abjuration sincere. Etant donc allé de Paris à Florence, où le Grand Duc Cosme III. l'appella sur le bruit de son érudition, & s'y étant declaré Catholique, ce Prince ravi de cette action, & de voir tant de science & de probité dans un homme de cét âge, luy assigna une pension, & luy confia l'éducation & la conduite du Prince Ferdinand son fils. Cependant cette occupation ne l'empêcha pas de vaquer à l'étude de la Medecine, & il y fit tant de belles découvertes, que le Roy de Dannemark, jaloux de voir que ce Duc qui s'est acquis une gloire immortelle, pour avoir honnoré les Sciences & les Sçavans, possedoit un tresor qui avoit longtemps été caché dans ses terres, le revendiqua, pour ainsi parler, mais avec des honnêtetés qui obligerent son Altesse Serenissime à le luy envoyer pour le voir, & pour joüir quelque temps de sa personne. Mais Jean Stenon n'y voulut aller qu'à condition qu'il luy seroit permis non seulement de faire Profession de la Religion Catholique qu'il avoit embrassée, mais encore de la prêcher de voix & d'exemple, ce qui luy fut accordé. Il passa donc de Florence à Rome, où il fit voir que sa reputation étoit bien mieux fondée que celle de tant d'autres Medecins & Philosophes, & où sa probité éclata encore plus que ses autres grandes qualitez. Aussi le Pape le nomma-t-il Commissaire General dans tout le Nord, pour y enseigner & prêcher les veritez Catholiques, aprés l'avoir fait sacrer Evêque de Titiopolis *in partib.* * mais les Ministres qui furent bien surpris de le voir dans cet exercice, & qui eussent bien voulu qu'il eut encore fait honneur à leur Religion, ne manquerent pas de publier qu'il s'étoit fait Catholique en Italie par interest, quoi que la vie qu'il menoit en ce païs-là fit bien voir qu'il n'étoit pas de ces Prêtres qui s'approchent des Autels pour en vivre à leur aise. Ainsi Dieu benit tellement sa conduite, que comme il y avoit de l'onction dans ses Predications & ses Conferences, il convertit quantité de personnes de toutes conditions, & qu'il confirma le Duc d'Hanowe dans la creance qu'il venoit d'embrasser, d'une maniere dont il demeura fort consolé. Le Prince de Fustemberg Evêque de Munster, l'appela ensuite dans son Evêché en qualité de Suffragant. Enfin ayant été envoyé aprés la mort de ce Prince à Hambourg, & de-là à Suverin dans le Mekelbourg pour le service de l'Eglise, il y mourut cassé des travaux de sa vie toute Apostolique, dans le temps que l'Archevêque de Treves tâchoit de l'attirer en son Diocese, à cause de la reputation qu'il s'étoit acquise dans celuy de Munster. Quelque temps aprés le Grand Duc de Toscane Cosme III. qui vouloit honorer sa memoire, fit transferer son corps à Florence, où il fut inhumé dans l'Eglise de Saint Laurent, & mis avec les Princes & autres grands personnages qui y reposent. Au reste je renvoye le Lecteur aux Ouvrages de Medecine qu'il nous a donnez pour preuve de sa capacité, laissant

* Gracie.

1687.

laissant ce petit portrait comme un miroir de désinteressement, de diligence, d'érudition & de Religion aux Medecins de nôtre siecle, qui n'aiment qu'à faire du bruit, qu'à intriguer & à débiter des vanitez pour s'établir & pour gagner de l'argent.

Veut-on de fameux Abbez, & des Moines d'un merite distingué, qui ne se soient point ingerez de la Medecine par faineantise, libertinage, avarice, inquietude & presomption; qui l'ayent faite avec charité, & connoissance de causes? Commençons par ceux qui en ont écrit quelque chose.

Petr. Diacon de Illustrib. Cassinensib. cap. 23.

MAXIMUS Planudes Moine de Constantinople, a fait un Livre des Urines, & un autre du Prognostic de la Vie & de la Mort, gardez Manuscrits dans les Bibliotheques de Paris, de Vienne & de Constantinople 1430.

Bibliothec. Schenkii.

NEOPHITUS autre Moine, a fait un Livre du recueillement des Plantes, & un des Medicamens substitués, gardés dans la Bibliotheque du Roy à Paris.

Ibidem.

CALLISTE autre Moine a fait un Livre des Plantes, des huiles, des Antidotes, des Emplâtres, des Unguens, gardé Manuscrit dans la même Bibliotheque.

Ibidem.

BERTHARIUS disciple & successeur de Bassalius Abbé du Mont-Cassin. Jean son disciple & Religieux de l'Ordre de Saint Benoist. Basile Valentin, un des grands ornemens de cét Ordre. Notker Moine de Saint Gal, Peintre & Medecin des plus estimez de son temps, surnommé *piperis granum*, qui fit dans le dixiéme siecle des cures si admirables, particulierement en la personne d'un certain Crato, auquel on avoit crevé les yeux, que cela sent un peu la Fable, à moins qu'on n'entende par ces yeux crevez, une simple effusion de l'humeur aqueuse. * Joannes ou Joannellus Abbé de Fescamp, natif de Raveune fils d'un Medecin, qui l'istruisit dans la connoissance de la Medecine & des beaux Arts, étoit d'une si petite figure, & paroissoit si méprisable, qu'il fut appelé Joannellus ou petit-Jean; mais les gens de bon sens ne laissoient pas de voir tant de dons du Seigneur dans un si petit corps, qu'ils le regardoient comme une merveille.

Ekkehardi de Casib. Monaster. Sancti Galli Goldast. Rerum Alemanic. Tit. 1. pag. 75. Chronicũ Gabriel. Bucelin. ad annum 957.

** Vide observat. 117. Ephemerid. Medico Physic. German. ann. 1671. pag. 272.*

Chronic. S. Benigni Divionẽs. Spicileg. Domn. Lucæ d'Acheri Tit 1. p. 445.

MAGISTER SIMON est un Moine Benedictin, Medecin de Rahzenhaklach, marqué dans la vie de Sainte Erendrude Abbesse, en l'Histoire du siecle douziéme des Saints de l'Ordre de Saint Benoist, page 353.

V. Bibl. Schenckii. THRITEMIUS le fameux Abbé de Spanheim, a tant fait de Traitez de Medecine, qu'il ne doit pas être oublié icy.

V. Vanderlind. & Paschal Gallus in Bibliothec. CONSTANTIN l'Affriquain Medecin, Grec fut fort estimé des Princes de son temps. Il étoit sçavant dans les Langues, & écrivit quelques Ouvrages marquez par l'Abbé Thriteme, aprés quoy il se fit Moine au Mont-Cassin l'an 1072.

V. Petrum Castellan. in vitis illustr. Medicor. CONSTANTINUS Lucas Philosophe d'Alexandrie, a écrit quelque chose sur le Chapitre de la saignée d'Avicenne; mais André Tiraqueau, qui l'a marqué, ne dit point s'il a été Moine.

GILLES Calixte, dit Gilles d'Athenes dont nous avons parlé ci-devant, étoit aussi Moine au Mont-Cassin, comme Mophitus & Valentin, qui n'est autre que le frere Basile marqué cy-dessus; mais pourrions-nous bien oublier Sainte Hildegarde, cette fameuse Benedictine d'une des grandes Maisons d'Allemagne, puisque pour ne point parler de ses Ouvrages de spiritualité, qui n'ont pas été du genie de tous les *V. Bibliothec. Gesner. Schenk. Vanderlind.* Sçavans, elle a fait des Livres de Medecine qui ont merité l'approbation des Medecins & des Philosophes.

RIGORD Moine de Saint Denis, étoit Medecin & Historiographe du Roy Philippes Auguste.

Les Camaldules ont un Hieronimus Surianus, qui a donné le *Continens* de Rhases, & quelques autres Ouvrages.

Les Carmes eurent un Albert Beir, un Richardus Kunentius, un Georgius Keplerus Anglois, premierement Cha-
1490. noine, puis Carme, & un certain Theophanes marqué par
** De Hist. Latin.* Vossius. *

Les Chartreux ont Jean de Hagest, dit Joannes de Indagine, & le fameux Turisanus ou Taurisanus Florentin, qui fut appelé *plusquam commentator*, pour avoir fait quelque chose sur l'*Ars parva* de Galien, & qui se fit de cét Ordre l'an 1300. parce que son habileté n'avoit pas été secondée des heureux succés.

Voicy des Cordeliers qui n'étoient ny des Fraters Barbiers, ny des Religieux las du Cloître. Rogerius Bacon dont ont fait un prodige de Science, parce qu'il a longtemps travaillé à la Chimie 1280.

BRTHELEMI Glannuil autre Cordelier Anglois, mais homme d'un vray merite & de grande maison, dont les écrits furent imprimés à Bologne l'an 1500. Guillelmus Holk & Helias Auteur du *speculum Chimiæ.* Joann. Basol disciple de Scot, Joan. de Rupescissa ou de Roquetaillade, si c'est le même que ce Cordelier Auvergnat si connu dans le quatorsiéme siecle, par ses inquietudes, ses paradoxes, ses hableries, & bien different du Cardinal de ce nom, tant ces Cordeliers Medecins sont de grands Paradoxes ; mais il ne faut pas oublier à ce propos

V. Pitzeum & Balæum.

RAIMOND Lulle du même Ordre, quoy qu'une autre maniere de paradoxe, non plus que Morienus ce fameux Hermite Romain qui vivoit du temps de nos peres.

JOANNES *Ganivetus* 1490. Cordelier de Vienne en Dauphiné, qui fit un Livre intitulé *Amicus Medicorum.*

Les Dominicains ont eu comme les Cordeliers leurs Medecins.

JOANN. ÆGID. à Sancto Quintino nâquit à Saint Alban en Angleterre l'an 1253. Comme il ne mit gueres à se rendre grand Philosophe & grand Medecin, il professa à Paris & à Monpelier, & devint enfin un des Medecins du Roy de France Philippes II. mais s'étant lassé du monde & de la Medecine, il se donna tout entier à la Theologie, & se fit enfin Religieux de l'Ordre de Saint Dominique, aprés avoir quitté l'habit seculier en pleine assemblée, à la fin d'un de ses Sermons.

V. Pitzeum ad annum 1253. & tom. 3. Historia Universitatis Parisiens.

ALBERT le Grand, dont il a été parlé cy-devant, étoit pareillement de cét Ordre.

ROBERT d'York, ou Robertus Eboracus autre Dominicain, étoit aussi grand Medecin que grand Theologien, De même que

Paschal. Gall. in Bibliothec.

HENRY DANIEL qui composa l'an 1379. un Livre des Urines, & un autre qu'il intitula *Manipulus.*

V. Balæum.

S. THOMAS D'AQUIN a composé quelques Ouvrages qui sont en quelque maniere de Medecine.

CAMPANELLA du même Ordre, que nous touchons encore du doigt, étoit un Medecin qui a fait beaucoup de bruit par la nouveauté de ses Sistemes.

Les Augustins ont eu leur George Kepler Anglois, Poëte,

In scriptorib. illustr. Angl.

Mathematicien, Theologien & Medecin, qui se fit enfin Anachorette, & laissa les Ouvrages mentionnés par Pitzeus.

Voicy des Chapelains & Medecins de Papes.

Anastas. in Præfat. ad Miracul. Sancti Basilii magni pag. 61. Itinerar. liter. D. Mabill. Relig. Benedict. Matheus Paris. in Histor. Angl.

URSO Sous-diacre de la Sainte Eglise Romaine, Medecin ordinaire du Pape Nicolas.

RICHARD de Vendôme, Chanoine de Saint Paul de Londres, fut premier Medecin du Pape Gregoire X. l'an 1270. qui luy legua en mourant une Croix pleine de Reliques.

SIMON de Gennes, ou *Simon Januensis*, Medecin & Chapelain du Pape Nicolas IV. l'an 1288.

RAIMONDUS Chalain de Vinario, étoit Medecin des Papes Martin IV. Nicolas IV. & Honoré IV. Arnald. de Villanova, Joann. de Alesso, Guido de Cauliaco, Raimondus de Poiolis, Petrus Falquetus, étoient pareillement Medecins des Papes, Campanus Medecin de Paris, étoit aussi Medecin du Pape Nicolas V. Guillelmus Brixianus, Medecin & Chanoine de Paris, étoit encore Medecin du Pape Sixte IV. Ambrosius Thurinus, Victorius Mervilius, Fabius Calvus, Petrus Pintor, Richardus Vandoperanus, autres Medecins de Papes, comme Joannes Bodier Cænomanus Medecin de Jules II. inhumé à Saint Sebastien de Rome, où son Epitaphe le qualifie tel.

Mais puisque les Prêtres de l'ancienne Loy étoient tous Medecins, & qu'il n'appartenoit qu'à eux de discerner & de guerir la lepre, pourquoy ne ferions-nous pas icy quelque mention des Prêtres, des Chanoines, Curez & autres Ecclesiastiques de merite & de reputation, qui ont honoré la Medecine, ou par l'étude, ou par la profession qu'ils en ont faites?

T. 2. Histor. Universit. Paris.

ROBERT Medecin de l'Abbé Sugger, dont il est parlé dans l'Histoire, étoit apparemment Prêtre.

THOMAS Linacer Prêtre Anglois, est un Medecin trop connu par ses Ouvrages & par sa reputation, pour être oublié icy.

Hist. de Blois part. 3.

PIERRE de Blois Archidiacre de Bathe en Angleterre si connu par ses beaux Ouvrages, étoit sçavant dans la Medecine, comme on le peut voir dans sa vie.

Vi Guillelm. Carnot. in vita Sancti Ludovici.

DUDO, Medecin & Clerc de Saint Louis, l'accompagna dans son voyage d'Affrique. On dit que s'étant voüé à ce Saint, en une grande maladie qu'il eut à son retour d'outre-mer, il en guerit miraculeusement.

OBIZO se fit Chanoine de Saint Victor de Paris, où il est inhumé, aprés avoir été Medecin du Roy Louis le Gros, & luy avoir rendu la santé: belle & judicieuse retraite.

PIERRE Lombard étoit Chanoine de Chartres, où il est inhumé, & premier Medecin du Roy de France Louis VII.

ROBERT de Doüai ou *de Duaco*, etoit premier Medecin de Marguerite de Provence épouse de Saint Louis, & Chanoine de Senlis, & un des premiers qui ont contribué à l'établissement du College de Sorbonne.

GUIDO de Cercellis, ayant quitté la Profession de Medecin l'an 1260. se fit Religieux au Val des Ecoliers à Paris, où il legua cinq cens livres. *Hist. Univers. Paris.*

GUILLELMUS de Saliceto, étoit Docteur en Medecine, & Curé de Saneville Diocese de Roüen, l'an 1374.

SIMON Alligret étoit Chanoine de Paris, & Docteur en Medecine l'an 1399.

PETRUS Ægid. Corboliensis Chanoine de Paris, fut aussi premier Medecin du Roy Philippes Auguste, & Auteur d'un Poëme de 600. vers sur la nature des Medicamens composez, qu'il dédia à un certain Romuald Medecin du Pape. Il se donna ensuite tout entier à l'étude de la Theologie, occupation dont il est loüé par *Ægid. Parisiens. in suo Carolino.*

JEAN de Mandeville Anglois, Gentil-homme natif de Saint Alban, Philosophe & Medecin, mais encore plus homme de bien, étant un grand Aumônier & un grand devot, avoit veu fort exactement toutes les trois Parties du monde, dont il donna l'Histoire aprés son retour, à quoy il ajoûta quelques Ouvrages de Medecine. Il mourut à Liege, où on voit son Epitaphe l'an 1372. *Pitzeus in illustr. Anglic.*

JAN Lucas Medecin, fut pourvû en Cour de Rome l'an 1481. du Doyenné de l'Eglise de Paris.

JAN Voignon, fut premierement Promoteur de la Nation de France l'an 1373. puis Recteur de l'Université, & enfin Chanoine de Paris, & comme il se fit ensuite Medecin, il se trouva Doyen de la Faculté l'an 1394. Il eut divers emplois honorables, & particulierement celuy d'aller vers le Duc de Bourgogne avec Renaud de Fontaines, & N. de Courtecuisse, depuis Evêque de Paris.

PETRUS de Castania Medecin de Paris, eut l'honneur d'être envoyé l'an 1395. Ambassadeur vers le Roy Richard d'Angleterre, & l'Université d'Oxfort.

JEAN de Marle Prêtre & Docteur de la Faculté, obtint l'an 1404. du Pape Benoist XIII. permission d'enseigner publiquement la Medecine. JEAN Grey Prêtre & Medecin eut en même temps la même dispence, & trois ans aprés Guillaume de la Chambre, quoi-que marié, eut permission de regenter.

JAN Fusoris ou le Fondeur Maître és Arts, étoit Chanoine & Medecin de Paris, l'an 1414.

ROBERTUS Poitevin fut Medecin d'Elisabeth de Baviere, Reine de France 1440.

GUILLAUME Meusnier Curé de Saint Benoist de Paris, fut Doyen de la Faculté de Medecine de Paris, l'an 1461.

JACQUES Sacq'épée, Gentil-homme Picard d'ancienne Noblesse, fut Medecin & Chanoine de Paris, l'an 1414.

HENRI Thiboust étoit Penitencier, Chanoine & Medecin de Paris l'an 1479.

MICHAEL de Colonia, Doyen de la Faculté de Paris, fut Chantre & Chanoine de Paris, & fonda l'an 1490. la Messe de la même Faculté.

GEOFFROI le Petit, étoit Maître és Arts de Paris, l'an 1414. & Chanoine du Saint Sepulchre de la même Ville.

ARRIAS Montanus natif de Seville en Espagne, sçavant dans la Theologie, & dans les Langues Orientales, Chevalier de l'Ordre de Saint Jacques, qui avoit refusé des Evêchez, étoit sçavant dans la Medecine, jusques à avoir enseigné publiquement la Chirurgie, avant que d'être entré dans les Ordres Sacrez 1590.

Mais ne pourrions-nous pas faire icy une petite digression au sujet de tant de Medecins de Paris, pour marquer que Pierre Mioti legua ses tapisseries pour servir aux actes de l'Ecole de la ruë du Feurre, à condition que chaque Maître diroit pour luy un *Miserere*, & remarquer, pour égaier un peu la matiere, que Jean l'Oisel ou l'Oiseau, dit Avis, Medecin de cette Faculté, & des Rois Louis XII. & François premier, donna le *Continens* du Manuscrit de Rhasis de la Faculté, pour être copié & mis dans la Bibliotheque du Roy, & qu'il étoit de si belle humeur, qu'on le representa en ce temps-là dans une tapisserie, avec un convalescent, & un tiers colloquteur, ces vers en la bouche.

Le Malade. *Quand je voy Maître Jean Avis*
Je n'ay ni fiévre ny frisson.

Le Medecin. *Gueri étes à mon avis,*
Puisque vous trouvez le vin bon.

Le Colloquteur à Jean Avis. *La peinture de vôtre vis **
A plus coûté que la façon.

* Visage.

Revenons à nos Chanoines.

PIERRE de Troyes étoit Chanoine du Saint Sepulchre de Paris & Medecin, l'an 1409.

MARSILLE Ficin cy-devant mentionné, étoit Prêtre, Philosophe & Medecin, & Chanoine de Florence, d'une reputation bien autre que tous ces Moines & Prêtres qui se mêlent à present de la Medecine.

GERVAIS Chrétien premier Medecin du Roy de France Charles V. Fondateur du College, dit de Maistre Gervais à Paris, fut Chanoine de Paris & de Bayeux successivement.

JACQUES des Parts Medecin du Roy de France Charles VII. qui mourut en 1457. étoit Chanoine de Paris, & Trésorier de l'Eglise de Tournay.

GUILLAUME de Harcelay, ce Medecin qui guerit le Roy Charles VI. étoit Chanoine de Laon.

ESTIENNE de Monanteüil étoit Chanoine & Medecin de Paris, l'an 15..

JEAN Froideval Chanoine & Medecin, étoit encore Principal du College de Fortet, l'an 1538.

GILLES des Champs fut premierement Medecin à Blois, puis Chanoine de Senlis l'an 15..

VIDUS Vidius Florentin, étoit premier Medecin du Roy de France François I. puis s'étant fait Prêtre, il fut pouvû de plusieurs Benefices, & aprés la mort de ce Prince s'étant retiré à Pise, il y enseigna la Medecine.

JEAN de Saint Amand, fut Chanoine de Tournay.

LEVINUS Lemnius fut Chanoine de Zirixée au Païs bas.

NICAISIUS Ellebandius fut honoré de l'amitié du Cardinal de Granvelle, & fait Chanoine de Poson ou Presburg dans la basse Hongrie.

Posfonii.

MARCUS Nevianus étoit Chanoine de Gand.

JEAN Sander Medecin de l'Empereur Charles V. étoit Chanoine de Saint Bavon de Gand.

JACOBUS de Leugerio, ou Jacques de Leugen Medecin du Roy François II. & de Marie Stuard son epouse, étoit Chanoine de Paris, temoin son Epitaphe dans la Chapelle de Saint Michel de l'Eglise de nôtre Dame de Paris.

FRANÇOIS Rabelais de Chinon, étoit Prêtre Curé de Meudon lez-Paris, Medecin de la Faculte de Monpelier, & du Cardinal du Bellay Evêque de Paris.

PHILARETE ou Philbert de Limburg, Chanoine de Liege, fit divers Ouvrages de Medecine l'an 1570.

1586. *Anton. Miraus in vit. illustr. Belgar. & Valer. Andr. in Biblioth. Belgic.*

REMACLE Fuchse Chanoine de la même Eglise, a été un Medecin de reputation, & auquel nous sommes redevables des vies de quelques illustres Medecins.

MARCUS Nevianus de Grammont en Flandre, Chanoine de Gand.

JAN Rosée fut Chanoine & Medecin de Paris, l'an 1500.

Florebat 1520. mortuus 60. ætat's.

JAN Ruel, si connu dans la Medecine, fut Chanoine de Soissons, & de Paris successivement, par la faveur de Jean Poncher Evêque de cette Ville, aprés avoir perdu sa femme.

THADÆUS Collicola étoit Camerier & Medecin du Pape Urbain VIII. & Chanoine de Saint Pierre de Rome.

FRANÇOIS Citois Medecin du Cardinal de Richelieu, étoit Chanoine de Paris.

FRANÇOIS Ranchin étoit Beneficier & Chancelier de l'Université de Monpelier, avant que de se marier.

FRANÇOIS Vautier premier Medecin de Marie de Medicis Reine de France, & ensuite du Roy Louis XIV. étoit Abbé de Saint Mange lez-Châlons.

* Diocese de Cambray.

PIERRE Seguin Abbé de Saint Estienne de Femi, * se retira à Saint Victor lez-Paris, aprés avoir été Medecin d'Anne d'Autriche épouse du Roy Louis XIII.

Mais pourquoy ne joindrions-nous pas encore à tant de Medecins Ecclesiastiques, des hommes inspirez de suivre l'avertissement Evangelique, *Medice cura te ipsum*, puisqu'ils quitterent en effet le commerce & l'embarras de la vie dissipée & interessée, que menent la plûpart des Medecins, pour se donner à Dieu dans la Meditation de ses commandemens: car outre tous ceux que nous avons marquez ci-devant qui se sont retirez dans des Monasteres & des Solitudes, comme dans des aziles & des païs de Salut,

VICTOR Pallu natif de Tours, apres avoir servi un grand Prince

Prince & le public en qualité de Medecin, eut assez de courage pour rompre les liens qui le tenoient attaché au monde, & se retirer au Port Royal des Champs, où il fit la Medecine aux pauvres des environs, qu'il assistoit de ses aumônes, de ses avis, & de ses instructions spirituelles.

JEAN Hamon Parisien le suivit quelque temps aprés dans cette retraite, & dans le même exercice, & finit sa carriere fort chrétiennement le 22. Février 1687. mais il ne faut pas oublier icy que celui qui a fait quelques dystiques sur sa vie & sur sa mort, & particulierement ce dernier,

Pauperibus gratis Medicinam exercuit unus
Inter tot Medicos res nova sanctus obit.

a parlé fort ignoramment, puisque, comme on a pû le remarquer cy-devant, il n'y a pas de Profession qui ait donné tant de saints Personnages que la Medecine.

PIERRE Mercenne Medecin de Paris, fut inspiré de prendre sa place, & ce qu'il y eut de remarquable dans sa vocation, est que n'étant entré dans cette lice que fort âgé, le celeste Agonothete le recompensa, comme s'il y eût couru long-temps, & en la maniere que le Pere de famille, dont il est parlé dans l'Evangile, paye quand il lui plaît les Ouvriers qui ne sont venus travailler dans sa vigne que le soir.

Il ne reste donc plus qu'à parler, selon nôtre projet, des Medecins que nous avons laissez au douze & treiziéme siecles, & de ceux des siecles suivans ; mais comme le nombre en est trop grand, & principalement des Spagiristes, je ne marqueray que les principaux, ne les faisant même connoître que par leurs noms, leurs surnoms, leur patrie, & le temps où ils ont fleuri, à la reserve de ceux qui meritent quelque petite observation, renvoyant les Lecteurs curieux d'en apprendre toute l'histoire aux Auteurs qui ont donné leurs Ouvrages au public, à la tête desquels ils peuvent lire leurs Vies, & particulierement à Paul Freherus Medecin de Nuremberg, qui nous a donné depuis peu un abregé des Vies de la plus-part de ces Medecins, depuis le treiziéme siecle jusques à present.

Theatr. viror. erud. claror. par.. 3. pag. 1207.

Je les range donc pour faciliter la chose par quelque ordre suivant le lieu de leur naissance, comprenant sous l'Angleterre, l'Ecosse & l'Irlande ; sous l'Espagne, le Portugal & les Isles Maïorque & Minorque ; sous l'Italie, la Sicile & les Isles de Sardaigne & de Corse ; sous l'Allemagne, la Suede, la Pologne, le Dannemark, la Suisse, les Païs-bas, & tout ce qui fait partie de cette grande partie de l'Europe ; & enfin sous la France, tout ce que le Roy Louïs le Grand possede depuis les Pirenées & les Alpes, jusques au Rhin, à l'Ocean & à la mer Mediterranée.

Ainsi je commence par l'Angleterre, où je remarque un

Albricius natif d Londres, qui vivoit l'an de Grace 1087.

Adeldardus ou Adelardus, qui a fait un Livre de Questions naturelles, & quelques autres Ouvrages de Medecine, 1130.

Joannes à sancto Ægidio, qui écrivit une pratique de Medecine l'an 1212.

Gilbertus Legleus fameux Medecin, Philosophe & Mathematicien, grand voyageur & sçavant dans les Langues, Medecin ordinaire de Hubert Evêque de Cantorberi, qui fleurissoit l'an 1220. & dont Pitzeus & Symphorian. Compegius font l'éloge : mais qu'il ne faut pas confondre avec ce Gilbertus Magnus Theologien, & General de l'Ordre de Cisteaux, Poëte, Historien, & Orateur, Anglois de nation, qui vivoit l'an 1280.

Edmundus Hollingus natif d'York, qui vivoit l'an 1287.

Rogerius Bacon, ce prodige de science & d'esprit, mentionné cy-devant.

Joannes Gadesdens, ou de Gadesden, Auteur du *Rosa Anglicana*, 1320.

Albanus Hillus d'un temps incertain, mais fort estimé de Bassianus Landus.

Vid. Gesner. & Schenk. in Biblioth.

Henricus Daniel Dominicain, marqué cy-devant, 1370.

Nicolaus Hostroham 1440. marqué dans la Bibliotheque de Paschalis Gallus.

Georgius Riplæus est un grand Chimiste de l'an 1490. dont les écrits sont marquez dans Vanderlinden.

Richardus marqué cy-devant.

Thomas Linacer, homme d'un si grand merite, qu'il eut l'honneur d'être Precepteur du Prince Artus, fils du Roy d'Angleterre Henry VII. il fleurissoit l'an 1520. & mourut l'an 1524. aprés avoir fait amitié avec Erasme, & tous les sçavans de son siecle, fondé des Chaires de Professeurs dans le College d'Oxfort, & donné sa maison au College des Medecins de Londres, & fut inhumé dans l'Eglise de saint Paul.

Guillelm. Turnerus qui fleurissoit l'an 1548. dont on peut voir l'eloge & les Ouvrages dans la Bibliotheque de Gesner.

Eduardus Vottonus *Oxoniensis*, sur lequel on peut consulter le même Auteur, & même Paul. Freherus *in Theatro viror. Erudit. claror.*

Joannes Caius *Nordovicensis*, a vécu jusques à l'année 1573. mais on a tant mis d'écrits sous son nom, qu'il y a lieu de douter s'ils sont tous de lui.

Thomas Mouffetus a écrit un Dialogue Apologetique pour les medicamens Chymiques, mais il est fort décrie quant aux mœurs, 1580.

Duncanus Lidellius est un Ecossois qui a fort bien écrit de la Medecine, & qui a vécu en ce dernier siecle, auquel il faut ajoûter Robert Flud, ou *de Fluctib.* Philosophe & Medecin, 1620.

Nous avons encore eu en ce siecle-cy les doctes Guillelm. Harvæus, Nathanael Higmorus d'Oxfort, Jacobus Primerosius, Thomas Willis, Joannes Davissonius Scotus, Georgius Ent, Gualtherus Charleton, & tant d'autres qui ont brillé, & qui brillent encore à present en Angleterre.

L'Allemagne nous presente d'abord dans ses extremitez.

Albertus Magnus, *Suevus*, 1280.

Daniel Bokerus *Dantisc.* gendre du fameux Melanchton, qui n'étoit pas ignorant de la Medecine non plus que son gendre, 1520. Mathias Michovius, *Polon.* 1523.

Jodoc. Willichias *Borussius*, 1550.

Franciscus Tedescanus, *Dantiscan.*

Melchior Guillandinus *Borussius*, qui a tant écrit au siecle passé, & qui fut Intendant du Jardin de Medecine de Konisburg en Prusse, 1589.

Petrus Severinus *Danus*, 1570 Joann. Pontanus *Danus*, 1572.

Joannes Jessenius à Jessen *Hungarus*, 1590.

Thomas & Gaspard Bartholinus, pere & fils, natifs de Copenhaguen, si connus par leurs écrits.

Olaus Borrichius, *Hafniens.* 1600.

Joannes Stenon *Danus*, 1650.

Olaus Vvormius *Danus*, 1624.

Joan. Agricola Ammonius, qui a fait divers traitez de Medecine, & qui étoit Professeur dans la Langue Grecque, vivoit environ l'an 1480. different de Georg. Agricol. *Misniens.* 1550.

marqué par Paull. Freherus & Vanderlind. grave Auteur: car quant à un Joan. Agricola qui a écrit en ce siecle de *Plica Polonica*, & à un autre Joan. Georg. Agricola, qui a écrit *Dissectio cervi excoriati* , c'est peu de chose.

Voicy les autres Allemans selon l'ordre de leur tems.

Jacobus Brulius *Roterodam.* 1500.

Marquardus Freherus, ou Froër *Vvittembergens.* fleurissoit l'an 1470. Il eut un fils de même nom, qui mourut l'an 1530.

Martinus Pollichius Medecin, Philosophe & Theologien, *Melerstadiensis*, 1513.

Aureol. Philipp. Theophrast. Bombast connu sous le nom de Paracelse, Suisse, grand probleme de doctrine & de mœurs, puisqu'il est mort aprés avoir tant gueri de malades, dés l'âge de 52. ans, faute d'avoir observé les preceptes de la Medecine, 1540.

Paulus Riccius Juif converti, ami d'Erasme, fleurissoit l'an 1514.

Henricus Stromerus, *Aurbachius*, 1516.

Reinerius Snoius *Batavus*, 1537.

Guillelmus Copus *Basileensis*, Medecin de la Faculté de Paris, qui fut Medecin du Daufin de France, fils du Roy François I. dont Petrus Ramus a dit:

Unica nobilium Medicorum gloria Copus.

Et avec raison, puisqu'il a travaillé sur Hipocrate, Galien & Paul Eginette. Il n'est donc pas vrai, comme on l'a écrit dans le Scaligerana 1a. qu'il n'avoit fait autre chose toute sa vie que de commenter Rabelais.

Euricius, ou Henricus Cordus, *Hassiacus à Sinuessa pago* 1530. étoit Poëte, Medecin & ennemi juré des Astrologues, contre lesquels il a écrit. On le fait Auteur de l'Epigramme *Tres Medici facies, &c.* Il fut pere de Valerius Cordus grand Herboriste, 1544.

Hieremias Thriverius *Flander Brachelius*, 1540.

Georgius Pilander, *Misniensis Cygnæus*, 1540.

Gilbertus Longolius, *Ultraject an.* 1540.

Joannes Guinterius *Andernac. Coloniens.* Medecin du Roy François I. & du Cardinal du Belley, & Doyen de la Faculté de Paris, 1545.

Otho Brunfelsius *Moguntinus*, 1530.

Henricus Cornelius Agrippa *Coloniensis*, grand Problême de

mœurs & de ſcience, 1530.

Adolphus Occo ſçavant Antiquaire & Medecin, 1503. eut un fils & un petit-fils Medecins de ſon nom, dont le dernier né à Auſbourg mourut l'an 1605.

Joannes Cuſpinianus *Suinfortenſis*, 1530. Poëte, Philoſophe, & Medecin de l'Empereur Charles V. dont Joannes Sambucus a donné le portrait, & dont Paul Jove, Melchior Adam & Voſſius font une grande diſtinction.

Joannes Sanderus autre Medecin de l'Empereur Charles V. *Gandavenſis*, 1540.

Gaſpar Nævius Chemnitius 1550. eſt different de Joan. *Francofurt.* tous deux celebres par leurs écrits.

Adamus Lonicerus *Marpurgenſis*, 1550.

Georg. Krant *Hagenæſſus*, 1530.

Hermann. Comes à Nevenare, *Colonienſ.* 1530. qui a écrit *de Febre ſudatoria* & *de Plantis.*

Philippus Appianus, cet illuſtre infirme qui ſe guerit par l'étude de la Medecine, *Ingolſtad.* 1589.

Juſtus Velſius, *Haganus*, 1540. claruit 1560.

Thomas Eraſtus, *Baſileenſis*, 1550.

Jaſon Pratenſis Ziricceus marqué avec ſes Ouvrages dans Vanderlind. 1530. n'eſt pas le Joann. Philipp. Pratenſis marqué par Paull. Freherus, 1576.

Hieronymus Tragus *Brettenſis*, Medecin & Theologien, 1550.

Antonius Niger *Braunſvigenſ.* 1550.

Reiner. Solénander, *Budericenſis*, 1556.

Jodocus Vvillichius Roſellian. 1550.

Laurent Friſius, *Argentorat.* 1520. different de Jacobus Friſius, *Tigurinus*, & de Jacobus Friſius, *Regiomontanus.*

Georgius Stuſſiades *Miſſinenſis*, 1547. Poëte & Medecin.

Camillus Squarcialupus, *Plumbenſis*, 1540.

Leonardus Jachinus *Emporienſis*, 1540.

Balduinus Ronſæus, *Gandenſis*, 1550.

Anton. Niger *Vratiſlav.* 1550.

Marquardus Freherus Senateur d'Auſbourg, & Medecin de l'Empereur Charles V. *Dunkerſpulenſis*, 1550. differend de Joannes Marquardi *Viennenſis*, qui a vécu juſques en l'an 1580.

Gaſpard Peucerus *Luſac. Budiſſæus*, un des gendres de Melanchton, 1560.

Julius Alexander à Neuſtein *Tridentin.* Medecin de l'Empereur Ferdinand I. 1550.

Iacob Bontius, *Rotcrod.* 1540.

Gerard. Bontius *Geldriens.* 1590.

Reiner. Bontius ejus filius, 1600.

Balduin. Ronssæus *Gandensis*, 1580.

Gemma Frisius *Doccumiensis*; fleurissoit l'an 1550. Il eut un fils nommé Cornelius Gemma né à Louvain, & Medecin comme lui.

Gaspar Peucerus, *Budicens.* 1550.

Joan. Driander, *Veterano Hessus*, 1560.

Leonhardus Fuchsius *Vvimbdingens. Rhætus*, 1560.

Gregorius Pictorius *Villinganus*, fleurissoit en 1560.

Marcus Nevianus *Gerardimontens.* qui fut plusieurs fois Consul de sa patrie, & qui fut Chanoine à Gand, 1560.

Petrus Lotichius *Hannov. Solitar.* 1550.

Goropius Becanus *Brabantin*; fleurissoit sous Philippes II. Roi d'Espagne, & avoit été Medecin des Reines de France & de Hongrie, sœurs de Charles V. Il étoit Philosophe, Theologien, Medecin, & estimé le Varron de son tems, & qui eût pû être Chevalier de la Toison d'or, s'il eût fait quelques avances pour cela; mort en 1572.

Andreas Vesalius, *Vesaliensis à Phasulâ olim dicta civitate Comitatus Cliviæ*, 1560.

Wolphang. Lazius, *Viennensis*, 1560.

Ioannes Langius, *Silesius Leobergens.* 1560.

Conradus Gesnerus, *Tigurinus*, 1560.

Gesner. Bibl. Nicolaus Biesius, *Gandavens.* 1560. Medecin de l'Empereur Maximilien II.

Guillelmus Piso, *Lugduno Batav.* 1550, different de Nicolaus Piso *Lotharing.* & de Carolus Piso *Parisiensis.*

Levinus Lemnius *Xiriceens.* Canonicus 1560.

Ioannes Iacobus Vveker. *Basileensis*, 1560.

Gerardus Dornæus . . . . . 1560.

Paschasius Iustus *Echelonensis*, 1560. qui a écrit *de Alea, seu curanda ludendi cupiditate*, different d'un autre Iustus Medecin marqué dans Vanderlinden.

Ianus Cornarius, *Cignæus*, 1558.

Gesner. Bibl. Guillelm. Adolph. Scribonius, *Marpurgens.* 1580.

Iacobus Milichius, *Friburgens.* 1550.

Laurentius Grillus, *Lanshutinsbavarus.*

Herman. Cruserius, *Campensis*, 1570.

Joachim. Cutæus, *Frislad. Silesius.* Auteur des Annales de Silesie, 1570.

Volcher. Coiterus, *Groningens.* 1570.

J. Moibanus, *Vratislaviens.* 1560.

Bernardus Dessenius, *Amstelodam.* 1570.

Adrianus Junius, *Hornensis*, 1570.

Jacobus Skehius, *Schorndorf. Vvitemberg.* 1580. Medecin & Theologien.

Joan. Wierius, *Brabant. Gravius*, Medecin du Duc de Cleves, 1570.

Joannes Vischerus, *Vvinbdingens.* 1580.

Joachimus Camerarius, *Norimbergens.* fils de Jean, a été un Medecin fort celebre, lequel a vécu jusques à l'an 1640. Il y a encore un Joan. Rodolph. Camerarius de nôtre siecle, dont Vanderlind. a marqué les Ouvrages.

Salomon Albertus, *Vvitemberg.* 1580.

Thomas Erastus, *Badenus Heluetius*, 1580. Medecin, Theologien & Astrologue.

Joannes Crato, *Silesius Vratislav.* 1580. Comte du Palais Imperial, & qui aprés avoir été Medecin de trois Empereurs, voulut mourir à Dieu & à luy-même, se retirant de la Cour.

Rembert. Dodonæus, *Mechliniens.* 1580.

Godefridus Steechius, *Amersfortius*, 1580.

Bruno Seidelius, *Querfurtinus*, 1580. Poëte & Medecin.

Israël Spachius, *Argentinensis*, 1580.

Joan. Posthius, *Gemershemius Palatinus*, 1597. Poëte & Medecin.

Paul. Lutherus, *Islebiensis*, 1590. fils de Martinus Lutherus l'Heresiarque.

Petrus Forestus, *Alkmarian.* 1590.

Fortunat. Plempius, *Amstelodam.* 1590.

Petrus Monavius, *Vratislav.* 1580.

Jacobus Theodorus, *Tabernæmontanus* 1590. *sic dictus à patria quæ in ditione Principis Bipontinorum.*

Joannes Opsopœus, *Brettensis Palantin.* 1590. pere de Simon Opsopœus, *Hildebergens.* 1619.

Henricus Pantaleo, *Basileensis*, 1590. Historien, Medecin, Poëte Couronné, & Comte Palatin. *Gesner. Bibl.*

Laurentius Scholtzius, *Vratislav.* 1590.

Joannes Vischerus, *Vvembdingens.* 1587.

Michael. Neander, *Bohem.* 1580.

Joannes Schenkius, *à Graffemberg.* 1590. different d'Eusebius Schenkius, *Burgstadiensis*, 1620. & de Theodor. Schenkius, *Iemensis*, fils de celui-cy, mort en 1671.

Hieronimus de Rantzau, qui donna quelques écrits de Medecine l'an 1580. & c'est de cette famille qu'est sorti Henry de Rantzau, aussi sçavant Medecin & Poëte, que grand Capitaine.

Lubert. Esthius, & Francisc. Esthius, *Argentor.* 160.

Martinus Rulandus, *Lavingius*, pere & fils, 1600.

Raimundus Mindererus, *Augustan.* 1600.

Joan. Pincier: *Veteran.* 1600. Andr. Kragius, *Ripensis*, 1600.

Joan. Heurnius, *Vltraject.* 1600. Otho son fils, 1600.

Nicolaus Taurellus, *Vvittembergens.* 1600.

Carolus Clusius, *Atrebas*, 1600.

Felix Platerus, *Basileens. Raurac.* 1600.

Barthol. Brunnerus, *Saxo* 1604.

Jacobus Zuingerus Theodori filius, *Basilaus*, 1610.

Laurentius Hofmann. *Halosaxo*, 1610.

Henric. Fabric, *Tabernæmont.* Poëte & Medecin 1612.

Ernest. Honnerus, *Novimberg.* 1612.

Melchior Utenhovius, *Novimbergens.* 1613.

Henric. Ludovicus *Neustad.* 1613: Joan. Ursinus, *Leopold.* 1613.

Georg. Wirth, *Lusatius*, 1613. Henric. Smetius, *Alostinus*, 1613.

Felix Platerus, *Basilæus*, 1614.

Ludovic. Gravius, *Hildebergens.* 1615.

Petrus Pavius, *Amstelodam.* 1617.

Chrystophor. Mylius, *Ilfeld.* 1614.

Mathias Lobellius, *Insulan.* 1616. Andr. Libavius, *Hallens.* 1616.

Hermann. Wolphius, *Marpurgens.* 1620.

Joann. Neander, *Bremens.* 1620. Francisc. Joel, *Rostochiens.* 1620.

Petrus Laurembergius, *Rostochiens.* 1620.

Martin. Pansa, *Schlensingens*, 1620.

Melchior Adam . . . . . 1620.

Melchior Sebizius Falkemburg. Silesius 1625. pere de Melchior Sebizius, *Argentorat.* 1674.

Joan. Stephan. Strobelbergerus, *Lipsiens.* 1620.

Petrus Riif, *Basileens.* 1625.

Rodolph. Goclenius, *Vvitemberg.* 1620.

Michaël Doringius, *Vratislav.* 1620.

Joann. Neander *Bremens.* 1620.

Joan. Ionstonus, *Amstelodam.* 1630.

Guillel.

Gregor. Nymmannus, *Vvitemberg.* 1630. different de Hieronimus Nymannus.

Guillelm. Fabric. Hildanus, *Badensis*, 1630.

Joan. Prenotius, *Basileens.* 1630.

Daniel Sennertus, *Silesius*, 1630.

Mævius Wolfchonius, *Gripsuald. Pomeran.* 1630.

Nicol. Fontanus, *Amstelod.* 1630. different de Joan. & de Jacob. Fontanus Medecins François.

Joann. Rhenanus, *Francofurt.* 1630.

Thom. Fienus, *Antverpiens.* 1630.

Laurent. Scholtzius, *Vratislav.* 1630.

Guillelm. Fabric. Hildanus, *Badens.* 1630.

Joan. Beverovicius, *Dordracens.* 1640.

Hermann. Conringius, *Frisius*, 1640.

Petrus Kirstenius, *Vratislav.* 1640.

Joan. Freitagius, *Vesalocliv.* 1640.

David Helicius, *Misnius*, 1636.

Georg. Kirstenius, *Stetinus*, 1660.

Joan. Anton. *Lindan.* seu Antonides Vanderlind. 1660.

Joan. Schroclerus, *Vinurius Saxo*, 1590.

Philipp. Jacob. Schroëterus *Viennens. Austriac.* 1617. fils de Joan. different de Joann. Frideric. Scroterus, de Maurit. Scroterus, & de Joan. Scoderus *Monofrancof.* Auteur de la Pharmaçopée Chimique, 16

Joannes Rodolphus Globerus . . . . 1650.

Thomas Reinesius, *Gothanus*, ce prodige de science de nôtre temps.

Joannes Veslingius, *Mindanus*, 1650.

Joannes Daniel Horstius, Gesberus Horstius, & Jacobus Horstius, differens de ce Gregor. Horstius, *Misniens.* qui a tant écrit en ce siecle, pere de Greg. Horst. *Ulmensis*, mort en 1660.

Gaspar à Reies, *Francofurt.* 1650.

Adrianus Spigelius, *Bruxellens.* 1650.

Christianus Langius *Luccensis*, homme d'un grand merite, vivoit encore l'an 1660.

Anton. Deussingius, *Meurseus*, 1660.

Henric. Meibomius, ce grand Philosophe de nôtre siecle, natif de Hermestald, fut pere de Joan. Henric. Meibomius, qui a composé de nôtre temps plusieurs bons Ouvrages de Medecine.

Joan. Hieronym. Welschius, *Augusto vindelic.* 1670.

L'Italie n'a pas manqué non plus que l'Allemagne de grands Medecins. Aussi elle nous presente dans le douziéme siecle un

Saladinus de Esculo Medecin du Prince de Tarente, 1163.

Joann. de Mediolano qui a écrit sous le nom des Medecins de Salerne, l'Ouvrage addressé à un pretendu Roy d'Angleterre, sous le titre de *Schola Salernitana*.

Nicolaus Bertrucius, *Bononiensis*, 1250.

Ludovic. Francus, *Mediolan.* 1294.

Thadeus Florentinus celebre pour ses guains, vivoit encore à Florence sa patrie, l'an 1370. car quant à Thadæus Dunus Locarniensis autre Italien, il vivoit dans le dernier siecle à Zurich, comme le marque Gesner dans sa Biblioteque.

Turrisanus de Turisanis, ou Drusianus Florentinus, disciple de Thadeus Florentinus, ce fameux Chartreux dont nous avons parlé cy-devant 1300.

Lamfrancus Mediolanus Medic. & Chirurg. 1294.

Petrus de Apono, *Patavin.* mort à l'âge de 80. ans, l'an 1305. Astrologue, Philosophe & Medecin, surnommé le Conciliateur, & grand Problême de vie & de Doctrine.

Gentils Fulginas, *Perusinus*, 1310. grand Partisan d'Avicenne, mourut à Boulogne âgé de 80. ans.

Petrus de Ubaldis, *Perusinus*, pere de trois fameux Jurisconsultes, Pierre, Balde & Auge, 1234.

Dinus de Garbo, *Florentin.* disciple de Thadeus Florentin.

Mathæus Silvaticus nobilis Mantuanus, 1300.

Thomas de Garbo ejus filius, 1346.

Guillelmus Variguana, *Genuens.* 1300.

Nicolaus Rheginus, *Calaber.* 1330.

Mundinus de Lentiis, *Florent.* 1305. Nic. Nicolus, *Florent.* 1312.

Magninus, *Mediolan.* 1300. Joan. *Arculan. Roman.* 1440.

Galeac. de Sancta Sophia, 1400.

Christoph. Georg. de Honestis, *Florentin.* 1420.

Hugo Senensis, dit Bencius, cet homme si sçavant & si magnifique, qu'aprés avoir donné un grand repas à tous les Sçavans qui étoient à Ferrare pendant le Concile, il les défia tous à la dispute, 1438.

Sancles de Hardoinis, *Pisauriens.* 1430. Bernard. Trevisan. 1430.

Joannes Michaël Savanarola *Patav.* Chevalier de Saint Jean de Jerusalem, 1430.

Jacob. Foroliviensis, 1430. Joan. de Marliano, 1438.

Bartholom. Montagnana, *Patav.* 1440.

Petr. Leonius, *Spoletan.* 1440. Joan. Arculanus *Veron.* 1460.

Mathias de Gradibus, *Mediolan.* 1460.

Clementius Clementinus, *Aventin.* 1470.

Antonius Benivenius, *Florentinus*, 1495.

Marcil. Ficin. *Florentinus*, 1480. Anton. Zeno, *Venet.* 1480.

Georgius Valla, *Placent.* 1490.

Gabriel Zerbus, ou de Zerbis, vivoit l'an 1500. en reputation de grand Anatomiste; mais il n'en a pas moins été censuré par M. Anton. Turrianus, qui n'a pas plus épargné Mundinus. Il fut mandé par les Triballiens pour traiter Schenderbasse leur Prince hidropique; & n'en ayant pû achever la cure, ils l'égorgerent lorsqu'il se disposoit à retourner à Veronne sa patrie.

Antonius Guaynerius, *Ticinensis*, 1440.

Anton. Cermisonus, *Patav.* 1470. Alex. Benedict. *Veron.* 1495.

Antonius *Galatheus Salentinus*, 1480. homme sçavant dans les belles disciplines.

Nicolaus Leonicenus, *Vincentin.* 1495. Medecin du Duc de Ferrare qui vécut 90. ans, si homme de bien, qu'il ne connoissoit pas même l'argent, 1524.

Laurentius Laurentianus, *Florent.* 1500.

Guillelmus Brixius, *Aggregator. dictus*, 1500.

Petrus Crinitus, *Florent.* 1520.

Marcus Antonius Turrianus, *Veronens.* est bien different du Chartreux Turisanus. Il étoit fils de Hieronimus Turrianus, *Novicomensis*, d'une des grandes maisons de la Lombardie. Il fut Professeur à Padouë & à Pavie, grand Philosophe, grand simpliste, grand Anatomiste, & d'une prestance agreable aux sains & aux malades. Il fut le Maître & le Paranimphe de Paul Joue Medecin, Evêque de Nocera; mais il mourut de peste dés l'âge de 35. ans, pendant la fameuse bataille de Ravenne; regretté de tous les Sçavans qui luy firent cette Epitaphe. *V. Paul. Freher. Theatr. viror. erud. claror.*

Ante annos scivisse nocet, nam maxima virtus
Persuasit morti ut crederet esse senem.

Ainsi je ne voy pas pourquoy Jules Cesar Scaliger a emprunté le nom de cet excellent personnage, pour se moquer d'un Chirurgien qui tranchoit du Medecin.

De mane surgit Turrianus ut vivat,
Est Vasco Turrianus atque Chirurgus,
De claudicante Iambico facit rectum, *In Hipponare.*

De mane surgit Turrianus ut bibat.

Il y a encore un Barthol. Turrianus de Gennes, qui a écrit *de Medica consultatione*, & un Joan. Turrian. marqué dans Vanderl.

Barthol. Cochles, *Bonon.* 1508. Joan. de Vigo, *Genuensis*, 1517.

Jacob. Mantinæus Judæus, *Venetus*, 2520.

Marcus Gatinaria, *Ticinensis*, 1520.

Mathæus Curtius, *Ticinens.* 1544. Petr. de Bairo, *Taurin.* 1550.

Guillelm. Gratarol. *Bergonens.* 1562.

Marcellus Virgilius, *Florentin.* Secretaire & Medecin de sa Patrie 1520.

Joannes Manardus, *Ferrariensis*, 1530. Medecin de Ladislas Roy de Hongrie, & Professeur à Ferrare, s'étant avisé de se marier avec une jeune femme, dans un âge fort avancé, mourut dés la premiere année de son mariage, 1535.

Anton. Musa Brassavol. *Ferrar.* 1540.

Benedict. Victorius, *Faventin.* 1540.

Antonius Fumanellus, *Veronens.* 1530.

J. Baptista Confalonerius, *Veronens.* 1530.

Leonardus de Jacchim, *Emporiens. Florentin.* 1540.

Ludovic. Bonatiolus, *Ferrariens.* 1530.

Antonius Donatus ab Altomari, *Neapolit.* 1550.

Marcell. Donatus, *Mantuanus* . . Chevalier de l'Ordre de Saint Estienne 1560.

Anton. Fumanellus, *Vicentin.* 1530.

Andr. Thurinus, *Pisciens.* 1540. Ant. Mundella, *Brixian.* 1550.

Bassianus Landus, *Placent.* 1560.

Aloisius Mundella, *Brixianus*, 1550.

Bartholomæus Eustachius, *Santo Severin.* 1550.

J. Philippus Ingrassias, *Siculus*, Medecin de Philippes II. Roy d'Espagne, surnommé l'Hipocrate de Sicile, pour avoir preservé ce Royaume de la peste, 1570.

Leonardus Botallus, *Astensis*, 1560.

Joan. Franciscus, *Ripensis*, 1584. Poëte, Medecin & Musicien.

Petrus Romanus, Medecin & ami de Saint Ignace de Loyola.

J. Odus de Oddis, *Patav.* 1558. Paul Crassus, *Patav.* 1574.

Jul. Cæsar. Scaliger, *Veronens.* 1530. Nicol. Massa, *Venet.* 1560.

Petrus Beroldus, *Vicentin.* 1550.

Vide Freher. in Theatr.

Joan. Bapt. Giraldus, *Ferrariens.* 1573.

Joan. Bapt. Rasarius, *Novariensis*, 1578.

Hieron. Fracastorius, *Veronensis*, 1550. grand Poëte & grand

Medecin, & en l'honneur duquel Jules Cesar Scaliger fit *Ara Fracastorea*.

Hieronimus Cardanus, *Mediolanus*, 1576.

Petrus Andreas Mathiol. *Senensis*, 1577.

Andr. Turinus, *Pisciensis*, Medecin des Papes Clement VII. & Paul. III. 1540.

Mundinus est un Anatomiste, critiqué par Jacob. Carpus.

Jacob. Carpensis, Medecin & Chirurgien, qui mit le premier le Mercure en usage pour les maladies Veneriennes; mais qui ne pût éviter le soupçon, d'avoir dissequé vif un Espagnol, 1550.

Joannes Baptista Montanus, *Veronens.* 1551. fort different de Comes Montanus, *Vicentinus*, & de Joannes Montanus *Silesius*, qui mourut en 1604.

Voyez Vanderlind. pro Comite Montano *Vicentin.* Nicol. Montano Petro Montan. & Robert. Montano, marquez par le même.

Bassian. Landus disciple de J. Montanus, *Placint.* 1560.

Joannes Argenterius, *Castellbnovensis Pedemontan.* ami de ce Vincent Lauré Cardinal, qui avoit été Medecin, 1572.

Reald. Colombus, *Patav.* 1540. Maître de Joan. Valverda Espagnol. Julius Delphinus, *Ticiniensis*, 1550.

Gabriel Fallopius, *Mutinensis*, 1660.

Michael Angel. Blondus, 1540.

Arnoldus Lensæus, *Belliolan.* 1550. Il fut mandé par le Duc de Moscovie pour être son Medecin, & pour luy apprendre les Mathematiques.

Franc. Bonafidus, *Patav.* 1558.

Bartholomæus Maranta, *Venusin.* 1550.

Andreas Alpagus, *Bellunens.* 1550.

Petrus Andræas Mathiolus, *Senensis*, 1577.

Alphonsus Bertucinus, *Fanensis* 1550.

Alphons. Ferrius, *Neapolit.* 1550.

Jacobus Antonius Cortusus, *Patavin.* 1590.

Albertinus Botonus, *Patavin.* 1596.

Andr. Baccius, *Elpidius*, 1580. Simon Simonius, *Lucens.* 1580.

Hieronym. Donzelinus, *Brixian.* 1570.

Vidus Vidius, *Florent.* 1567. Marcell. Cagnatus, *Veronens.* 1580.

Victor Trincavellius, Philosophe, Medecin & noble Venitien, 1568.

Andreas Baccius, *Epidian.* 1580. different de Baccius Baldin. *Florentin.* 1550. & de Bernardinus Baldin. *Papiens.* 1600.

Hieronymus Capivaccius, *Patavin.* 1589.

Petrus Salius Diversus, *Faventin.* 5580.

Felician. Betera, *Brixian.* 1570.

Constantius Varolius, *Bonon.* 1575.

Sebastianus Montuus, *Allobrox.* pere de Hieronymus Montuus *Gallus*, 1590.

Joannes Baptista Silvaticus, *Mediolan.* 1580.

Gaspard Tagliacotius, *Bonon.* 1599.

Eustachius Rudius, *Vtinensis*, 1590.

Joan. Zechius, *Bonon.* 1570. Jul. Cæsar Arantius, *Bonon.* 1589.

Bernardin. Paternus, *Salodiensis Brixian. Professor. Ticinens.* 1592.

M. Antonius Ulmus, *Patavin.* 1590. different de Francisc. Ulmus Brixian. qui vivoit encore en 1612.

Bartholom. Eustachius, *Sancto Severinus*, 1580.

Andreas Chioccus, *Veronensis*, 1590.

Albertin. Bottonus, *Parmensis*, 1596.

Joan. Marinellus, *Venet.* 1570.

Archangelus Piccolhominius, *Ferrariensis*, 1580.

Gabriel Frascata, *Brixianus*, Astrologue Medecin & Poëte de l'Academie des Affidati, qui mourut désigné Medecin du Roy d'Espagne l'an 1582.

Fabius Colomna, *Bonon.* 1590. Angel. Sala, *Vicentin.* 1590.

Jacobus Antonius Cortusus, *Patavin.* 1590.

Eustachius Rudius, *Bellunensis*, 1590.

Hieronym. Niger. *Patavin.* 1600. Il eut un fils nommé Antonius, auquel le Pape Clement VIII. fit de grands honneurs. Il mourut en 1626. & laissa un fils Medecin nommé Jerôme, comme son ayeul.

Joannes Baptista Codronchius, *Imolensis*, 1590.

Alexander Massaria, *Vicentinus*, 1598.

Hercules Saxonia, *Patavin.* mort en 1607. different d'Henricus de Saxonia Allemand, disciple d'Albert le Grand.

Felix Platerus, *Vicentin.* 1614.

Thomas Platerus frere de Felix, *Basileensis*, 1618.

Hieronim. Fabric. *ab Aquapend.* 1619.

Ulisses Aldroandus, *Bononiensis*, 1605.

Joan. Bapt. Porta, *Neapolitan.* 1615.

Hieronym. Scipio de Mercuriis Ordinis Sancti Dominic. *Romanus*, 1602.

Fabritius Bartholetus, *Bononiensis*, 1630.

Jul. Cesar Claudinus qui a vécu dans nôtre siecle, Poëte, Medecin & Philosophe ami du Guarini, & qui fit l'Arion

Comedie Italienne, pour les Noces de Charles Duc de Savoye avec Christine de France. Uliss. Aldroand. *Bononiensis*, 1605.

Paul. Sarpa dit Fra. Pol. peut avoir icy une place, s'il est vray qu'il a le premier découvert la circulation du sang, & les Valuules du cœur, comme le marque *Pater Fulgentius*, en sa vie.

Andreas à Cuce, *Venetus*, Medecin de nôtre siecle.

Horat. Augenius, *à Monte Sancto*, 1603.

Fabius Pacius, *Vicentin.* 1614.

Julius Guastavin. *Patrit. Genuens.* 1610.

Jul. Casserius, *Placent.* 1625. Hippolit. Obicius, *Ferrariens.* 1620.

Vincent. Thomas Minadous, *Rhodigin.* 1597.

Cæsar Baricellus, *à Sancto Marco*, 1600.

Antonius Santorellus, *Nolanus*, 1630.

Hieron. Fab. *ab Aquapendent.* 1619. Franc. Pona, *Veron.* 1620.

Victor Maurilius Protonotar. Apostolic. Medic. & Camerar. Paul. V. Pontif. Max. Joann. Stephanus, *Bellunensis*, 1630.

Joannes à Colle, *Bellunensis*, 1631.

Baldus Baldius, *Florentinus*, 1630.

Antonius Ricciardus aussi éloquent que sçavant Medecin, *Brixian.* 1620. Paulus Zachias, *Roman.* 1620.

Angel. *Victorius*, un des Medecins qui verifierent les miracles de Saint Philippes de Neri, 1622.

Hieronymus Mercurial. *Forolin.* 1606. Eques Torquat. & Maximil. II. Imperat. Medicus.

Felix Calvuus, *Ravennas*, 1606. Medecin du Pape Clement VIII. Prosper Alpinus, *Venet.* 1616.

Æmilian. Campolongus, *Patavin.* 1604.

Andreas Cæsalpinus, *Aretinus*, 1603.

Joannes Costæus, *Laudens.* 1603.

Christoph. Guarinonus, *Veronens.* Clarus 1600.

Joannes Baptista Imperial. *Vicentin.* 1623.

Julius Casserius, *Placentin.* 1625.

Fabius Pacius, *Vicentin.* 1614. Poëte & Medecin, Auteur de *l'Eugenia*, Comedie Italienne.

Franciscus Redi *Florent.* Ducis Hetruriæ Medicus.

Ludovicus Septalius, *Mediolan.* 1633.

Marcell. Malpighius, *Bononiens.*

L'Espagne à la verité ne nous retiendra pas tant que l'Italie, mais elle ne laissera pas de nous faire voir de grands Medecins. Et premierement,

Petrus Hispanus, qui fut Pape Jean XXI. en l'an [illegible].

Raimond. Lullius, *Majorac.* 1315.

Arnaldus à Villanova, que quelques-uns font Espagnol, quoique plus apparemment François 1363.

Christophor. Oroscius, 1490.

Petrus Pintor, *Vicentinus*, Medecin du Pape Alexandre VI.

Ludovicus à Luceria, 1520.

Petrus Garcia Carero, *Calaguritan.* 1530.

Antonius Cartagena, *Profess. Compluti*, qui demeura prés des enfans de France, ôtages à Madrid pour le Roy François I. leur pere, loüé par les Historiens de son temps, 1530.

Anton. Ludovic. *Olisipponensis*, 1540.

Jacob. Almenar. 1530.

Brudus, *Lusit.* &
Henric. à Guillard. } *Professeurs à Conimbre*, 1540.

Joannes Valverda, *de Hamusco*, 1550.

Andreas Lacuna Segobiensis, fils de Ferdinand Lacuna, Medecin de plusieurs Papes, 1552.

Blasius Villafranca, *Hispan.* 1550.

Franciscus Michinus, *Viguens.* 1550.

Martinus Akakia Catalaun. 1540.

Ludovicus Abulensis, Medecin de Charles V.

Ferdinand. de Mena, *Lusitan.* 1550.

Gomezius Pereira, *Methinius Dullensis*, 1550.

Nicolaus Monardus, *Hispalens.* 1555.

Petrus de Peramato, 1570. Alvares Nonnius, *Hispalens.* 1570.

Joan. Roderic. Castelli, vulgò dictus Amatus, *Lusitan.* 1550.

Christoph. de Vega, *Complut.* Medecin de l'Empereur Charles V. 1550.

Garcias Lopius, *Lusitan.* 1570.

Franciscus Arcæus, *Fraxinab.* 1570.

Andreas Alkazar, *à Guadalaxa*, 1570.

Petrus Vaësius, *Castellus Lusit.* 1570.

Petrus Nonnius, *Lusit.* 1570.

Alphonsus Daca, *Hispalens.* 1570.

Ambrosius Nonnius, *Lusit.* 1600.

Emmanuel Nonnius, *Olisiport.* 1580.

Ludovicus Mercatus, *Pintianus*, 1600.

Ludovicus Lemosius, 1580.

Thom. Roderic. à Veiga, *Eborac.* 1560.

Illefonsus

Illefonsus Nunesius, 1600.

Petrus Paulus Pereda, *Setabensis*, 1580.

Michaël Paschalius, *Valentinus*, 1580.

Garcias ab Horto, *Lusitan.* 1570.

Mathæus Adriani fils d'un Juif qui se fit Chrétien. Il étoit sçavant dans la Langue Sainte, & fit imprimer ses Ouvrages en France, aprés avoir enseigné en Allemagne, où il fit amitié avec Erasme.

Franciscus Valesius, *Covarrubianus*, ce sçavant Medecin de Philippes II. Roy d'Espagne.

Ludovicus Mercatus, *Vallisolet.* Medecin des Rois Philippes II. & Philippes III.

Aloisius Torrez, *Placentin.* 1580.

Simon à Toüar, *Hispalensis* . . . .

Antonius Alvarez, Professeur à Alcala & à Valladolit, 1580.

Alphonz. Lupeus, *Tarracon.* 1580.

Joannes Fragosus, *Toletan.* 1580.

Laurentius Gozar, *Valentin.* 1580.

Scholastic. Silvi.

V. Biblioth. à Sancto Peregrin. p. 330.

Hieronimus Ximenes, *Cæsar-August.* 1580.

Henricus Georgius Henriques, *Guardiens.* 1590.

Ludovicus Rodriguez de Perrosa . . . .

Joannes de Carmona, 1590.

Joannes Alphons. Fontecha, 1590.

Joannes Gallego de Lacerna, Medecin des Rois Philippes III. & IV.

Alphonsus Lopes *de Corilla.* Nonius à Costa, *Lusit.* 1590.

Roderic. à Fonseca, *Lusit.* 1580.

Petrus Jacobus Islemius, *Valentin.* . . . .

Franciscus Scoburius, *Valentin.* 1590.

Joannes Braws, *Petrafilan.* 1590.

Joannes Bruslamantinus, *Camarens.* 1590.

Voicy ceux de nôtre siecle.

Georgius Henriques, *Lucertus*, 1600.

Giouan. de Bagnolo, loüé par Lionardo di Capoa.

Zacutus, *Lusitan.* Juif de ce siecle.

Gaspar Bravo de Sobremonte, Medecin de Philippes IV. & Professeur à Valladolit.

Philotheus Ælian. Montalte, *Lusit*, 1600.

Gaspar Caldera de Heredia, 1650.

Franciscus Ximenes, 1620. Anton. Ponce à S. Cruce, 1620.

Franciscus Sanchez, *Baccarensis*, 1630.

Ludovic. Oviedo. Benedict. Matamorus.

Alphonz. *à Caranza*. Didacus Moranus.

Didac. de Soria, *Granatensis*, tous Medecins Espagnols & Portugais, marquez avec leurs Ouvrages dans les Bibliographies de Nicolaus Antonius, & à Sancto Peregrino, ausquels on peut ajoûter si l'on veut la fameuse Oliva Sambuco, qui s'est piquée de Medecine & de Philosophie.

Nous voicy enfin en païs de connoissance, & dans la terre du monde la plus feconde en Medecins, tant bons que mauvais, c'est pourquoy je me retranche aux plus considerables, de ceux qui ont donné quelques écrits, ou qui ont été d'une grande réputation dans les Universitez, dans la Cour, ou dans les Villes de France.

Nous avons marqué cy-devant Ausonius, *Vasatensis*, 1290.

Arnald. *à Villanova*, 1300. vendiqué par les Espagnols; mais plus apparemment de Villeneuve dans la France Narbonnoise, que de Villeneuve de Catalogne.

Guido de Cauliaco, 1360. Medecin du Pape Urbain V.

Valescus de Taranta Professeur à Monpelier, & Medecin du Roy de France Charles VI. 1380.

Raimond. Chalain, *de Vinario*, 1380.

Joannes de Tornamira Doyen de la Faculté de Monpelier, 1450.

Jacobus de Partibus n'étoit pas de Tournay comme l'a écrit Vanderlind. mais Chanoine de Tournay, comme il paroît par la Préface de son Ouvrage imprimé à Lion aux dépens du Roy de France Charles VI. dont il fut Medecin aprés l'avoir été du Duc de Bourgogne.

Stephanus Gourmelenus, *Curiosolita*, 1300.

Bernard. Gordonius, 1300.

Deodatus Bassolus Chancelier de Monpelier, Medecin des Rois Charles VII. & Louis XI.

Joannes Trosseleri, *Gabalitanus*, Chancelier de Monpelier, Medecin du Roy Charles VIII. 1495.

Joannes Martini Doyen de la Faculté de Monpelier, Medecin du Roy Charles VIII. & Maître des Comptes de cette Ville 1491.

Gerard. de Solo, 1480. Professeur à Monpelier.

Adamus Fumeus, *Turonensis*, Medecin des Roys Charles VII. Louis XI. & Charles VIII. & Maître des Requêtes de l'Hôtel du Roy.

Jacobus Ponceau,
Honoratus Piquetus,
Joannes Burgensis,
Joannes Grassini,
Reginald. Freron ou Furon.
} *Medecins du Roy Charles VIII.*

Gabriel Miron Medecin & Chancelier de la Reine Anne de Bretagne, pere de François Miron, qui le fut de Marc Miron premier Medecin de Henri III.

Joannes Ganivetus, *Viennensis*, 1490. dont l'Ouvrage intitulé, *Amicus Medicorum*, fut imprimé à Lion l'an 1496. par les soins d'un Gondeslaus ou Gondisalvus de Toleto, qui se dit *Electus Regius Lugdunensis* & *Prorex*, Medecin d'Anne de Bretagne Reine de France, & cependant employé simplement sur l'état de la Maison de cette Princesse pour 150. livres de gages, à quoy Symphorianus Campegius ajoûte que son épouse étoit de l'illustre Maison des du Terrail de Dauphiné. On voit dans les Ouvrages de Campegius une Epître que ce Gondisalvus écrit à son fils, où il paroît favorable aux Astrologues.

Joannes Ruellius, *Suessoniens.* 1520.

Guillelmus Rondeletius, *Facult. Monspel. Decan.* 1520.

Symphorianus Campegius, *Lugdunensis*, qui fut Echevin de Lion, Medecin du Duc de Lorraine, & Chevalier de l'Ordre de Saint Georges, 1520.

Simon de Papia est marqué dans Symphorian. Campegius, parmi les illustres Medecins. C'étoit un homme si charitable, qu'il rebâtit l'Eglise des Cordeliers de Lion de ses guains, qui étoient si grands, que le Duc de Bourbon son maître luy donna tout d'un coup dix mille francs, somme grande pour ce temps-là.

Joannes Hortensis ou des Jardins, fut en si grande reputation à Paris l'an 1520. que quand la mort luy enlevoit quelque malade, on luy appliquoit ce vers de l'Ecole de Salerne.

Contra vim mortis non est Medicamen in hortis.

Joann. Morisetus, *Burgund. Dolanus*, 1540.

Joann. Tagautius, *Ambianus*, 1540.

Franciscus Valeriola, *Arelatens.* 1540.

Joannes Canapæus etoit un des Medecins du Roy François I. quoi-que je ne le trouve par sur l'etat de sa Maison. Symphorian. Campegius en fait cas. Il traduisit le Livre *de Ossibus* de Galien, de Grec en Latin.

Jacobus Sylvius, *Ambianus*, est un sçavant Medecin de la Faculté de Paris, mais homme singulier dans ses manieres.

Joann. Gorrhæus, *Parisinus*, 1540.

Honorat. Castellanus fut Medecin des Rois Henri II. François II. Charles IX. & de Catherine de Medicis, & pere de Joan. *Medecin du Roy Charles IX. car quant à Petrus Castellanus natif de Grammont au Païs-bas, qui écrivit la vie des illustres Medecins, il a fleuri jusques à l'an 1632.

* *Chastelain. Castelan.*

Franciscus Rabelesius, *Chinonensis*, & non pas *Lugdunensis*, comme l'a écrit Wolphang. Justus, trompé par ses Ouvrages sur les Aphorismes d'Hipocrate, imprimés à Lion.

Petrus Bellonius, *Canoman.* 1550.

Antonius Mizaldus, *Monlucian.* 1560.

Joannes Gorrheus, *Parisinus*, 1540.

Carolus Stephanus, *Parisinus*, 1550.

Dionysius Fontanonus, *Monspel.* 1550.

Ludovicus Vassæus, *Cathalanen.* 1550.

Sebastianus Montuus, *Rivirensis*, 1530.

Jacob. Dalechampius, *Cadomensis*, 1550.

Joannes Fernelius, *Ambian.* 1550. le Héros de l'Ecole de Paris, & qu'elle appele *Noster*, quoi-qu'il ne soit rien moins quant à sa pratique, ne saignant que rarement, & se servant de tous les Medicamens que les Arabes ont découverts, & de ceux qu'on tient ordinairement dans les dispensaires; de sorte que Scaliger n'a pas fait difficulté de dire qu'il répandoit également les fleurs de son expression Ciceroniene, sur les excremens du corps, & sur les humeurs que la nature a travaillées avec plus de soin; & Duret, qu'il avoit débité la lie des Arabes, à la faveur de l'élegance & des fleurs de l'élocution Latine, *Latinitatis quodam nectare Barbarorum feces condivit*, à quoy on peut ajoûter sur le nom favori de *Noster*, ce qu'Alexandre Massarias a dit dans son Traité de la goute. *Summâ cum ratione hic vir suo libro Titulum inscripsit Medicina Fernelii, namque si totam istius institutionem omniaque dogmata diligenter advertas, ea majori ex parte sunt ita ejus propria & pecularia, ut propè nullius sint alterius.*

Augerius Ferrerius, *Tholosan.* fit pendant le dernier siecle plusieurs beaux Traitez de Medecine, & fut Medecin de la Reine Catherine de Medicis. De plus sçavant Jurisconsulte & Mathematicien, homme poli, bien fait & d'agreable conversation. Sa mort est marquée dans les Eloges de Sainte Marthe, l'an 1576.

Michaël Nostradamus, *à Porto Sanctæ Mariæ, propè Burdegalam*, a fait quelques Traités de Medecine, & quelques traductions marqués par Vanderlinden ; car je ne m'arrête pas à ces Propheties qui ont fait dire à Scaliger *in Hiponact.*

Si Nostradamus, quid pudere sit, nescit :
Quod est paratum, nec reconditum, & præsens
Qua nam futura notione mentitur ?

Antonius Mizaldus, *Monlucian.* 1560.

Jacobus Goupilus, sçavant dans les Langues ; mais si jaloux de ses Ouvrages, qu'il mourut de douleur l'an 1500. voyant que les Soldats luy avoient enlevé ses Memoires.

Jacobus Grevin Poëte & Medecin de la Duchesse de Savoye, & ami de Ronsard 1570.

Ioannes Hucherius Professeur à Monpelier, *Bellovacens.* 1560.

Antonius Fœsius, *Mediomatric.* 1560.

Laurentius Ioubertus, *Valentin.* 1580.

Ioann. Hollerius, *Stempan.* 1570.

Mauritius Cordæus, *Rhemensis*, 1570.

Paschal. Gallus, *Villefanensis Picto*, Auteur d'une Bibliographie, 1580.

Desider. Iacotius, *Vandoperanus*, 1570.

Petr. Palmarius, *Parisiensis*, 1580.

Iacobus Dalechampius, *Cadomensis*, 1580.

Iosephus Quercetanus, *Arminiacus*, 1570.

Ludovicus Duretus, *Segusian.* 1580.

Petr. Ioan. Faber, *Castrinovid.*

Vincent. Burgundus, *Bellovac.* 1620.

Reginald. Sturmius, *Suesson.* 1620.

Iosephus Trullier, que Stephanus Roderic. à Castro, dans un Traité intitulé *Posthuma Varietas*, qualifie Medecin & Ambassadeur du Roy de France, & Auteur d'un Traité *de sanguinis missione contra Romanos.*

Anton. Merindolius, *Aquensis*

Jacobus Quercetanus, *Arminiac.*

Philipp. Guibertus, *Parisin.* Carol. Piso, *Parisin.*

Iacob. Guillelm. *Aurelian.* 1570. Barthol. Perdulcis, *Parisin.*

G. Ballonius, *Parisin.* Ioan. Riolan senior, *Ambian.*

Andreas Laurentius, *Arelat.*

Abraham. Frambesarius, *Veromand.*

Joannes Marquis, *Viennensis ad Rhodanum*, ami de Justus Lepsius qui luy a addressé des Lettres. Il fit quelques Ouvrages dont il ne nous reste que la continuation de la Chronologie de Genebrard, il mourut l'an 1625.

Francisc. Ranchinus, *Monspel.* Lazar. Riverius, *Monspel.*

Ioann. Varandæus, *Monspel.*

Francisc. Citesius, *Pictav.*

Theodor. Turquetus de Maierne.

Joann. Chicotius, *Silvanectens.*

Renatus Moreau, *Andegavensis.*

Ioann. Riolanus filius, *Parisinus.*

Ioann. Iacobus Chifletius, *Vezontinus.*

Ioann. Pequetus, *Dieppensis.*

Marinus Curæus de la Chambre, *Parisinus*, Philosophe si renommé, & Medecin ordinaire du Roy Louis XIII.

Petrus Petiteus, *Parisin.* Philosophe, Poëte & Medecin.

Franciscus Bernier, *Andegavensis*, Philosophe, Voyageur & Medecin.

Anton. Meniotus, *Parisin.*

Mais il ne faut pas oublier icy ceux qui ont travaillé pour la Medecine, quoi-qu'ils n'ayent pas été Medecins, tels qu'ont été Philippes Beroaldus, *in enarrat. quæst. Tusculanar.* Desider. Erasmus, Ioannes Bodekenus, Ioseph. Mantensis, Ioann. Filesacius, Ahasnerus Fritzchius, qui nous a donné depuis peu un petit Ouvrage intitulé *Medicus Peccans*, fort utile pour la conduite des Medecins. Les Sçavans Iesuites Maximilianus Sandæus, Ioann. Beir, Leonard. Lessius, Iacobus Baldus, Anton. Possevinus, Theophil. Renodæus, qui l'ont tous illustrée par de bons Ouvrages. Je croy même que nous ne devons pas passer sous silence quelques hommes de qualité qui ont honoré la Medecine par l'étude, ou par la profession qu'ils en ont faite ; car outre une infinité que nous avons marqué cy-devant, il s'est encore trouvé des Doges, & des Senateurs de Gennes, * & un Prochite Seigneur Napolitain qui faisoit la Medecine, avec une charité & une generosité heroïque. Nous

* Octavianus Rodericus Dux Genuensis.

avons encore eu en France un Estienne Boüet Gentilhomme Tourangeau, qui non content d'avoir exercé la dignité de Principal du College de Sainte Barbe à Paris, Employ encore bien plus honorable en ce temps-là qu'à present, & d'avoir passé par tous les degrez de la Medecine, en voulut encore faire l'exercice, dans la seule veuë de servir ses amis & les pauvres, comme fit quelque temps aprés Gui de Molins de Rochefort, Gentilhomme Blesois, loüé par I. Auguste de Thou, *l. de vita propria*, & comme ont fait longtemps en Picardie les Seigneurs de Sacqu'Epée, à quoy nous devons ajoûter comme une remarque Historique, une famille que le Duc de Bourgogne n'ennoblît qu'à condition qu'elle exerceroit toûjours la Medecine, comme elle avoit fait avant; pour ne rien ajoûter, comme nous le pourrions encore, à ceux que les Princes ont honnoré de leurs Ordres de Chevalerie, d'Ambassades & autres Emplois considerables, & pour ne pas entrer dans la pensée de ceux qui croyent qu'une Maison Souveraine qui honore les Saints Cosme & Damien comme ses Patrons, doit une partie de son origine à la Medecine. Quoy-qu'il en soit, il est assuré qu'on ennoblit les Medecins aprés quelque temps de service, non seulement en Ecosse, mais encore en d'autres Estats, & que si cela ne se pratique pas à Venise, ils ne laissent pas d'y être distingués du peuple, & regardez comme des sujets tous disposez à passer dans la noblesse. Ce qui doit être d'autant moins surprenant que les premiers Medecins des Empereurs qui succederent au grand Constantin, & même quelques-uns de ces Medecins qui ne suivoient pas la Cour, & qui demeuroient dans les Villes, étoient Contes du premier ou du second ordre. A quoy on peut ajoûter que la fameuse ville de Tauris ou Thebris en Perse, doit sa fondation à la Medecine, comme nous le verrons dans la seconde partie de cét Ouvrage. Enfin que la grandeur des Pharaons, ou au moins leur nom, vient du Medecin Pharao ou Phariaco, qui transmit à ses successeurs Rois le nom & l'Empire, avec les belles connoissances qu'il avoit dans la Medecine. Aussi voyons-nous que comme Raphael signifie Medecine dans la langue Sainte, de même Raphaim, qui signifie ordinairement des Geans, signifie non seulement des hommes puissans & considerables, mais encore des Medecins dans le particulier : *Hi sunt potentes à sæculo.* Mais (ce qui passe tout ce que nous venons de remarquer, & qui re-

Simon Pasqua S. R. E. Cardinal. Bortholom. Metellus Senator Genuens. Christophorus Rosciius Dux Genuens. *V. Bartholom. Turrian. de Medica consult. lib. 2. c. 9.*

garde nôtre temps) quel plus grand honneur à la Med[illegible], que de la voir honorée de la confiance du plus grand Roy de la terre, en un temps où une infinité de personnes de mauvais goût, la dés-honorent en tant de manieres ? Par un Roy qui ne s'écarte point du chemin Royal, pendant qu'une partie même de sa Cour, & presque toute la Capitale de ses Estats s'égare & se pert dans des sentiers détournés ? Par un Roy qui veut bien se servir de ce bon sens, & de ces lumieres dont le Ciel l'a si liberalement pourvû, pour avoüer & insinuer par ses exemples, qu'il est bien plus seur de suivre des maximes fondées non seulement sur la raison & l'experience, mais encore sur un Oracle * infaillible, que d'abandonner sa personne sacrée, au hasard d'un remede donné temerairement par quelque étranger, ou par une personne sans aveu, qui n'ayant pas souvent plus d'honneur & de Religion que d'étude, n'a pas toûjours une fidelité à toute épreuve ? Aussi la Medecine auroit-elle ici une belle occasion de loüer ce grand Prince de cette confiance, si elle le pouvoit faire dignement : car quel autre pinceau que celuy d'Apelles pourroit peindre Alexandre, prenant un Remede de la main de Philippes, & quelle autre plume que celle de Cesar pourroit apprendre à la posterité jusqu'où est allée la raison, la patience & le courage de Cesar, dans ses maladies comme dans ses autres affaires ?

* *Ecclesiast. c.* 38.

Voila les Honneurs de la Medecine, Martirs, Confesseurs, & autres Saints & pieux personnages ; Papes, Empereurs, Rois, Princes, Cardinaux, Archevêques, Evêques, Abbez, Chanoines, Prêtres, Religieux, Chevaliers d'Ordres ; Philosophes, Poëtes, Orateurs & Ambassadeurs, que j'ay bien voulu ajoûter à tous ces Medecins Grecs, Latins & Arabes dont j'ay donné l'Histoire Chronologique : car à propos des Ambassadeurs, il est bon de marquer icy, que si quelques Historiens se sont recriés sur ce que le Roy de France Louis XI. avoit envoyé Olivier le Dain son Chirurgien, en Ambassade vers la Duchesse de Bourgogne, un bon Auteur * soutient qu'il le fit en bon politique, choisissant un homme de confiance, qu'il ennoblit par cét Emploi. Mais pour ne laisser aucun doute à ces ignorans & gens de mauvaise humeur, qui pour tout ce que nous venons de marquer à l'avantage de la Medecine, ne laissent pas de luy faire la guerre, voyons avec quelles armes ils l'attaquent, & quelles raisons ils ont de la vouloir décrier.

* Nempè cautus Rex diffidentia primorum, solerter dedit legationem homini fidei expertæ, qui certè eã non de honestavit, sed hominem novum nobile munus nobilitavit. *Carol. Paschasius de legat. cap.* 13.

CHAP.

CHAPITRE V.

Des ennemis de la Medecine, & du jugement qu'on en doit faire.

COMME il y a trois ſortes de libertins en matiere de Religion, il y a trois ſortes d'eſprits particuliers qui déclament de vive voix, ou qui ont declamé par écrit contre la Medecine. Les premiers, gens fort ignorans, le font ſans ſçavoir pourquoy ny comment; les autres moins ignorans, pour faire les beaux eſprits; les derniers, quoi-que gens d'eſprit & même d'érudition, ſont à peu prés à l'égard de la Medecine, comme ces viſionnaires qui ne ſe trompent & qui n'errent que ſur certains objets; mais qui ne peuvent revenir de cette erreur par un malheureux effet de la prévention.

Je remarque donc que les premiers de ces eſprits particuliers & de ces ennemis de la Medecine, ne ſont, de même que la plûpart de nos libertins de Religion, que des miſerables qui veulent parler de toutes choſes, ſeulement pour parler, ignorans, dont toute la raiſon eſt qu'ils ont le bon ſens, quoi-qu'il n'y ait rien de ſi rare que ce bon ſens, & qu'ils ne ſçachent pas même ce que c'eſt; la plûpart brutaux & ſac-à-vins plongez dans une vilaine crapule, qui croient avoir dit des merveilles, quand ils ont fait rimer d'un air goguenard, *vin* à *Medecin*, & qui aprés avoir bien dit des pauvretez, diſent des injures à ceux qui ſe mettent en état de leur répondre, le tout preſque ſans penſer à ce qu'ils font. Ceux du ſecond ordre ne ſont pas ſi bêtes que les premiers, ce ſont des tiercelets de ſçavans, qui s'admirent eux-mêmes, & qui ſçachant bien qu'on n'aime gueres les remedes, croient faire leur cour à la compagnie, en attaquant quelque miſerable Medecin qui ſe défend mal, ou qui n'oſe leur faire voir la miſere de leur raiſonnement, de crainte de les fâcher, & de les trouver aprés cela dans ſon chemin: car enfin tout ce que ces beaux diſeurs entaſſent de diſcours, n'eſt ordinairement que confuſion, fauſſeté, galimathias, ou tout au plus ſophiſmes; mais quoy, en ſe déchainant ainſi, ils croyent s'être érigés en gens du bel air: Et c'eſt de ces deux ſortes de critiques dont Galien ſe plaint, leur re-

Ebrietatē quidam heri dimiſerunt, & de his agere audent quæ exercitatiſſimi non ſine timorē tractant. *Galen. ad Traſibul. c. 57.*

prochant qu'à peine ont-ils cuvé leur vin, qu'ils osent porter jugement sur des choses qui ne sont connuës que des plus sages & des plus graves Maîtres de l'Art.

Quant aux derniers, j'avouë que ce sont souvent des gens d'esprit, de bonne foy, & mêmes commodes, pourvû qu'on ne les mette pas sur le sujet de leur aversion, étant si malheureusement prevenus à cét égard, qu'ils n'y tombent jamais sans errer ; mais d'une maniere bien differente de celle de cette pauvre fille, laquelle étant tombée dans une passion érotique, qui la rendoit extrémement pensive & chagrine, ne sortoit de cét état pitoyable, que quand le temps étoit serain, & le Soleil entierement dégagé de nuages, comme elle s'en explique elle-même dans un de ses intervalles.

Non cosi vibbra il sol mi sfacce in guai
Il celeste mi auviva
Il mio di cor mi priva
Come puo dar mi morte,
La vita il Sol, ria sorte !

Car loin d'avoir aucun bon moment, ils n'ouvrent jamais les yeux aux lumieres de la raison pour se défaire de leurs préjugez, soit que quelque mal-habile Medecin ou Chirurgien les ait maltraités, ou que les maximes de la Medecine ne s'accordent pas avec leurs passions & leurs mœurs. Ainsi ils sont resolus à soûtenir la chose opiniatrément, jusques à se faire une loy & un honneur de n'en revenir jamais ; gens à peu prés du caractere de ceux dont je vais examiner les Ouvrages & les sentimens : car pour les autres, ils ne meritent pas qu'on s'y arrête, crainte de donner quelques poids à leurs legeretés en les voulant refuter. Pour connoître donc à fond ces derniers, examinons ces Auteurs dont ils se font les partisans, & dont ils ne sont souvent que les singes & les copistes.

M. PORTIUS CATO.

CATON le Censeur est celuy par où je commence, parce qu'il est le plus ancien, le plus déchaîné, & celuy dont Pline se fait le plus d'honneur. Premierement tout ce qu'il écrit à son fils Marcus sur le sujet de la Medecine, dont il n'avoit qu'une connoissance grossiere & campagnarde, regarde bien plus les Medecins que leur Art, & ne conclut tout au plus que contre quelques Grecs de son temps. Tout y est d'un esprit opiniâtre, prévenu, & pour ainsi dire hereditaire à sa famille & à ses descendans. * Il invective mal à propos contre toutes les disci-

* Atrocem animũ Catonis.

plines du païs, d'où la Medecine est venuë à Rome; & comme l'esprit humain n'est souvent que bizarrerie & illusion, quand la passion le domine, il ne laisse pas de témoigner ensuite une complaisance ridicule pour d'autres choses qui viennent de ce païs-là, sans en excepter les habits. Il se promet ensuite de convaincre ces gens qu'il appele indociles, sans penser qu'on ne ramene pas si facilement des gens de ce caractere, & particulierement des Grecs, sur tout quand on est encore moins docile qu'eux; mais quoi-qu'il en soit, il tranche hardiment du Prophete pour le faire croire à son fils. Il veut qu'on croye, sans se mettre en peine de le prouver, que la Medecine est la plus méchante chose qui soit venuë de la Grece en Italie; & pour faire croire que les Grecs en veulent à la vie des Romains, il donne malicieusement la gehenne à un endroit d'une lettre d'Hipocrate, pour faire de ce grand homme un meurtrier interessé, luy Caton, dont l'épargne & la lesine alloit jusques à l'inhumanité, revendant ses pauvres Esclaves comme des bêtes à juste prix, pour se dispenser de les nourrir, quand ils ne pouvoient plus luy rendre des services considerables; mesquinerie & cruauté, dont Plutarque le blâme. Enfin il se met si avant dans l'esprit la haine qu'il a conçûë contre la Medecine & les Medecins, qu'il luy en coûte sa femme & son fils qu'il sacrifie à son entêtement, pour avoir voulu faire le sçavant en une matiere, où il n'étoit qu'écolier: car pour le beau Livre de la Medecine qu'il se vante d'avoir composé, je laisse à penser entr'autres choses, si ce n'étoit pas bien rafiner sur le regime des sains & des malades, que de choisir comme il fait les cannes, les pigeons sauvages, & les liévres pour leur nourriture.

V. Tertullian. de Pallio.

Vincam indocile genus.

Et hoc puta vatem dixisse.

Epist. ad Cratevam.

Plutarch. in Caton.

PLINE, à la verité, est un homme incomparable à prendre son Histoire Naturelle en gros; mais quant à ce qu'il dit de la Medecine & des Medecins, qui ne voit qu'il y a bien des contradictions, du travers & de la passion, tant il est vray que les Grands-hommes ont de grands défauts? Il ne faut donc pas s'étonner si par ce qu'il étoit bien plus Historien & Philosophe que Medecin, n'ayant jamais pratiqué ny veu des malades, il a erré en tant d'endroits, particulierement quand il a blâmé l'usage des medicamens exotiques: car n'est-il pas vray qu'il y a des païs si mal pourvûs de remedes, * qu'il faut necessairement se servir de ceux qui viennent des païs éloignés? *Non omnis*

PLINIUS *major.*

* Peregrina remedia. *lib. 25. cap. 24.*

fert omnia Tellus. De plus quand les maladies se transplantent d'un païs en un autre, ne faut-il pas avoir recours aux remedes que la providence divine a fait naître dans les païs d'où ces maladies se sont transplantées? Il blâme aussi mal à propos, les compositions de remedes: car le mélange & la fermentation de ces remedes, ne font-ils pas ordinairement ce qu'ils ne pouroient faire seuls? & se donnant ainsi les mains, ne peuvent-ils pas devenir par cette mixtion, ce qu'on appele dans la Medecine les mains salutaires de Dieu? Il dit encore que les Arcadiens ne se servent d'aucun medicament, & qu'ils ne vivent que de laict, comme si le laict n'étoit pas souvent un *medicament alimenteux*, & un *aliment medicamenteux*, quand on y est accoûtumé, & quand il n'y a pas de dispositions dans le corps qui y repugnent. Il impute à la Medecine, (quelle injustice!) les fautes des Medecins ignorans, & prend de là occasion de déclamer contre cette Science, qu'il s'avise de loüer en un autre endroit, quel raisonnement, quelle conduite! Il dit, sans y faire reflexion, que les Medecins ignorent la vertu des mineraux, ce qui n'étoit pas même vray de son temps, les plus anciens Medecins ayant connu leurs proprietez, & les ayans mis en usage. Il dit aussi faussement, comme nous le verrons en son lieu, que la Medecine a été proscrite à Rome pendant 600. ans; ingrat! qui a pris des Medecins tout ce qu'il a écrit de meilleur, & qui n'a pas voulu comprendre que les Romains ne condamnerent que les Operations du Medecin Archagate, & de quelques autres Chirurgiens venus de la Grece, gens intrepides, assurez & tels que doit être un bon Chirurgien. Car aprés tout ce procedé du peuple Romain, marquoit-il autre chose que son inconstance, ayant d'abord honoré Archagate de graces & de privileges, & l'ayant ensuite traité de bourreau, *plebi non judicium non veritas.* En effet, ce qui fait voir que Pline parle en homme passionné; c'est qu'aprés avoir pris droit sur les jugemens & sur l'inconstance d'un peuple encore grossier, il se demande par une contradiction manifeste, *S'il faut croire que les anciens ayent condamné une chose salutaire?* car il se répond, *Non en verité, ils ne condamnerent pas la Science, mais la maniere de l'exercer*, aprés avoir dit faussement & sans raison que *lues morum non aliunde quàm ex Medicina.* Comment veut-il donc qu'on entende ces paroles? *Mille peuple ne peuvent s'en passer, quoi-qu'ils se passent quelques-fois de Medecins.* Accor-

lib. 25. cap. 8.

Oportet Medicum immisericordem esse &c. *Cels.*

Minimè hercè non rem antiqui damnabant, sed artem.

Histor. natural. l.

dez cela. Car je réserve pour un autre lieu à répondre, non seulement à sa prétenduë proscription de la Medecine pendant 600. ans; mais encore à ce que ses partisans ont voulu inferer d'un autre passage de cét Auteur mal entendu, pour mettre la Medecine aux fers, avec les Esclaves du peuple Romain. Je reviens donc à ses autres sentimens, & pour réponse à ce qu'il dit, qu'il n'y a que les homicides des Medecins qui ayent le privilege de demeurer impunis, ne sçait-il pas que de son temps même, la malice & l'imperitie des Medecins étoient punissables, & que la Loy *Aquilia* y est formelle? Il se plaint de ce qu'on ajoûte foy aux cajolleries des Medecins, comme si cela ne venoit pas en partie de la credulité, & de la sottise des malades, qui veulent être flatés, & en partie de ces discoureurs, qui ne sont rien moins que de vrais Medecins, puisque la Medecine * se plaint elle-même dans de bons Auteurs de ces Medecins, pour lesquels on devroit établir des grands jours, & faire revivre la Loy Coruclea de *Sicariis*, puis qu'Ulpien, qui est bien plus proche de nous que ces Loix, est dans ce sens-là, disant que quand il parle des Medecins, il ne reconnoît pour tels que ceux qui procedent par ordre & par methode, & non pas des ignorans & des empiriques. Ainsi nôtre Auteur aprés avoir furieusement declamé contre la Medecine & les Medecins, ne laisse pas de revenir à luy-même, tant la verité a de force, avoüant de bonne foy que *la Medecine est le seul de tous les Arts qui ait l'avantage de donner la loy aux Souverains, & que s'il n'y en a point de plus sujet au changement, cela n'empêche pas qu'il ne soit le plus utile de tous.* Aussi son neveu fut-il bien plus équitable que luy, & bien plus constant dans le jugement qu'il fit de la Medecine, défendant à ses domestiques de luy donner autre chose que ce que son Medecin ordonneroit dans sa maladie. Je demande donc enfin aux partisans de Pline l'aîné, quel jugement on doit faire des sentimens d'un homme si inconstant, & qui ayant nié l'immortalité de l'ame, contre le sentiment de presque tous les sages de l'antiquité, pourroit bien encore nier sa propre experience, & tout ce qui tombe sous les sens dans l'exercice & dans les heureux succés de la Medecine.

V. Threnod. Medicam Mindereri.

lib. 24. cap. 1.

Plin. junior.

DIONYSIUS Ægeus pourroit être mis au nombre des Ennemis de la Medecine, quoi-que sçavant dans cette science, s'il avoit fait paroître quelque constance dans ses opinions. Mais ses Dictiaques ne sont autre chose que cent Chapitres,

DIONYSIUS *Ægeus.*

** c. 185. & 211.* dont les Sommaires sont marqués dans Photius * comme des choses qui ne sont pas d'un grand poix. Car cét homme bien plus habile Dialecticien que Medecin, établit dans les 50 premiers de ces Chapitres quelques Theoremes qu'il prend plaisir de détruire dans les 50. suivans, *Suarum ipse legum conditor & eversor.* Enfin c'est tout dire que de marquer avec Photius qu'il est passionné en plusieurs endroits, & qu'il n'est gueres propre qu'à des Dialecticiens, qui se plaisent à soûtenir le pour & le contre.

Tacit. de Pompeio Annal. lib. 1.

PETRUS *de Apono.*

PIERRE d'Apone, dit le Conciliateur, tout Medecin qu'il est, semble un de ces hommes qui n'ont pas fort bien parlé de la Medecine rationelle, parce qu'en effet, il a trop donné dans l'Astrologie, & dans d'autres vanitez; ce qui le fit condamner comme Heretique par les Juges de l'Inquisition de son temps. Toutesfois à prendre les choses comme il faut, il est assuré que tout ce que les ennemis de la Medecine en ont pris, n'est tiré que des objections qu'il se fait luy-même, & ausquelles il répond quelquesfois si solidement, qu'il a été appelé *le Conciliateur* pour cette raison. Mais quant à l'avarice qu'il reproche aux Medecins de son temps, outre que cela ne fait rien à la Medecine, il a dautant plus de tort de s'ériger en censeur de ce vice, qu'il paroît luy-même extraordinairement interessé, comme nous le verrons cy-aprés.

V. Vossium lib. 1. de idololatr. c. 34.

F. PETRARCHA.

PETRARQUE à la verité est un bel esprit, homme inimitable & original en sa Langue; mais tout ce qu'il a fait en Latin n'est que copie en comparaison; sur tout quand il a attaqué la Medecine & les Medecins. On n'y voit que passion & emportement, point de raisonnemens solides, & aucune de ces belles saillies d'esprit qui sont si frequentes dans ses Poësies. Mais pour bien comprendre ce que j'avance touchant la Medecine, il faut sçavoir le sujet de ses invectives, & de la querelle. Le Pape Clement VI. étant tombé malade, Petrarque, qui vouloit faire sa Cour aux dépends de la Medecine, luy écrivit une lettre fort injurieuse à la Profession, & méme aux Professeurs qui étoient auprés de sa Sainteté. C'est pourquoy un de ces Medecins se vanta sur la nouvelle qu'il en eut que la lettre ne manqueroit pas de réponse, & qu'il écriroit une Philippique si forte, & contre la lettre & contre son Auteur, qu'il auroit sujet de se repentir de sa temerité; & apparemment il le fit. Car Petrarque qui cherchoit querelle, fit les quatre invectives qu'il intitula *contre le Medecin Anonime*, & prit en-

Contra Medicum Gallum anonim. & lib. rerum senilium passim.

core depuis occasion d'écrire tout ce que nous lisons dans ses Epîtres contre les Medecins & la Medecine. Encore s'il se fut contenté de faire le procés aux Medecins qu'il attaque, mais il s'en prend méme à la Medecine avec tant de chaleur, que tout ce qu'il écrit n'est qu'injures & contradictions. C'est ainsi qu'aprés avoir nié la Medecine qu'il ne fait *subsister que dans l'idée de Dieu*, il dit, *qu'elle n'est chez les hommes que l'Art de tromper, de voller & de tuer.* Mais comme s'il ne se souvenoit plus de cét emportement, ou qu'il en eût honte, il dit autre part, *qu'il ne méprise pas l'Art, mais ses Professeurs.* Il dit en un lieu, *qu'il ne connoît pas un bon Medecin*, & en un autre, *qu'il y a certains Medecins qu'il cherit, & qui ont la prudence necessaire au plus noble de tous les Arts.* Tantôt *il ne faut pas s'arrêter aux Medecins quand on est malade*, puis il conseille, *de choisir un Medecin fidelle & sçavant.* Il se moque des Medecins par une raillerie affectée contre le *vita brevis* d'Hipocrate, & autre part il loüe Hipocrate & Galien; & ne se souvenant plus qu'il a dit au Livre 15. *Epist.* 4. *rerum Senil.* qu'il n'y a pas de meilleur moyen de se bien porter, que de ne se servir jamais des Medecins, & qu'il n'en connoît pas un bon, il avouë dans la premiere & dans la deuxiéme de ses invectives, *qu'il se trouve de bons Medecins.* Bien plus, il conclud, *que le petit nombre des bons ne rend la Profession que plus honorable, & que la difficulté qu'il y a à parvenir à la perfection de cét Art, doit servir d'aiguillon aux nobles esprits, pour les exciter à s'élever au rang des illustres.* Tout cela aprés avoir nié la Medecine, & aprés l'avoir appelée l'Art de tromper, de voler & de tuer, pendant qu'il observoit luy même ses regles & ses maximes jusques au scrupule. D'où on peut conclure que tout ce qu'il écrit sur ce sujet, n'est qu'égarement d'un homme piqué au jeu, tant la passion est capable de métamorphoser le Poëte, & le bel esprit en braillard & en harangere.

Rerum Sen il. l. 1. *Epist. ultima.*

Invectiv. 2.

Epist. ad Clement. P. M.

Certè quam brevẽ dixere suis libris fecere brevissimã. *Præfat. lib. de remed. utriusque fortun.*

CORNEILLE Agrippa, tout Medecin qu'il est, s'en prend même à sa Profession, tant il est possedé de la rage de médire. Aussi avouë-t-il de bonne foy dans l'Epitre liminaire de son Livre de la Vanité des Sciences, *qu'il est si chagrin & si peu satisfait de sa fortune, qu'il se regarde comme une Hecube transformée en chien, tant il luy prend envie d'aboyer, de mordre & de médire; & que quant il pense à ses déclamations Oratoires, il y trouve tout d'un vray chien, hors la flaterie, quoique necessaire à un courtisan tel qu'il est.* Ainsi quand il traite la Medecine dans la décla-

CORNELIUS *Agrippa ab Nethesim.*

mation qu'il a faite contre elle en particulier, d'Art de tuer & de tromper, qui ne voit qu'il ne sçait ce qu'il dit? & qu'il ne parle qu'aprés Caton, Pline & Petrarque; & que quand il s'étend sur les contestations des Medecins, & sur leurs differentes opinions, il ne fait que batre du païs; tout cela n'aboutissant qu'à faire voir qu'il y a bien des ignorans, & des temeraires qui passent à la montre sous le nom de Medecin, & qu'aprés tout la Medecine est bien pleine de conjectures. Voila donc de grandes nouvelles qu'il nous apprend, & bien de quoy faire tant de bruit; mais ce qu'il y a de plus outré & de plus malin dans cette déclamation, est qu'Agrippa y donne un mauvais tour au passage de Pline, *Medicos omnes & urbe totà, & totà Italia pepulere.* Et c'est sur ce tour-là que Thomas Lanzius, Melchior Junius, Robortellus, Michel de Montagne, & quelques autres ennemis de la Medecine, ont voulu la décrier comme une chose dangereuse. Pour la Chirurgie & la Pharmacie, qui sont parties ancillantes de la Medecine, il ne faut pas s'étonner s'il n'a pas mieux traité les suivantes que la maîtresse. Car n'est-il pas facile de voir que tout le mouvement qu'il se donne, n'est que pour soûtenir son Systême, de la Vanité des Sciences aux dépens même de sa Profession? Ainsi tout cela n'est que fléches volantes qui ne font que sifler en passant, bien loin de donner quelque atteinte à la Medecine.

J. NOVIZANUS.

JOANNES Novisanus, est un Auteur si rempli de Fables & de badineries, que tout ce qu'il dit de la Medecine ne merite pas qu'on y réponde. Pour Hieronymus Cardanus, Eudo Nehusius, Ferdinandus Abduensis, Vincentius de Petragone, Robertus Fevinus, quoi-qu'ils semblent d'abord favorables aux ennemis de la Medecine, il est certain qu'ils ne leur donnent aucunes armes offensives: car ces contradictions apparentes que ces Auteurs alleguent, ne sont souvent, comme celles que Pierre d'Apone a marquées, que des difficultés qu'on se peut peut former, & ausquelles ils donnent du jour, & quant même ces contradictions seroient effectives, cela ne marqueroit que la foiblesse de l'esprit humain, ou l'instabilité qui le fait souvent contraire à luy même: car pour en parler franchement, je tombe d'accord qu'il y a bien de la conjecture dans l'Art, loin de croire avec Fernel, que *les loix de la Medecine sont éternelles, invariables, & independantes des hommes, des lieux & des temps*, & loin de m'imaginer que cette tirade de paroles est

Has nulla vis humana, nulla regionum locorumque mutatio, nulla temporũ decursio pervertit, sed inviolata stabilitate, & omni sæculorũ æternitate immutabiles & perpetuæ manent. *Fernel. de leg. Medicin.*

est aussi vraye, qu'elle est bien écrite.

LISET BENANTIO Medecin de Poitiers, qui écrivit en françois au commencement du siecle passé, & dont le Livre fut traduit en Latin l'an 1571. par Thomas Bartholin, marque à la verité bien des abus qui se commettent dans l'exercice de la Medecine; mais tout cela regarde bien plus les Apotiquaires & les Charlatans, que les Medecins & la Medecine. LISET BENANTIO.

GUEVARRE est un Espagnol qui n'a pas fait si grand mal à la Medecine qu'on pourroit se l'imaginer: car quant à l'Epitre qu'il écrit au Seigneur de Melgar Medecin, elle ne conclud rien de désavantageux à la Medecine. Il se plaint seulement du peu d'habileté de ses Medecins, parce qu'ils n'avoient pas été heureux dans la cure de sa maladie. Aprés tout, si ce qu'on lit dans cette Epître n'est pas plus serieux dans l'original qu'il paroît dans la traduction françoise, on peut traiter cette lettre de goguenarde, & par consequent d'ouvrage sans force & sans consequence. Ce qu'il y a de meilleur est qu'aprés avoir bien déclamé contre ses Medecins ordinaires, il revient à la Medecine, qu'il estime, dit-il, infiniment, & même les Medecins qui ont de l'érudition & de la probité, jusques à dire qu'on ne peut assez reconnoître leurs soins. Mais quant il vient à parler de l'origine de la Medecine, il le fait avec si peu d'ordre & de connoissance de cette matiere, qu'on voit bien qu'il ne parle qu'avec des Auteurs Païens & fabuleux, encore place-t-il si mal leurs autorités, qu'elles ne peuvent avoir aucune autorité de la maniere dont il s'en sert. GUEVARRE.

SULPITIO Severo est un autre Espagnol qui ne paroît pas fort ami de la Medecine: car il faut sçavoir qu'un Anonime de son païs ayant écrit l'an 1668. un Livre en faveur des principes de Galien, un Jacobin en fit un pour le contredire, qu'il intitula *Monstro de Gracia,* traitant Galien de ce nom, parce qu'il se déclare hautement pour la saignée. Sur quoy un troisiéme nommé Sulpitio Severo forma un nouveau Systême sous le titre de Negromantico, qui fut imprimé à Saragosse & à Madrid; mais qui n'est pas fort injurieux à la Medecine, puisqu'il y declare qu'il n'en veut point au Medecins sçavans, habiles & experimentez, mais aux ignorans & malicieux: car quant aux inductions qu'il y fait contre ces derniers, elles ne sont pas de ce lieu, & pourront revenir autre part. SULPITIO *Severo.*

FERDINAND. *Nonnius.*

FERDINAND Nunes de Gusman autre Espagnol, étoit à la verité un fort habile homme, mais qui doute avec toute son habileté, qu'il n'ait pû s'entêter contre la Medecine & les Medecins ? En effet, son entêtement alla si loin, qu'ayant trouvé un jour chez un malade certain Medecin qu'il n'aimoit pas, il luy porta ce trait en passant, *salutem ex inimicis nostris* : mais ce qu'il y eut de remarquable, est que le Medecin luy répondit sur le champ, en s'appliquant les paroles suivantes, *& de manu omnium qui oderunt nos.*

Pendant que nous sommes sur les Espagnols, il ne faut pas oublier

GARCIA & GAMAR

GARCIA & Gamar deux Jurisconsultes, ausquels nous pourrions associer Chassanée & à de certains égards, André Tiraqueau deux autres Jurisconsultes François. En effet, le le dernier semble avoir proposé des objections contre la Medecine, ausquelles il n'a pas toûjours répondu comme il faut, quoy qu'à prendre en gros son Traité de la noblesse de la Medecine, il y ait de fort bonnes choses, toutes confuses & mal digerées qu'elles sont. Quant à Chassanée & à ces deux Espagnols, on n'a qu'à les suivre pied à pied, pour reconnoître que chaque trait qu'ils décochent contre la Medecine, n'est pour ainsi dire que *Telum imbelle sine ictu*, à quoi on peut ajoûter que Hieronym. Bardus, qui répond d'un bon sens dans la page 344. de son *Medicus Politicus* à ces Espagnols, fait encore voir qu'ils ne sont en effet, que de pauvres & de foibles Jurisconsultes, qui meritent plus de compassion qu'André Tiraqueau n'en a eu pour Chassanée. Mais à ce propos qui a-t-il de plus injuste pour des Ministres de la Justice & des interpretes des loix, que d'avoir voulu ravaller la Medecine, jusques à la mettre au rang des Arts les plus vils, comme quelques-uns ont fait, parce, disent-ils, qu'elle traite des choses viles & méchaniques ; comme si les Jurisconsultes ne s'occupoient pas sur des sujets aussi vils, ce qui ne doit être imputé ny à bassesse, ny à honte aux uns & autres, quand il se fait pour le public, & dans l'esprit de la charité. Que ceux-là donc qui voudroient se servir de ces autoritez, au mépris de la Medecine, sçachent que si les sages-femmes se trouvent en même lieu que les Medecins dans quelques loix, c'est parce qu'en effet ces femmes font en quelque maniere la Medecine aux autres femmes en de certaines occasions, & que la Jurisprudence a crû devoir expedier, ce qui regarde le salaire des Matrones, & leurs interests en traitant de ceux des Medecins & des autres Professeurs. Et quant à cét air de superiorité qu'ils se donnent, il faut sçavoir qu'Albertus Gandinus & Joan. Baptist. Goyneus, ont été d'assez bonne foy pour préferer les Medecins aux Jurisconsultes, parce que ceux-cy ne traitent que des choses inanimées, & de biens fort au dessous de la santé & de la vie. Qu'ils sçachent encore que le sçavant Jean de la Mirande, abandonnant l'étude des loix se reserva celle de la Medecine, parce qu'il la croyoit digne d'un Philosophe & d'un honnête homme. Que Philippes Beroalde de Boulogne suppose le Testament d'un pere qui a trois enfans, un Medecin, un Orateur & un Philosophe, & qu'il institue son heritier celuy des trois qui sera le plus utile à la Republique, marquant tacitement par cette disposition de ses biens le Medecin. Qu'ils sçachent qu'il s'en faut beaucoup, que les Medecins soient si maltraités dans Tacite & dans Florus, que les Juges & les Avocats : qu'Astrée n'est au Ciel, comme a dit quelqu'un, que parce qu'elle s'y est cachée pour se mettre à couvert des injures que luy faisoient ses propres Ministres, & qu'au contraire les anciens y ont placé les Esculapes & les Chirons, aprés avoir été longtemps en honneur sur la terre, où la Medecine originaire du Ciel est demeurée pour le besoin qu'on en a. Qu'ils apprennent que les Jurisconsultes ont pris quelques choses des Medecins, & que les Medecins se sont toûjours passé d'eux ; parce qu'il est plus facile de se passer des loix & des jurisdictions contentieuses que de la Medecine, quand on veut écouter la Loy de Dieu écrite dans tous les cœurs.

in Dialog.

Garzonius Italus contra Iurisconsult. nella piazz. universal. al discors.

V. Tarquin. Gallutium in caput 9 l. 5. Moral. Aristotel. quæst. 3.

Chassaneus considerat. 42.

P. Andr. Majorin. de excell. Antiquar. Academ.

Flor. lib. 4.

Gregorius Nissenus.

Prosper de providentia.

> *Ite ipsi in vestra penetralia mentis & intus*
> *Incisos apices, ac scripta volumina cordis*
> *Inspicite, & genitam nobiscum agnoscite legem.*

Qu'au moins il devroit bien être permis à chacun d'être le maître chez soy.

Guill. Onciac. Colloq. mixtor.

> *Ægris dum Medicus, dum sanis Jurisperitus*
> *Imperat, imperio præsit uterque suo.*

Qu'enfin si l'on voit quelques Medecins passer trop facilement dans de petites Universitez, il est neanmoins assuré qu'on y a plus employé de temps qu'à faire des Licenciés és Loix dans ces mêmes Universitez, & que ny Paris ny Monpelier, n'ont jamais veu comme l'Université de Bologne, un Alexander Straticus, Boucher de son métier, lequel étant devenu amoureux d'une Damoiselle, qui dédaignoit de l'épouser s'il n'étoit ennobli par le degré de Docteur és Loix, reçût aprés quelque peu de temps d'étude, le bonnet en presence de l'objet de son amour, qui fit son personnage dans cette farce.

MICHEL *de Montagne.*

MICHEL de Montagne est encore un de ces esprits prétendus forts qui se sont déchaînez contre la Medecine; mais son autorité n'est pas de grand poix, puisque, s'il n'est pas ce que Scaliger appele en parlant de luy, *un hardi ignorant*, c'est au moins un grand probléme. En effet, ses écrits sont à peu prés comme ces Plantes d'Egypte, où il y a bien autant de venin que de medicament.

Pot pourri de bien & de mal,
Amas confus de mille choses,
Dévelopemens, lettres closes,
Boëte de Pandore, où les Roses
Recellent un poison fatal.

Pasquer lettre 18.

Premierement, pour ne point parler du peu de rapport qu'il y a entre ses Chapitres, qui ne voit qu'il est plein de contradictions, particulierement sur le fait de la Medecine? car comme il y a des vallets qui ne font rien qui vaille pour avoir trop d'envie de bien faire, de même Montagne s'échauffe tellement l'imagination aprés la Medecine & les Medecins, qu'il prend le change à tous momens, & qu'il perd même le jugement, ce qui me surprend dautant moins, que c'étoit un esprit fier, entêté & né, comme il l'avouë luy-même, *avec une aversion naturelle pour la Medecine*, sans doute, parce qu'elle rompoit les mesures à ses plaisirs, qu'il particularise sans aucune honte, se comparant *aux plus extraordinaires & plus débordez voluptueux, sans en excepter la Quartilla de Petrone.* Il paroît encore si peu judicieux sur le fait de la Medecine, qu'il declare *qu'il se fieroit autant aux brevets & aux barbotages des bonnes femmes, qu'aux regles de la Medecine*, sans faire reflexion sur ce qu'on doit à la Religion & à la raison, qui ne sont jamais d'accord avec des sentimens aussi bizarres que les siens, & qui s'accordent toûjours avec la Medecine. Il prend droit sur la longue vie de son pere, de son ayeul & de son bisayeul, *qui ne se sont jamais*, dit-il, *servis de Medecine*, & ne laisse pas d'avoüer, *qu'ils vécurent fort infirmes jusques à la mort*, & comme il veut être leur digne fils & leur imitateur, il meurt enfin d'une Esquinancie, moins âgé qu'eux, & bien plus tourmenté de gouttes, & de quelques autres incommoditez qu'il avoit bien meritées. C'est pourquoy on a dit de luy, *qu'il s'étoit trop hâté en médisant de la Medecine, & que s'il eût eu quatre-vingt-dix ans avant que de le faire, il auroit eu quelque couleur de raison.* Mais quand ses peres auroient encore vécu plus longtemps, que feroit cela à la Medecine? puisque les choses singulieres, & tout ce qui arrive rarement n'est pas de l'Art, & même que les personnes qui vivent d'un grand regime, n'ont pas moins d'obligation à la Medecine, que les malades, & que ceux qui se servent de ses remedes, les uns & les autres suivans ses preceptes. Il doute *s'il s'est veu des malades qui ayent allongé leur vie par les secours de la Medecine, & s'il se faut fier aux experiences des anciens & des modernes.* Est-ce raisonner, comme on l'a pû observer cy-devant, & comme on le verra dans la suite de cét Ouvrage? Il doute même de la probité des Medecins. Est-ce là parler en Chrêtien & en honnête homme? Mais quand il veut faire le Docteur, & qu'il se moque des Medecins, parce qu'ils prognostiquent une grande maladie par une grande santé, qui ne voit qu'il ne sçait ce qu'il dit, puisque cela ne s'entend que des habitudes Athletiques, & non pas de cette santé qui consiste dans la simetrie & dans le juste accord des humeurs? Il se vante de ne s'être jamais servi de Medecins, & ne considere pas que c'est pour cela qu'il a été toute sa vie tourmenté de coliques & d'autres incommodités. Il ajoûte que les Medecins sont aussi infirmes que les autres hommes. Oüi les ignorans, car les Sçavans vieillissent, & se tirent d'affaire par le regime, & par les remedes quand les maladies sont curables; & tout cela n'empêche pas qu'il ne revienne en quelque maniere à luy, tant il est inconstant, disant *qu'il honore les Medecins, & qu'il n'en veut qu'à leur Art*, en quoy il paroît un esprit encore plus particulier, que ces esprits particuliers qui n'ont méprisé que les Medecins, & qui ont honoré la Medecine. Mais aprés ce qu'un grand personnage de nôtre siecle a dit de Montagne, voudroit-on bien s'en rapporter à son jugement, sur le fait d'une Profession qui n'est que charité, que pitié, qu'honnêteté, & qui s'accorde si bien avec le Christianisme. *Les defauts*, dit-il, *de Montagne sont grands, il est plein de mots sales & deshonnêtes, cela ne vaut rien, ses sentimens sur l'homicide volontaire &*

Patin, lettre 6.

Pensées de M. Paschal cap. 8.

sur la mort sont horribles, il inspire cette nonchalance de l'esprit sans crainte & sans repentir. Son Livre n'étant point fait pour la pieté, il n'y étoit pas obligé; mais on est toûjours obligé de n'en pas détourner. Quoi-qu'on puisse dire pour excuser ses sentimens trop libres sur plusieurs choses, on ne sçauroit excuser en aucune sorte ses sentimens tous payens sur la mort; car il faut renoncer à la pieté si on ne veut au moins mourir chrétiennement. Or il ne pense qu'à mourir lâchement & mollement par tout son Livre. Voici encore ce qu'on pense des sentimens de ce critique de la Medecine. *Le sot projet que Montagne a eu de se peindre, & cela non pas en passant & contre ses maximes, comme il arrive à tout le monde de faillir; mais par ses propres maximes, & par un dessein premier & principal: car de dire des sottises par hasard & par foiblesse, c'est un mal ordinaire, mais d'en dire à dessein, c'est ce qui n'est pas supportable, d'en dire de telles que celles-là.* D'où l'on doit conclure que Montagne n'est pas un bon Juge, & particulierement au fait de la Medecine, qui n'est que prudence, charité & bon sens, & que loin de la mépriser, il eût bien mieux fait de la consulter serieusement, pour apprendre à temperer les sucs melancholiques & brûlez, qui avoient déreglé sa constitution & ses mœurs.

Chapitre 19.

GUILLAUME *Bouchet.*

GUILLAUME Bouchet Libraire & Juge-Consul des Marchands à Poitiers, traite la Medecine comme une marchandise de contrebande; mais il ne la met pas pour cela au raval, si on appele de ses jugemens à la raison: car tout ce qu'il écrit, regarde bien plus quelques Medecins que la Medecine, puisque qu'on ne voit dans toutes ses Serrées, & particulierement dans celles où il parle de la Medecine, que quelques rapsodies tirées de Stobée, de Montagne, & de quelques semblables Plagiaires. Car au fond il n'y a rien de raisonné ny de fin, les contes en sont fades, vilains & hors de propos, & d'un Libraire qui a pris plaisir à s'imprimer luy-même, pour parvenir enfin à l'honneur de la relieure.

Serrées 10.

GEORGIUS *Hornius.*

GEORGIUS Hornius semble avoir fort mal pensé de la Medecine, quant il a rapporté l'Histoire de ce Prince, lequel ayant perdu son fils unique par l'ignorance de quelques Medecins, fit vœu de ne plus confier les enfans qu'il plairoit à Dieu de luy donner, à cette sorte de gens. Mais si on lit cet Auteur sans prévention, on verra qu'il n'en veut qu'aux jalousies, à la désunion, & au peu d'application de ces Medecins, qui préferent leurs interêts au bien & à la santé des malades.

Proem. Hist. Mundi seu Arca Noe.

R. DESCARTES à la verité n'a presque rien laissé dans ses écrits qui puisse faire tort à la Medecine dogmatique ; mais on sçait assez qu'il avoit dessein d'en ruiner les principes s'il eût pû, pour établir d'autant plus facilement les siens. Quels principes helas ! puisque pour avoir traité sa goutte suivant ses principes, & s'être imaginé qu'elle ne venoit que faute du mouvement de la matiere sublime, il s'échauffa tellement le sang, qu'il vouloit rendre plus fluide, par l'eau de vie dont il se gorgea si mal à propos, qu'il en mourut miserablement, semblable au Philosophe Heraclide, lequel ayant voulu soûtenir l'aversion qu'il avoit pour la Medecine rationnelle, & pour les Medecins de cette secte, s'ensevelit jusqu'au cou dans du fumier de bœufs, croyant dissiper son hydropisie par cette chaleur : car loin du succés qu'il se promettoit de ce vilain remede, s'étant endormi dans cette ordure les chiens vinrent & le mangerent, vangeant ainsi les Medecins qu'il n'avoit mandez que pour leur demander en raillant, au sujet de cette hydropisie, s'ils pourroient bien faire succeder un temps serain à un temps humide & pluvieux ? R. DESCARTES.

MOLIERE & ses Partisans, pourroient être mis au nombre des ennemis déclarés de la Medecine, si Quintilien n'avoit remarqué, *qu'encore que les Comedies soient bien reçûës du public à cause de la grace que les Acteurs leurs donnent, elles ne trouvent aucune place dans les Bibliotheques* ; & si ce Comedien n'avoit luy-même retracté, ou si l'on veut interpreté en faveur de la Medecine tout ce qu'il avoit écrit de plus outré contre cette Profession. Mais pour ne laisser aucun doute sur cét article, il faut apprendre au peuple, aux demi sçavans, & aux adorateurs de la Comedie, que Moliere n'a fait monter la Medecine en spectacle de raillerie sur le Theâtre que par interest, & pour se vanger contre une famille de Medecins, sans se mettre fort en peine des regles du Theâtre, & particulierement de celle de la vrai-semblance : car de toutes les pieces dont ce Comedien a outré les caracteres, ce qui luy est souvent arrivé, & qu'on ne voit guere dans l'ancienne Comedie, celles où il jouë les Medecins sont incomparablement plus outrées que toutes les autres ; mais comme il faut être maître pour s'en appercevoir, ceux qui cherchent à rire ne pensent qu'à rire, sans se mettre en peine s'ils rient à propos. De plus, comme il étoit encore meilleur Acteur que bon Auteur, il eut grand MOLIERE.

soin d'accorder ses sujets, ses caracteres & ses Personnages à son geste naturel, & à son visage qu'il avoit, comme on dit, dans ses mains. Ajoûtez que comme il vit que la Medecine étoit fort décriée à Paris, il crût ne pouvoir mieux prendre son temps qu'il le prit alors. Ainsi il n'y avoit qu'à joüer toûjours à bon compte, & sur l'esperance que le jeu ne déplairoit pas, sans penser scrupuleusement à joüer dans les regles. De sorte que si on luy eût demandé serieusement, comme on fit depuis à un Comedien Italien, pourquoy la Comedie n'avoit plus rien de son ancienne regularité; sans doute qu'il auroit répondu comme celui-là; *Que si on ne vouloit rien representer sur le Theâtre que de regulier, on verroit mourir de faim bien des Comediens avec de bonnes Comedies.* Quoi-qu'il en soit, si Moliere se moque avec succés de quelques Medecins, je ne croy pas pour cela qu'il ait ruiné le métier: car s'il arrive qu'un tombe malade au sortir de ses representations, on ne laisse pas d'avoir recours à des ignorans & même à des empiriques, pires que toutes les Satyres & tous les Theâtres. Aprés tout, il n'y eut pas trop à rire pour Moliere: car, loin de se moquer de la Medecine, s'il eût suivi ses préceptes, s'il eût moins échauffé son imagination & sa petite poitrine, & s'il eût observé cét avis d'un meilleur Medecin, quoique bien moins bon Poëte que luy,

Et l'on en peut guerir pourveu que l'on s'abstienne
Un peu de Comedie & de Comedienne,
Et que choyant un peu ses poûmons échaufés.

s'il eût dis-je suivi cét avis, & qu'il eût bien ménagé l'Auteur & l'Acteur, ceux dont il prétendoit se railler n'auroient pas eu leur revanche & leur tour, outre que c'est une grande temerité à un mortel de se moquer de la maladie & de la mort, & particulierement à un Chrétien qui n'y doit penser qu'en tremblant. Quant aux pauvres malades qu'il prend tant de plaisir à railler, comme les visionnaires mêmes sont en cela fort à pleindre, il me semble qu'il les devoit laisser là, s'il n'en vouloit avoir compassion.

Aussi que luy arriva-t-il d'avoir voulu joüer les miserables, il fut luy-même joüé en diverses langues, & puni selon son merite, d'avoir fait sottement le mort:

Roscius hic situs est parva Molierus in urna
Cui genus humanum ludere ludus erat,

Dum

Dum ludit mortem, mors indignata jocantem
Corripit, & mimum fingere sæva neque.

Ci gist un qu'on dit être mort,
Je ne sçay s'il l'est ou s'il dort,
Sa maladie imaginaire
Ne sçauroit l'avoir fait perir:
C'est un tour qu'il joue à plaisir,
Car il aimoit à contrefaire;
Comme il étoit grand Comedien
Pour un malade imaginaire
S'il fait le mort il le fait bien.

Car pour tant d'autres pieces tant bonnes que mauvaises sur ce sujet, je ne m'y étendray pas icy, renvoyant même le Lecteur quant aux Epigrammes du Pere Vavasseur à son quatriéme Livre. Retournons donc aux Auteurs qui semblent avoir droit de prétendre quelque place dans les Bibliotheques, puis que les Comedies & les Comediens en sont exclus.

On a veu depuis quelque temps quatre Livres, dont le titre sembloit foudroïant pour la Medecine; mais quoi-qu'ils ayent furieusement grondé contre elle, & qu'ils se soient un peu soutenus à la faveur de l'ignorance publique, enfin ils n'ont pas laissé de tomber.

DIALOGUES DE LA SANTE'

Le premier meriteroit à la verité quelque estime, si on n'avoit égard qu'à la beauté du stile, & aux qualitez personnelles de son Auteur; mais comme le solide & l'intelligible ne s'y trouvent pas, il ne faut pas s'étonner s'il a manqué de Lecteurs & d'Approbateurs, Car pour ne point parler de la faute qu'on a faite en le ventant trop, & en le faisant trop attendre, aprés l'avoir tant préconisé, il paroît si abstrait, qu'il échape par tout; la fin ne répond ny au commencement ny au milieu, & paroît même encore plus obscure que tout le reste. De plus il faut observer avant que de passer outre, que l'Auteur n'a été ny le seul ny le premier, qui se soit avisé de faire parler les parties du corps humain: car Symphorien Champier, sçavant Medecin de Lion, fit au siecle passé un traité *de la guerre Medicinale*, où il representoit le cœur & le cerveau, disputans de la primauté dans l'occonomie & le regime du corps; mais comme il n'y faisoit intervenir que ces deux parties, & que Diane même & Venus étoient du Dialogue, il passa à la

Symphorian. Campegii Medicinale bellum, cordis & cerebri contendentium de principalitate humani corporis. Item Dianæ & Veneris atroces conflictus.

montre déguisé qu'il étoit en Latin, en un temps où on n'étoit pas si difficile à contenter qu'on l'est à present. L'Auteur des Dialogues de la santé eût donc bien mieux employé son temps & son stile, s'il eût écrit sur quelque matiere plus agreable & de son ressort: car enfin des Prosopopées du foye, de la rate & de l'estomach: la Santé, un Sauvage, un Medecin, & sur le tout des expressions metaphoriques, ne sont gueres propres à persuader, & à divertir des Lecteurs, en une matiere où il ne s'agit pas de moins que de la santé & de la vie. Mais quoy, on s'est imaginé de nôtre temps qu'il n'y a qu'à courir sus à la pauvre Medecine, pendant qu'elle est disgraciée, & qu'elle n'a plus que quelques amis bien sensez qui la soûtiennent. On s'imagine qu'il n'y a plus qu'à débiter des plaisanteries contre elle, fade ou assaisonnées d'un sel attique, il n'importe, depuis qu'on l'a fait monter sur le Theatre, où tout paroît bon aux sots & aux rieurs de profession. C'est ainsi que les cœurs étroits se sont de tout temps declarés contre les malheureux, & que tant de petits esprits, pour éviter d'être tournez en ridicules, plaisantent les premiers aux dépens de quelque miserable; c'est ainsi, dis-je, que les animaux de la fable qui avoient mangé tout le pré des Moines, sacrifient, pour se tirer d'affaire, ce pauvre âne, qui n'en avoit tondu que la largeur d'un pied ou deux.

Et quæ sibi quisque timebat
Unius in miseri perniciem conversa tulere.

LE MEDECIN de soy-même.

Le Medecin de soy-même, ou par instinct, a été bien mieux reçû du peuple que les Dialogues de la Santé: car comme il semble plus populaire, & qu'il promet bien davantage, le peuple s'est imaginé sur le Titre, qu'il se passeroit aisément de Medecins avec ce beau passeport; mais pour tout cela je ne voy pas qu'on y comprenne davantage qu'aux Dialogues, ny qu'aucun se soit preservé ny gueri d'aucune indisposition par ce beau systême. Car je demande & au Lecteur & à l'Auteur, si quand ils sont malades ils sentent quelque instinct qui les porte aux choix d'un remede particulier & special, à l'exclusion de tous les autres. Pour moy je croirois plûtôt ou qu'ils ont inclination de n'en prendre aucun, ou au moins de n'en prendre que d'agreables. Car de dire qu'on se détermine plus facilement pour l'un que pour l'autre, quant un Medecin en fait la proposition, ce n'est pas là ce qu'on appele un instinct, c'est un effet de la raison ou de l'inclination naturelle, & du gout du malade. Pourroient-ils bien, dis-je, ces partisans de l'instinct, me citer quelque exemple du fruit qu'on en tire? Trouveroient-ils bien quelque chose dans la nature qui fut à l'homme, ce qu'est le Gramen au chien, l'Eclaire aux hirondelles, le Dictame au cerf, &c? Non assurément: car comme la Providence divine a fait naître une infinité de remedes qui ne servent à l'homme que selon l'application qu'il en fait, elle luy a donné la raison pour faire cette application; mais quant à l'instinct, pure chimere, idole qu'on se forme pour l'encenser, & pour le faire encenser au peuple & aux richards idolâtres des nouveautez. En effet, je ne doute pas que si je demandois à nôtre Auteur, ce que c'est précisément que l'instinct dans l'homme, il ne se trouvât luy-même aussi empêché que ses Lecteurs, qui la plûpart lisent pour lire, & qui s'imaginent ensuite avoir trouvé au fond du sac, ce qu'ils y ont cherché sur la foy de l'étiquette. Il faut être bien bête pour ne pas sçavoir qu'il n'y a que les bêtes qui se portent naturellement à quelqu'un des remedes qui leur sont propres, la nature ne leur ayant donné ny la main, cét instrument des instrumens, ny l'esprit, l'Art de tous les Arts: car c'est faute de ce dernier que le cheval ne guerit jamais de la fracture des os, non plus que les autres animaux, parce que n'ayant pas comme l'homme la raison pour guide, ils ne comprennent pas qu'il faut du repos, aprés la reduction des fractures & des dislocations. Voila donc nôtre Auteur retranché au soin de tenir le boyau Colon net & vuide de toutes sortes d'excremens & d'ordures, mais je luy demande de bonne foy quand on aura bien nétoyé ce Colon, ne se trouvera-t-il plus d'excremens dans les autres boyaux? De plus, le foye, la ratte, le pancreas & le mesentere, ausquels ces boyaux sont attachez, ne se déchargent-ils de leurs superfluitez, que sur ce seul boyau? Faudra-t-il dorénavant qu'il devienne le foyer des maladies longues & rebelles, qu'il fasse ce que faisoient naturellement le Pancreas & le Mesentere, qui n'auront plus, selon nôtre Auteur, aucune de ces fonctions que la Medecine leur a de tout temps assignées avec tant de raison? S'il étoit ainsi, la belle invention! il n'y auroit rien de si commode; les aperitifs, les purgatifs, les specifiques deviendroient superflus & inutiles aux longues maladies. Il n'y auroit plus qu'à se servir de quelques lavemens pour déloger les maladies qui ont leur siege dans la basse region, & qui auroient, selon cét Auteur, élû leur domicile dans le Colon: Adieu les Colons & habitans du Colon, adieu toute la colonie des maladies croniques, puis qu'avec le torrent de deux ou trois petits clisteres on entraineroit toutes les causes conjointes & antecedentes des maladies. Mais encore une fois, Monsieur l'Auteur de tant de belles inventions, croyez-vous effectivement que ces excremens qui croupissent dans le Colon; ces matieres pituiteuses, & ces viscositées dont il est enduit, croyez-vous qu'il les faille ainsi déloger sans délay? Ne sçavez-vous pas que ce sont des excremens utiles, & que sans ces excremens il seroit continuellement exposé à l'acreté & au piquant d'une infinité de superfluités, qui se précipitent de toute l'habitude du corps dans le Mesentere; mais dont les impressions dangereuses sont éludées par cette humidité glaireuse, comme on le voit dans les diarrhées & dans les dissenteries, où le malin & le corrosif de la bile coule & passe sur ces viscositées, dont la nature les a enduits, pour empêcher qu'ils n'en soient ulcerés au premier abord? Mais quoy n'y auroit-il encore, selon nôtre Auteur, dans toute la basse region que le Colon à nétoyer, & ces autres parties si parsemées de glandes & de petits vaisseaux, ne contiendroient elles que des sucs alimenteux? j'en fais juge l'experience, & les Anatomistes qui en font le receptable, & la sentine de tant d'ordures & de tant de causes des maladies longues & rebelles. Encore si le Colon avoit quelque sympathie particuliere avec les autres parties du corps? car s'il est vray que toutes les parties souffrent par sympathie, je ne voy pas que le Colon ait plus de sympathie avec toutes ces parties, que le ventricule & les autres boyaux dont nôtre Auteur ne fait aucun compte. En verité ny les methodiques, ny Themison de Laodicée leur brave Chef, qui se vantoient de pouvoir enseigner la Medecine en moins de six mois, avec le secours & l'évidence de leurs *Communitez*, n'y entendoient rien en comparaison de nôtre Auteur. On n'a selon luy qu'à suivre l'instinct, & à tenir le Colon bien net, & on a trouvé l'abregé de la Medecine, & le plus beau secret du monde. Il n'est plus question d'autre étude; mais seulement de joüir d'une si belle invention en vray Quietiste de la Medecine: car au reste si on vouloit suivre pas à pas toutes les autres pauvretés dont son Livre est plein, il en faudroit faire un plus gros que celui-là, encore ne sçait-on si on rameneroit ceux qui en font leur breviaire & l'abregé de la Medecine : car pour l'Auteur, sans doute qu'il n'abandonnera pas son beau systéme, & qu'il sera fidelle à son Idole jusques à la fin. Aprés tout cela je laisse à penser si l'Auteur des nouvelles de la Republique des Lettres, a eu raison de loüer dans celles du mois de Juin 1686. cét Ouvrage : car outre qu'il ne prend pas la peine de nous en marquer les beautez & les traits les plus délicats, il se contente de dire *que l'Auteur se déchaînant dans un second Ouvrage manuscrit contre les Medecins, il y prouve ses principes sur tout à l'égard du Colon siege des maladies, & qu'il ne doute pas que Messieurs de la Faculté, ne souhaittent que cét Ouvrage ne voye jamais le jour*, tant il est vray que ceux même qui sont habiles en toute autre matiere, ne parlent de la Medecine que comme les aveugles des couleurs. Mais quant à ce qu'il dit d'une critique * de cét Ouvrage, il faut avoüer qu'il en parle bien plus juste que du Traité de l'instinct, cette prétenduë critique n'étant, comme il le reconnoît, rien moins qu'une critique ; mais c'est que certains hommes brûlent d'envie de faire un Livre, *non totus moriar*, & de luy donner un illustre Patron, & un titre specieux : car qu'est-ce que ce beau Regime qu'un Anamnistic de l'Indication, *à juvantib. & ledentib.* qu'un homme qui ne sçait ce que c'est, veut apprendre aux gens du métier ?

* Regime de la santé contre un Livre intitulé le Medecin de soy-même.

Le Traité de la transpiration des humeurs, que son Auteur appele *Discours Philosophique &c.* n'est qu'un discours en l'air, & dont la matiere n'est que lie, quoi-qu'il n'y soit parlé que d'esprit, & que l'Auteur y promette *la guerison de tous les maux, sans le triste secours de la saignée, & particulierement du pied, en quelque maladie que ce soit*. Car assurement si le malade guerit, ce ne peut être qu'en la maniere d'un qui mourut pour avoir été gueri de travers, & pour avoir précipité la cause du mal sur une partie noble, *morbus curatus est*, dit Galien d'une telle cure, *sed æger mortuus*. Mais pour venir plus précisément au fait, qu'est-ce, je vous prie, que la prétenduë Panacée de cét Auteur, qui fait sans aucune remission le procés à la saignée? *Ecco lò*, un esprit de vin. Voila cét *Esprit Administrateur*, & miraculeux de l'Auteur, & dont la singularité consiste en ce qu'il ne marche que tres-rarement, en compagnie des autres remedes, Esprit particulier, solitaire, qui se passe de toute compagnie & de tout secours, qui suffit à tout, qui n'admet pas même le clistere, tout innocent, tout fa-

DISCOURS Philosophique par Cusson.

In arte curat. ad Glauconem lib. 2. cap 2.

milier & tout insinuant qu'il est. Quant aux experiences & aux histoires qu'il nous allegue faute de raisons, je m'en rapporte au fait comme je fais au bon sens ; mais quant à l'administration de ce remede, & à ses pretendus vehicules, qu'elle extravagance de vouloir qu'on n'ait aucun égard au sexe, à l'âge, au lieu, à la saison & au temperamment ? indications, qui ne seront plus, selon luy, l'ame & le fin de la Medecine, comme elles l'étoient de tout temps, tant il paroît à chaque page pressé de vendre son baume. Avançons:

Il parut un peu aprés ce beau Traité un autre Livre, de même esprit & de même merite que celui-là, sous le nom de Panacées. * Il est bien vray qu'encore que les principes de son Auteur ne soient pas reçûs dans les Ecoles, au moins il y raisonne sur ses principes; mais comme il nous envelope ses differentes Panacées dans les tenebres épaisses d'un secret, & qu'il veut qu'on le croye sur sa parole, sur ses experiences, & sur ses écrits, je ne voy pas que nous soyons obligez d'avoir plus de creance à ces Panacées, qu'à tant d'autres qui courent les ruës, & dont les affiches tapissent les murs de tous les carrefours de Paris, quand elles seroient écrites en lettres d'or, & revétuës de tout l'appareil qui donne dans la veuë de la badauderie. En effet, ce Traité, comme tous les autres de cette nature, ressemblent à ces bâtimens, dont le frontispice & l'inscription promettent un Hôtel magnifique ; mais où l'on ne trouve, quand on est entré qu'une ou deux petites chambres mal tournées ; à ces Hôtelleries, dont l'enseigne promet bon vin, bon logis, & où on ne trouve qu'un méchant lit & du vin de Brie ; ou, pour parler encore plus juste, à ces Carvanseras de l'Asie, dont les masses ne contiennent que de grands vuides.

* *Traitez sur les Panacées par I. Massard.*

Neanmoins je veux bien qu'on sçache, à props de ces distillateurs, & pour ne laisser aucun scrupule sur cette matiere, que je ne mets au nombre des ennemis de la Medecine, ny les Arabes qui cultiverent les premiers la Chimie, depuis qu'elle eût été negligée pendant plusieurs siecles, ny Basile Valentin, ny Paracelse son disciple, ny plusieurs autres Chimistes qui nous ont tous enseigné quelques choses qu'on avoit peut-être ignorées avant eux, pas même pour venir à nôtre temps, l'Hibernois Meara, Jean Faber, Campanelle Glissonius, Willis, Silvius Delboe, & tant d'autres dont Lionardo di Capoa admire les inventions, quoy qu'il tienne leurs systémes comme

Nello suo Parere.

insoûtenables. Je n'ay garde, dis-je, de mettre tous ces Auteurs, & encore moins Arnaud de Villeneuve, Raimond Lulle, Joan. à Rupecissa, le Docte Libavius & tant d'autres Chimistes, au nombre des ennemis de la Medecine, puisque les uns & les autres ont reconnu son existence, qu'ils ont cherché avec soin ce qu'elle a de meilleur, & qu'ils ont tous découvert d'assez bonnes choses, encore qu'ils se soient trompez quelquesfois, & qu'ils n'ayent pas tous pratiqué suivant les principes de la dogmatique : car qui doute qu'il n'y ait quelque chose de bon dans toutes les Sectes, pourveu qu'on le mette bien en œuvre? En effet, qui ne sçait (si on juge des choses par l'antiquité,) que la Chimie est encore plus ancienne que la doctrine d'Hipocrate, puis que les vertus des metaux & des mineraux commencerent à être connuës dés les premiers siecles? Car si l'on en croit de bons Auteurs, Chus-Fils de Cham qui avoit étudié sous Trismegiste disciple de Noé son ayeul, fit passer ce qu'il en sçavoit aux Chaldéens & aux Babiloniens, qui le communiquerent à tous les Orientaux. Il y a même un endroit dans Job * qui paroît des plus favorables à la Chimie naturelle, sur quoy on peut voir le Docte Valesius *Philosophia Sacra c.* 49. Bernard Comte de la marche Trevisane, cite à ce propos l'Epître d'Aros au Roy Messoc, par laquelle il paroît que la Chimie fut revelée aux enfans d'Israël, & que d'autres peuples en eurent connoissance, quoi-que d'une maniere moins parfaite, par la simple meditation des Oeuvres de la Divinité, & d'autres enfin par la table Smaragdine d'Ermes, dont ils eurent l'intelligence par une forte & heureuse application. Mais à propos des enfans d'Israël, il est bon qu'on sçache que Casaubon s'est trompé, quand il a écrit qu'une Marie qu'il fait sœur de Moïse, avoit fait un Traité de Chimie : car le manuscrit, Grec, qui est ce prétendu Traité que j'ay eu curiosité de voir dans la Bibliotheque du Roy à Paris, n'est autre chose qu'un opuscule touchant la pierre philosophale, sous le nom d'une Marie, dite la tres-sage, éloge qui ne nous rend pas plus sçavans sur ses qualitez. Car quant au temps où elle a vécu, comme elle n'est même citée qu'aprés Cleopâtre, & avec quelques Auteurs des cinq premiers siecles de l'Ere Chrétienne, il est à croire que cette prétenduë sœur de Moïse n'est venuë que longtemps aprés la Cleopâtre de Cesar, laquelle a écrit de la Commotique * & des fards ; mais pour revenir aux Sçavans qui

* Lapis solutus calore in æs vertitur.

Libr. de secretissimo Philosophor. opere.

Persii Trevi. exercitation. in libr. de sero lactis Stephan. Roderic. Castrensis.

* *Ars fucatoria.*

ont pratiqué cét Art, Democrite, qui avoit tant étudié en Egypte ne l'ignoroit pas, témoin le caillou changé en émeraude par son industrie, & ce qu'il a écrit du Mercure sous des noms Enigmatiques. Les Romains en eurent ensuite quelque connoissance, comme on le voit par le Tombeau de Maximius Olibius, par la lumiere & les inscriptions qu'on y trouva, & par tant d'autres monumens de l'antiquité. André Mathiole nous assure, & nous l'experimentons tous les jours, qu'un Medecin ne peut être habile sans la connoissance & l'usage des Remedes chimiques, & particulierement dans la cure des maladies longues & rebelles. Le Docte Hurnius dit bien davantage, puisqu'il assure que la Medecine n'a rien d'assuré * sans le secours de la Chimie, & si l'on s'en rapporte à un fameux Medecin * de nôtre temps l'Agriculture, l'Architecture, la Navigation, l'Art Militaire, la Sculpture, la Peinture & même la Philosophie tirent tous leurs ornemens de la Chimie. Ce n'est pas que la methode Galenique & ses remedes n'ayent leur usage selon la nature des maladies, les unes demandant des remedes doux, d'autres de mediocres, & d'autres enfin de violens. Ainsi nous n'avons pas peu d'obligation à ceux qui ont fait renaître l'Art admirable de tirer les differentes substances des vegetaux, des animaux, des mineraux & des metaux; mais il ne faut pas croire pour cela, comme a fait Raimond Lulle, & comme ont fait aprés luy quelques Medecins de nôtre temps, qu'encores que cette Science soit plus ancienne que le grand Hipocrate, on la trouve dans ses écrits, & qu'encore que Democrite en ait pû avoir quelque connoissance, il en ait fait part à ce grand homme, puisqu'il ne nous en paroît rien dans ses Ouvrages. Ce qu'il y a d'assuré, est que les Medecins qui sont venus aprés Hipocrate n'y connoissoient rien, ou qu'ils n'en ont rien voulu laisser par écrit. Galien ne connoissoit qu'à peine les differentes substances du vinaigre, & sçavoit encore moins le moyen de les separer; de sorte qu'il ne fait point de difficulté de dire, qu'il n'eût épargné ny dépense ny fatigue pour avoir ce secret qui est si connu à present. La Chimie a donc été perduë pendant quelque siecles, comme tant d'autres belles connoissances, & n'a pour ainsi dire été ressuscitée que quand les Sarrasins se sont établis à Damas, sous leur Roy Maina, Rases, Avicenne & Albucasis ayant commencé de le faire revivre par le moyen des distillations. Chacun sçait comme

Bernard. Scardeon. in Antiquit. Patavin. I. Baptist. Porta in magia natural. Cambden in Britann. Ephemerid. Germanic. observat. 20. ann. 8. decur. 1.

* Cespitat jam propè sine hac ars Medicinæ.

* *Lionardo di Capoa, nel Parere intorno la Medicin.*

Takenii Hipocrat. Chimicus.

comme elle s'est perfectionnée depuis ce temps là, jusques à ce qu'une infinité de vilains soufleurs l'ayent defigurée, au point que si le docte & diligent Libavius ne luy eût rendu son lustre, elle étoit proscrite par l'ignorance de ceux qu'il a si manifestement convaincus de son utilité & de son merite.

Adeo Alchimiæ dignitatem restituit Libavius contra Scholam Paris. ut nil amplius addi posse videatur. *P. Castellan.*

Il n'y a donc que ces prétendus Chimistes qui ne jurent que par leurs visions, leurs fourneaux & leurs secrets, qu'il faille mettre au nombre des ennemis de la Medecine ; ces gens qui verroient crever un malade de plenitude & d'inflammation, plûtôt que de luy tirer une once de sang, vrais martirs de leur opinion, soutenans d'ordinaire la chose jusques à se laisser mourir eux-mêmes faute de quelques saignées ; gens au reste qui ne veulent que renverser sans rien établir d'utile & d'intelligible, pour la diagnose & pour la cure ; un Wanhelmom & un Corneille Bontekoe Hollandois, dont le disciple Abraham Gehema a fait l'Eloge sans sçavoir, non plus que son maître, ce qu'il vouloit dire, au commencement de la Traduction Italienne qu'il a faite de cêt Auteur.

Van Helmont est donc un de ces hommes qui ont plus fait de bruit que de besogne dans la Medecine ; vrai baragoin qui ne s'entend pas luy-même, homme qui en veut à toutes les Sectes, & particulierement à la plus raisonnable de toutes, Enigmatique, Barbare, sans Religion, & qui fut pour cela retenu dans les Prisons de l'Evêque de Malines, jusques à ce que la faveur des grands, gens ordinairement fort curieux, mais fort credules & fort ignorans, l'en eût tiré, pour finir sa vie par une pleuresie faute de quelques saignées. D'où l'on conclud qu'il a plus écrit par un esprit de singularité, le plus dangereux de tous les esprits, que pour se rendre utile au public ; mauvais cœur, & plus agité de l'esprit Arsenical, que de cêt esprit Balsalmique qu'il vante tant.

Ariost. canto. 11. *dell. Orland. furios.*

Un cuor protervo, che poco puro habea
Con molto feccia.

Car s'il faut avoüer qu'il a donné quelque chose de cêt Alkali, & de cet Acide, dont la connoissance bien entenduë n'est pas tout à fait inutile dans la pratique, quoi-que trop à la mode, il faut aussi qu'on tombe d'accord, que comme il a voulu donner à ses principes trop d'étenduë, jusques à les faire principes des mixtes, qu'il n'y a rien de reglé dans les imaginations de ce Maître, ni par consequent dans celles de ses disciples ; &

que comme ils se détruisent les uns les autres, il les faut abandonner à leurs imaginations sans se vouloir égarer avec eux, renvoyant les Lecteurs curieux du surplus à ce qu'en a écrit Monsieur Bertrand agregé au College des Medecins de Marseille.

Eant in adinventionib. suis.

BONTEKOE', pour ne pas passer sur le dos d'un homme de même farine que Vanhelmont, sans le belutter un peu, a tâché de détruire tout ce que les anciens nous ont laissé des causes des fiévres ; mais tout ce qu'il a allegué n'est que Sophismes, que suppositions & qu'ignorance de la vraye Medecine, n'établissant rien, ny pour la theorie ny pour la pratique ; comme on le peut voir dans la réponse que Monsieur Bezançon Medecin de Monpelier a fait à ce Paradoxe, longtemps avant que de se donner à Dieu, comme il a fait depuis quelque temps en prenant les Ordres Sacrés, où il a trouvé le repos, & le remede aux chagrins que cause à present l'exercice de la Medecine, à tous ceux qui ont de l'honneur, de la Science & de la conscience. Et à ce propos, je croy qu'il faut que l'on sçache encore qu'un autre Ouvrage de ce Monsieur Bezançon, intitulé les Medecins à la Censure, n'est pas comme on pourroit croire un Livre fait contre la Medecine ny les Medecins ; mais un Eloge de cét Art avec des réponses fort solides à quelques-unes des objections faites par ses ennemis.

Finissons cette matiere par un bel endroit & assez difficile à décider : car qui sçait si le Seignor Lionardo di Capoa a prétendu prouver qu'il n'y a pas grand fond à faire sur la Medecine pratique, ou s'il a même voulu en attaquer l'existence, tâchant de détruire les systémes de tous les anciens & nouveaux Medecins ? En effet, qu'on examine son systéme avec tout autant d'application qu'il se peut, son intention est si cachée, qu'il échape par tout au Lecteur. Et c'est pour cela que je donne icy un extrait du Livre intitulé, *Parere del Seignor Lionardo di Capoa diviso in otto Ragionamenti, né quali partitamente narrando si l'origine, & progresso della Meditina, chiaramente l'incertezza della Medesima si fa manifesta*, pour juger de ses intentions.

Le premier de ces raisonnemens, contient les commencemens de la Medecine, & le caractere des plus anciens Medecins. Il s'étend ensuite sur la Secte des Empiriques, & sur celle des Methodiques, & fait voir avec quelles armes l'une & l'autre attaque la Secte des Dogmatiques. Il n'oublie ny les querelles des Medecins anciens & modernes, ny la difference de leur opinions. Il marque non seulement les erreurs des Philosophes & des Medecins; mais encore particulierement celle d'Hipocrate & de Galien, & triomphe ensuite avec tant de joye de leur foible, qu'il semble en le lisant, qu'il n'y a eu que ces grands hommes capables de faillir; d'où il conclud qu'il n'y a rien de si incertain, ny de si problematique, que les dogmes de la Medecine, puisque ses deux plus fortes colomnes tombent au moindre branle qu'on leur donne.

Dans le second il prouve à sa maniere, que les anciens loin d'avoir perfectionné la Philosophie & les beaux Arts, ne nous en ont donné que de legeres teintures, & qu'ils se sont trompez évidemment en une infinité de choses. Il ajoûte que c'est pour cela qu'il ne se faut attacher à aucune Secte, ny même jurer sur l'autorité d'aucun Maître, si ses dogmes ne sont d'accord avec la raison & l'experience, & le prouve par cette honnête liberté de Philosophe, qu'une infinité de sçavans Medecins ont prise, retournant à la charge contre Hipocrate & Galien, qu'il represente comme des Maîtres dont les sentimens ont enfin été abandonnez par ceux mêmes qui s'étoient declarez leurs disciples.

Le troisiéme raisonnement est une exaggeration des differentes opinions des Galenistes, de leurs jalousies, de leurs dissensions, qui sans les mener à la découverte de la verité (chose difficile, comme il le fait voir par l'Anatomie des corps naturels, & par l'autorité de Dionysius Exiguus,) les entretient dans l'opiniâtreté de leurs sentimens, & dans des vanitez insupportables. Il expose pour cela au grand jour, quelques contradictions qui se trouvent dans Galien, puis il retourne à l'histoire des Sectes, par laquelle il prouve l'incertitude de la Medecine, & la part que le hazard a eu à l'invention des remedes, marquant en passant les plus considerables Medecins des differentes parties du monde, & particulierement ceux qui ont été divinisez.

Dans le quatriéme raisonnement il examine avec aigreur, mais d'une maniere divertissante, les systêmes des anciens Medecins; sans épargner même ceux d'Hypocrate qu'il ridiculise, particulierement sur les matieres de Philosophie, que le bon homme n'avoit pas pris la peine d'examiner en un tems où la belle Philosophie n'avoit pas encore paru dans le monde, & s'attache sur tout aux Aphorismes, comme à ce qu'on a le plus estimé d'Hypocrate ; de sorte qu'il n'oublie rien pour persuader à ses lecteurs qu'il n'y a ni ordre, ni dessein, ni solidité dans cet Ouvrage.

Le cinquiéme Raisonnement regarde la doctrine & le merite des Medecins de reputation qui ont vécu aprés Hipocrate, ausquels il ne fait pas plus de quartier qu'aux autres, extenuant le plus qu'il peut tout ce que la posterité y a trouvé de bon ; & le fait avec tant de subtilité & d'éloquence, qu'on est tenté de le croire.

Le sixiéme est reservé pour les systêmes du Frere Basile Valentin, de Paracelse, de Campanella, de Roderic Castello, de Vanhelmont, de Meamozzarono, de Willis, de Silvius d'Eboé, de Fabri, de la Dona Olimpia Sambuco, de Glissonius, & de quelques autres, où il a bien-tôt trouvé l'incertitude, & la vanité qu'il y cherche ; d'où il conclud que les anciens, ni les modernes n'ont pû rien fixer dans la Medecine, & qu'il n'est pas même possible d'y rien établir de solide. A quoi il ajoûte la mauvaise foi, l'envie, la jalousie & les autres vices des Medecins de chaque Nation de l'Europe, & même des païs les plus reculez, comme autant d'empéchemens & autant d'obstacles aux avantages & aux fruits qu'on peut tirer de la Medecine ; mais tout cela n'empéche pas qu'il ne revienne en quelque maniere à luy-même dans

Le septiéme Raisonnement. C'est là qu'il établit, que nonobstant toutes ces incertitudes, les Medecins doivent se conduire dans le traitement des maladies cachées & rebelles aux remedes, comme feroit un homme qui se voyant exposé à la tempeste, se sauve du naufrage ou sur un mats, ou sur une planche ; & qu'il doit se servir en ces occasions, des conjectures, de l'experience, de la Philosophie & de la meditation, comme feroit un voyageur surpris de la nuit dans une épaisse forest, marchant doucement, à la faveur des éclairs, ou des foibles rais de la lune. Il demande donc de celuy qui pense à se faire Medecin tout ce qu'Hipocrate même en demande, les dispositions naturelles, le lieu commode pour l'étude, un peu de bien de fortune, & outre cela les Mathematiques, l'Histoire, la Morale, l'Anatomie, la Botanique sur lesquelles il s'étend fort doctement, & particulierement la Chimie, qu'il éleve comme le bras droit de la Medecine ; mais il ne manque pas d'avertir que les secours qu'on tire de cette derniere, luy semblent aussi dangereux quand ils sont preparez & donnez d'une mauvaise main, qu'ils sont utiles & admirables entre les mains d'un homme sage & experimenté; ce qu'il fait d'une maniere à persuader qu'il est presque impossible d'être jamais un fort grand Maître dans cette Science.

Le huitiéme & dernier raisonnement met hors de page tous ceux qui ont dessein de philosopher, leur permettant de ne s'arrêter à aucun Maître, & de suivre tout ce qu'ils trouveront de bon dans les Ouvrages de tous les Philosophes anciens & modernes. C'est pour cela qu'il prend la liberté d'examiner Aristote, Zenon, Epicure, & quelques autres Philosophes ausquels il fait le procez dans tous les chefs qui semblent meriter quelque censure; puis retournant tout d'un coup au devoir de son Medecin, il passe de là à celuy des Apotiquaires, promettant dans quelqu'autre Ouvrage le reste de ce qui regarde sa matiere; le tout avec des varietez, des narrations & des inductions, qui paroîtroient encore plus agreables, si son Ouvrage n'avoit pas le défaut de ces pieces de Theatre, dont la chûte est fort au dessous de ce qu'on s'en étoit promis.

Je laisse à ceux qui auront suivi cet extrait, & plus particulierement à ceux qui voudront lire tout l'Ouvrage, à en conclure comme il leur plaira: car quant à moy, je ne voi pas que nôtre Auteur puisse inferer de tout son discours autre chose, sinon que la Medecine n'a pas toute la certitude qu'on en peut souhaiter: aussi le titre ne promet-il rien autre chose; car enfin ces conjectures dont on la veut battre, que font-elles contre son existence & son utilité, quand elle est faite suivant ses principes, & selon les maximes de la prudence & de la probité, toutes les autres disciplines, à les bien examiner, n'étant gueres plus assurées? Ainsi comme la pluspart des Raisonnemens de nôtre Auteur tiennent non seulement du Sophiste, mais encore du Rheteur, & qu'il ne cite que fort rarement les garens de ce qu'il avance, je conclus pour moy que son systême, quel qu'il soit, n'est pas seur, particulierement quand il paroît opposé à l'existence de la Medecine. A quoy on peut ajoûter qu'il écrit d'une maniere si tirée, qu'il n'est pas luy-même fort persuadé de ce qu'il écrit: *Magis in speciem veri, quàm ut penitus sentire videatur.*

Au reste puisqu'on comprend au nombre des ennemis de la Medecine tous ces faiseurs de petites objections, dont on est fatigué dans la lecture des méchans livres, & quelquefois même dans les conversations, je croi qu'il ne sera pas mal à propos de leur faire encore icy quelques réponses en passant, quoique tant de bons Auteurs aient travaillé sur cette matiere sans les ramener : *Curavimus Babylonem, & non est sanata*, & que je ne pretende pas être plus heureux qu'eux, m'attendant bien de trouver en la pluspart de ces petits Critiques, des gens semblables à ces avares forts en billets portans interêts, qui ne trouvent aucune monnoie de mise, ni de poids quand on veut sortir de leurs mains, & se mettre à couvert de leurs duretez.

Ils alleguent donc premierement que les Empereurs Tibere, (car ils ne connoissent gueres d'autres autoritez que celles des Grands & des Riches) Neron, Vespasien, Adrien, Macrin, Charlemagne,&c. étoient ennemis de la Medecine: que les Rois d'Arragon Ferdinand & Alphonse, prefererent la lecture de Quinte-Curse & de Tite-Live à celle d'Hipocrate pendant leurs maladies ; & comme ils ne veulent pas laisser ces grands Princes sans escorte, ils leur donnent Mimnerme & Aristophane Poëtes, ausquels ils associent Jodocus Harchius, Philipp. Hauzius, Sigismond. à Goës & même Luther homme si emporté contre les Medecins, qu'il ne les accuse pas de moins que de tuer à prix d'argent, n'oubliant encore aucun de ceux que nous avons examinez & refutez cy-devant: comme si l'autorité de ces Princes & de ces Auteurs étoit décisive en cette matiere: *Quod Medicorum est, promittant Medici.* En effet Euripide importuné de ceux qui censurerent une de ses Comedies, leur répondit de bon sens, qu'il ne l'avoit pas composée pour prendre des leçons, mais pour en donner. C'est encore ainsi qu'Anacharsis rioit de ce que des Grecs qui n'étoient pas Musiciens jugeoient des Musiciens & de la Musique. Sur quoi S. Jerôme dit excellemment aprés Fabius Pictor & Quintilien que les Arts seroient mieux traitez, s'il n'y avoit que ceux du métier qui en jugeassent. Aussi Sidonius Apollinaris entre-t-il tellement dans ce sentiment, qu'il soutient que ceux qui n'entendent pas un métier, ne sont pas capables d'admirer les beautez des ouvrages des gens de métier. Mais s'il n'est question que de raisonner à la maniere de ces Critiques, & que d'alleguer des autoritez, n'ay-je pas cette foule de Personnages si conderables par leur naissance, leur rang, leur

Epistola ad Pammachium.

merite, que j'ay cy-devant montrez aux Lecteurs ? De plus ne peut-on pas leur répondre que les plus considerables de ce petit nombre de leurs partisans, n'est-ce pas qu'ils pensent ? puisque pour commencer par Tibere, Plutarque luy répond, que c'est *parler avec moins de raison que d'arrogance & de confiance en son propre sens, que de se moquer de ceux qui donnent leurs bras au Medecin quand ils ont passé soixante ans.* Quand à Neron qui appelloit les Medecins des bourreaux, il faut remarquer que cet Empereur vit pendant quelque tems d'un œil assez favorable les livres de Medecine qui luy furent dediez par des Princes & des Medecins ; mais qu'aprés son fameux *Quinquennium*, ses organes estant gastés comme son Esprit, & ayant passé de l'humanité à la cruauté, il s'imagina que les Medecins étoient des gens faits comme luy. Adrien à la verité écrivit une lettre fort chagrine contre la Medecine & les Medecins : mais pouvoit-on attendre autre chose d'un malade de mauvaise humeur, & qui vouloit que des hommes qui ne sont que les ministres de la nature, s'en rendissent maistres en le guerissant d'une maladie incurable. Mais quand à Charlemagne, ne fonda-t-il pas l'Université de Paris, au moins n'établit-il pas des Professeurs pour la Medecine dans son Palais même ? N'avoit-il pas des Medecins auprés de luy ? Car pour le passage d'Egynard qu'on s'efforce de faire valoir contre les Medecins, voici ce que c'est. *Ce fut dans sa derniere maladie, qu'il se conduisit plûtost par son propre sens, que par l'avis de ses Medecins, pour lesquels il sembloit avoir quelque sorte d'aversion, parce qu'ils luy conseilloient de ne manger que du bouilli.* Voilà bien de quoi faire tant de bruit, & de quoi faire grand tort à la Medecine. Il en est de même de tous les autres, dont le sentiment ne merite d'être consideré que comme celuy d'un particulier ; gens, (Principautez & Dignitez à part) faits comme les autres, peut-être hommes d'une grande santé, & dont on peut dire qu'ils avoient raison de vouloir se passer de Medecins, parce qu'en effet *valentibus non est opus Medico.* Car quand à Muimnerme & à Aristophane, tout ce qu'on en cite n'est qu'injures & calomnies de Poëtes & d'Entousiastes, ausquels même ce dernier semble déroger, par des loüanges qu'il donne à la Medecine en d'autres endroits, & dans son sang froid.

Tiberium Cęsarem dicentē memini ridiculum esse hominem, qui sexagenarius manum porrigit Medico : sed ille mihi videtur dixisse arrogantius. *De Saint Tirend.*

Epiphanius lib. de Mensuris.

Pour Clenard, c'est assez que Scaliger l'ait traité de petit ignorant pour verifier que ce n'est pas à luy à s'ériger en cen-

Scaligerana prima.

seur des Medecins, outre que quand il les appelle *Sanicides*, il ne sçait ce qu'il veut dire, puisqu'on ne s'en sert gueres que pour les malades, heureux au reste d'être mort si jeune qu'on n'eust presque pas le tems de le mettre au nombre de ces Grammairiens & de ces Medecins dont Athenée fait la peinture *, & pour lesquels je n'ay garde de plaider icy. Il en est de même de Luther homme de feu & de bile, qui n'en vouloit sans doute à la Medecine, que parce qu'elle ne s'accommodoit gueres à son genre de vie & à ses maximes. Enfin s'il m'est permis, comme je l'ay déja insinué cy-dessus, de retorquer contre ces Critiques leur propre argument. Combien d'Empereurs, de Rois, de Princes, de grands Capitaines, de Philosophes, de Poëtes, d'Historiens, de grands Prelats & de gens de bien de nôtre côté ?

* Exceptis Medicis nihil est Grammaticis stultius. *L. Dipnosoph.*

Concluons donc que *la Medecine a cela de commun avec les bons Princes, qu'encore qu'elle fasse bien à tous, elle ne laisse pas d'être la matiere des sots entretiens d'une infinité d'ignorans & d'ingrats.* Mais ne laissons pas pour cela de répondre aux objections telles quelles de nos Critiques; car quoi que je n'espere pas de pouvoir convertir, j'auray au moins la satisfaction de les convaincre, par les raisons que j'opposeray à leurs sophismes.

Medicina id commune habet cum bonis Principibus, ut bene faciat & male audiat. *Ex Levin. Lemn. & Pontan.*

La diete, disent-ils, & les alimens ordonnez & pris à propos, sont les meilleurs remedes dont on se puisse servir, puis qu'au sentiment même d'Aristote, les Medecins en font bien mourir. J'avouë que la diete tient fort souvent lieu de remedes; mais cette diete n'est-elle pas une partie de la Medecine preservative & curative, & cela empêche-t-il qu'on se serve des Medecins dans le besoin, & pour éviter les maladies qui nous menacent? Quant aux malades qui meurent entre les mains des Medecins, toutes les maladies sont-elle curables? Les Medecins peuvent-ils être garans des signes équivoques, des vices de conformation, des transpositions de parties, des erreurs de la nature, & pour ainsi dire de ses prévarications? Les ressemblances ont trompé le grand Hipocrate, mais il n'en a pas moins merité l'estime de la posterité; les maladies d'Autonomus de Phaetusa, de Namisia, & d'autres accidens ne l'ont pas empêché de passer outre dans la recherche de la nature. De semblables accidens, dit Galien, ne doivent qu'exciter les Medecins à faire leur devoir, & à ne pas donner dans l'excès où donnent ces ignorans qui promettent des guerisons, & qui ne

L. de sensu & sensi li.

ne dépendent pas de leurs affirmations & de leurs hableries, & c'est à le bien prendre de ces gens qu'Aristote parle dans l'objection, & non pas des bons Medecins, luy qui les estimoit tant. Mais, dit-on, la Medecine étoit si méprisée chez les Romains, qu'elle ne s'exerçoit que par de miserables Esclaves. Je répons à la premiere partie de l'objection, que ces Romains qu'on vante tant n'ont été long-temps que des Rustres; qu'ils n'ont commencé à se polir & à se faire sçavans que fort tard; que leur Etat n'étoit pas encore formé, & qu'ils ne faisoient aucune figure lorsque les Egyptiens, les Grecs, & quelques autres peuples faisoient déja une grande estime de la Medecine. Quant à l'esclavage, remarquons premierement que les Esclaves ausquels Abraham ordonna d'embaumer Sara son épouse, n'étoient pas comme quelques uns l'ont crû Medecins, mais Embaumeurs, & que si quelques Interpretes ont traduit le mot Grec * par celui *de Medicis*, Saint Augustin & quelques autres ont traduit *Pollinctoribus*. Mais venons au fait: car voudroit-on soûtenir que ces Medecins qui ont fait figure à Rome du temps de la Republique & des Empereurs n'étoient que de miserables Esclaves, puis qu'on auroit peine d'en marquer deux ou trois, & peu plus d'affranchis dans toute l'Histoire? Aprés tout, s'il s'en trouve quelques-uns qui ne soient pas venus à nôtre connoissance, c'étoit des Grecs ou d'autres gens reduits dans la servitude par le sort de la guerre, mais qui étoient nez libres, & qui servoient leurs patrons selon leurs talens, de gré ou de force, la loy naturelle assujetissant le vaincu au vainqueur. Il y a bien plus, puis qu'un bon Auteur * soûtient par de bonnes raisons & par de bonnes inductions, qu'on n'est tombé dans l'erreur de croire que les Medecins ont été Esclaves chez les Romains, que parce qu'ils donnoient à garder leurs confections, Plantes, onguens, & autres remedes à des Esclaves & à des femmes, qu'on fut obligé de chasser, quand on se fut apperçû qu'ils en abusoient, & qu'ils s'érigeoient en Medecins. Sur quoy on peut voir l'observation LXXX. du VI. Livre de la seconde Centurie des Ephemerides d'Allemagne pag. 364. Car quant aux affranchis, qui ne sçait l'honneur qu'on leur rendoit dans l'exercice de la Medecine, & que ces hommes parvenoient souvent aux plus hauts degrez de faveur dans la Republique & dans la Cour? Mais quant la Medecine auroit été exercée par quelques Esclaves, si ces distinctions d'Esclaves d'affranchis, de libres, de Che-

* ἐνταφιασταῖς.

* *Camillus Pontius in Oratio. de nobilitate scientiarum.*

valiers, ne sont que des chimeres, * la Medecine en est-elle moins noble pour cela? Au moins si nos petits critiques, si ces petits tirans de la Medecine, qui ne la condamnent pas à moins qu'à l'Esclavage & aux fers, prenoient le terme d'Esclave au sens de certain Bacha de la Méque. Il étoit malade, mais sur une terre où il n'étoit permis qu'aux Esclaves Chrétiens, & aux Chrétiens libres qui vouloient bien tomber dans l'esclavage de mettre le pied. Monsieur Bernier Medecin François, si connu par ses voyages & ses autres bonnes qualitez, passoit par hasard aux environs de cette Terre, on raporte au Bacha qu'il y a un fort habile Medecin qui n'est pas loin de là, & qui le peut guerir, s'il est possible de le faire venir seurement. Personne ne pouvoit dénoncer ce nœud si fatal au malade & au Medecin; lors que le Bacha s'avisa de dire qu'il n'y avoit pas de difficulté à l'affaire, les Medecins devant être regardez comme les Esclaves du public, & jurant sur sa tête & sur celle de son Empereur, que le Medecin ne se repentiroit pas d'être venu. Voila tout l'esclavage de la Medecine, au sentiment même d'un Barbare. Poursuivons.

* Quid est Eques Romanus aut libertinus aut servus nomina ex ambitione, & injuria profecta. *Senec. Ep.* 32.

Il n'est pas plus vray que les Romains se soient passez pendant six cens ans de Medecins: car premierement ils ne sçavoient pendant les trois premiers siecles de la fondation de Rome ce que c'étoit que de Medecine, & ainsi *ignoti nulla cupido.* De plus, cette objection est si frivole, que ceux qui la font ne sont nullement d'accord entr'eux: car si Pline & Tite-Live y mettent les six cens ans tous entiers, Isidore n'en met que quatre cens, Denis d'Halicarnasse n'en met que trois cens, disant positivement qu'il y eut une si grande peste à Rome l'an 301. de la fondation, qu'à peine trouvoit-on assez de Medecins pour assister les malades. Plutarque est de ce sentiment, & de nôtre temps le sçavant & spirituel Lancellot dans son Hoggidi. * Mais ne sçait-on pas encore que les Romains étant affligez de la peste l'an 460. de la fondation de leur Ville, ne publierent qu'ils en avoient été délivrez par Esculape venu d'Epidaure sous la figure d'un serpent, que pour n'être pas obligez d'avoüer qu'ils avoient été secourus & gueris de ce mal par l'assistance des Medecins de la Grece? Il n'est donc pas vray précisément parlant que les Romains ayent chassé tous les Medecins par aversion pour la Medecine; mais par l'aversion qu'ils avoient des Grecs, qu'ils regardoient comme des ennemis de la

Isidorus Carax. in Histor.

* *lib. de Sera numinis vindicta.*

Secundus Lancelot. parte 1. *cap.* 31.

Republique. Encore ne chasserent-ils Archagate, qu'à cause de la cruauté pretenduë de ses Operations Chirurgicales : car ceux qui furent exilez aprés luy, ne reçûrent cette disgrace qu'à l'instance de Caton le Censeur, qui ne croyoit pas qu'on se pût fier à des hommes d'une nation qu'il haïssoit mortellement, & dont il se défioit peut-être avec raison, ces pauvres gens-là n'étans gueres contens du traitement qu'ils recevoient de leurs Patrons. Mais quand on auroit chassé tous les Medecins en haine même de la Medecine, ce qui n'est pas vray, les Mathematiciens, les Orateurs, les Avocats, les Philosophes n'ont-ils pas été chassez à leur tour de cette Republique tumultueuse? Quoi-qu'il en soit, ce qu'il y eut d'honnorable & d'avantageux pour la Medecine, c'est que Jules César, Auguste & la plûpart de leurs successeurs, rapellerent ces Medecins & les honorerent de grands privileges, particulierement Auguste, qui voyant la Ville pressée d'une grande famine, en chassa tous les Etrangers, & plusieurs personnes de differentes Professions, excepté les Medecins qu'il retint, & ausquels il accorda le droit de bourgeoisie, *Quod rarum*, dit Tacite, *nec nisi virtuti pretium*. *Ce qu'on ne peut croire*, dit encore Casaubon, *avoir été pratiqué à l'endroit des Esclaves, à moins que d'être insensé*. Aussi faut-il que Pline même tombe d'accord que le peuple Romain ayant chassé les Medecins d'Italie long-temps avant le temps d'Auguste, cét Empereur les retint avec privilege. C'est donc d'un autre passage de Pline malicieusement interpreté par Agrippa, Lanzius, Junius, Montagne, Robortel, qu'on a confondu les Medecins avec ces femmes & ces serfs temeraires, & avec ces Grecs du temps de Caton, dont nous avons parlé ci-devant. Car ces mots *expertam damnarunt*, ne veulent pas dire qu'on ait condamné & bani la Medecine, mais qu'on la désaprouva, *non rem sed artem*, dit Pline, c'est à dire la maniere hardie de trancher les membres pourris, qui faisoit horreur aux Romains du temps d'Archagate. En voila plus qu'il n'en faut pour satisfaire à l'objection : car il seroit assez difficile de satisfaire ceux qui en font encore de plus pitoyables, & qu'on pourroit renvoyer à Casaubon, à Talentonius & à Messieurs Drelincour & Spon, & même aux nouvelles de la Republique des Lettres s'ils sçavoient lire.

Sueton. in August.

In notis ad Sueton.

Præfat. lib. 29.

Dissertat. in Sueton.

Talenton. in Thesauro reconditor.

Oratione habit Lugdun. Batavor.

Miscell. Erudit. antiq.

Mois de Septembre 1685.

On ajoûte à ces objections, c'est Dieu qui guerit, à quoi donc bon d'avoir recours à la Medecine. Voila à peu prés l'argument des Anabaptistes, qui voulans rendre cette Profession méprisble, se contentoient de dire *omnis Medela à Deo est.* Car qui doute que Dieu ne guerisse, puisqu'il est Auteur de tout bien, & que les Payens mêmes en tombent d'accord. * Mais il faut comprendre que quoi-qu'il guerisse, il ne le fait gueres que par l'entremise des causes secondes, & que c'est le tenter & s'abuser soy même que d'en attendre autre chose. Il est bien vray que la confiance qu'on a aux remedes doit-être bien au dessous de celle qu'on doit avoir en celui qui les a creés, & que le Roy Ezechias fit enlever du Temple de Jerusalem ce Livre que Salomon y avoit mis, parce que les Juifs le consultoient dans leurs maladies au mépris de Dieu ; mais il ne s'ensuit pas qu'on doive mépriser les remedes. Il faut premierement prier Dieu qu'il les benisse, aprés quoi on peut, & on doit même s'en servir hardiment.

* Quotquot Medicina deorum ope vincit est deorum munus, & remediorum efficacia ab eis pendet. *Hipocrat. lib. de Elegantia.*

Erasm. libello de preparat. ad mortem.

On nous vient encore alleguer, que les medicamens usent le corps ; mais faut-il apprehender un petit mal quand on en espere un bien tel qu'est la santé ; outre que ce que le peuple appele user le corps, n'est souvent qu'une alteration passagere qui se repare par le repos & les alimens, quand les remedes ne sont point trop violens. Car s'il se trouve quelques mauvaises qualitez dans certains remedes, ne peut-on pas les adoucir & corriger, les mélant avec des cordiaux, des alimens, & d'autres correctifs ? Ce ne sont pas, dit admirablement Tertullien, les remedes qui font mal, mais la main d'un mal habile homme qui les prepare mal, & qui les donne mal à propos.

Horrorem operis fructus excusat. *Tertul.*

lib. de Anima.

Mais disent les voluptueux, n'est-ce pas toûjours vivre miserablement que de vivre *medecinalement* ; * quoy se priver éternellement de ces douceurs & de ces plaisirs que la nature nous presente ? Belle objection, répond Erasme ; comme si la felicité de la vie consistoit à vivre en Sardanapale, à boire & manger en cochon, à se veautrer dans l'ordure des plus sales voluptez, & à se preparer matiere de gouttes, de paralisies, de fluxions, & de cent autres incommoditez.

* Quasi verò sit felicius distendi crapula, rumpi venere, cerevisia turgescere, sepeliri somno.

Malim me hominis habere nihil quam esse gulosus.
Vitæ deo edens consulit, haud libidinatur,
Cur solus homo ut dispereat invenit artem ?

Scalig Epiderp. l. 3.

* Sed istos Sycophantas quid opus est refellere, cum ipsi petulantiæ suæ satis magnas dent pœnas arti ; mox podagra contorti, paralepsi, Stupidi, desipientes, ante tempus cæcutientes. Jamque prius vituperatæ Medicinæ exemplo Arhericomseiam canunt palynodiam miseri & tamen his licet indignissimis artis bonitas non gravatur esse præsidio quantumlicet. *Erasm. in Encomio Medicinæ.*

En effet, n'est-ce pas là suivre à la lettre l'Evangile de Luther, un des plus grands ennemis de la Medecine ?

Vino si te repleveris
Dormire statim poteris,
Et post somnum ventriculum
Vino replebis iterum ;
Nam Alexandri Regula
Præscribit hæc Remedia.

Maximil. Sandæus Theolog. Medic. l. 1. pag. 118.

Sentimens dignes d'un homme, dont un des plus beaux Aphorismes étoit *comedite, ludite, bibite*, & qui eut enfin l'impudence de répondre à celuy qui luy demandoit pourquoy il avoit commencé son Commentaire sur les Evangiles le jour de ses nôces ; Que c'étoit pour imiter Saint Mathieu, qui commença son Evangile par ces mots, *liber generationis.*

Ce n'est pas là tout : car selon nos Antagonistes, puisque tant de Peuples & tant de Nations se sont passez de Medecins, pourquoy ne vous en pas passer ? Ils s'en sont passez je l'avouë ; mais ils ne se sont pas passez de la Medecine ; car si ces Peuples de l'Amerique qui n'ont point de Medecins se guerissent de la fiévre en avallant un petit poisson, qui a la proprieté de les tirer d'affaire par une grande évacuation, cela ne conclud rien contre les Medecins, puisque ce remede operant comme tous les autres, suivant la nature & la disposition des sujets, il seroit encore plus seur s'il étoit employé par des gens experimentez, & qui ont la raison pour guide. A quoi on peut ajoûter que ce que font tous les peuples les plus barbares, n'est qu'une tradition, quoi-que dépravée, de l'ancienne Medecine, qui a passé de main en main comme la Religion, mais fort alterée jusqu'à eux, *nusquam Medicina non est.* Puis donc qu'il y a une Medecine, il l'a faut chercher ; c'est ce qu'ont fait autrefois, & ce que font encore à present les sages & judicieux Medecins, ceux qui ont de l'honneur, de l'application & de la probité. Car enfin quoi-qu'on veille dire, on ne peut se passer des ministres de la nature quand elle n'opere que foiblement, & quand il est question d'un grand remede. Quant aux Turcs & à quelques autres Nations qui ne s'adonnent gueres à la Medecine, c'est qu'ils ignorent les Langues, la Philosophie & toutes les belles disciplines, ne s'appliquant qu'à l'Art militaire, & à detruire au lieu d'édifier. Sur quoy il n'est pas mal à propos de remarquer ici que ces Nations ne laissent pas d'estimer les sçavans Medecins, de s'en servir dans le besoin & de les distinguer dans les occasions; témoin ce Xi-Hoam-ti, lequel plus de deux cens ans avant la naissance de Jesus-Christ, & dans un temps où la barbarie regnoit encore dans la Chine, ayant fait brûler tous les Livres, épargna les Loix & la Medecine.

On demande encore si les Medecins mêmes tirent de grands secours de la Medecine; s'ils ne sont pas aussi infirmes que les autres hommes, & s'ils vivent plus long-temps? Il est vray, disoit à cela le docte Gemma Frisius à ses Auditeurs, que le monde est plein d'impertinens qui nous jettent continuellement au nez, le *Medice cura te-ipsum*, qui n'a été dit par celui qui est la Medecine même que dans un sens figuré. Mais quoi-qu'il en soit, peut-on inferer de-là que les Medecins soient plus infirmes que les autres hommes, & qu'il leur soit honteux de partager les infirmitez de la nature avec eux? En effet, quand on verroit encore plus de Medecins infirmes qu'on n'en voit, cela empêcheroit-il qu'il ne s'en trouvât de sçavans & d'experimentez? Au contraire, dit Platon, il seroit à souhaiter pour le bien des malades, que les Medecins eussent eux-mêmes été malades, ils auroient de la tendresse pour les malades, & connoîtroient plus parfaitement ce qu'ils auroient experimenté sur eux-mêmes, *dum convalescimus ægrotis recta consilia damus.* Pithagore, Democrite, Chrisippe, Platon, Caton le Censeur, Antonius Castor, Saint Basile, l'illustre Philippes Appian d'Ingolstad, & tant d'autres, n'ont-ils pas prolongé leurs vies, par l'étude & la connoissance de la Medecine, malgré les maladies qui les tourmentoient continuellement? Mais comment voudroit-on que les Medecins ne fussent pas valetudinaires, pâles, maigres, & tout ce qu'on voudra s'imaginer, quand ils font leur devoirs? Le travail d'esprit & de corps, les objets lugubres, les pensées melancholiques, l'air corrompu des infirmeries, la crainte de la calomnie, les contradictions, le méchant goût du peuple & même celui des riches, & particulierement de ces riches qui étoient nez pauvres, la plûpart gens insuportables, tout cela peut-il rendre un Medecin de belle humeur, bien sain & bien coloré? Aprés tout, ne se trouve-t-il pas des hommes de toutes Professions d'une aussi pauvre figure que les Medecins? Il n'y a donc gueres que des gens semblables à certain Ambassadeur Turc, qui ne puissent souffrir la maigreur d'un Medecin, & qui en demandent comme faisoit ce barbare un bien gras, & bien rubicond.

Nunquid caro mea caro ænea est. 106.

lib. 3. de Republ.

Terentius in

Petrus Kirstenius de usu & abusu Medicinæ.

Mais si nos jours, dit encore la critique, sont comptez, pourquoy se mettre tant en peine de la vie ? Je répons premierement à cette pitoyable nonchalance, que toutes les maladies ne sont pas mortelles, & qu'en ce cas-là, ne s'agissant que de rendre le mal plus supportable & plus court, il est toûjours de la prudence d'appeler un Medecin. Quant à ces jours que l'on croit comptez à la lettre, il faut que le peuple sçache qu'ils ne le sont que quant à la préscience de Dieu; mais que cette préscience ne fait rien à la liberté de l'homme, & à la vertu des remedes. Cette necessité même dont on parle tant, n'est qu'une necessité de consequence, Dieu conduisant toûjours chaque chose à ses fins, & suivant l'exigence naturelle avec laquelle il l'a produite. La durée de la vie, toute contingente qu'elle est, n'est donc necessaire qu'à l'égard de la prévision de Dieu. Ainsi cét homme en qui Dieu avoit mis en sa premiere conformation, un fond d'humide radical & de chaleur naturelle, capable de le faire vivre quatre-vingts ans, n'en vivra que trente ou quarente, parce qu'il abusera en plusieurs manieres de la bonté de son temperamment. *L'homme*, dit Elie de Crete, *est condamné à la mort dés le premier moment de sa vie, mais le temps de cette mort est quelquesfois retardé, par les regles de la Medecine*; d'où il faut conclure avec Saint Jerôme, *qu'il ne faut pas mépriser la Medecine*, & que sur ce beau principe de jours comptez, il n'y auroit qu'à laisser voguer le Vaisseau au gré des vents, sans Pilote, sans boussole, dormir, faire bonne chere, & chanter *Vogue la Galere*. Il faut donc que les ignorans faiseurs d'objections, apprennent encore que toutes les infirmitez sont disposées par la providence divine comme toutes les autres choses crées; mais avec cette difference, que quelques-unes de ces infirmitez, sont envoyées comme un châtiment, [a] d'autres pour rendre les amis de Dieu plus illustres, & pour confondre le Demon; [b] d'autres pour accroître le merite des Saints, *gloriabor in infirmitatibus meis*; les autres enfin pour convertir quelques pecheurs, les abandonnant aux passions & aux débauches qui les font malades. Quelques-uns de ces accidens à la verité n'ont pas besoin de Medecins, parce qu'étant envoyés comme les executeurs de la volonté de Dieu, ils ne sont nullement curables; mais quand ces maladies viennent par des causes ordinaires, & qu'elles paroissent curables, le malade & le Medecin ne peuvent faillir; l'un en se soûmettant aux remedes, l'autre suivant les préceptes de

[a] *Exod.* 11. 4.

[b] *Job.* 1. *Tobiæ* 4. *Machab. lib.* 2. *cap.* 29. *Regum* 2. *cap.* 24.

l'Art, mêmes dans les maladies desesperées, où le malade peut être consolé par la presence d'un Medecin, & mêmement soulagé par ses petits soins, *dum spirat sperat.* C'est le sentiment non seulement des Chrétiens; mais même des sages Payens: car à la fatalité prés, que Quintilien * y fait entrer, n'est-il pas veritable que la Medecine empêche souvent que le pauvre malade ne se desespere? En effet, ne peut-on pas, pour ainsi dire, chicaner quelquesfois la vie, & n'est-il pas à propos de le faire pour la consolation, & pour l'interest de la famille & des amis? C'est ainsi que Democrite se voyant mourir & se laissant aller doucement au torrent qui l'emmenoit si naturellement, voyant d'autre part sa sœur au desespoir, en un temps où il n'étoit pas bien séant de mêler le lugubre, avec la joye des fêtes de Cerés, luy dit: Ayez bon courage ma sœur, je sçay le moyen de vous contenter, je ne mouray pas avant la fin de la fête. Dit & fait: car avec un peu de pain chaud, & d'excellent miel, qu'on luy tint quelques temps sous le nez, & proche de la bouche, il se maintint en vie par les vapeurs qui en exhaloient, aprés quoy il ceda au torrent qui l'emporta faute de continuer ce remede. Voicy encore deux ou trois objections, qui semblent de quelque poids, & ausquelles je me retranche, pour ne pas m'arrêter à tant d'autres qui sont populaires & pueriles.

* Fato vivimus, languemus, morimur. Medicina quid præstas nisi ut juxta te nemo desperet?

Diogen. Laert. in Democrito.

La Medecine n'a rien d'assuré, il y a bien de la conjecture & du Problematique, témoin les differens succés d'un même remede; les differentes constitutions des corps, & mêmes les differentes opinions des Medecins sur un même mal; choses dont Galien, tout Philosophe & tout Medecin qu'il est, ne disconvient pas. Je répons premierement à cela, qu'on pourroit opposer Galien, bien entendu à Galien mal interpreté, & que c'est assez pour contenter les gens de bon sens de dire que ce même Galien nous apprend que si la Medecine n'est pas une Science, parce que dans la rigueur de l'Ecole, la Science ne se trouve pas dans les choses naturelles, au moins est-elle un Art scientifique. Car dit-il, *il est difficile que l'homme ne se trompe quelquesfois, soit par ignorance formelle des choses qui sont au dessus de son esprit, soit en jugeant de travers, soit en écrivant trop negligemment, parce qu'il n'y a que Dieu qui ne se trompe point; l'homme au contraire, se trompant souvent luy-même, aprés avoir trompé les autres.* Quant aux contradictions qu'on croit voir dans les Auteurs, loin d'être toûjours veritables, elles ne sont souvent qu'apparentes, & dans

Ad Trasibul. & 2. de compos. Medic. secund. locos. Contra. Archigen.

Scientia est conveniens forma & nunquam à ratione declinans cognitio, namque apud Philosophos presertim dum rerum naturas perscrutantur non invenies, multò sane minus in remedica, imò ut uno verbo expediam, ne ad homines quidem pervenit. *Galen. introduct. cap. 31.*

dans l'esprit des ignorans. Au reste, s'il y a de la variation quant à l'effet des remedes, quant au temperamment des malades, & à la conduite des Medecins, cela n'empêche pas que la Medecine n'ait des principes generaux, & la raison & l'experience pour baze. Si donc avec tout cela les choses ne vont pas comme on le souhaite, il n'en faut imputer le malheur qu'aux causes externes, à l'ignorance du Medecin en particulier, & non pas à l'Art. *L'erreur*, dit Platon, *ne se trouvant jamais ou l'Art se rencontre, parce que l'Art ne peut jamais être erreur.* Ce qui se doit, à mon sentiment, entendre de ces Arts honnêtes, au nombre desquels Ciceron met la Medecine; de ces Arts où il ne faut pas moins de prudence dans l'execution, qu'il se trouve de difficulté pour parvenir à la fin, & de ceux dont Lucien fait la Medecine le premier & le plus honorable. Mais je demande à ceux qui nous font cette objection, s'ils trouvent quelque chose de plus assuré, même dans les Sciences, que dans la Medecine qui n'est qu'un Art. La jurisprudence a-t-elle d'autres raisons que la loy qui change comme il plaît au Prince, & qui s'interprete comme il plaît aux Commentateurs, ou Expositeurs & aux Magistrats? La Philosophie est-elle bien plus seure dans ses dogmes & dans ses maximes, témoin tant de Sectes differentes qui ont été chacune en son temps à la mode, & particulierement celles qui font tant de bruit aujourd'huy, en s'entreheurtant & qui font qu'on ne sçait plus à quoy s'en tenir? Ne dispute-t-on jamais sur les dogmes des Mathematiques malgré leur évidence & seureté prétenduë? La Theologie même, hors les veritez revelées qu'on ne revoque point en doute, & qui ne dépendent point du raisonnement, qu'a-t-elle qui n'ait été attaqué, & qui ne le soit tous les jours? On dispute de part & d'autre, on tient & soutient le pour & le contre, & on se sépare ayant bien criaillé, sans rien conclure, laissant par honneur le soutenant maître en sa maison. Si la Medecine n'a donc rien d'assuré, si elle ne guerit pas toutes les maladies, c'est qu'elles ne sont pas toutes curables; c'est qu'on ne peut prévoir tous les incidens; c'est que le malade celle une partie des causes de son mal par ignorance, honte, oubli, ou qu'il n'obeït pas aux ordres du Medecin. Ce n'est pas tout de dire & même de croire, il faut faire & pratiquer ce qu'on entend & ce qu'on croit, autrement tout cela est inutile; & c'est pour cela qu'un

Cels. lib. 1. cap 6.
Lucian. in abdicat.

Legat du peuple Romain étant interrogé, ce qu'il pensoit de certaines disputes qu'il avoit entenduës en une Ville d'Asie, où il avoit été invité à des Theses de Morale, répondit que tout cela étoit beau, mais qu'il n'en faisoit aucune estime, n'étant jamais mis en pratique, ny par ceux qui en disputoient, ny par ceux qui en entendoient disputer. En effet, de quoy sert la loy si elle n'est observée ; mais quand tous ces obstacles ne se trouveroient point dans le chemin des Medecins, je demande de bonne-foy, si les Rethoriciens sont obligez de persuader les braves de vaincre, les sages de parer à tout ; l'esprit humain n'est-il pas borné, peut-il être toûjours en même situation, ses operations ne dependent-elles pas quelquesfois des dispositions du corps, & de celles des causes externes ? Le bon Homere, comme on dit, ne semble-t-il pas quelquesfois rêver ? Voudroit-on que l'Artisan fût toûjours aussi exact que le sont les regles de l'Art ? [a] La nature même ne fait-elle pas quelquesfois des Monstres, & si l'on tombe d'accord avec les Doctes qu'il y a bien à conjecturer dans l'exercice [b] de la Medecine, pourquoy les ignorans en demandent-ils plus qu'elle ne peut ? On fait la grace à un Livre de le croire bon, parce qu'il y a quelque chose de bon avec du mauvais, & on ne fera pas l'honneur à la Medecine de la croire bonne, parce qu'elle ne parvient pas toûjours à sa fin ? En verité je trouve le siecle admirable de demander l'infaillibilité en un Art plein de conjectures, aprés avoir si solemnellement dégradé une infaillibilité qu'il avoit si long-temps reverée & soûtenuë, & en comparaison de laquelle il croyoit tout faillible.

Etiamsi perpetuum est quod fieri debet, non tamen perpetuum est quod sequi convenit. *Celsus lib. 7. cap. 12.*

a Loqutus est interdum barbare Grammaticus, absurde cecinit musicus & Medicus ignoravit remedia, an non contemnendæ artes ? *Ammianus Marcellin. Plato, & Hipocrat. passim.*

Est enim hæc ars conjecturalis, neque ei respondent, non solum conjecturæ, sed nec etiã experientiæ. *Celsus.*

Encore une objection, que j'ay reservée pour la fin parce qu'elle semble fort considerable à celuy qui la fait, & qu'il est lui-même un homme fort considerable. Il n'y a rien, dit Bacon, de si sterile que les preceptes & les inventions de la Medecine, tous ses Auteurs n'écrivent que des redites, ils ne font que se copier les uns les autres, ils tournoyent continuellement sans avancer. Cela est bien dit en Latin, mais cela n'est pas si vray que ce grand Personnage se le figure. Car il suppose premierement

Plurima in Medicina iterata à Scriptoribus, pauca addita, labor in circuitu non in progressu *Lib. 1. de Augment. Scient.*

a Medici curant animal humi natum ut confisum scientiæ ventali, sed in arte suspicabili positum, & conjecturarum æstimationibus nutans. *Arnobius.*

Hipocratis discipulos ut mihi consulant consulo, incerta semper ab eis oracula reportans, qui in vase vitreo coloris & substantiæ peccata discernunt. *Stephan. Tornacens.*

qu'on ne fait point d'observations de ce qui arrive dans la Medecine pratique. 2. Qu'on ne peut trouver de remede assuré à la douleur. 3. Qu'il n'y a point de remede particulier à chaque maladie. 4. Et qu'enfin l'Art n'a pû aller jusqu'à composer des Thermes ou bains chauds, propres à la santé, qui imitent ceux que la nature nous donne. Mais premierement qui ne sçait qu'il y avoit dés le tems même de Bacon plusieurs livres d'observations touchant les maladies, dont le nombre s'est bien augmenté depuis ce tems-là ? Que s'il y a tant de Medecins qui ayent copié les Anciens, il y en a beaucoup qui ne l'ont fait que pour leur donner quelque jour, par le dénouëment de quelque difficulté, pour confirmer ce qu'ils ont écrit, & pour l'accommoder au tems & aux lieux, par des raisonnemens & des experiences particulieres. Quant à la seconde partie de son objection, qui ne sçait que la saignée est presque toûjours un remede assûré contre la douleur, & qu'il y a, outre ce remede general, des *Anodins, des Paregoriques, & des Somniferes* dans la matiere medecinale, qui font fort souvent l'effet qu'il demande ? Pour la troisiéme, si nous n'avons pas beaucoup de specifiques assurez, c'est ou parce que la nature n'a pas daigné nous faire ces riches presens, pour des raisons qui nous sont cachées, ou si elle en a qui ne sont pas encore venus à nôtre connoissance, c'est qu'elle cache ces remedes à nos recherches, de crainte que nous n'abusions d'une trop grande santé, & que nous y ayons trop de confiance. Quoi qu'il en soit, au moins ne peut-on point nier qu'il n'y ait d'excellens antidotes simples & composez, contre les venins & contre la rage; des extraits contre les affections comateuses; des febrifuges outre celuy dont le Perou nous a enrichis contre les fiévres intermittentes, & que nous avons méprisé depuis qu'il n'a plus été un secret à cher prix. Ainsi ces remedes dont la plûpart n'avoient pas encore paru du tems de Bacon, étant aujourd'huy connus & publics, ceux qui se servent de son objection, & qui se veulent faire blancs de cette épée, ne doivent être regardez que comme des gens qui jouënt de l'espadon contre la Medecine. Pour les Thermes, il est seur qu'ils ne sont pas de necessité nabsoluë dans la pratique de la Medecine, quoy qu'aprés tout il n'y ait gueres de Royaumes, où la nature n'ait fait naître des eaux chaudes pour le besoin des malades.

I.

II.

III.

IV.

Laissons donc là tous ces déclamateurs passionnez, ces faiseurs d'objections, & particulierement ces petits esprits, qui chagrins de ne rien comprendre à la Medecine, ou de n'en pas recevoir tous les secours qu'ils en desirent injustement, s'efforcent de la déchirer dans leurs discours, semblables à peu prés à ces ambitieux dont parle Montagne, qui desesperans de parvenir aux grandeurs aprés lesquelles ils ont si long-tems soûpiré, disent en eux-mémes : *Puisque nous n'y pouvons aveindre, vangeons-nous à en médire*; gens au reste ordinairement si lâches & si moûs dans leurs maladies, qu'aprés avoir bien pesté contre la Medecine, pendant qu'ils n'en avoient point affaire, font mille promesses chimeriques aux Medecins dans le besoin, leur rendant des honneurs & des obeïssances qui les rendent ridicules & confus, quand ils sont revenus en santé & à leur bon sens, d'avoir chanté la palinodie, & d'avoir tant fait de differens Personnages. Concluons donc enfin avec l'Orateur Romain, *Que la Medecine comme toutes les Sciences & tous les Arts a ses usages, qui ne peuvent être pervertis que par la faute des Ministres ou des causes externes.* Et avec d'autres grands Personnages, *que si la Philosophie est une Science fort élevée, elle ne sert qu'à peu de personnes; que si l'éloquence est admirable, elle ne fait pas moins de mal en de certaines occasions, que de bien en d'autres; & qu'enfin la Medecine seule est une science dont tous les hommes ont besoin.*

Medicina pro incolumitate retinenda proque repellendis ægritudinibus excogitata, usque adeo utilis præterea & necessaria est hominum vitæ, ut cum cæterarum quidem artium studia aliis præcipuè prosint, Medicina ipsa & aliis & Medico ipsi usui sit. *Libanius ad Atticum.*

CHAPITRE VI.

De la Medecine des Payens & de celle des Chrêtiens.

APRÉS avoir traité de l'existence de la Medecine, de son origine, de sa definition, de sa fin, de son excellence, de ses honneurs, & de ses ennemis, il semble qu'il faudroit encore dire quelque chose des Sectes, des parties, & de la pratique de cet Art. Mais comme on a pû apprendre l'histoire de la Medecine, par celle que j'ay donnée cy-devant, & par celle de ses Sectateurs, & que ce n'est pas mon dessein de donner des preceptes ny de la theorie, ny de la pratique, j'omets ces matieres un peu trop seches pour les Lecteurs, & plus propres pour l'école que pour mon dessein, remettant à la troisiéme partie de cet Ouvrage, à marquer les precautions qu'on doit prendre touchant l'usage des remedes. Je passe donc à la difference qui se trouve entre la Medecine Chrétienne & la Payenne : ensuite de quoy j'ajoûteray quelque chose de la Medecine Chrétienne Catholique en particulier, & finiray cette premiere partie de mon Ouvrage par un Chapitre du secret qui est l'ame de la Medecine.

Tous les Medecins Egyptiens, Juifs, Gentils, Mahometans & Chrétiens, ont eu une même fin dans la pratique, qui est la santé. Ils se sont presque tous servis des mêmes indications, & des mêmes moyens pour parvenir à cette fin : car quoy qu'on puisse dire des Methodiques, des Empiriques, & des autres Sectes, ils avoient comme les Dogmatiques la santé pour but, & quant à leurs remedes ils ne differoient les uns des autres que de quelques degrez de vertu. Il ne s'est même trouvé aucune difference entre les dogmes de l'ancienne & de la nouvelle Medecine, que celle que la Philosophie, l'experience reïterée en diverses manieres, & quelques découvertes ont ajoûté à la nouvelle. Mais ce que l'ancienne a eu de particulier, & ce qui la mit en une tres-grande consideration, est qu'elle n'étoit exercée que par les Princes & par les Ministres de la Religion, particulierement chez les Egyptiens & les Perses. C'est pour cela qu'elle s'accommodoit ordinairement aux maximes de la Religion & de la Police. Ainsi la Medecine Juifve & la Chrétienne, qui ont eu raison de suivre quelques-unes des maximes de la Police & de la Religion, ayant pensé tout autrement de Dieu & de l'ame raisonnable que la Medecine Payenne, laquelle corrompit ce que les Egyptiens avoient déja alteré des traditions des Israëlites ; la Medecine, dis-je, Juifve & la Payenne ont eu bien plus de consideration pour le corps humain, que n'en a eu la Medecine Payenne, l'ayant regardé comme le domicile d'une ame immortelle, & le Temple du Dieu vivant : d'où elles ont tiré cette conclusion, qu'il ne faut pas abuser des remedes, que Dieu n'a faits que pour la conservation de la santé presente, & le recouvrement de celle qu'on a perduë, de crainte que les employant temerairement, & mal à propos, ils ne délogeassent l'ame de son domicile avant le temps prescrit par son Createur. C'est donc en consequence de cette creance que la Medecine Chrétienne marche avec bien plus de circonspection dans le traitement des maladies, & en tout ce qui regarde la vie de l'homme, que la Medecine Payenne, & même que la Juifve moderne; celle-cy ne faisant pas grande difficulté de se servir des remedes violens & des poisons pour faire mourir les Chrétiens. Car non seulement la Medecine Chrétienne ne permet pas l'usage des medicamens qui sont contraires à la loy de Dieu,* mais elle ne permet pas même l'usage des remedes douteux qu'à l'extremité, encore veut-elle bien de la prudence & de la discretion dans l'exhibition.

C'est pourquoy les Loix de l'Eglise[a] défendent encore plus précisément que les Loix civiles, comme nous l'avons cy-devant remarqué, la Pratique de la Medecine à ces temeraires, qui ne connoissent point d'autres remedes que les violens, & qui n'ont aucun caractere pour l'exercer, ordonnant positivement qu'on les punisse; parce qu'outre qu'ils sont ignorans, ils mentent effectivement se disant Docteurs: *Mentitur se Doctorem profitendo, & tenetur pœna falsi.* Car quoy qu'un ignorant puisse guerir quelquefois par hazard, & qu'il n'arrive pas toûjours du mal de sa conduite, il n'en est pas moins coupable selon les Docteurs.

C'est encore sur ce principe de l'immortalité de l'ame, que la Medecine Chrétienne ne croit nullement, que la nature ait fait naître les venins pour être un prompt secours à ceux qui sont las de vivre: car combien de faux sages se sont-ils eux-mêmes dépechez sur ce principe par des voyes violentes & infames? Encore s'ils eussent tous fait comme Pompon. Atticus qui tenta premierement la voye de la Medecine, pour se tirer d'affaire, & qui ne se fit mourir que quand il fut assûré que son mal étoit incurable, ils n'auroient pas derogé à la Loy de Platon, qui le permet en des cas approchans de celuy d'Atticus, & non pas à ces fous qui le faisoient par vanité; & à ces impatiens, qui pour éviter l'ardeur de la fiévre se faisoient brûler tout vifs.* Car quelle lâcheté aux uns & aux autres de sortir de son poste sans l'ordre du Commandant, & quelle insolence d'attenter sur les droits de celuy qui a seul droit sur nôtre ame & sur nôtre corps? Sur quoy il est bon de remarquer avec la Loy qui a établi des peines pour les *Viotavntz*, que celui qui est assez foû pour se faire violence, l'est apparemment assez pour la faire aux autres. Nôtre Medecine défend donc l'usage de tout ce qui nous peut ôter la vie, & particulierement les

Medicus non consulat ea quæ in perniciem vergunt animarum: melius est enim semper ægrotare, quàm cum Dei contumelia sanus esse. *J. Baptista Mantuan.*

a *Michaël Bodevinus in ventilabro a Medico Theolog. Paulus Zachias l. 8. Titul. 1. q. 7. quæst. Medic. Theolog. I. B. Crodronchius l. 1. cap. 2. de Christ. medendi ration. Ahasner. Fritzchius Medicus peccans Conclus. 1. & 11. Plin. l. 2. cap. 63. Hist. natural.*

* Venenum cicuta temperatum, olim servabatur Massiliæ mortem expetentibus. Sic in Coo senio confecti mortem non expectabant.

* Qui se vitâ privaverit, neç judicio civitatis, nec tristi & inevitabili fortunæ casu coactus, neque extremo aliquo pudore compulsus, sed ignavia & animi formidolosi imbecillitate, huic fiat sepultura solitaria. *Plat. l. 9 de leg.*

* Turpe apud Indos morbum vereri. Si quis autem veretur seipsum per ignem effert. Nam pyra constructa super eam perunctus & accendi jubens immotus cõburetur. *Strabo Geogr. l. 15.*

venins, employez sur soy-même & sur le prochain, soit par interêt, vengeance, desespoir, & même sous pretexte de justice; jusques-là que les Loix de certains païs condamnent les empoisonneurs nez Nobles au supplice des roturiers. Et c'est en cela que la Medecine Chrétienne differe encore de la Medecine Juifve qui empoisonne les Chrétiens même contre le Precepte du Decalogue & contre la Loy de la Synagogue * ancienne. Car pour la Payenne, [a] ses Sectateurs ont fait gloire de s'empoisonner eux-mêmes, & l'ont imputé à la force d'esprit, peut-être fondez sur la tolerance & l'impunité, le Droit Romain ne l'ayant en effet jamais défendu si précisément que le Droit Canon. Mais il ne faut pas oublier de louer la Medecine Payenne de ce qu'elle n'a pas voulu empoisonner ses ennemis, l'Histoire ayant détesté la cruauté d'Aquilius qui empoisonna les fontaines des Villes qu'il assiegoit, pour les obliger à se rendre. *Quippe cùm contra fas Deum moresque majorum medicaminibus impuris in id tempus sacrosancta arma Romana violasset.*

L. Qui rei Sic autem parag. Disting.

* Lege cautum est, ne quis venenum lethale aut in alios usus noxios paratum penes se habeat. Quod si quis deprehensus vir mulctetur. *Ioseph. Antiquit. Iudaic. l. 4. cap. 8.*

[a] Tales habet stulta Philosophia Martyres. *Hieronym. Ep. ad Paulam.*

Florus l. 7. c. 20.

Nôtre Medecine ne s'émancipe pas aussi facilement qu'a fait la Payenne en des experiences faites sur les criminels, soit par le moyen des vegetaux, des animaux, des mineraux & des exhalaisons empoisonnées des terres; ou par les operations de la Chirurgie: car si des Rois Payens comme Mithridate, Attale, & quelques autres experimenterent des poisons sur des criminels, si ces cruels Wandales, dont Paul Diacre d'Aquilée deteste l'inhumanité, firent ouvrir un Chrétien vif par les Medecins, pour connoître la position des parties internes; s'il est vrai même que le Pape Clement VII. & l'Empereur Rodolphe permirent d'experimenter la Terre de Lemnos & le mercure sublimé sur un voleur condamné à mort, & si le franc Archer de Meudon fut ouvert vif pour aviser, s'il y avoit quelque remede à la pierre. S'il est vrai, dis-je, que des Princes Chrétiens en ayent usé si librement, neanmoins comme cela pourroit dégenerer en cette damnable curiosité, dont on accuse non seulement Erasistrate, Herophile, ces Rois payens & ces Wandales que nous venons de marquer; mais encore quelques Medecins & quelques Peintres Chrétiens; la Medecine Chrétienne est tombée d'accord avec les plus sages Theologiens & Jurisconsultes de ne faire aucune de ces experiences.

Historiar. l. 21. cap. ultimo.

Andreas Berthold. in Observationib.

Cronique de saint Denis, Hist. de Monstrelet. Paré l. 24. chap. 19.

Paré l. 4. c. 19.

J. Bapt. Codronch. cap. 24. Michael Bodevin quæst. 23. Zachias l. 1. Tom. 2. quæst. 9. Abasner. Fritzchius conclus. 4.

Elle a encore tant d'égard au bien de ses Citoiens, que non seulement elle defend l'usage de tout ce qui leur peut nuire, mais encore qu'elle étend ses soins jusques à l'homme futur & désigné Citoyen, * ce que la Payenne ne fait pas à beaucoup prés si precisément, puisque non seulement il s'est trouvé bien des Medecins Payens qui ont donné des abortifs, mais encore parce que nôtre Medecine va jusques à condamner tout ce qui peut causer la sterilité. Il faut donc qu'on sçache, quant à ce qu'on appele avortement ou écoulement, qu'encore que la Medecine, & la jurisprudence Chrétienne ayent donné leur approbation à quelques belles sentences d'Hipocrate, elles ne voient qu'avec horreur l'inobservation de son fameux jurement dans un des Livres qu'on luy attribuë, * quoique nous devions à l'experience qui y est marquée la connoissance des trois ampoulles, celle des premiers lineamens du Fœtus, & celle de la maniere dont la nature travaille dans sa premiere conformation. Ainsi la Medecine Chrétienne n'a garde de dire, pour se consoler du mal que cette experience a fait, *felix culpa*, l'arbre de la Science du bien & du mal, ne produisant à son égard que de mauvais fruits, elle préfere une humble ignorance à une science criminelle, & regarde comme des homicides condamnables & effectifs, tout ce qui n'a parû à quelques Casuistes relâchez qu'un homicide negatif, ne voulant pas préferer, comme a fait Aristote, le bien politique & civil, au moral, qu'elle fait toûjours marcher le premier.

* Et quæ originem futuri seminis extingunt parricidiũ faciunt antequam pariant, *Minut. Felix in Octavian.* Homicidii festinatio prohiberi nasci. *Tertul. Apologetic. cap.* 9. Sepelitur nova odii rabie antequam nascatur matris jam in utero, sed sepulchro, incognitum pecus, quod legitimam nec mortem potuit sentire nec vitam. *Zeno Veronens. Episcop.*

* *V. Campeg. Comment. lib.* 2. *in Histor. Galen. Michael Bodevin. quæst.* 26 *Alphonz. à Fontech. speculi Medic. Christian. luminar.* 2. *pag.* 527. & 636. *V. Meibom Comment. in Jusjur. Hipocrat. pag.* 137.

Elle ne permet pas même, comme fait hardiment la Medecine payenne, qu'on employe de certains remedes pour sçavoir si une femme est enceinte, parce non seulement que tout ce qu'on fait pour en avoir connoissance est fort incertain; mais encore parce qu'on ne le peut faire sans risquer la vie de la mere, & celle de l'enfant, & qu'enfin de semblables curiositez conduisent insensiblement à d'autres, & enfin à des crimes énormes: car non seulement elle abhorre, comme nous l'avons remarqué, tous les abortifs; mais elle ne permet pas même que quand on ordonne dans les maladies des femmes grosses des remedes que la Medecine appele *genereux*, on ait intention de les faire accoucher avant le terme, n'étant pas permis de provoquer directement l'avortement. Elle ne permet donc simplement que de se servir des remedes qui peuvent tirer la mere d'affaire, au hasard d'accoucher, parce qu'il n'arrive pas toujours qu'elle en acouche, ni quand elle en accouche qu'elle meure. Ainsi dans la juste apprehension qu'a la Medecine, que la mere & l'enfant ne

Michael Bodevin. & B. Cedronch.

Ahasner. Fritzchius Medic. peccans.

Michael Bodevin. lib. 26.

ne perissent en de certaines occasions, elle se met bien plus en peine de sauver l'arbre que le fruit, ménageant cependant le tout, & songeant particulierement à aider la nature qui a grand besoin de son secours en ces occasions.

La Medecine Chrétienne ne permet pas l'usage des fards; non seulement parce qu'il est dangereux, mais encore parce que toutes les inventions de la Commotique,* dont la Medecine Juifve & la Payenne ont abusé, luy paroissent indignes du Christianisme, comme nous le verrons à la fin de la troisiéme partie de cet Ouvrage.

* Ars fucatoria.

Michael Bodeuvin. quest. 14.

Elle défend encore bien plus precieusement que la Medecine Payenne, qui n'en a presque pas fait de difficulté, les Philtres & breuvages amoureux provocans la sensualité, parce que c'est tenter un crime par un autre crime, & que quand ces remedes feroient quelquesfois ce qu'on en demande, s'ils pourroient aussi perdre le corps & l'esprit de ceux qui les prendroient, comme il arriva au Poëte Lucrece, à l'Empereur Caligula, au Calife Vaticus marqué ci-devant, & à tant d'autres dont la plûpart sont morts, ou par la jalousie de leurs femmes, ou pour avoir voulu irriter la sensualité. Mais nôtre Medecine ne pretend pas pour cela condamner les remedes qui servent à l'impuissance, ou aux maladies secretes, ny tout ce qui peut entretenir, ce qu'on appele *concupiscentia naturalis, non cupiditas* dans le mariage, & même de certains remedes en des maladies & en des occasions qu'il n'est pas à propos de particulariser; Ainsi comme ces occasions sont fort rares, & qu'on ne peut s'en expliquer assez nettement en nôtre langue, les Medecins pourront consulter sur cette matiere les Casuistes, & ces Medecins qui en ont traité. Car enfin la pudeur & la necessité doivent regler toute leur conduite, quand la Loy divine ne leur paroît pas formelle & precise. *Victima hæc sale condiatur, ut sine sanitatis jactura æger salutem consequatur.*

Alphons. Fontech. lumin. 3. F. 611. Bodeuvin. Q. 17. 18. 20. 21. 24. 44.

La Medecine Chrétienne croit que la virginité est un état de perfection, contre l'opinion de la Medecine Juifve & de la Payenne, qui n'ont pas connu le merite & le prix de cette vertu, dont on peut bien dire sans faire tort au mariage, qu'elle n'a garde de desaprouver.

Nec dulces natos Veneris nec præmia curat.

C'est ainsi que le sage Jean Chemnitius Secretaire de sa patrie, garda une virginité perpetuelle jusques à l'age de quatre-vingts ans, auquel il mourut, ce qu'il fit d'une maniere si extraordinaire, que l'Histoire n'a pas dédaigné de la particulariser, *Observat.* 59. *Centur.* 1. *anno* 9. *Ephemerid. Germanic.* bien éloigné du sentiment de ce jeune voluptueux, lequel peut-être pour fâcher Pythagore, luy ayant dit qu'il aimeroit mieux passer toute sa vie, avec des courtisanes qu'avec des Philosophes, s'attira cette belle réponse, *c'est ainsi que les pourceaux préferent la boüe à l'eau claire.* Aussi la patrie de ce sage & courageux vieillard, l'honnora-t-elle d'un tombeau, sur lequel elle fit graver ces vers:

Quem spectas tumulum Chermiti suspice Lector,
Hic vir & intacto corpore virgo cubant.
Grande virum Musæque decus, Vestalis amore
Otia cui nunquam nota nec ulla Venus.
Nescio quid tulerit tibi patria, serior ætas,
Hoc scio, non scribet castior ulla manus. *

* Quia erat Secretarius & Magistratus Gedanensis.

C'est pourquoi les Loix Chrétiennes n'ôtent aucun privilege à ceux qui vivent dans le Célibat, & veulent même qu'on en garde éternellement le vœu quand on l'a fait librement & avec connoissance, la Juifve étant toute pour les nôces, & la payenne n'ayant approuvé ce vœu que pour ses Vestales, encore n'étoit-ce que pour un temps que la superstition avoit fixé.

Nôtre Medecine se contente donc de conseiller le mariage quand on y a quelque inclination, & de ne le pas differer en cas de besoin pressant, ce qui n'est pas improuver la virginité, dont elle ordonne la conservation au peril même de la vie quand on a choisi cét état, la Religion & la Medecine nous fournissant assez de moyens licites capables de contrecarer les fâcheux momens d'un temperamment importun. Ne voyons-nous pas même que quelques Philosophes & Medecins payens, Juifs & Arabes ᵃ font honte à quelques Canonistes * qui se sont relâchez en faveur de l'incontinence, & qu'ils craignent tout de cette passion, qui ne peut jamais être selon eux que préjudiciable à la vie & à la santé, sentimens que Galien appuye de son autorité, quoique d'ordinaire fort attaché à celle d'Hipocrate, ne pouvant s'imaginer comme ce bon vieillard avoit fait que la maladie de Pithion vint de s'être abstenu de femmes. Quoi-qu'il en soit, c'est au sentiment d'un autre sage payen, une assez honteuse maniere de guerir, que de le faire avec des remedes mal-honnêtes.

ᵃ Si quid spermatis profluat supra quam natura tolerat obest magis quam si quadragies, tantumdem sanguinis emanarit *Avicen. libr. de Animal.*

* Francisc. Brognonini.

Democrit. Epicur. Plutarch. Rabi Mosas, Rhasis. Gal. in Isagoge & in lib. 3. Epidem. comm. 68.

Ubi Turpis est Medicina sanari pudet.

Nôtre Medecine a donc grande raison d'avoüer que,

Candida virginitas res est gratissima divis. Marcell. Palingenius in Capricorn.

& de ne rien permettre de ce qui peut blesser la pudeur, bien differente en cela de la payenne, dont la Theologie approuvoit en la personne de son Jupiter, & en celle de ses autres sales divinitez, tout ce qui est contraire à cette vertu. Que quelques impudens Medecins fassent donc tout ce qu'ils pourront pour corrompre le sens naturel de ce beau sentiment, *malo mori quam fœdari*, nôtre Medecine considerera toûjours la palleur de ces sages Princes, (encore plus remarquable par la pureté & par la blancheur des Ermines, que par la Pourpre qui les environne) comme la fleur de leur vertu, *pulcher sublimium virorum flos*, & pour ainsi dire comme la candeur de leurs belles ames. Greg. Nazianz. de paliore.

E smarisce il bel volto en un bel colore Torq. Tasso cant. 26. Stanz. 2.

Che non è palidezza ma candore.

Tels furent Casimir fils de Casimir troisiéme Roy de Pologne, Cardinal de la creation du Pape Calixte III. Robert Cardinal de Nobili neveu du Pape Jules III. Jacques ou Jaimes neveu de Jean I. Roy de Portugal, Archevêque de Lisbonne, Cardinal du titre de Saint Eustache. Saint Pierre de Luxembourg, 1459. Cardinal. Michel Verrin si considerable dans l'Histoire, & auquel on a fait dire,

Promittunt Medici coitu mihi Paule salutem Angel. Polilian.

Non tanti vita sit mihi certa salus.

Ausquels on doit ajoûter le Comte de Monterai Espagnol, parce qu'en effet,

Ne se pollueret maluit ipse mori.

Pour les Dames dont la constitution du corps semble demander bien plus apparemment des secours contre les assauts d'Asmodée, on peut neanmoins dire avec verité, qu'il ne s'en trouvé que tres-peu qui ayent été aussi incommodées de leur virginité ou de leur veuvage, que cette vertueuse Galla, à laquelle il arriva le même accident qu'à la Phaëtuse d'Hipocrate, Gregor. Dialog lib. 4. & que cette Imperatrice de Constantinople dont Zonare nous dépeint la mort pitoyable. Ainsi je laisse à penser si nos heretiques Albigeois n'étoient pas de vrais Turlupins, quand pour soutenir qu'on n'étoit pas obligé d'être chaste, ils disoient, *neminem peccare ab umbilico deorsum*; & si le sçavant Symphorianus Campegius n'a pas parlé en veritable Chrétien, quand il a con-

Symph. Campeg. l. 2. Commentar. in Galeni Historias.

clu sur cette matiere, qu'il étoit plus expedient de vivre malade que de se bien porter en violant la Loy de Dieu. *Nos autem quibus propositum est nunquam à Catholica Religione discedere coitum extra matrimonii leges flocci pendimus eligentes nos magis semper agrotare quàm cum Salvatoris contumelia salvos esse.*

Nôtre Medecine n'est pas plus indulgente à l'ivrognerie qu'elle l'est à l'impudicité, quand même il s'agiroit de la vie du malade, ce qui n'arrive jamais, quoique la payenne ne fasse aucune difficulté sur cette matiere. Comme on peut donc s'enivrer de toutes sortes de liqueurs, elle n'en permet pas plus l'excez que celuy du vin, parce qu'il n'est pas permis de guerir le corps au préjudice de l'ame; que l'ivresse fait perdre la raison, qu'elle peut causer des affections de cerveau mortelles, & qu'encore que le vin puisse provoquer le sommeil & le vomissement, la nature ne nous l'a pas donné pour cela, mais pour aliment & pour cordial pris moderément; & qu'enfin elle nous a donné des vomitifs & des narcotiques pour le besoin, qui ne causent point tous ces accidens, & dont l'usage est confirmé par la raison, l'experience & l'autorité des Loix divines & humaines. Quant à cette distinction d'ivresse materielle ou formelle, dont parle Michel Bodeuvin, je croy que si on vouloit s'y arrêter, elle ouvriroit la porte à bien des abus sur cette matiere; mais quand il n'y auroit pas de peché, quelle honte de s'adonner à ce vilain vice?

I. C. Scaliger. Epidor. lib. 3.

Fœdum crapulæ, fœdius omnibus latrinis
Contenta pusillo sibi natura quiescit.

Habacut. 2. c. 15.

V. Maximil. Sandaum Theolog. Medicin. pag. 228.

Car enfin l'ivrognerie est un vice maudit dans l'Ecriture Sainte, plus atroce selon Saint Augustin que le meurtre, & selon Saint Ambroise une maladie incurable, & pour laquelle il a fallu des miracles dans la conversion de Saint Guillaume Duc d'Aquitaine, dans celle d'un homme que Saint Macaire guerit de ce vice, & dans celle de cette Siriene que le Saint homme Macedonius guerit avec l'eau benîte. Qu'on m'allegue donc tant qu'on voudra, l'exemple de Socrate parmi les sages payens, qui avoit le don de tenir tête aux plus braves beuveurs sans s'enivrer, celui de Pontus de Thiar parmi les modernes, qui n'a pas laissé de joüir d'une grande santé & d'une longue vie, avec tout ce qu'on a dit de son intemperance, quand on ne regarderoit même que l'honnêteté & la vie civile, l'ivrognerie n'est plus à present à la mode. En effet, qu'elle vie pour des gens obligez à vivre en societé ? ne vous semble-t-il pas voir un mari & une femme sujets au vin, s'entre-manger en l'autre vie comme ils avoient fait en celle-cy.

O he vir & uxor non litigant
Qui sumus non dico, at ipsa dicam
Hic Ebrius Bebrius, me Ebriam nuncupat
Non dico ampliùs, hei uxor
Etiam mortua litigas.

Epitaphe en Dialogue.

lib. 5. Lapidar. Museoli I. B. Ferreti.

Nôtre Medecine est même si éloignée de l'intemperance au manger, & de ce qu'on appele grande chere, qu'elle est non seulement toute pour le jeûne, mais encore qu'elle ne connoît ny ces commoditez du corps, ny cette evexie de la Medecine payenne, que comme des choses qui ne sont point d'accord avec le Christianisme, & qui même sont souvent contraires à la santé, & aux fonctions de l'ame; ne dispensant du jeûne & de l'abstinence des viandes prescrites par l'Eglise en de certains temps, que les enfans, les vieillards, les nourrices, les pauvres malades, & ceux qui travaillent beaucoup. Car quelques conformes que soient quelques fois la Medecine Chrétienne & la payenne, touchant la quantité & la qualité des alimens necessaires pour entretenir la santé & la vie, celle-cy ne prive neanmoins jamais le corps de ses aises, craignant toute sorte d'inanition, parce qu'elle ne connoît pas la fin du jeûne Ecclesiastique, & qu'elle ne s'oppose pas trop à l'inclination de la nature corrompuë. Avec tout cela il ne faut pas laisser d'avoüer icy & d'avertir ceux qui l'ignorent, que ce qu'on appele mortification dans le Christianisme, ne va jamais jusques à interesser la santé, parce que l'Eglise bien éloignée de cette intention dans l'institution du jeûne, condamne ces miserables martyrs de la superstition, qui tombent par des abstinences cruelles dans des maladies d'inanition, & qu'on les regarde dans les Communautés bien reglées comme des esprits singuliers, dont on ne manque pas à reprimer le zele indiscret quand il est connû. Je ne croy pas même m'écarter trop de mon sujet, remarquant encore icy que comme le jeûne ne nuit à la santé que quand il est excessif, aussi l'abstinence des viandes de bon suc, & l'usage de celles qui en font un mauvais, est d'une perilleuse consequence en un siecle qui nous a tant fait voir de maladies nouvelles, dangereuses, malignes, compliquées; car si l'on veut bien considerer que ces alimens sont encore pires quand ils ont

Esca ventri & venter Escis & destruet hos dominus.

J. Bapt. Codronchi lib. 1. q. 26.

Sic autem Deus sibi serviri vult, non ut nimietate suâ debiles fiant, & postea remediorum suffragia requirant. *Ambros. in Commentar.*

Daniel. Vlierden. de curatione morborum animi & corpor.

passé par l'huile & le beurre, souvent gâtés; par le sel, le poivre, les herbes chaudes & acres, & cent autres assaisonnemens picquans; on n'aura pas peine à comprendre qu'un si long usage de ces alimens ne peut rien produire de bon. Si l'on pouvoit donc reduire la pratique du Carême au jeûne, permettant l'usage moderé de la viande le matin, & fixant le repas du soir au pain & au vin, (chacun étant obligé de jeûner en la maniere qu'il le peut,) sans doute qu'on ne verroit pas tant de malades, qu'on en voit aprés le Carême, pendant l'Eté & pendant l'Automne, outre que tant de gens qui transgressent si facilement & si ordinairement le Commandement de l'Eglise, ne scandaliseroient plus les foibles comme ils font; désordre d'autant plus grand, & plus honteux qu'il vient en beaucoup de lieux de ceux qui sont obligez à donner l'exemple & à maintenir les Loix de l'Eglise & de la police. Ainsi quoi-que je n'ignore pas que l'abstinence de la viande est censée de l'essence du jeûne Ecclesiastique, je ne désespere pas que l'Eglise Catholique, laquelle comme une bonne mere ne veut ny la mort ny la maladie de ses enfans, n'entre enfin dans la consideration des temps, des climats, de la nature des maladies nouvelles qui regnent depuis plus d'un demi siecle, & de la decadence des corps en general, & en particulier des langueurs de tant de personnes, qui portent les peines duës aux pechez de leurs peres & meres. Car enfin n'est-il pas à croire que tant de maladies nouvelles, & inconnuës aux anciens ont formé des Hebrides dans la Medecine, & pour ainsi dire des monstres de maladies qui demandent un regime nouveau? Pourquoy donc, tout cela étant bien consideré, ne pas esperer que l'Eglise aura enfin les mêmes raisons d'une nouvelle condescendance, que celles qu'elle a eu en divers temps & en divers lieux, quand elle l'a jugé à propos, croyant cependant qu'il s'en faut tenir aux anciennes constitutions, & à ses saints ordres? A quoy on me permetra d'ajoûter que ces charitables condescendances doivent particulierement avoir lieu, à l'égard des nourrices & des femmes enceintes, la Republique ayant interest que les enfans dont les maladies proviennent ordinairement de la chaleur & de la formentation des humeurs soient formés & nourris de bons sucs, jusques à ce qu'ils soient en état d'apprendre à servir Dieu & le Prince: car s'il est vray que la chair est à l'égard du poisson, ce que sont le feu & la terre à l'égard de l'air & de l'eau; comme

V. Alphons. Fontech. lumin. 2.

on fait des vases d'un fort bon usage avec ces deux premiers élemens, on ne peut rien faire des deux autres que de ces ampoulles, & de ces petites bouteilles qui se crevent & s'évanouissent en l'air, dés le moment qu'on les y éleve. Poursuivons.

Comme le Demon ne s'est pas moins attaqué à la Medecine pour la gâter, qu'il a fait à la Religion dés le commencement du monde, il y a introduit non seulement des badineries & des superstitions ; mais encore les vanitez de l'Astrologie, qui ont parû quelque chose de solide aux curieux. De plus, la Chiromantie, la Metaposcopie, Ouromantie, & cent autres especes de divinations dont on peut abuser ; & qui pis est, les horreurs de la Magie, comme on l'a pû voir cy-devant dans l'histoire Chronologique de nos Medecins, dont les plus anciens étoient Astrologues, Augures, Devins & Magiciens ; ce qui a fait dire à Aristarque que la Medecine avoit commencé par la Magie ; c'est pourquoy Hipocrate a eu beau déclamer contre les Lustrations, les purifications, la magie, & tant d'autres abus. C'est en vain qu'il a representé, que l'Epilepsie venant de cause naturelle, elle doit être traitée par des remedes naturels. Il s'est toûjours trouvé, dit le docte Langius, des Medecins particulierment parmi les Juifs, les faux Moines & les gens à tout faire, qui ont donné dans les Astres, quoi-que quelques-uns, comme il est arrivé à Pierre d'Apone, à Cardan & à son fils, n'ayent pû éviter leurs disgraces, avec toutes leurs pretenduës connoissances. Ainsi la Medecine Chrétienne ne permet en aucune maniere l'Astrologie judiciaire : car quoi-que quelques Medecins Chrétiens & même de reputation y ayent donné, leurs erreurs sont si bien refutées par une infinité de bons Auteurs, que cette occupation est à present fort méprisée, & fort décriée.

Longius Epist. 72. Michael Boduvin. & Georg. Valla de inventatis Medic.

lib. de morbo sacro.

Epist. 1. lib. 1.

Elle n'aprouve donc pas plus tout ce qui s'appelle observation des santez. *Sanitatum observantia*, tout ce qui n'agit point par une vertu naturelle : & par l'application des choses actives aux passives, les preservatifs, les ligatures, les billets, les talismans, les characteres, charmes, ceremonies, enchantemens, & même les amulettes, s'ils ne sont familiers à nôtre nature ; les chants mêmes, conjurations, exorcismes, Oraisons * & Reliques, si cela n'est fait & approuvé par les Ministres de l'Eglise qui ont caractere : car quant à ces billets & characteres, il y a une observation (106.) sur l'an 1683. des Ephemerides d'Allemagne d'un aveuglement arrivé à une femme qui avoit la fiévre, pour avoir avalé

Michael Bodeuvin. q. 16. ventilabri Theologico-Medic. Ahasner. Fritzch. conclusio. 8. 7. B. Codronchius lib. 2. cap. 3. Gabriel Fontan. in Med. c. 5. sect. 3.

** Voyez le plaidoyé d'Anne Robert contre Hureau.*

un billet où il y avoit certains caracteres, accident qui fut accompagné d'une si grande douleur de tête, & d'un si grand bruit, qu'elle s'imaginoit que toutes les cloches du monde étoient en branle. On remarque à ce propos que les anciens Exorcistes, ne commençoient jamais leurs abjurations, qu'aprés avoir bien purgé la bile brûlée des possedez.

Pomponac. de incantationib.

Ce n'est pas que nôtre Medecine ne croye que les Saints Anges, les Apôtres & quelques amis de Dieu, n'ayent rendu la santé aux malades, par de simples commandemens faits aux Elemens, & aux maladies; armez qu'ils étoient de la vertu du Tout puissant. Ce n'est pas, dis-je, que l'Apôtre ne nous parle de la *grace des santez*, mais, & l'Apôtre & les autres Saints, n'ont pas laissé de conseiller l'usage des remedes naturels & ordinaires, qu'ils n'ont blâmé que quant on y a plus fait paroître de confiance, qu'en la puissance de Dieu. C'est donc avec beaucoup de raison que la Medecine Chrétienne, condamne l'usage des remedes superstitieux & diaboliques, qui ne reüssissent jamais qu'à la confusion de ceux qui s'en servent, tombant dans les lacets que le Diable leur tend finement pour les perdre. C'est pourquoy Saint Bernard refusa de guerir d'une grande douleur de tête par le secours d'une Sorciere, qu'il chassa d'un signe de Croix, qui le guerit en même instant; c'est de cette maniere que le brave Duc de Nevers, aima mieux s'exposer au peril de mourir que de souffrir qu'on luy arrêtât son flux de sang par des paroles. Ainsi Saint Jean Chrisostome nous conseille quand Dieu nous envoie quelque maladie de n'écouter jamais aucune proposition de remedes suspects de superstition, de resister aux persuasions des meilleurs amis, & à se preparer par cette genereuse resolution une couronne de Martyr.

Corinth.

Oratione adversus valetudinem.

Ajoûtons, pour ne rien oublier sur cette matiere, que quoique Dieu ait fait de tout temps des graces differentes à ses serviteurs, il s'en faut beaucoup qu'il leur ait donné à tous cette *grace des Santés*, laquelle n'est plus à present necessaire pour la confirmation de la foy; d'où l'on doit inferer qu'il l'a encore moins donnée à tant de gens qui s'en vantent, & qui n'ont ny probité ny aucune autre qualité qui nous en puisse assurer; & que ceux mêmes ausquels Dieu l'a donnée, ne l'ont assujetie ny aux jours, ny aux paroles, ny aux signes, ny aux sexes. Tout cela neanmoins sans prejudice des graces de cette nature, que l'Eglise Gallicane & mêmes quelques Auteurs Etrangers reconnoissent

Navarr. Manual. cap. 11. 36.

noissent avoir été données à nos Rois : car quoi-que veüille dire le Docteur Navarre en faveur de ses compatriotes, je ne croy ni ces *Salutadors*, ni ces Flamens *enfans de la Pasque*, gueres plus grands Medecins que tant d'autres de cette nature, quoi qu'approuvez par Delrio qui n'a peut-être osé faire autrement. Ajoûtons encore que si la Medecine Payenne a donné hardiment dans ces superstitions, non seulement les Loix des Empereurs Chrétiens qui sont venus ensuite, les Conciles & les Decretales, ont foudroié toutes les impertinentes & honteuses manieres de faire la Medecine ; mais de plus que les sages Payens mêmes avoient opposé à ces désordres la Loy *Cornelia* & quelques autres, & particulierement à l'égard de ceux qui employent ces remedes à corrompre les femmes & les filles ; que les Perses leur cassoient la tête entre deux pierres ; & que les Loix & les Magistrats étoient si severes du temps des Antonins à l'égard de la magie & des sortileges, qu'Apulée qui en étoit accusé ne se seroit pas tiré d'affaire avec toute sa Philosophie & son bel esprit, si Lollianus Avitus ami de Claudius, n'eût intercedé pour luy auprés de ce President.

V. Maximil. Sandaum in Theologic. Medic. lib. 1. comment. 17. pag 136.

Delrio disquisit. magicar. cap. 3. quæst. 4.

La Medecine Chrétienne ne refuse son secours à personne, pas même aux Barbares, aux Infidelles & aux ennemis de l'Etat, si l'interêt du Prince & l'interêt de la patrie ne s'y opposent : car s'il est certain qu'il faut secourir un méchant homme, parlant en general, comme on feroit un homme de bien, on n'est pas pour cela obligé de quitter sa patrie, comme le Roy Artaxerxe le demandoit d'Hipocrate, pour se rendre ingrat envers elle, par un esprit d'interêt.

Alphonz. à Fontech. lumin. 1. p. 6.

Meibomius in Jusjurand. Hipocrat. J. B. Condronch. cap. 2.

La Medecine Chrétienne ne permet à personne de feindre des maladies ; mais elle le défend bien moins, crainte d'être trompée, & de se voir exposée à la raillerie de ses ennemis, que de crainte que le public ne soit trompé. Elle blâmeroit jusques à la folie simulée de David chez le Roy Achis, comme elle blâme celle de Junius Brutus, d'Ulisse, de Solon & de quelques autres, dont les intentions n'étoient pas fort droites, si elle ne sçavoit que la feinte de David venoit d'un mouvement du Saint Esprit ; mais pour cela elle ne va pas jusques à exiger le serment des malades, comme a fait la Medecine payenne en quelques rencontres, pour éviter d'être trompée en la personne de ses Ministres, parce qu'elle n'a pas droit d'exiger le serment d'autruy, ny même de jurer si elle n'est interrogée judiciaire-

Adulterinum est quod fingitur. *Petrus du Bé, de vera Medici idea.*

lib. 1. de Præsag. ex pulsib. cap. 1.

ment. Car s'il est vray que Galien se doutant qu'un certain malade vouloit se divertir à ses dépens, l'obligea de jurer solemnellement, que ce qu'il disoit étoit vray, c'est que les Payens ne faisoient aucune difficulté de jurer par leurs Dieux, & par tout ce qui leur venoit dans l'esprit, tant ils avoient peu de connoissance de la majesté du Dieu vivant, & de la consideration qu'on doit avoir pour tout ce qu'il a creé. Enfin nôtre Medecine se contente de rechercher les causes naturelles de tous les évenemens surprenans, par des voyes licites & honnêtes, & quant avec toute son application, elle ne trouve pas ce qu'elle cherche, ou qu'elle ne fait que l'entrevoir, elle n'a garde d'attribuer ny à des Princes, ny à des Oracles, comme a fait la payenne, tout ce qu'elle ne comprend pas: car elle ne permet jamais de tromper, quelque avantage qu'on en puisse tirer, & se contente de laisser croire pieusement aux Chrétiens, que le Ciel peut avoir bonne part à de certains évenemens, quoy qu'elle ne les croit pas absolument parlant surnaturels.

Torq. Tasso cant. 2. Stanz. 9.

Incerta fama è encor se ciò s'ascriva
Ad arte uman', od a mirabil opra.
Ben è pieta, che la pietad' ô il Zelo
Uman' credendo, autor s'n creda il cielo.

C'est ainsi que la Medecine Chrétienne ne donne creance aux miracles, que sur les témoignages de personnes pieuses, & sur ses observations & experiences, de crainte qu'une trop grande facilité ne fasse tort aux miracles effectifs, & que les faux devots ne prennent sujet d'en feindre, comme il arriva à ces Moines qui guerissoient des boiteux supposez, pour s'attirer les admirations & les aumônes des bonnes gens. C'est encore ainsi qu'elle ne donne rien aux songes, si elle n'a des marques assurées qu'ils sont de Dieu, au lieu que la payenne donne indifferemment dans les diaboliques, comme dans les naturels: car à l'exception de quelques-uns de ces derniers qui peuvent marquer les temperamens des sains & des malades, les causes & les prognostics des maladies, il y a bien de la vanité dans tout le reste. Mais me dira-t-on peut-être, Empedocle songea qu'il y avoit des œufs sous son coussin. Il consulta l'Onirocritique, & il luy répondit qu'il cherchât dans son lit, & qu'il ne perdroit pas sa peine. En effet, il y trouva & or & argent, & comme il ne vouloit pas être ingrat, il envoya quelques-unes des pie-

Galen. passim.

ces d'argent à l'interprete du songe, qui luy manda pour remerciement qu'il ne luy avoit envoyé qu'un peu du blanc des œufs, & qu'il s'étoit reservé tout le jaune. Il en est de même d'un Holandois fort impecunieux, il songe que s'il va vers un certain puits, il y trouvera bonne fortune. Il s'y transporte à son réveil, & il y trouve un gueux, qui luy dit qu'il vient de songer qu'il y a un trésor dans un jardin; il comprend l'Oracle, il y court, il y foüille, & il y trouve de quoy s'enrichir. Sont-celà des songes diaboliques ou naturels, dira quelqu'un, ou des songes qu'on a songez en faveur des songes?

CHAITRE VII.

De la Medecine Catholique.

COMME l'Eglise Catholique Romaine n'est autre chose que l'Eglise Chrétienne, défendant les droits, & les dogmes de la Primitive, contre les attaques des anciens heretiques, celles des nouveaux & celles des Schismatiques; la Medecine Catholique marque bien plus précisément les devoirs d'un Medecin Chrétien, que la Medecine des heretiques & que celle des Schismatiques.

Mais avant que d'en venir aux preuves en particulier, je croy qu'il est à propos de poser pour fondement que le Christianisme n'a jamais crû, comme se le sont imaginé quelques devots prévenus sur ce sujet par leur zele, que les Préceptes de la Medecine soient contraires aux loix de Dieu & de son Eglise. Car qui ne voit que la Medecine est toute dans la temperance, dans la moderation des passions, & qu'elle fait le procés à l'oisiveté mere de tous les maux, recommandant les exercices du corps & ceux de l'esprit, moderant même la joye, toute necessaire qu'elle est pour se bien porter? Qui ne voit encore qu'elle est charitable envers le prochain, si religieuse & si dégagée des affections basses & terrestres, que si l'on en croit Arnaud de Villeneuve, *elle est le chemin du Ciel*, d'où elle est originaire, & qu'elle conduit naturellement les hommes à la pieté, à la douceur, à la misericorde, à la continence & à plusieurs autres vertus? Qui jamais, dit à ce sujet le sçavant Erasme, a prêché plus hautement la sobrieté, l'abstinence, la moderation dans les plai-

V. Epist. Hieronym. Mercurial. ad I. Baptist. Codronch.

Tristitia exsiccat ossa. *Proverb.*

ſirs, la paix & la tranquilité de l'eſprit, que la Medecine? A quoi on peut ajoûter que l'Egliſe même ſe repoſe tellement ſur elle en pluſieurs occaſions, qu'elle ne canoniſe pas même ſes Héros ſans la conſulter. Que ſi l'on m'objecte que Saint Ambroiſe n'eſt pas fort d'accord avec les preceptes de la Medecine, & que Saint Bernard n'étoit pas pour l'uſage des remedes. Je repons que le premier ne mépriſoit que la Medecine payenne, dont les préceptes luy étoient ſuſpects, en un temps où elle n'avoit preſque que des Miniſtres Payens. Quant au ſecond, il n'a retranché les ſecours de l'Art à ſes Religieux, qu'à l'égard des maladies chroniques, & non des aiguës, croyant celles-là neceſſaires pour exercer la patience de ſes Athletes, & les tenir toûjours en haleine. Il en eſt de même à l'égard de Sainte Agathe, & de Sainte Petronille, leſquelles n'ont jamais mépriſé les remedes, quoi-qu'elles ayent cherché les ſouffrances. Il ne tenoit qu'à Saint Pierre de prolonger la vie de celle cy, & il ne le fit ny par les remedes naturels, ny par ſes prieres, ſe contentant de laiſſer agir Dieu & la nature; mais pour cela il ne mépriſoit pas les ſecours humains, & les voyes qu'on ſuit ordinairement dans les maladies. Je remarque donc pour venir au fait, que l'Egliſe n'ayant oſé parler hautement de ſes miſteres, ni même des devoirs des particuliers pendant tout le temps qui précéda la paix que l'Empereur Conſtantin luy donna, elle n'a pas manqué enſuite de faire des reglemens à meſure que les occaſions s'en ſont preſentées, & particulierement à l'égard des Medecins.

Modeſtin. D. lib. 27. Text. 1. Codic. Theod. lib. 13. T. 14.

Elle a donc condanné depuis ce temps-là bien plus préciſément qu'elle ne faiſoit ſous les premiers Empereurs, tous ceux qui n'étans pas parfaitement inſtruits des preceptes de la Medecine donnent hardiment des remedes, s'ils ne ſont benins, & ſi ce n'eſt dans de legeres maladies; parce qu'il y a toûjours du danger à faire un métier que l'on ne ſçait pas, quand il y va de la vie, que cela peut donner de mauvais exemples aux temeraires, & que qui aime le peril y demeure ordinairement. De plus comme cette Egliſe a donné des attributions aux Univerſitez qu'elle a établies avec les Empereurs & autres Princes Chrétiens, les Officiers de l'Egliſe ny ceux de ces Princes ne donnent leurs approbations qu'aux Medecins qui ont fait les actes probatoires dans ces Univerſitez.

I. Bapt. Codronch. lib. 11. cap. 1. 13. Ahaſnerus Fritzchius Medicus Peccans concluſ. prima.

Lainez lib. 1. Theolog. moral.

Elle n'approuve pas même les opinions nouvelles & celles

qui choquent la méthode établie par une longue experience, quand elles n'ont pas des demonstrations évidentes, & particulierement quand elles ont quelque chose de la bizarrerie de celles de ces anciens Medecins dont nous avons parlé cy-devant; encore moins la malice de ces modernes, qui pour se distinguer se font une pratique toute opposée à la pratique ordinaire; pas même ceux qui outrent l'usage des bons remedes, & ces hommes de bonne-foy qui tombent dans l'erreur de ces imprudens, dont le Poëte a dit,

Michael Bodevin. in Ventilabr. Theologico Medic.

Dum vitant stulti vitium in contraria currunt.

Il y faut joindre ceux qui traittent les malades sans les voir, *parce qu'il n'y a aucune maladie où il ne soit necessaire d'interroger le malade, si on veut le traiter seurement.*

Hipocrat. & Celsus passim.

Galen. Consil. pro Epileptic.

Mais parce qu'on peut demander icy s'il n'est pas permis au Medecin de donner quelquesfois ses avis pour des malades absens. Je répons avec de bons Auteurs qu'il le peut, soit que le malade ne soit pas en état de le chercher, ou qu'il ne puisse luy même aller voir le malade, pourveu qu'il soit instruit de toutes les circonstances du mal, par une personne intelligente, qui ne confonde, ni les temps, ni les signes, & qu'il n'ordonne que des remedes generaux & seurs, comme nous le dirons plus particulierement en un autre lieu.

J. Bapt. Codronch. cap. 5. lib. 1. Paul. Zachias lib. 6. tom. 1. q. 5.

Elle ordonne une grande assiduité & application aux Medecins qui se chargent du soin des malades: car s'ils en entreprennent un trop grand nombre, & qu'ils ne les voyent qu'en courant, cela s'appelle se dépêcher, de dépêcher le pauvre malade, *non observasti occidisti*. Ce qui est si vray que Galien passoit la nuit chez les malades, quand il le jugeoit à propos, tant il y a de difference entre *currere & curare*, ce qui a fait dire à quelqu'un que *qui præscribit ex equo, præscribit pro equo non ex æquo*. Ainsi l'on demande sur cette matiere, si le Medecin ne pourroit pas en seureté de conscience quitter quelquefois le malade? Les opinions sont differentes. Un nouveau Casuiste qui n'entend par le mot de quitter que quelques petites absences, répond qu'il le peut, quand le malade ne fait que de petites fautes contre ses conseils; mais ce n'est pas là ce dont il s'agit dans la question, puisqu'elle regarde cette desertion qui laisse le malade sans secours & sans assistance de son Medecin ordinaire. Quelques Casuistes tranchent net, que le Medecin peut abandonner son malade quand il est ingrat, & qu'il ne

V. Commentar. in lib. Hipocrat. de fracturis.

reconnoît pas ses soins. 2. Quand il refuse de se confesser. 3. Quand la maladie est contagieuse. 4. Quand le malade n'a pas de confiance au Medecin. Mais pour moy, je croy que c'est faire plus chrétiennement & plus noblement d'assister le malade tout ingrat qu'il est, outre que si le Medecin est interessé, il a son action en justice contre luy. De plus que quand même il ne voudroit pas se confesser, il doit suffire au Medecin de l'avoir averti; & que quand il n'auroit pas de confiance en luy, il doit demeurer, si les assistans l'en prient, parce que le pauvre malade ne sçait souvent ce qu'il veut, ny ce qu'il luy faut, sur tout dans les maladies aiguës; & enfin qu'il est encore plus digne d'un Medecin Chrétien de voir le malade, quand sa maladie seroit contagieuse, que de s'enfuir; parce que, selon quelques Auteurs, s'il y perit, c'est finir par une espece de martyre. Aussi est-ce dans cét esprit qu'Eusebe loüe la pieté de ces Medecins d'Alexandrie, qui sous l'Empire de Galienus se dévoüerent genereusement au salut public; mais je ne croy pas pour tout cela que le Medecin y soit obligé en conscience, s'il n'est aux gages de la Republique ou d'un particulier, avec lequel il a stipulé de ne le point abandonner.

Michael Bodevin. quæst. 38. Zachias T. 1. lib. 6. cap. 6. Guillelm. Onciacus colloq. mixt. lib. 2. I. Baptist. Codronchius cap. 15. & 38.

Ripa tractat. de peste parte ultima Ahasner. Fritzch. Conclus. 9. Theophil. Renodæus

On demande encore si le Medecin peut abandonner les malades qu'on appele déplorez? Les uns répondent qu'il est à propos de le faire aprés avoir fait un prognostic sincere, crainte de prophaner les remedes en les employant inutilement. D'autres disent que comme on se trompe quelquefois dans le prognostic, il ne le faut jamais quitter pendant qu'il respire. Ce qu'il y a d'assuré, est qu'il ne faut rien craindre à present de ce côté-là; car nos Medecins ne desertent plus, & ne se lassent gueres de continuer les visites, semblables à ces animaux qui ne quittent jamais la paille pendant qu'il y sentent du grain. Serieusement je croy que si le malade & les assistans demandent des visites dans des maladies déplorées, le Medecin les doit contenter pour leur consolation, à moins que d'y trouver des Charlatans, qui ne consultent que sur leur secret, des fâcheux, ou de ces ignorans qui croyent avoir droit de luy faire quelque indignité, parce qu'ils sont en Charge ou en fortune: car en ce cas là il faut se tirer hardiment de telle cohuë, sans crainte de blesser la charité, qui doit commencer par nous mêmes.

Scipio Mercurius de gli errori popul. d'Italia lib. 3. cap. 16.

On pourroit encore demander icy, ce que la Medecine Catholique pense de ces Medecins, qui se chargent d'autant de malades qu'il s'en presente ; qui n'en font aucun scrupule, & qui croient avoir rempli leur devoir quand ils les ont visitez en courant ? Cardan, Codronchius, * Zachias, Mercurial & quelques autres Catholiques, sont du sentiment de Celse, qui ne croit pas qu'un Medecin puisse se charger d'un grand nombre de malades, s'il veut faire son devoir, croyant même qu'il n'y a rien de si dangereux qu'un Medecin trop employé. Ainsi comme la chose est un peu problematique, & que la question pourra revenir dans la seconde partie de cét Ouvrage, je tombe par provision dans leur opinion, ajoûtant que quand les Medecins sont parvenus à une vieillesse, qui leur ôte la memoire & quelquefois même le jugement ; la Medecine Catholique ordonne qu'ils se défassent de cette horrible démangeaison, qu'ils ont de voir des malades.

** cap. 4. 15. lib. 1.*

Zach. q. 7. Tit. 1.

Mercurial. cap. 25.

Franco à Reies q. 3. Medic. quæst. campor. Elysior. Roder. à Castro in Medico Politic. lib. cap. 19. Paul. Zachias q. 7. lib. 6. Tit. 1.

Elle défend encore aux Medecins d'ordonner aucun remede à leurs malades, qu'ils n'ayent parfaitement connu leur mal ; parce qu'il vaudroit mieux les abandonner à la nature, qui guerit quelquesfois sans aucun secours, que de l'empêcher par des remedes donnés à contre-temps. Car quant à ce que le Docteur Navarre, appele dans sa distinction des remedes innocens, ils peuvent toûjours plus faire de mal que de bien, s'ils sont donnés sans connoissance de cause, nôtre Medecine étant si circonspecte, même quand aux alimens, qu'elle ne permet pas qu'on en donne aux malades, quoi-que déplorés, s'ils sont de si mauvais suc qu'ils soient capables d'abreger leur vie de quelques momens.

I. B. Codronch. lib. 1. cap. 2. de Christian. medendi ratione.

Michael Bodevin, q. 28.

La Medecine Catholique défend même si positivement aux malades de s'administrer les remedes à leur fantaisie, & de refuser le secours des Medecins, que nos Theologiens & nos Casuistes les obligent sous peine de peché mortel de recourir aux remedes ordinaires & naturels.

Sanctus Antonin. part. 3. Tom. 7. c. Navarr. cap. 12. & 41. S. Th. Secund. secund. quæst. 98. Articul. 1.

Elle défend d'employer aucun medicament gâté, falsifié, alteré par la negligence des Artistes ou des Marchands, commettant les Medecins sur leur conscience à la visite de ces medicamens, ordonnée par le Magistrat. Mais sur toute chose la Medecine Catholique exhorte les malades à la Confession de leurs pechez, particulierement si la maladie est aiguë & dangereuse. Surquoy il faut observer que les Medecins pechent bien moins contre ce Precepte que les malades & les assistans, sur tout à Paris & chez les personnes de qualité, qui sont si inquietes

Michael Bodevin ibid. Ahasuerus Fritzchius conclus. 14.

I. B. Codronch. lib. 1. cap. 8.

qu'elles s'imaginent qu'un prognostic net & sincere, & un bon conseil donné au malade, est capable d'augmenter le mal. Mais comme cette Ordonnance enferme bien d'autres questions, entr'autres si quand la maladie est mortelle, le Medecin en doit avertir le malade; s'il doit dés les premiers jours luy parler de Confession; s'il le doit faire luy-même, ou s'il suffit qu'il le fasse par une personne interposée; s'il doit abandonner le malade qui refuse de se confesser, si les malades absens sont compris dans cette Ordonnance comme les presens. Comme cette Ordonnance, dis-je, comprend plusieurs questions qui nous pourroient arrêter trop long-temps, & qu'elles pourront revenir en quelque autre endroit de cet Ouvrage, je dis simplement icy que le Medecin doit insinuer doucement au malade, que suivant la Philosophie & la Theologie, le corps ne pouvant se guerir que l'esprit ne soit bien purgé, il ne peut mieux faire que de commencer par l'invocation de celuy qui seul guerit les langueurs du corps & de l'ame; parce que Dieu se plaisant à voir le pecheur humilié, il ne manquera pas de le consoler quand il le verra contrit aux pieds des Ministres de ses Autels, & de benir les remedes qu'il a creés pour son usage.

Primo placent Deũ, deinde Medicum advocent. V. Annal. Aug. Torniell. ad annum mundi 318. de Aza Rege.

Car enfin que les malades fassent tout ce qu'ils s'imagineront, ils ne cesseront jamais d'être inquiets, irresolus & malheureux, s'ils ne commencent par la paix de la conscience, & s'ils ne donnent ensuite toute la créance raisonnable & necessaire au Medecin qu'ils ont choisi. S'ils font autrement, tous ces faux amis, ces donneurs d'avis, qui se mêlent de ce qu'ils n'attendent pas, leur gâteront tout, augmentant leurs irresolutions, ou les jettant dans une insensibilité pire que le mal, & encore plus funeste à l'ame que l'irresolution & l'inquietude ne le sont au corps.

La Medecine Catholique est encore fort circonspecte sur ce qui regarde les Monasteres des Religieuses, puisqu'elle en défend même l'entrée au Medecin Catholique hors de la necessité, & absolument aux Juifs Mahometans & heretiques, jusques à ne pas permettre au Medecin Catholique de conferer avec eux. Riolan va si loin, à l'egard des Juifs, qu'il ne croit pas qu'on s'y puisse fier, s'ils n'ont été rectifiez par plusieurs generations. Aussi Langius & Simon Scultzius n'ont-ils pas crû qu'on les doive admettre aux consultations fondez sur les Decrets des Papes & sur l'autorité des Docteurs. Sur quoi j'ose dire avec toute

Recherches Curieuses sur les Echoles de Paris & de Monpelier.

la

la soûmission possible aux Ordres de l'Eglise, que je ne croy pas qu'on puisse refuser à un malade la consolation de voir un Medecin, de quelque Religion qu'il soit, s'il le souhaite passionnément, s'il y a confiance, & si le Medecin est un Medecin rationnel; mais qu'on ne luy doit jamais permettre de l'avoir en qualité d'ordinaire, s'il n'est Catholique, de crainte qu'il n'abuse de sa facilité en un tems où l'esprit est affoibli par la maladie, n'est ce qui pas sans exemples. En quoy nos Pr. R. de France ont esté bien plus politiques, que les Catholiques, n'en ayant presque jamais apellé d'autres que de leur Religion, quand ils en ont pû trouver : à propos de quoy un Plaisant disoit, qu'ils aimoient mieux un asne de leur Communion, qu'un barbe de celle de Rome. Mais si cela est de consequence, il l'est particulierement à l'égard des Princes, comme le sçavant Possevin l'a judicieusement remarqué. Aussi le brave Duc de Nevers, non content d'avoir refusé de guerir par des remedes superstitieux, ne voulut pas même qu'on luy amenât un Medecin Huguenot. A quoy nous pouvons ajoûter l'exemple d'un Roy, qui est un modele de bon sens, de Politique & de pieté, & qui a fait leçon sur cette matiere à tous les Princes Catholiques : car loin d'en admettre aucun prés de sa personne sacrée, il n'a pas même permis qu'aucun soit entré dans sa Cour, pour le service de sa maison.

Bibl. select. l. 14. c. 15.

La Medecine Catholique a encore un grand soin d'examiner les besoins de ceux qui demandent à estre dispensez de l'abstinence des viandes & du jeûne Ecclesiastique, ne permettant pas aux malades de consulter là dessus des Medecins heretiques, ni même ces Medecins relâchez, qui donnent dans les raisons captieuses de Fuchsé. En effet y a-t-il rien de si ridicule & de moins Catholique, que de prendre avis d'un Medecin qui se moque des ordres de l'Eglise & de ses Ministres?

L. 4. de morbis.

La Medecine Chrétienne Catholique ordonne de plus à son Medecin de ne pas abuser de l'état pitoyable auquel son malade se trouve souvent, en exigeant des salaires excessifs; & de se contenter de ce qu'il peut faire. Ainsi je ne croi pas, comme a fait Codronchius, qu'il puisse faire marché avec le malade, cela sent trop le charlatan, si ce n'est en des cas dont nous parlerons autre part; mais s'il a fait marché, & que le malade retombe, je ne doute pas qu'il ne soit obligé de le traiter gra-

C. 29. l. 1. Christ. Med. Meth.

tuitement la seconde fois.

Zachias q. 7. l. 6 Guillelm. Oncia. Colloq. mixtor. c. 6. Codronch. c. 25. Ahasner. Fritzch. conclus. 9.

De plus si la Medecine Chrétienne Catholique veut bien que le Medecin vive de son travail, elle luy ordonne d'autre part de servir les pauvres gratuitement, & même de leur donner, comme un charitable Samaritain les medicamens dont ils ont besoin ; parce que personne ne sçait mieux que luy ce qui est necessaire au pauvre malade, ni qui puisse mieux prendre le tems de le donner efficacement.

Elle veut encore bien plus précisément que la schismatique & que l'heretique, que le Medecin dise sincerement aux malades & aux assistans, ce qu'il croit de l'issuë de la maladie, tant parce qu'on menage ensuite l'administration des Sacremens, que parce qu'en effet c'est en cela que consiste la principale partie de l'Art, & le devoir de l'Artisan. * Mais elle ne defend pas pour cela de donner de la confiance & de l'esperance par des paroles équivoques & même positives, quand on a fait le devoir de Chretien, parce que cet adoucissement peut contribuer à la guerison; que ce n'est pas mentir, quand de promesses pareilles ne se confirment pas par des juremens ; & qu'enfin la nature a quelquefois des ressources malgré nos lumieres & nos prognostics, fort avantageuses aux malades : il suffit qu'on n'imite pas Galien qui fit perir un malade par un mensonge affecté, car ayant assûré à deux charlatans ausquels il abandonnoit un malade, que l'épaule de ce patient n'étoient pas luxée, ces ignorans le firent mourir pour l'avoir traité sur ce pied-là. Mais si cette sincerité est si necessaire dans la pratique, c'est particulierement à l'égard des affirmations verbales, ou literalles que les Medecins font, quand ils sont interrogez judiciairement ; parce que le jurement que nous faisons en ces rencontres, est une religieuse affirmation faite à Dieu, & que c'est abuser de son nom, que de ne pas répondre juste aux interrogations du Juge qui le represente. Car quoy qu'on puisse pretexter la charité dans des rapports faits en faveur de ces miserables, qui sont retenus pour dettes, & plus particulierement de ceux qui sont retenus par les Fermiers & Officiers du Prince, on ne peut gueres servir les particuliers en ces occasions, sans donner lieu à des abus de consequence ; outre qu'on fait un mensonge, qui est un mal effectif, pour causer un bien qui n'est pas certain. Ainsi comme l'odeur du mal est toûjours mauvaise, les mieux sensez veu-

* Ostendat ægro morbi magnitudinem, & per hoc conciret ejus sollicitudinem, ne languorem negligat, pars Medicinæ videbitur. *Zeno Veron. Episc. Serm. de livore & invid.*

Medicus falsum dicit quandoque, non tamen fallit aut mentitur ; id enim refertur ad salutem ejus cujus curam gerit. *Sextus Empiric. advers. Math. c. 22. Galen. l. de Off. Symphorian. Campegius Speculi Medici Christian. doctr. 7.*

Meibomius in jusjurand. Hipocrat. pag. 212.

lent que le Medecin diſe toûjours la verité en matiere de rapports & d'affirmations , laiſſant à Dieu le ſoin des miſerables , qu'on pourroit peut-être ſecourir par une eſpece de parjure.

I. Baptiſta Codronchius l. 1. c. 38. Paul. Zachias titul. de Torment. q. 6. l. Paul du Bé in verà Medici idea.

Quant à ces Canons de l'Egliſe Catholique , qui , dit-on communément , défendent au Medecin de ſe traiter luy-même quand il eſt malade, c'eſt une chimere: car quand il s'en trouveroit, il ne les faut pas prendre à la lettre & ſans diſtinction. En effet à moins d'une vieilleſſe décrepite , ou d'une perte de memoire & de jugement , qui ſçait mieux que le Medecin malade , ce qui luy eſt propre , ſur tout dans les malades króniques.

Roderic. à Caſtro in Medico Politic. Paul. Zachias q. 7. l. 6.

Comme l'Egliſe ne permet le divorce que pour les maladies honteuſes & contagieuſes , pour des vices de conformation , & & des indiſpoſitions qui regardent l'Officialité ; la Medecine Catholique veut que ſes Miniſtres , les examinent ſerieuſement & avec application , & que tout s'y paſſe avec toute la decence poſſible.

Il en eſt de même des atteſtations qu'elle donne, ſur tout en matiere criminelle , où les Juges ne concluent que ſur ces atteſtations & ces rapports ; ce que je marque encore une fois : car quoy-que la Medecine ſchiſmatique & l'heretique ne ſoient pas éloignées de ce ſentiment , elles ne laiſſent pas d'avoir quelques reſerves en faveur de la Religion & des Religionnaires, comme nous le pourrions verifier par pluſieurs exemples. Enfin il y a des Docteurs dans l'Egliſe Catholique , dont le ſentiment & la pieté vont juſqu'à croire que le Medecin ne doit traiter ſon malade qu'aprés avoir invoqué le ſecours de Dieu , qui eſt le veritable Archiatre. *Car que ſert*, diſent ils, *le dictame , ſi Dieu ne luy donne la vertu*, preferant même un Medecin homme de bien moin ſçavant, à un plus ſçavant moins vertueux , fondez qu'ils ſont ſur le proverbe Flamant , qui veut que de trois Medecins il y en ait deux fort mauvais Chrétiens , ſuppoſition que nous examinerons en ſon lieu. Ces mêmes Caſuites non contens de propoſer au Medecin l'exemple d'Aza , Roy de Juda, pour le propoſer à ſon malade , & de luy mettre devant les yeux l'avertiſſement de l'Apôtre ſaint Jacques , l'Oraiſon de Syracides , les Conſtitutions d'Innocent Pape III. Ces Caſuites, dis-je , blâment encore les Medecins qui ſe confient bien plus en leur étude qu'en la benediction du Seigneur , & qui ne luy

Zachias T. 1. L. 3. q. 1. I. B. Codronch l. 1. c. 37.

Oſiäder, Freitagius Theophilus , Spizelius de infelicit. Litterat. Ahaſnerus Fritzch. concluſ. 2. & 3. Henricus d'Aſſia ex Bodevin.

raportent pas les heureux succez : *Hoc ego feci, tunc fiant feces.* Pour ne point parler de tant d'autres fautes qu'ils font ordinairement, & que nous examinerons à loisir dans la seconde partie de cet Ouvrage, qui ne traitera qu'une Morale tres-utile aux Medecins & aux malades qui en voudront profiter, mais d'une maniere degagée des secheresses & des épines de l'Ecole.

CHAPITRE VIII.

Du secret de la Medecine.

VOICI l'ame de la Medecine, ce qui luy donne le mouvement, ce qui la rend pratiquable, & la fait entrer dans le commerce de la vie. Aussi est-ce pour cela que j'ay gardé cette matiere pour la fin, & pour la perfection de cette premiere partie.

L. de amicitia. Ce n'est pas sans raison que l'Orateur Romain introduit Archias, disant que toutes les beautez des cieux ne toucheroient gueres celuy qu'on y auroit enlevé, s'il n'y avoit personne en ces lieux-là avec qui il pût s'entretenir, puisque comme le remarque Aristote, l'homme aime si naturellement le colloque, qu'il est appelé *Philomite.* En effet il n'y a rien dans la vie civile qui en adoucisse davantage les amertumes presque continuelles, que cette joie qu'on sent d'ordinaire dans la conversation d'un amy fidele. C'est là qu'en épanchant son cœur avec liberté & sans crainte, on se décharge du pesant fardeau d'un ennui mortel, ou qu'on reçoit un conseil sincere, qui tire de la peine, qu'une trop grande reserve, & un silence scrupuleux rendoit sans remede. Mais quoy-que la Medecine n'ait rien d'incivil ni qui interrompe la societé, toutefois quand il s'agit de ce qu'on appelle le secret, dans les conversations mêmes les plus particulieres, il n'en est pas de même que des autres affaires de la vie civile, c'est l'interest de nôtre prochain. Le malade peut bien s'ouvrir à son Medecin ; il y est même obligé, s'il veut guerir ; mais le Medecin ne doit jamais faire entrer le particulier de son malade dans la conversation, quoi-qu'il y puiſſe faire entrer toute autre choſe, pour partager avec ſes amis cette douceur ſi neceſſaire à l'entretien de la vie & de la ſocieté dont nous venons de parler. Quand il a donc reçû le precieux dépoſt du cœur du malade, il faut que ſon cœur & ſa bouche l'enſeveliſſent dans le ſilence, & qu'ils luy ſervent, pour ainſi dire, de tombeau : ce n'eſt plus alors une matiere de converſation ; & il n'eſt pas moins obligé à garder ce ſecret, que le Confeſſeur à garder celui de ſon penitent. En effet ſi l'un & l'autre n'y étoient obligez, quelles ſuites & quelles conſequences dans la Religion & dans la Republique ? En combien de maladies du corps & de l'ame ne croupiroit-on point tous les jours ? Quels doutes, quels ſcrupules, quels chagrins, quels embarras, & particulierement pour les temperamens melancholiques, de n'oſer recourir aux remedes qui leur paroiſſent ſi neceſſaires ? S'il eſt donc vrai que le Medecin ſoit le Confeſſeur des infirmitez corporelles, il ne faut jamais que ce qu'il ſçait ſorte du lieu où il a été mis en dépoſt, tout cela ne doit être que pour luy & pour le malade ; & loin d'être le lien & l'entretien de la ſocieté civile, il ne peut ſervir qu'à la diſſoudre. Le lieu qui reçoit ce dépoſt, doit reſſembler à ces vaiſſeaux où l'on fait entrer tout ce que l'on veut, mais d'où rien ne ſort, quoy qu'on faſſe, quand il y eſt une fois entré A moins de cela plus de Medecine Pratique. Sur quoy on peut remarquer icy, que ce qu'on appelle ſecret, a deux faces dans la Politique ; l'une qui comprend & recele les deſſeins loüables & les plus nobles entrepriſes, de crainte qu'elles n'avortent en voiant le jour ; l'autre qui cache les trahiſons, les deſobéiſſances & les revoltes, pour leſquelles le ſilence n'eſt pas moins neceſſaire, que pour les plus honnêtes & les plus loüables projets. C'eſt dans le dernier de ces deux ſens que Tacite parloit de ſon Beau-pere Agricola : *Secretum & ſilentium ejus non timeres*, & que le Duc d'Albe appelloit le Prince d'Orange *le Taciturne.* Mais il n'en eſt pas dans la Medecine comme dans la Politique, le ſilence n'y peut avoir qu'une bonne face, il n'enferme rien de mauvais. C'eſt pourquoy il eſt dans dans l'école d'Hipocrate, ce qu'il étoit dans celle d'Epemenides & de Pythagore, où il étoit ſi préciſément recommandé que celui-cy en chaſſa Hyparchus, pour en avoir revelé le ſecret, faiſant ériger une colomne en ſa place avec une figure du ſi-

Michel Bodevin. q. 42.

L. de captanda utilitate ex amicis.

Siracid. c. 42.

lence. C'est ce que Plutarque appelle *non minor pars virtutis*, & par consequent ce qui rend le Medecin accompli. Car enfin si l'on s'en rapporte au Sage Siracides, *celui qui revele le secret, perd toute la creance, & toute l'estime qu'on avoit pour luy, parce que c'est le propre d'un fourbe de mettre au jour ce qu'on luy confie, comme c'est la marque d'un veritable amy de ne rien reveler de ce qui doit être caché. Rougissez*, ajoute-t-il, *à la moindre tentation de reveler le secret, si vous voulez éviter la confusion d'avoir trahi vôtre devoir, & si vous voulez meriter l'estime universelle.* Conseil qui semble d'autant plus fait pour les Medecins en particulier, que celui-cy doit être regardé comme le meilleur amy qu'on puisse faire.

Epist. ad Elvidiam.

Saint Jerôme parlant des obligations du Medecin, luy ordonne particulierement de garder le secret des familles où il est appellé, de ne regarder que son devoir en tant de differens endroits, où tant d'objets differens se presentent à sa vûë & à son imagination ; & l'avertit que si Hipocrate, tout payen qu'il étoit, a fait de si belles leçons à ses disciples sur cette matiere ; à plus forte raison les Chrétiens à la fidelité desquels on se commet, sont obligez de considerer le prochain comme eux-mêmes.

In jusjurand.

Medicum esse piũ & sepelientem privata revelata ipsi. *Rhasis l. 25. Contin. c. 9.*

Il n'est pas jusques à ce sage Juif, qu'un de nos Arabes cite souvent à ce sujet, qui ne recommande à son Medecin d'ensevelir, pour ainsi dire, tout ce qu'on confie à sa discretion. Mais ce qui est bien plus considerable, l'Eglise de Dieu s'explique si formellement sur cette matiere, qu'elle ordonne au Medecin de garder le secret sous peine de peché mortel, & particulierement dans les maladies qui sont une suite du peché ; & c'est ce qui a fait dire au Jurisconsulte que le Medecin, n'est pas obligé de reveler le secret du malade même en jugement, si ce n'est pour des faits generaux, & quand par exemple il s'agit de maladies contagieuses, qui infecteroient le public, aprés avoir infecté le particulier, si on n'y mettoit ordre : *Salus populi suprema lex, &c.* Tous les Maîtres même de l'Art, n'ont jamais oublié ce precepte dans leurs ouvrages, parce que le secret semble être le lien qui attache le malade au Medecin & le Medecin au malade. Ainsi le grand Hipocrate ne se contente pas de jurer par ce qu'il croit le plus venerable, qu'il ne revelera jamais rien de ce que le malade luy aura dit ; mais encore il proteste de garder la même fidelité en toutes sortes d'occasions & de rencontres qui ne regardent pas la Medecine.

I. B. Codronch. I. B. Silvatic. in Med. c. 8. Zachias l. 6. t. 1. q. 3. Ahasner. Fritz. Conclus.

Aussi l'Orateur Romain veut absolument, *que les Medecins qui ont l'entrée libre des chambres & des cabinets, cachent tout ce qui doit être caché, jusques à se taire même aprés avoir été offensez, quoy qu'il soit assez difficile de se taire quand on est fasché.* Plaute * dit à ce sujet qu'un Medecin doit plus sçavoir & plus penser que parler. Le Conciliateur veut que ses disciples soient, pour ainsi dire, *les receleurs des passions qui portent la confusion avec elles.* Un autre Auteur [a] de même païs ne met pas de difference entre un Medecin & un Confesseur, quant au secret. Le docte Valeride [b], quoy qu'en termes differens de ces deux Italiens, est de même sentiment, & fait une grande affaire du secret à un Medecin. Un [c] Moderne soûtient que c'est du secret que ce vers de Virgile doit s'entendre :

.... *Mutas agitabat inglorius artes.*

La Loy de nature qui ne permet pas qu'on fasse à autrui ce que nous ne voudrions pas qu'on nous fît, semble si delicate sur cette matiere, que les premiers siecles n'ont pas manqué de marquer cette verité, par des Apologues & des Hyerogliphes, qui sautent aux yeux des clairvoyans. C'est ainsi que l'antiquité a feint que Sisiphe roule éternellement une roche dans les enfers, pour avoir revelé aux mortels le secret des Dieux ; & c'est pour cette raison que le fameux Scite Anacarsis n'étoit jamais representé que dormant la main gauche sur ce qu'on ne peut nommer honnêtement, & la droite sur sa bouche, pour marquer qu'on doit s'assurer de l'une & de l'autre de ces parties, & particulierement de cette derniere commise à la droite comme à la plus forte. Mais ce qui semble de plus précis sur cette matiere, c'est qu'on diroit que la convenance des noms associe Harpocrate avec Hipocrate, pour nous apprendre que le secret est particulierement recommandé au Medecin, & que quand Harpocrate se trouve joint chez les Egyptiens avec Isis & Osiris inventeurs de la Medecine, c'est bien moins pour nous enseigner que les peuples ayent voulu envelopper dans un silence affecté, que ces Divinitez ont été des hommes effectifs, que pour nous faire voir que par tout où il y a du malade & du Medecin, le silence doit se trouver au milieu. Qu'ainsi ne soit, on ne voit gueres de representations d'Esculape appuyé sur son baston noüeux & entortillé d'un serpent, qu'on ne voye un Harpocrate à côté, tenant un doigt sur sa

Medici qui thalamos & tecta aliena subeunt, multa tegere debent etiam læsi, quamvis sit difficile tacere cùm doleas. *Cicer. in Officiis.*

* *In Mostellar.*

Passionum ignominiosarum sibi revelatarum occultatorem *Differ. ij.*

a *Ludovic. d'Avila della infirmit. cortegian. l. 4. c. 27.*

b *Enarrat. Medic. l. 4. cap. 27.*

c *Franco Reiesq. 7. Iucundarum Quæst.*

Clemens Alexand. Stromat. l. 5.

Miscell. Erudit. Antiquit. Tabul. 25 sect. 1. art. 1.

bouche, & assis sur la fleur du Lotus consacré au soleil son pere, auteur de toutes les productions de la nature, & particulierement des remedes. Soit donc que le Medecin confere avec le malade seul à seul, ou qu'il confere avec quelqu'autre Medecin pour ce malade; soit qu'il fasse quelques inductions dans les ouvrages qu'il donne au public, il ne doit jamais manquer au secret, épargnant toûjours & les noms & les qualitez de ceux qui entrent dans ces inductions.

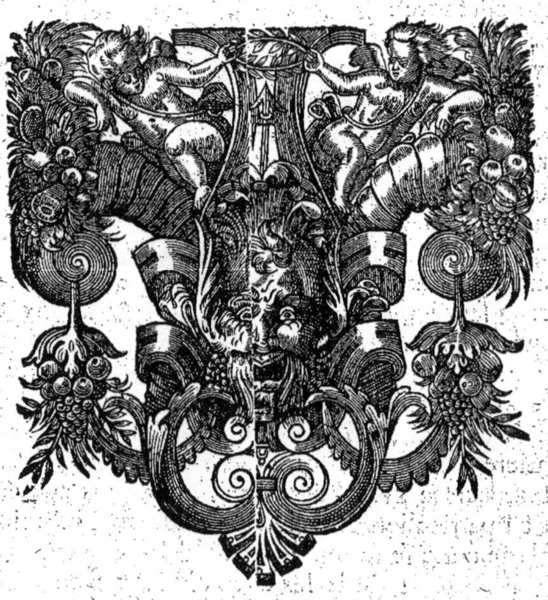

ESSAIS

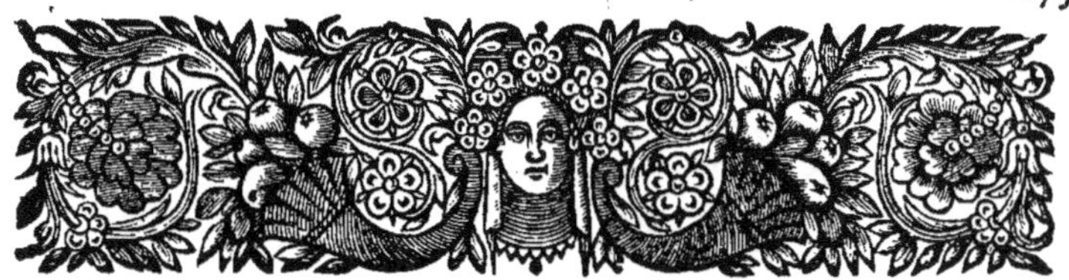

HISTOIRE DE LA MEDECINE ET DES MEDECINS.

SECONDE PARTIE.

DES DEFAUTS ET DES DEVOIRS des Medecins.

Définition du Medecin.

CHAPITRE PREMIER.

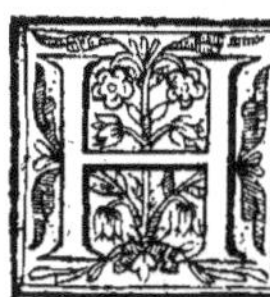

HOMERE le plus ancien, ſans doute, de ceux qui ont défini, le Medecin dit * que c'eſt un excellent perſonnage, & bien au deſſus du commun des hommes. Hipocrate le fait égal aux Dieux mêmes ; en quoi Ariſtote & quelques autres Philoſophes l'ont ſuivi pour ne point citer un grand nombre d'excellens Medecins tels qu'eſtoit Valeriola. * Mais pour ne pas outrer les loüanges comme quelques Medecins prévenus & intereſſez pouroient avoir fait, contentons-nous de dire avec Hipocr. * que c'eſt *vir bonus medendi peritus.*

* *Iliad.* 6.
* *Locor. commun. lib.* 1. *cap.* 4.
* *Libro de lege.*

La ſcience & les mœurs, ſans cela point de Medecin, choſes fort rares à la verité en même ſujet.

C'est pour cela que j'ose assurer, sans descendre au particulier, que le jugement qu'on fait du merite des Medecins est souvent trompeur, parce que ceux qui font le plus de bruit, loin d'avoir ces deux qualitez, & d'estre ce qu'on s'en imagine, le font souvent par cabale, par artifice, par des dehors, & certain manége qui impose. Delà vient qu'on s'enteste presque sans y penser d'autant plus facilement, que ce qui regarde la santé est une affaire qui va devant toutes les autres, & que l'on passe trop facilement sur des défauts qu'on ne veut pas voir, parce qu'on a pour ainsi dire l'ame moutoniere, qu'on suit le torrent des amis, & qu'on se fait honneur de faire, ce que des personnes de qualitez, de credit ou d'esprit font en de pareilles rencontres. C'est pourquoy je crois qu'afin d'éviter, s'il se peut, ces méprises, il ne sera pas mal-à-propos de faire une maniere d'excursion sur les defauts des Medecins, mais en general, & sans descendre au particulier, crainte de blesser la charité, comme nous pourions avoir fait dans la premiere Edition de cet ouvrage, par des portraits trop reconnoissables, & peut-estre trop coloriez.

Mais comme on attribuë certains défauts aux Medecins, qu'ils n'ont tout au plus qu'en commun avec bien d'autres Professions, commençons par ces défauts là avant que d'en venir à ceux qui semblent en caracteriser la pluspart.

Des défauts pretendus des Medecins, & premierement de l'irreligion.

CHAPITRE II.

Le premier de ces défauts qu'on attribuë aux Medecins en particulier est l'irreligion. Mais pour commencer par les Payens, rien de si religieux à leur maniere que les Princes de la Medecine, Hipocrate, Galien, &c.

Il ne faut pas douter qu'ils n'ayent connu Dieu, aprés ce qu'ils en ont dit. Tout le mal qu'ils ont fait, c'est qu'ils ne l'ont pas glorifié, & ne se sont pas servi de leurs lumieres: Les Egyptiens, les Grecs, & tous les anciens Medecins qui ont parlé de la Nature, en ont parlé comme de la puissance ordinaire de Dieu.

Galien même n'est pas si incertain qu'on le croit ordinairement sur la nature, & sur l'immortalité de l'ame raisonnable, & semble avoir appris de Philon Juif qu'estant un écoulement de la Divinité, elle vient du Ciel.

Quant aux Medecins Chrêtiens, ils sçavent tous * que la Medecine est une Theologie naturelle, qu'elle ne respire que charité, que le reglement des passions; qu'elle ne contemple que des objets de mortification & d'humiliation. On n'a qu'à consulter, outre l'Ecclesiastique, tant de sçavans & de pieux Medecins jusqu'aux Arabes, dont un des plus sages, c'est Mesué Medecin Chrêtien, a écrit que le traitement d'une maladie ne peut avoir un heureux succés, s'il n'est precedé de la crainte du Seigneur. Les Peres de l'Eglise, l'Eglise assemblée dans les Conciles, tous les Theologiens, & quelques Legistes, font l'eloge de la Medecine, jusques à marquer les Privileges dont on honore les Medecins: Car pour quelques hipocrites, & pour quelques-uns de ceux que quelques Historiens ont notez de libertinage, le nombre en est si petit, qu'on ne peut pas dire qu'ils y soient plus enclins que bien des gens du Palais, & d'autres gens de lettres, de cour, & même d'Eglise.

* *V. Marcil. Ficin. Hieronim. Bardum. Basil. in Regul. Pistor. in microcosm.*

Quant au livre intitulé *Religio medici*, c'est tout le contraire de ce que les ignorans en pensent. On n'a qu'à faire reflexion sur ce que nous avons marqué cy-devant, de tant de saints Personnages, & de tant d'Auteurs d'ouvrages de pieté, pour estre tout-à-fait convaincu que l'impieté n'est pas plus du caractere des Medecins, que de celui de tant d'hommes d'autres professions; & bien moins encore si on considere le sujet de la Medecine, ses objets, ses emplois, ses fatigues, ses chagrins, ses obligations, & le peu de satisfaction que les Medecins reçoivent des malades.

De l'Yvrognerie pretenduë des Medecins.

CHAPITRE III.

IL est vray que les Grecs ont esté les peuples du monde les plus sujets à l'yvrognerie; neantmoins Galien & Hipocrate n'ont rien reproché de semblable aux Medecins Grecs, quoy qu'ils ne leur laissent rien passer, non plus que ceux qui les ont suivis dans l'ordre & la suite des tems. Les ennemis mêmes des Medecins, dont nous avons fait la Critique dans la premiere Partie de cét ouvrage, ne leur reprochent point ce vice. On sçait la sobrieté d'Androcedes, Medecin d'Alexandre le Grand. Les Grecs, les Latins, & mêmes les Arabes, se declarent tous contre l'intemperance. Ainsi un Petronas chez les Anciens, un Paracelse chez les modernes, & quelques alterez & enfumez Empiriques ne font rien au general; & il n'y a point d'habile Medecin qui ne dise avec le sçavant Medecin J. C. Scaliger.

Extinguere me malo siti, quàm ebrius esse,
Stola si Iovis est ebria, ne Jupiter esto.

Car quant aux Medecins Allemans, c'est le vice de la Nation, & non pas de la Profession.

Des Medecins pretendus homicides.

CHAPITRE IV.

C'EST une chose étrange qu'on ait si grand peur de mourir, que loin de prendre les remedes de la Medecine avec cette confiance si celebre du grand Alexandre, au Medecin & au remede, il y ait des hommes assez impertinens quand on leur propose, ou quand on leur apporte un remede pour demander si cela ne les fera point mourir: Quel travers de confondre la vie avec la mort, le remede avec la maladie?

La captivité, dit S. Augustin, en un sens qui n'est pas éloigné de nostre sujet, nous déplaist, & nous craignons ce qui peut nous mettre en liberté. Ainsi, s'il arrive quelque chose de sinistre, c'est le Medecin, dit-on, & le remede qui en sont la cause. Car pour les bons evenemens *Altum silentium*. Tous les Medecins anciens & moderne s'en plaignent. Rien de si commun que les sotises qu'on leur dit, ce n'est pas moins que *Carnifices propinatores*. Les Poëtes, les Historiens, & particulierement ceux qui se sont fait un honneur de se declarer contre la Medecine, ont dit quelquesfois des choses, qui pour estre outrées n'en ont pas moins plu aux gens prévenus, mais pour quelques gentillesses, que de pauvretez de mensonges? à quoi tant de sçavans Medecins, & même d'honnestes gens qui ne faisoient pas profession de la Medecine, *ont répondu avec tant de solidité, qu'il faut estre plus qu'entesté pour ne pas dire forcené, si on ne se rend à leurs raisons; car s'il meurt quelqu'un entre les mains de quelques

* *Erasm. in laud. Medicin.*

Medecins, c'eſt tout au plus ignorance, mais qui n'eſt pas toûjours condamnable pour bien des raiſons. Ils ne ſont donc pas meurtriers; quel profit, je vous prie, le Medecin peut-il tirer de la mort d'un malade ? Ce qu'il y a ſur ce Chapitre a remarquer en faveur des Medecins, c'eſt que cette fameuſe chambre des poiſons qui éclaira tant d'ouvrages de tenebres il y a quelques années, ne trouva aucun Medecin impliqué dans les inhumanitez qu'elle découvrit; mais quand il y en auroit encore plus d'ignorans; eſt-ce que l'ignorance ne regne pas en des compagnies des Societez, des Etats, où on devroit mourir de honte d'eſtre ignorant au point où on l'eſt.

Des richeſſes pretenduës des Medecins.

CHAPITRE V.

ON ſçait que les richeſſes de ſoy ne ſont pas un vice, mais comme elles ſont ſouvent les filles de l'injuſtice, & de l'avarice, & le riche, ſelon S. Jerôme, tres-ſouvent injuſte, ou fils d'un injuſte, il faut guerir l'eſprit de ceux qui croyent que les Medecins ſont riches. On dit communément que Galien donne les richeſſes,* & on ne ſçait ce qu'on dit. On ne ſçait pas même qui l'a dit, & d'où ce dire eſt tiré. * Car parlant generalement, il n'y a rien de plus faux. La Medecine, non plus que les Muſes, n'a preſque jamais enrichi perſonne, que les Medecins des Princes, mais c'eſt le ſort de tous les Officiers des Grands, quand ils ont le don de leur plaire.

* *Dat Galenus opes.*

* *Commentar. in proe. digeſtor.*

Jamais ny Galien, ny Hipocrate, ny tout ce qu'il y a eû de Medecins Grecs-Latins ambulans n'ont eſté riches : Galien y eſt formel, parce, dit-il, que les bons Medecins ne ſe propoſent dans l'exercice de leur profeſſion, pour toute recompenſe que la gloire & la charité envers le prochain. Les Arabes eſtoient riches, mais c'eſtoit de leurs fonds. Ceux mêmes que l'Hiſtoire nous marque comme tels, ont eſté en fort petit nombre en comparaiſon des pauvres. Et ce qu'on attribuë mêmes de richeſſes à certains Medecins Grecs, eſt quelque choſe d'outré, ſi on y prend garde de prés.

Quelques Tabarins Empiriques, vendeurs de ſecrets, ont gagné quelque choſe, mais c'eſt peu de choſe pour en faire des riches. Je défie qu'on en fasse voir à Paris & dans les Provinces, un, de ceux qu'on appelle ambulans, que je n'en fasse voir plus de cent fort pauvres, & cent autres sur un riche qui n'ont gagné que dequoy vivre. Il faut pour en bien juger attendre la mort & l'inventaire du Medecin, consulter aprés cela sa veuve & ses enfans, s'ils sont sinceres, pour en sçavoir la verité. Les Charlatans mêmes qui font & qui entreprennent tout pour de l'argent, n'ont pas tous esté riches ; la pluspart sont des pieds-plats, & la fin n'en est jamais que pitoyable & funeste. Le seul qui ait gagné quelque chose au commencement de ce siecle est le fameux Semini ; mais comme il tomba tout d'un coup aprés avoir fait quelque bruit, on n'a veu aucun reste de ses gains. Quant à present, il est vray qu'il y a à Paris un Empirique qui est un prodige de richesses en comparaison de ce qu'il estoit d'abord.

On regardoit comme un prodige cet enfant qui vint au monde avec de la barbe ; mais quel bien autre prodige de voir un espece d'enfant, un homme sans barbe entrer dans la Medecine sans principes avec deux ou trois poudres, où les Parisiens ont donné teste baissée, parce qu'il a fait bruit pour quelques succés heureux ; car pour les malheureux, ceux qui s'y sont trouvez n'ont eu garde de s'en plaindre : Quel prodige, dis-je ; mais qu'en conclure ? que les autres sont riches ? on n'en voit aucun, ny Prestre, ny Moine, ny seculier, ils vivent avec les vivans, & avec les secrets pretendus qu'ils debitent aux badaux, & voila tout ; car les Provinces ne donnent pas là dedans ; quand ils y monteroient sur le Theatre, le tems n'est plus guere pour eux, il a passé avec les Tabarins, les Mondoris, les Descombes, les Barils.

Ils ont beau parler d'or potable, qu'ils en éteignent s'ils veulent, & si on le veut leur soif, on ne nous persuadera pas qu'ils en vivent ; car vivre d'emprunt, d'industrie, de secrets, n'est pas à mon avis vivre fort à son aise, & particulierement quand on est tantost saisi, & tantost sur la main-levée, en attendant nouvelle saisie, & sur nouveaux frais.

L'Ecclesiastique a beau crier en faveur des Medecins *Honora*, Et la glose ajouter *de tuâ substantiâ*, on n'entend ny le texte ny la glose, tout en est obscur à Paris, comme nous le verrons cy-aprés au Chapitre de l'Honoraire ; Et voila pourquoy sur un Empirique riche il y a cent pieds-plats, & sur un riche Medecin dogmatique autant, qui ont bien de la peine à vivre.

De l'Avarice des Medecins.

CHAPITRE VI.

JUSQUES icy nous avons fait justice aux Medecins sur ce qu'on leur impute en particulier, & sur ces méchans caracteres dont on les a voulu marquer. Il faut voir à present si la plusspart n'ont point des deffauts, qui pour estre moindres que ceux-là, ne meritent pas moins d'estre blasmez.

Commençons par l'Avarice. Aristophane en fait le sujet de ses fables, & de ses Comedies, ils y sont, dit-on, si sujets, que c'est pour cela qu'on a feint qu'Esculape avoit esté foudroyé. Cardan, J. C. Scaliger, & tant d'autres, jusqu'au Conciliateur Pierre d'Apone, le leur reprochent, luy qui estoit le plus cher & le plus précieux Medecin de son tems:

Dicisque facisque quod ipse,
Non sani esse hominis non sanus jurat Orestes.

Car s'il n'y avoit que les Poëtes, & quelques Historiens passionez, qui leur fissent ce reproche, ce seroit peu de chose; mais Hipocrate s'en plaint en plus d'un endroit de ses ouvrages.* Et tant de bons Medecins des siecles suivans ont fait un pareil reproche, qu'il faudroit des Chapitres entiers & fort longs pour les marquer.* L'affaire de ceux des bains de Pouzolles, du temps de l'Empereur Frederic II. fait horreur. Si le feu du Ciel les épargna, les eaux ne leur pardonnerent pas, puisque la mer les engloutit tous vivans.* Dans les derniers siecles Guillaume de Harcelai, Jacques Cottier, Silvius, & tant d'autres plus recens à la memoire desquels on veut pardonner, me font pitié avec leurs exactions, & avec leur lezine. Faut-il que Martial en ait fait un si avare, qu'il le represente comme un larron qui fait le critique:

Clinicus Herodes, trullam subduxerat ægro,
Deprehensus dixit, stulte quid ergo bibis?

Faut-il que S. Jean Chrisostome même,* ait dit de ceux de son tems: *Sicut medicus pecuniis, sic Christus oratione placatur.* Faut-il qu'on fasse dire à quelqu'un *Aperi bursam & ego aperiam buccam*, & cent autres choses dont on feroit sans doute une grande dissertation, & où il y auroit du moins autant de vray que de bien trouvé?

* *Libr. de decent. ornat. Epist. ad Abderit. & in jurejurand.*

* *V. Minderer. in Threnod. Medic.*

* *Hist. di Giovan. Anto. Summonte.*

* *Epist. 307. & Dialog. cap. 4.*

De l'Envie des Medecins.

CHAPITRE VII.

CEux qui ont dit que l'Envie est le peché mignon des Medecins, me semblent n'avoir pas mal dit. En effet c'est une maladie dont avec tous leurs remedes, & ceux-mêmes de la Morale, ils ne peuvent se deffendre. Hipocrate * en tombe d'accord. Galien en dit plus de nouvelles qu'aucun qui ait esté devant lui, tant l'Envie des Medecins de Rome lui avoit causé de chagrins, de dérangemens, de terreurs *Experto crede.*

* *L. de ratione victus & l. de preceptionib.*

Si l'on en croit les anciens & les nouveaux Historiens, on en apprend d'étranges choses. Il semble mêmes que ceux des derniers siecles ayent pris plaisir à s'entremanger comme des Canibales. Mais quant au nostre, que ne pourions-nous pas dire, si la charité ne nous en empeschoit: Chose étrange qu'il n'y ait rien de si inquiet qu'un Medecin qui a son plein, ny de si envieux que celuy qui ne l'a pas. Les jeunes tâchent insolemment de supplanter les vieux par des calomnies. C'est ainsi que les artisans, a force de s'entredéchirer, mettent l'Art en pieces, & que démembrant la pauvre Medecine, a force de la tirailler, *Inter rixantium manus præda lacerata est.* L'Art est fondé sur des conjectures, c'en est assez pour faire trouver des raisons à l'envieux qu'il croit capables de détruire l'opinion de son collegue.

Mais si l'on vouloit ouvrir les yeux, que l'envie poche ordinairement, on verroit sans doute que ce vilain vice, loin d'avancer les affaires, fait plus de mal aux vicieux que tous les tourmens des tyrans; qu'il le punit jour & nuit, qu'il est son bourreau, & indigne d'un honeste homme, plante qui a quelques apparences de bonté & d'utilité, mais dont le dedans est corrompu, comme les fruits du lac Asphaltiste.*

Invidus, iracundus, iners, vinosus, amator: Le voila à la teste de tous les vicieux, comme l'envieux Caïm est à la teste de tous les reprouvez. C'est l'envie qui causa le martyre de S. Pantaleon, poursuivy par les calomnies des Medecins de son tems. Mais que n'est-il pas encore arrivé entre les Medecins du siecle passé, & ceux-mêmes de nostre tems, *Corvi qui lacerant, & corvi qui laceranitur, lacerantur.* N'en disons pas davantage, tant il y auroit à dire, & peut-estre à redire, si, comme il pouroit arriver, on y reconnoissoit quelqu'un. Il vaut donc mieux pour conclusion renvoyer le lecteur à cette belle leçon que Scribonius Largus, cet illustre Medecin du tems de Tibere, fait à tous les Medecins dans sa Preface, sur cette matiere.

De la Vanité, du Ridicule, & de la Pedanterie de certains Medecins.

CHAPITRE VIII.

C'EST assez que la pluspart se piquent de Philosophie, & qu'ils ne soient rien moins que philosophes pour les croire la vanité même, puisque Tertulien appelle le Philosophe *famæ negotiator*, & saint Jerôme *animal gloriæ.* Ils font les Hypocrates par tout, où ils feroient mieux de faire les Harpocrates : A les entendre parler ils sçavent tout, ils ne font que des cures miraculeuses; les jeunes sont souvent les plus insuportables avec leurs nouveaux termes, & leurs galimatias. De bonne foy sont-ce là des Medecins frapez au coin d'Hypocrate, des anciens Medecins, & de tant de modernes qui ont paru si sages dans les derniers siecles & dans le nostre. Faut-il qu'on en dise avec le Poge *medicorum superbia*, & qu'ils paroissent de petits Menecrates dans leurs alleures & leurs discours. Mais ils ne se metent gueres en peine de tout ce qu'on peut dire de leur vanité; car comme il y a plus de sots au monde que d'habiles gens, ils sçavent qu'encore que la vanité ne soit pas un bon arbre, il ne laisse pas de porter quelquefois des fruits qui leur paroissent fort bons, quoy que bien moins d'un arbre de vie, que d'un de mort.

Ainsi comme la Pedanterie & le Ridicule sont des suites de la Vanité, voila les folies & les precipices où nos Medecins ne manquent gueres de tomber. Ils affectent des termes barbares, un Nerveze & un galimatias où on n'entend rien, mais que les sots ne laissent pas d'admirer, parce qu'ils ne l'entendent pas, témoin celuy qui disoit, pour dire qu'il empescheroit un transport au cerveau, qu'il avoit un remede qui empeschoit l'assomption des humeurs: Un autre pour dire à une Dame qu'il la purgeroit doucement, l'assuroit qu'il ne luy donneroit que de petites *Koioneries.* L'autre acoutumé au labour de son Village, disoit à un habille Medecin, pour exprimer le *concocta medicari oportet*, qu'il faloit commencer par labourer l'humeur. Un autre appeloit, ce qu'on appelle ordinairement le ferment ou le levain des humeurs, *matiere levineuse Ialemi medici.* * Autant de Medecins d'eau froide, disoit Galien de tels Medecins.

* *Ialemus Poeta insulsus.*

Mais tout cela ne déplaist pas toujours aux femmes qui s'en servent dans leur manege. Elles ne sont pas toutes si delicates, si difficiles & si capricieuses, quand on a de la complaisance pour elles, que celle qui chassa de sa chambre un Medecin pour luy avoir dit qu'il la faloit phlebotomiser. Ils sont mêmes quelquesfois si heureux, qu'il semble à des personnes qui ne sont pas bestes, que leur pedanterie est un effet de leur unique & entiere application à l'étude & à l'exercice de leur profession. S'il y en a donc tant de ce caractere, il ne faut pas s'étonner qu'Athenée fasse marcher les Medecins & les Grammeriens sur le même pied. Mais s'ils ne veulent ou ne peuvent changer de manieres, qu'ils apprennent au moins à parler correct; car pour l'elegance, outre que le peuple n'y entend rien, ny même la pluspart de ceux qui ne se croyent pas peuple, on peut estre bon Medecin sans cela. Quant à ceux qui les aiment, Pedans, Turlupins, Barbares, Fatigans, Fades, je leur en souhaite de tels, comme Guevarre souhaitoit la vie des galeres à ceux qui l'aiment & l'estiment. Au reste je crois que touchant la vanité de quelques-uns, nous pouvons faire icy cette reflexion: Que Dieu a puny tout le corps pour l'orgueil de quelques-uns des membres, comme il punit la superbe qui éleva la tour de Babel; car les uns au lieu d'estre comme leurs peres *unius labii*, parlent le langage de Descartes, les autres celuy de Gassendi, d'autres celuy de Galien, & d'autres celuy de Paracelse, dont le Para est aussi éloigné du Celse*, que le Suisse l'est du bon François. Il y en a qui sont tous Wilis, d'autres d'Elboe, Vanhelmom, Glisson, Campanelle. Ce n'est pas là tout, car Dieu pour les punir par un endroit bien plus sensible, & pour mortifier leur vanité, leur a envoyé des *Ibis, Pauperes ibiscos*, qui devorent toute la substance de la Medecine qu'ils prophanent, & toute la subsistance des Medecins, & qui par leur temerité se sont aquis plus de creance que la prudence des plus sages Medecins ne leur en a aquis, parce qu'ils réussissent

* *Cornelius Celsus, Hipocrates Romanus dictus.*

quelquefois ; semblables en cela au pere de mensonge, qui ne dit jamais la verité à ceux qui consultent ce Dieu d'Acaron, qu'afin de s'atirer la credulité des autres. C'est ainsi que les coups quoique frapez à l'aveugle de ces Empiriques, pour une ou deux fois qu'ils ont frapé au but, font que chacun croit qu'ils sont d'un œil clairvoyant.

De l'ignorance de quelques Medecins.

CHAPITRE IX.

J'AVOUE qu'il y a bien des ignorans, non seulement parmy ceux qui font la medecine, sans principes, & sans caractere, mais encore parmy ceux qui ont passé par l'etamine de quelques actes probatoires, tant elle est grossiere en quelques Facultez.

Si ce digne Chancelier de Montpelier Laurent Joubert disoit de luy-mesme, par un sentiment d'humilité qui fait la leçon a tant d'autres, *trois fois Docteur*, * *mais bien eloigné d'estre docte*, qu'en conclure ? En effet combien de soy disans Medecins ressemblent au renard de la fable, qui ne faisoit que lécher le col du vaisseau où la boüillie estoit renfermée, tant leur étude est superficielle manque de genie, ou d'aplication ; c'est pour cela qu'on fait à present injure même aux plus sçavans Medecins, tant la mode est venuë de leur reprocher l'ignorance, les confondans avec les ignorans temeraires, dont Hypocrate nous a fait une belle peinture, * & aprés luy Galien, les Arabes, & mêmes la pluspart des Auteurs du 11. 12. & 13 siecles. Silvius, Symphorien Champier, pour ne point parler de quelques autres Auteurs, disoient qu'à peine trouvoient-ils deux ou trois bons Medecins. Siecles malheureux en comparaison du nostre, où parmy de petits genies, des Empiriques, & des présomptueux ignorans, on trouve encore bien de sçavans & d'illustres Medecins dans toute l'Europe, tant les belles découvertes de ce siecle ont éclairé les Medecins qui ont voulu s'appliquer & profiter des soins, des études, & du bonheur de ceux qui ont cassé la glace, & trouvé des gués, où il est facile de passer plus avant qu'on n'avoit fait avant eux ; car ce n'est pas pour eux qu'un Medecin même a fait cette peinture, qui pour n'estre pas d'un saint Luc, ne laisse pas d'avoir ses agrémens.

**D'Orange, d'Avignon, de Montpelier.*

** Libro de lege.*

3. Method.

Si tu veux, mon enfant, disoit un vieux Rabi
A son fils en Docteur nouvellement fourbi,
D'un brave Medecin meriter la loüange,
Et faire en bon terroir une bonne vendange.
Fais grand bruit; Parle en Maître avecque tes égaux,
Et par un noble orgueil, sçachant ce que tu vaux,
Mire-toi dans toi-même, admire ton genie;
Que toute étude soit de ton esprit bannie.
Etre Docteur suffit sans aller plus avant,
Et quant on le peut être, on n'est que trop sçavant.
Ton application & toute ton étude
Soit à faire en beau lieu quelque utile habitude;
Et pour ne pas commettre en vain ta gravité,
Ni faire raisonner sur ta capacité,
Fais-toi dans les maisons par quelqu'un introduire,
Qui sçache avec adresse nne intrigue conduire.
Une femme en ce cas mieux qu'un autre l'entend:
N'exige rien d'abord, c'est le point important.
C'est mettre en interêt le droit de l'honoraire.
Jusqu'au moindre valet prend bien soin de complaire,
Fais bien de l'empressé, sois fourbe, mais discret,
Improuve hardiment tout ce qu'un autre a fait,
A contenter les sots mets toute ta science,
Epuise en leur faveur toute ta patience:
Ce que l'un dit de nous un autre le redit;
Et c'est de-là qu'on peut esperer du credit.
Sur tout tâche à gagner par intrigues secretes,
Nonnains, Dames de Cour, Devotes & Coquettes;
Si tu peux une fois meriter leur faveur,
Te voila dans ton Art, au souverain bon-heur.
Pour d'autres ne sois pas d'un accés si facile,
Fais dire, étant au lit, que tu cours par la Ville,
Pour te donner le bruit d'avoir beaucoup d'employ,
Il ne faut pas souffrir qu'on te trouve chez toy.
D'un hableur rafiné prens les belles manieres,
Dis par tout qu'il te faut veiller les nuits entieres;
Que les jours les plus longs, sont pour toy toûjours courts,
Et que de tous côtez on attend ton secours,
Enfin que la pratique aux autres souhaitable,
Te vient contre ton gré, t'importune & t'accable.

Aprés de si grands mots semez adroitement,
Qui t'osera payer d'un froid remerciment?
Pour faire croire aux gens que ta recolte est ample,
Et donner à chacun un favorable exemple;
Quoy-qu'on paye assez mal nos peines & nos soins,
Dis que les sacs d'écus te tombent dans les mains,
Qu'un torrent de presens vient chez toy se répandre,
Que pour quelque visite on te contraint de prendre.
Cet avertissement entre les bons amis,
Pourra réveiller ceux qui seront endormis:
Fuis toute nouveauté, que l'antique croyance,
L'emporte sur les sens & sur l'experience;
Quand même ta raison viendroit t'ouvrir les yeux,
Il en faut demeurer aux decrets des ayeux,
Pourquoy vouloir sonder aprés eux la nature,
Sa vaste profondeur est toûjours fort obscure,
Et ces nouveaux Marchands de fumée & de vent,
S'abusent de penser penétrer plus avant?
Il nous feroit beau voir pour quelque tête folle,
Changer nos sentimens, sentir toûjours l'Ecole,
Et devenus barbons, avoüer sottement,
Que nous n'aurions pas eu le bon discernement;
Que nous avons besoin d'aller à d'autres sources,
Que l'art a de nos jours trouvé d'autres ressources;
Et qu'on peut, en quittant ces Auteurs de renom,
Apprendre de ceux-ci quelque chose de bon.
Ces illustres Sçavans que par tout on reclame,
Nous mettent à couvert des plaintes & du blâme,
Et sans nous arrêter aux curieux du temps,
Dont la temerité fait tant de mécontens,
L'Aphorisme poussé d'un ton de Pedagogue,
Nous absout pleinement quand nous sommes en vogue,
De tous pechez commis contre les trépassez,
Que la terre souvent ne couvre pas assez.
De mon temps l'habit long nous rendoit venerables,
Quelqu'un même entre-nous des plus considerables,
Proposa d'ordonner par decret Magistral
Qu'on porteroit par tout le bonnet Doctoral;
Mais aujourd'huy qu'on tient cet avis ridicule,
Que les habits traînans ne chargent plus la mule,

Et qu'on les a laissez à ces gens de relais,
Qui vont en balayer la salle du Palais.
Tu peux joüir du droit que te donne la mode,
Te mettre du bon air sans que rien t'incommode,
Et pour te conformer aux plus honnêtes-gens;
Te faire bigarer de points & de rubans.
Ainsi bien décrassé, tu plairas mieux aux belles,
Et feras mieux ta cour dans toutes les ruelles,
Où l'on estime plus la veste de brocard,
Qu'un discours chamarré des plus fins mots de l'Art.
Qu'un cheval pacifique à longue & haute échine,
Porte à pas concertez ta pesante machine,
Pour l'humble & basse mule, il faudroit moins de foin;
Mais tu ne pourrois pas être veu de si loin.
D'un & d'autre côté t'inclinant dans la ruë,
Tout le monde sans choix courtoisement saluë,
C'est un subtil moyen d'être bien-tôt connu,
Et de ne passer pas pour un nouveau venu.
Soit pour faire fracas, ou pour courre à ton aise,
Fais-toy suivre en carosse ou galoper en chaise,
Deux porteurs à la ruë attirent bien des yeux,
Et le malade au lit, s'en croira toûjours mieux.
Porte la drogue en poche & sçache où tu t'adresse,
Prend garde qu'elle soit donnée avec adresse,
Avant qu'elle s'évente, & prens bien garde encor
Que tu n'ailles pécher avec l'hameçon d'or.
Pour aller à tes fins cet avis est à suivre,
Les Moines sur ce fait nous apprennent à vivre;
Et puis ne faut-il pas s'accommoder au temps,
Où tu trouves des foux, sois sage à leurs dépens.
Verrons-nous tous les jours sans que le Juge en gronde,
Nos fourbes de secrets infatuer le monde.
Jusqu'à s'en divertir avecque les amis,
Et qu'un si bon trafic ne nous soit pas permis?
Il ne faut pas, mon fils, par une sotte honte,
Perdre l'occasion de bien faire son compte,
Quoi-qu'on veüille alleguer sur un si beau dessein,
Estre un peu Charlatan, sied bien au Medecin.
Ménage bien le temps qui s'employe aux visites,
Tache que le discours tourne sur les merites,

Que les succés y soient ornez de mots exquis,
Et toûjours sur l'aveu de Ducs & de Marquis.
Pour nous faire valoir, mon fils, tout est de mise,
Sur nôtre propre fait la loüange est permise ;
Et je t'estimerois le plus fou des humains,
Si tu ne sçavois pas te payer par tes mains.
Que l'honneur des amis jamais ne t'interesse,
Qu'à loüer & blâmer ta conduite paroisse,
Aprés les avoir mis jusques dessus l'Autel,
D'un tour ingenieux donne le coup mortel.
Sur ces sages avis dresse ta Politique,
La vertu dans ce siecle est un bien chimerique,
Et si tu fais dessein d'attendre son secours,
Ta science est au croc, tu ramperas toûjours.

Plût à Dieu donc que les ignorans se missent dans la teste que qui fait un métier aussi perilleux que la medecine l'est, peche mortellement, & qu'ils s'instruisissent, s'ils ont du genie, ou qu'ils changeassent de profession. Il n'y auroit encore que trop de Medecins pour tant d'ingrats malades, & pour tant de gens de mauvais goust.

De l'impudence de quelques Medecins, & de la complaisance & flaterie des autres.

CHAPITRE X.

J'AY long-temps balancé, si je passerois sur l'impudence de quelques Medecins sans m'y arrester ; mais comme la modestie & l'honesteté sont du devoir des Medecins à l'égard des femmes malades, & d'une si grande consequence, que les Payens mêmes s'en sont fait honneur, je n'ay pû m'empescher d'en dire quelque chose en courant, & du même pas qu'on passe sur les voiries & sur les cloaques. Mais avant que d'aller plus avant, il ne faut pas laisser passer ce beau mot d'Hipocrate, qui appelle les filles & les femmes des trésors, & qui a esté si delicat sur cet endroit, qu'il en fait un des plus considerables de son celebre jurement. Je ne m'étendray point icy sur ce que tant d'autres sages Payens ont dit sur cette matiere, sur ce que tant de Medecins Chrêtiens y ont ajouté, & si l'Evangile, l'honnesteté, & l'interest propre des nostres ne les fait trembler, au moins qu'ils s'arrestent à la honte & aux malheurs temporels qui sont arrivez à ceux qui ont violé la fidelité deuë au sexe malade. Qu'ils s'arrestent pour cela, s'ils ne veulent aller plus loin à l'histoire raportée par Ctesias Medecin du Roy Artaxerxe, & qu'ils considerent jusqu'où ce Prince poussa la vengeance qu'il tira d'un Apollonides Medecin, pour avoir abusé de la femme de Megabisus. L'histoire vaut bien la peine d'estre leuë en son lieu, puisqu'elle nous arresteroit trop sur une matiere, où j'ay resolu de passer fort viste: Car pour l'histoire que le Poge * nous raconte de ce Docteur Ambassadeur, que la Republique de Florence envoya vers la Reine de Naples pour quelques affaires, il n'y a qu'à rire, tant il se tira heureusement de la sottise qu'il fit en parlãt d'amour à cette Princesse qui ne fit elle-même qu'en rire, luy demandant si la Republique avoit aussi chargé ses cahiers de cette demande. Aprés tout quels galans que la pluspart de nos Medecins, pour pousser les beaux sentimens & la galanterie un peu loin? Quoy qu'il en soit, quant à l'honesteté, on n'a qu'à voir ce que Galien a dit du Medecin Xenophanes, pour avoir seulement écrit de l'amour prophane: ce que dit le Conciliatur Medecin, qui n'estoit pas trop scrupuleux aux Medecins qui sont obligez à estre souvent auprés des femmes, & sur le respect qu'ils leur doivent; car pour les inductions, les historiétes, & les contes qui ne sont que trop veritables, combien n'en pouroit-on pas faire, si on ne craignoit de blesser la charité, & de donner des idées d'un vice dont la vertu même qui luy est opposée en forme de tres-perilleuses?

* *In facet.*

Venons donc à la complaisance, & à la flaterie de ces Medecins, qui, s'ils ne font pas les galands, font les doucets & les complaisans, soufflant de la vanité aux malades, & les perdant par des complaisances criminelles qui sont souvent fatales au corps & à l'ame. Ils commencent par le domestique, par des valets, des servantes, des portiers, & tous ces dehors qui les menent souvent à la place, c'est-à-dire au maistre ou à la maistresse, laquelle est le donjon de la forteresse. Ils commencent par faire les valets, les dévoüez, les gens à secrets, moyens les plus assurez pour parvenir à leurs fins. Ils n'ignorent pas le *fœmina laudem* du Poëte; car où est la femme qui ne se prendroit pas à

cet

cet hameçon. Je sçay que ces artifices ne sont pas nouveaux, puisque Galien s'y estend en tant d'endroits d'une maniere fort pathetique, & qu'il n'oublie rien de ce qu'on faisoit de son tems par la plus grande des lâchetez. Encore si les nostres n'estoient point des prévaricateurs des loix de la Religion, mais de faire tout ce que ces femmes & ces filles ; dont la vie n'est pas fort reglée, en demandent, cela fait horreur. Les loix de l'Eglise, & celles du Decalogue y sont trop souvent violées ; plût à Dieu qu'on n'en fust point convaincu. Je sçay à la verité qu'il y a peu de ces hommes là, mais il y en a toujours trop ; ce ne sont plus des complaisances, ce sont des crimes & des scelerateries que les vrais Medecins chrêtiens Catholiques détestent. On peut faire graces aux malades, dit Hypocrate, *Laborantibus gratiæ*, quand cela n'interesse point notablement leur santé. Mais pour ce qu'on appelle l'honneur de la Medecine, & celui du Medecin, je ne serois pas de l'avis de ceux qui ont admiré la fermeté de ce Medecin qui fut appellé pour la maladie de l'Empereur Leon le Grand ; car il ne faut jamais monter à ce point de hauteur, ny descendre à ces naïvetez de certains Medecins qui ont parlé à des Souverains comme à des Bourgeois. Ces familiaritez rendent un Medecin ridicule, c'est assez de faire son devoir sans outrer les choses. Je sçay à la verité que sans toutes ces complaisances, que les grands, les riches, & les femmes demandent, on ne fait jamais bien ses affaires, & qu'on n'est gueres bien accompagné quand on prend le chemin de la vertu,

Pochi compagni haurai, per l'altra via :

Mais, dit un sage Payen, il faut toûjours faire les choses que nous croyons bonnes & honestes, quoy qu'il ne nous en doive revenir ny bien ny honneur : Quelle leçon d'un Philosophe Payen, pour des Chrestiens qui devroient rougir de ne la pas prendre ?

Des bizarreries & singularitez des Medecins.

CHAPITRE XI.

Il y a de la bizarrerie par tout, & chez les Medecins en particulier, puisqu'un Medecin * Italien qui en a fait un traité paroist luy-même le Medecin le plus bizarre de son tems dans ses

* Lionard. de Capoa.

manieres & dans sa pratique. Quant aux nostres quelle bizarrerie, quel caprice d'avoir quitté l'habit long qui les rendoit en quelque façon venerables ; car on remarque evidemment que c'est depuis ce tems-là que la Medecine a commencé à déchoir à Paris. En effet comment les discerner d'avec les Empiriques & d'avec les artisans les plus vils, qui sont souvent habillez comme eux. Hypocrate & Galien se distinguerent par les habits, la tonsure, & mêmes les ongles ; & il y a des Cavaliers à present parmy nos Docteurs, des Thrasons, des Galans galantisez, matachiez & rayez. Les uns sont à pied par avarice *Triomphatores pedanei*. Les autres quoy que sans grand fond, ny grand bien, sont en chaire, ou en carosse par vanité *Triomphatores curules, ad populum phaleræ*. Encore passe pour cela si on s'accordoit dans les principes & dans les dogmes, mais on ne sçait que trop ce qui en est. Tel est un Galeniste opiniâtre, tel est un Paracelsiste temeraire ; l'un est pour l'eau, l'autre pour le vin sans distinction de temperament, de climat, d'âge, de sexe, de maladie ; par tout païs des Petronas, & des Asclepiades, on m'entend assez. Nous avons marqué cy-devant que quant à l'expression, il y a des Barbares, des Puristes pretendus, des Nervèze même, & des Cyrano, marchandise mélée. Je ne parle point des mœurs, tant parce que le champ est trop grand, que parce que j'en ay peut-estre trop dit dans la premiere Edition. Quant aux visites qu'on rend aux malades, elles sont tantost negligées, tantost importunes, tantost consolantes, tantost effrayantes ; ce qu'il y a de pire, c'est qu'on ne prédit pas toûjours les mauvais succés de la maladie assez précisément pour obliger le malade à songer à ses affaires spirituelles & temporelles.

* *Libro de veter. Medecin.*

Pour l'interest du Medecin, puisqu'il n'est pas deffendu de faire ses petites affaires, & de les avancer par des voyes innocentes, il est de son interest, & même de celuy du malade, comme de l'honneur de la Medecine, qu'il impose pour ainsi dire un peu par sa gravité, par celle de ses habits, de son maintien, & sur tout de son discours, s'il veut qu'on ajoute foy à ce qu'il dit. Car dés qu'on commença à mollir sur cet article, tout commença à decliner. Quelques-uns de ceux qui tenoient le sceptre de la Medecine à la Ville, & même à la Cour, se mirent sur le pied de goguenarder, de faire les gallands, & ce qui n'est gueres honeste, de faire les petits tyrans avec leurs collegues ; de dire des quolibets chez les malades, & des choses bien moins honestes ; quelle gravité pour un Roy *In partib. Medicinæ* ; car quant à ceux qui souffroient ces hauteurs, qu'on peut appeller manieres d'alapistes, il y en avoit mêmes de vieux qui souffroient de plus jeunes qu'eux par un lâche interest. Il n'y a rien encore de si indécent à un Medecin que de railler son malade, sur quelque sujet que ce soit. On lit à ce propos dans le Domeniqui, qu'un Medecin de Florence ayant esté consulté par une femme, à la verité fort âgée, il luy dit pour toute réponse : Quoy ! vous estes encore au monde, & combien de tems voudriez-vous donc y demeurer ? On dit mêmes qu'un des nostres voyant qu'un homme de qualité se plaignoit de ce qu'aprés tant de remedes il n'en estoit pas mieux, dit de fort mauvaise grace : Si ces Messieurs les riches impatiens, croyent que nous les allons voir pour les guerir, ils se trompent, c'est pour prendre leur argent. Car on ne peut rien voir & entendre de plus impudent & de plus barbare, outre la prophanation de l'Ecriture sainte, que ce qu'un Medecin Charlatan dit à un malade, luttant contre la malignité d'un remede arsenical qu'un Charlatan fiefé luy avoit donné, *Ego quoque in interitu vestro videbo.*

Des Medecins des Princes, & de la fortune des Medecins.

CHAPITRE XII.

LE Prince comme le sujet à ses devoirs à l'égard de la Medecine & du Medecin, ainsi que celuy-cy à l'égard du Prince, mais si précis, que s'il est trop facile, il y va de la vie du Prince ; si trop rigide il se perd & se décredite. Il est vray que les Grands ont un grand avantage sur la pluspart des autres hommes qui n'ont que des Medecins ambulans ; car dit Seneque, *Quis ægrotos in transitu curet* ? Qu'on ne dise pas comme quelques Grands qui se sont crûs hors de l'atteinte des maladies, qu'ils s'en passerent toûjours bien. On les attend à la premiere maladie, ou au moins à la vieillesse. Homere donne des Medecins à ses Dieux mêmes. Ainsi ceux des nostres qui ne sont pas moins mortels & sujets aux infirmitez, que ceux d'Homere, pouroient-ils bien s'en passer : Il est vray que si le Prince ne considere son

Medecin que comme un Officier de parade, & qu'il ne ſuive pas ſes avis, il s'en peut paſſer, au hazard de tomber entre les mains des Charlatans, comme il arrive quelquesfois aux plus Grands, dont on peut dire alors avec raiſon, *Incidit in manus medicorum*; car qui de ceux qui les appellent à leur ſecours, ne les croit pas Medecins avec leurs ſecrets pretendus.

Quant aux Medecins qui ambitionnent de ſervir les Princes, *Propter retributionem* le pas eſt gliſſant. A moins que d'avoir eſté à la Cour de bonne heure, & de ſçavoir ſes allures, on a beau eſtre ſçavant, avoir des amis, des patrons du ſervice, on y échouë ſouvent malheureuſement. Quoy qu'il en ſoit, c'eſt là qu'il faut du *Vir bonus medendi peritus*, de la probité, eſtre à l'épreuve de toutes ſortes d'intereſt & de tentations, tout à ſon maiſtre, & pas mêmes aux favoris, s'ils demandent des choſes injuſtes ou dangereuſes du Medecin. Il faut qu'il ſoit zelé, modeſte, diſcret, conſtant & ferme dans ſes reſolutions, quoy que diſent les mouches de Cour & les flateurs. Il ne faut pas qu'il paroiſſe intereſſé, cela déplaiſt au Prince, d'autant plus que le Medecin qui demande ayant la vie du Prince entre ſes mains ſemble menacer, & que celuy-cy à raiſon de ceder à l'importunité, parce que

Res eſt imperioſa timor,

Je ne dis rien de la ſcience. Il n'y a aucun Medecin, ny ambulant, ny de Cour, qui ne ſe croye un Eſculape, mais s'il eſt ſage *Probet ſeipſum*: Il y eſt d'autant plus obligé, que le poſte où il eſt ſe peut appeller *Difficilis Provincia*, que la perſonne du Prince eſt ſacrée, & que le compte qu'il a à rendre en ce monde icy & en l'autre, n'eſt pas fort facile à rendre.

Quant à la fortune des Medecins, je n'entends pas icy parler de ce qu'on appelle des biens de fortune, mais de ces evenemens qui ſuivent les cauſes externes. L'on dit ordinairement que *la nature fait le merite*, & que *la fortune les met en œuvre*; c'eſt à dire ſuites, les conjonctures, les occaſions, & tout ce qu'on peut appeller *è machinâ Deus*, un patron, un peu d'argent n'y fait pas peu. Les anciens Empiriques ſe fioient fort aux accidens fortuits pour leur reputation, & pour le ſuccés des remedes; mais quoy que l'Antiquité payenne ait dit, du *Fatis victricibus*, du *Bonæ fortunæ*, du *Fortunæ duci*, du *Comite fortunâ*; les Philoſophes n'ont donné ny dans ces chimeres, ny dans le *fatum*, & particulierement les Philoſophes chrêtiens. Galien & Hypocrate * s'en mocquent, pourveu, diſent-ils, qu'on travaille ſuivant les principes

* *Libr. de veter. Medecin. & de locis in homin.*

de l'Art. Ils n'entendent par le fameux ΑΓΑΘΗ. ΤΙΚΗ, que ce qu'on appelle εὐπραξίαν & ἐυτυχίαν. Celſe, & preſque tous les Medecins de l'antiquité, ſont comme les Chreſtiens dans ce ſentiment. Ce n'eſt pas qu'il n'arrive, comme nous l'avons marqué cy-deſſus, des accidens qui peuvent faire paroiſtre un Medecin heureux, mais ils ne font rien aux preceptes de la pratique. Il ſuffit de connoiſtre le mal, d'en faire un prognoſtic juſte, & de *Hipp. ibid.* ſçavoir le choix des remedes : Qu'on en appelle aprés cela les ſuites comme on voudra, car il eſt dit d'un bon Medecin, *Nulla viam fortuna regit.* Au reſte je ne parle point des evenemens miraculeux, puiſqu'ils arrivent rarement, & qu'alors il n'y a ny fortune, ny nature, ny prudence humaine. Mais quant au Medecin, il faut qu'il examine ces evenemens de fort prés ; & quant au malade, il ne faut pas qu'il s'y attende de telle maniere qu'il neglige les remedes que Dieu a créez pour ſon ſoulagement, comme on l'a marqué plus au long dans la premiere Partie.

Des Charlatans prétendus Medecins, & des Medecins Charlatans.

CHAPITRE XIII.

CE qu'on appelle Charlatans dans l'exercice de la Medecine, n'eſt rien de nouveau, *Antiquum & vetus eſt*, puiſque le grand Hyprocrate s'en eſt plaint, & qu'ils commençoient de ſon tems à inonder toute la Grece. Il y avoit, & il y a eu depuis des *Agirtes*, des Menagirtes, & de nos tems de cette eſpece de gens plus que jamais, qui ſe diſent Chimiſtes, Empiriques, & qu'un habile Artiſte a appellés *Animal credulum & mendax*.

Loin d'eſtre ny des anciens Empiriques, qui avoient quelque choſe de bon, au point que Galien avoüe en avoir quelquesfois de bonnes choſes ; bien plus éloignez encore d'eſtre ſemblables à ces methodiques, ſecte de Medecins qui avoit ſes principes, & entre leſquels il y a eu de fort bons ſujets,* témoin entr'autres ** Galen.* un certain Marcus Modius Aſiaticus, peu connu de l'Antiquité, *libr. de* & que ſon buſte ſeul ſemble avoir ſauvé de l'oubly, comme on le *ſectus.* voit dans celuy de bronze, grand comme nature, de la grande maniere Grecque, gardé dans le cabinet de Monſieur Girardon

Sculpteur du Roy, avec cette inscription dans la base.

Μ. ΜΟΔΙΟΣ ΑΣΙΑΤΙΚΟΣ.
ΙΑΤΡΟΣ ΜΕΘΟΔΙΚΟΣ.

Et ces deux vers Grecs écrits sur sa poitrine.

ΙΗΤΗΡ ΜΕΘΟΔΟΥ ΑΣΙΑΤΙΚΕ ΠΡΟΣΤΑΤΑ ΚΑΙΡΕ.
ΠΟΛΛΑ ΜΕΝ ΕΣΘΛΑ ΠΑΘΩΝ ΦΡΕΣΙ ΠΟΛΛΑΔΕ ΛΥΓΡΑ.

Quant à nos Empiriques, ce ne sont ordinairement que des Moines ignorans, & las de la robe, des artisans, des valets, des pieds-dechaux, qui ne sçavent ou donner de la teste, des Banqueroutiers, des gens ruinez ou saisis, des fugitifs, des temeraires: au moins des gens sans estude, sans principes, sans caractere, dont je ne feray point d'autre peinture, parce qu'une infinité non seulement de bons Medecins, mais de Theologiens, de Jurisconsultes, d'Orateurs, de Critiques, de Poëtes, d'Historiens, de Satyriques, les ont dépeints de toute sorte de couleurs; mais qui ne sont pas si ignorans qu'ils ne sçachent qu'il y a dans le peuple, & parmy des gens qui ne se croyent pas peuple des hommes encore plus ignorans qu'eux. Voicy le portrait que quelqu'un en a fait, & qui bien qu'apparemment du tems du Nerueze, ne laisse pas d'avoir sa naïveté,

Leurs dogmes dont par eux nos corps sont dissipés,
Sont des Recipés faux, & de vrais decipés
Butinant sur chacun, c'est toute leur envie
De nous faire mourir pour se donner la vie:
Voila comme par eux les hommes sont tous Saints,
Venus au lendemain du jour de la Toussaint.

Je voudrois bien qu'on me dist si ces gens connoissent les malades, leurs genres, leurs especes, leurs ressemblances, leurs dissemblances; les differences des temperamens, des âges, des sexes, des climats, pour ne point parler des influences superieures, & inferieures, mais seulement de la connoissance des remedes, de leurs differences; de la nature & conformation du corps humain; des differences des pouls, des urines, des excremens, & de tant d'autres signes qu'il faut appeller au secours. Je voudrois bien qu'on me dist si Platon * s'est trompé, quand il a ordonné qu'on chassast de sa Republique ceux qui donnent des remedes sans la permission du Magistrat; en quoy il a esté suivy par tant d'autres Republiques & Estats? Qu'on me dise si les Jurisconsultes ont eu tort d'ordonner que

* 3. De Republic.

personne ne se mesle de la Medecine sans la permission des Juges de Police, & l'approbation des Medecins du lieu? Si les Peres, les Conciles, les Eglises Latine, Grecque, & mêmes heretiques, ne sont pas de cet avis avec les Papes, les Empereurs, Rois & Princes souverains? * Voyez la premiere Partie.

Mais comme il y a par malheur des Medecins mêmes ou fort ignorans, ou faisant la Medecine d'une maniere toute Charlatane, je diviseray icy les Charlatans, en Empiriques ou Charlatans fiefez, en Medecins graduez, qui n'ont rien ou peu du *Vir bonus medendi peritus*, & en *frates*, & autres Ecclesiastiques qui souvent ne valent gueres mieux que les autres, tant ils sont hors de leur sphere; Aprés quoy je m'écriray, *Hi sunt dii tui Israël. Paris voila tes sauveurs!*

Les Charlatans fiefez, aprés avoir esté chassez des Provinces par la faim & les Magistrats, ne sçachant plus ou cacher leur honte, leur naissance, leur misere, font comme les voleurs qui se retirent dans les bois, se refugiant à Paris leur ancien azile, *Pariggi un bosco.* Les uns se cachent sous des affiches & dans des troisiémes étages, d'autres se montrent effrontement à la faveur d'une femme, *Ad ogni cosa*, & tranchent de medecins à secrets, & de tout ce qu'il vous plaira. Il y a un siecle qu'ils y dominent sur la badauderie despotiquement, & particulierement depuis ces Tabarins, Mondoris, Descombes, Barils, dont nous avons parlé cy-dessus. *Que de coups frapez à l'aveugle par de telles gens, que d'œuvres de tenebres, que de fourberies! On n'auroit jamais fait si on en vouloit donner l'histoire en particulier; mais comme il y auroit du Comique, il y auroit aussi du Tragique qui nous meneroit peut-estre loin. Il suffit d'en parler en general. * Premiere Partie.

La memoire est encore recente de celuy qui tailloit, disoit-il, au petit appareil, & qui aprés avoir bourellé, trompé & volé ceux qui voulurent si fier, s'envola comme un oiseau de passage, avec les plumes qu'il avoit tirées au fond du Nord, ou des gens de sa Religion le receurent; car pour ceux de Paris, ils y avoient esté pris au point qu'il n'épargna pas même un Ministre de Charanton. Ainsi soit de honte, ou par charité, on n'osa pas en faire bruit dans le petit troupeau. Celuy qui vint d'Italie, comme celuy-là, estoit venu du païs d'*adieusias*. C'estoit une autre espece d'homme, beau parleur, bien fait de corps, venant de loin, paré d'une robe rouge d'aneaux, de chaisnes d'or, sentant comme baume, & attirant toutes les femmes par ces qualitez, & par l'odeur de ses parfums. Il les guerissoit, disoit-il, de tout, jusqu'à la sterilité. On l'adora d'abord à Paris, aprés y avoir esté long-tems attendu, comme il l'avoit esté par tout où il avoit passé. Mais dés qu'il s'avisa de vouloir estre premier Medecin du Roy, *Ex illo fluere*, ce moment fut l'epoque de son declin, & le rendit de premier Medecin *in voto*, le dernier de tous, & le ridicule de la Cour. Car croyant pouvoir imposer, même à cet œil si clairvoyant, que rien n'échape à ses lumieres, il poussa la Charlatanerie, & les impertinences si loin, que de Heros de la Medecine, il ne parut plus que comme un zero : Et voila comment ce nouveau Phenomene de la charlatenerie s'évanoüit devant le Soleil, aprés avoir esté regardé quelque tems du peuple comme un astre d'heureuse influence.

Pour celuy qui vint de Genéve à Paris *pedes*, avec un *Gilla de vitriol*, croyant y gagner sa vie, il fût mort de faim s'il n'eust fait gille quelque tems aprés y estre arrivé.

Je n'ay garde de donner icy à connoistre ceux qui ont debité & fait valoir aux simples, qui des remedes pour les dents, la colique; qui des huiles de gaiac, des tablettes & pastilles specifiques, des baûmes pour les fistules de l'anus, des stiptiques à divers usages, des apperitifs qui ne sont pas de ces clefs de Theatre & d'un Rabelais Arlequinisé, mais de celles qui ouvrent la porte de la mort ouvrant celle de la vie, des passe-partout d'un usage diaboliques, des onguents & des parfums qui sont *odor mortis in mortem.* Car encore s'ils ne debitoient que de simples alteratifs, autant de brides-aveaux, qui n'alterassent que la bourse des badaux, il n'y auroit gueres qu'à rire.

Je marqueray encore moins des personnes en quelque façon distinguées du commun, qui font par un entestement incroyable, ce qu'ils appellent la charité, & qui est une temerité, donnant des remedes sans distinction de maladies & de sujets, au lieu de faire leurs charges, & leurs autres devoirs. Quant à celuy qui vendoit l'eau de la Seine empreinte de quelques grains de vitriol Antimonié, sous le nom de Fontaine perpetuelle, & d'autres remedes bien moins innocens; tout le monde sçait l'histoire & le sort de cette pretenduë Fontaine de jouvence, de cette eau qu'on prenoit pour une veritable eau de longue vie, pour une veritable eau d'Ange celeste; & quant, dis-je, à ce Cabaretier d'eau douce, le miserable malgré ses affiches, la commodité de son

ſon reduit, & la modicité du prix des remedes, ne laiſſa pas de mourir en gueux, car loin d'avoir amaſſé quelque choſe pour vivoter, il eut le ſort de ce pauvre fondeur de cloches, dont on dit aprés ſa mort,

Il fondit, & rien ne fonda.

On ſçait l'hiſtoire de celuy qui fit mourir un Premier Preſident de L.C.D.A, par deux pierres de cautére qu'il luy donna pour des pilules, & qui firent tout ce qu'une pierre infernale peut faire.

On ſçait encore celle de celuy qui trouva le moyen d'enteſter les femmes avec une poudre de grains de violettes pretenduë purgative, mais qui ne l'eſtoit que par quelques grains de diagrede qu'il y méloit.

Ce Procureur du Parlement de Languedoc, qui aprés avoir eſté ſaiſi en Province, vint ſe vanger à Paris ſur la Medecine dont il ſe ſaiſit en arrivant comme d'une terre vaine & vague, & pour ainſi dire *primo occupanti*.

Ce chanteur de l'Opera, qui ſe fit Operateur, & qui eſt encore à preſent *in plano*, ce qu'il eſtoit *in edito*, & ſur le Theatre.

Ce Preſtre ſi connu dans Paris, qui ſe diſoit venu de Turquie, où il avoit eſté priſonnier, y avoit ſi l'on euſt voulu l'en croire appris de fort belles choſes, quoy que ce qui en eſt venu à noſtre connoiſſance, ne ſoit ny beau ny bon. Quoy qu'il en ſoit c'eſt une choſe fort rare d'avoir veu ces hommes, & quelques Moines courans, revenir ſçavans du païs d'ignorance, *O maraviglia*.

La fameuſe poudre de ſimpathie a duré ſon tems, aprés avoir plus fait couler d'encre ſur le qui-vive du papier, qu'elle n'a arreſté de pertes de ſang, car elle s'eſt enfin évonoüie, *Sicut pulvis à facie venti*.

A-t-on jamais rien veu de ſi ſot, que ce que s'imaginoit nonſeulement le peuple de Paris, mais encore des gens qui ne ſe croyoient pas peuple? On y regarde un Bouvier du village de Beus en Bourgogne, dit le Medecin aux Bœufs, comme le Bootes du Zodiaque Pariſien. On va juſques à perpetuer ſa reputation au Medecin de Poireaux ſon gendre. Autant de prognoſtics, autant de fauſſetez. C'eſt pourquoy on les payoit ſouvent de même monnoye, de pieces fauſſes, de jetons, de morceaux d'ardoiſes envelopez dans du papier. Il ne leur coutoit rien de dire ſur de l'urine, gardée ſept ou huit jours, & même ſortie de la bouteille à l'encre, qu'une fille de huit ans eſtoit groſſe de ſept mois, & cent autres pauvretez semblables.

Ce Tresfol Empirique Allemand, *Omen in nomine*, qui avoit tapissé tous les murs de Paris de ses sales & vilaines Affiches, sans respecter mêmes ceux des Eglises, eut bien un autre sort que ces Medecins campagnards; car ayant fait l'essay de ses poudres chez un malade, il y demeura, la machine se déchargeant sur le Machiniste, *Redit in autorem sceleris*.

Quant à tant de pauvres malades qui se sont eux-mêmes donné la mort en cherchant quelque soulagement à leurs maux, ils sont plus à plaindre qu'à blasmer, en comparaison de ces souffleurs Empiriques. Ce qu'il y a en cela d'admirable, c'est que Dieu, qui seul sçait tirer le bien du mal, fait aux dépens des uns & des autres des leçons aux simples & aux entestez, de ne jamais abonder en leur sens, & de consulter les experts en toutes les occasions où ils ont quelque sujet de douter.

Monsieur le Rez fameux Professeur en Philosophie, se tua par un purgatif qu'il prit, aprés avoir pris des onces pour des dragmes, quelle Philosophie? C'est ainsi qu'un petit * *Græculus esuriens*, de l'Ecole de M. Ménage, qui avoit pris plaisir à se déchaîner contre la Medecine & les Medecins, ayant pris pour remedier à ses insomnies & à ses inquietudes, quelques grains d'Opium plus qu'il ne falloit, s'endormit pour jusques aux Calandes Grecques; de sorte que si je vois dans ce remede quelque chose de *l'Opiata Salomonis*, je ne vois rien dans le malade de sage & de Salomon. Car quant au *Requies Nicolai*, & semblables opiates, il y a d'ordinaire tant de *Requiem*, qu'on auroit raison d'appeller ces especes de poisons du même nom que le poisson qui le porte.*

* *Vade ad formicam.*

* Poisson de mer nommé Requiem.

Cet Apoticaire qui se fit Medecin à la faveur de certaine Opiate, de sa bonne mine, de son galimatias, & de la nouveauté, commença enfin à vieillir, comme ses remedes dans l'esprit des Parisiens, au point que deux jours aprés sa mort ils l'auroient entierement oublié, si les Parisiennes n'eussent agreablement conservé la memoire de ses secrets, de son *astrictum*, & de son *fluens* des anciens methodiques; car voila uniquement ce qui fit regreter aux beautez malades cet Adonis non-seulement des Venus de la Ville, mais encore de tout le genre Venerien, au point que les Amours mêmes en prirent le deüil, *Qui non gemuistis amores*? Voila donc le sort noble & heureux de celuy qu'on auroit pû appeler *Breves & infaustos populi Cyprii amores*.

Car quant à tant d'autres Apoticaires & Chirurgiens, soit diſans Medecins, quoy que fugitifs de leur païs pour y avoir eſté ſententiez, outre qu'ils ont tous des patrons en leurs patrones, on ne veut pas les ſcandaliſer, quoy qu'ils ſcandaliſent eux-mêmes ceux qui connoiſſent leur manége.

Mais à propos de ces Apoticaires, on ne veut pas dire icy que celuy qui a debité ſous le nom de remede Anglois le Kinkina, ait debité un méchant remede, il a aſſurément ſa bonté, mais pour cela il ne faut pas croire qu'il ne puiſſe faire du mal donné mal à propos, & qu'il n'en ait fait, quoy qu'on ſçache qu'on n'en perſuadera jamais les Pariſiens. On peut dire de ce remede comme de tous les autres, ce qu'on a dit du commerce de la vie. *Ce n'eſt pas aſſez d'avoir de bonnes qualitez, il en faut avoir l'economie.*

Nil prodeſt quod non lædere poſſit idem
Eripit interdum modo dat medicina ſalutem.

Phaëton eſtoit un veritable *Imberbis*, qui voulût conduire le char de ſon pere Apollon ; & au lieu d'éclairer la terre, il la brula preſque toute.

Igne quid utilius? ſi quis tamen urere tecta
Cœperit, audaces inſtruit igne manus.

Voila le Phaëton de Paris ſur ſon Zodiaque.

Ubique ſed oblique.

Car pour retourner au Medecin Anglois, ayant eſté convaincu à la Cour d'Eſpagne d'ignorance par les Medecins du Roy, Profeſſeurs d'Univerſitez, gens conſommez dans la pratique, les Grands d'Eſpagne, & toute la Cour, furent fort étonnez d'apprendre que Paris, qui paſſe pour la premiere Ville du monde, où il y a Ville, Cité & Univerſité, euſt donné dans un Medecin qui n'avoit qu'un remede, & qui n'en avoit pas mêmes l'œconomie, ce qui affligea, dit-on, le bon cœur de la Reine, laquelle eſtant toujours Françoiſe, & ſçachant que tous les François ne ſont pas Pariſiens, ne pouvoit ſouffrir que la ſuperbe de Madrid inſultaſt à la ſimplicité de Paris.

Venons aux Clercs des ordres moindres, & à ceux des grandes. Que de choſes rares, curieuſes & divertiſſantes, ſi elles n'eſtoient point meſlées d'autant de tragique que de comique, ſi on ne reſpectoit les caracteres, & ſi on pouvoit deſcendre au particulier ſans bleſſer la charité, quoy que ces bons Meſſieurs là ne ſe mettent gueres en peine s'ils la bleſſent eux-mêmes, faiſant le métier d'autruy, & des experiences dangereuſes ſur le prochain, sans autre sçavoir faire, que de se faire faire à eux-mêmes la charité. Mais aprés ce que nous avons remarqué dans la premiere Partie de cet Ouvrage, touchant les Loix divines & humaines, qui leur deffendent de faire la Medecine, des obligations qu'ils ont de s'en tenir à leur Breviaire, de faire leur Regle, & de l'obligation qu'ont les Superieurs de la leur faire faire de gré ou de force, crainte qu'ils ne scandalisent les foibles, & qu'ils ne se perdent dans le commerce des seculiers, qu'ils perdent souvent par leurs remedes, demeurons-en là : parce que nous aurons encore beau champ cy-aprés, & occasion de reprendre cette matiere au moins en passant, tant elle est inépuisable : Car quant à nos Charlatans fiefez, & à ceux-cy : que de choses dans leurs histoires qui passent l'imagination? que de qualitez usurpées pour couvrir leur jeu, que d'autres mensonges ! Quelles troupes, puisqu'on en pouroit former une legion foudroyante, & cet esprit de mensonge nommé *Legio*, qui ne fait gueres moins de maux par les Imposteurs, les Magiciens, & certaines fées qu'ils en font, laissant mourir les malades, sans prognostic, sans Sacremens, dans les douleurs, & laissant les familles dans la derniere desolation ; Pour ne point parler de ceux qui voulans chercher un port d'assurance, & leur subsistance dans le feu des fourneaux dont ils font leurs phares, ont pery sur la Gréve de Paris. Encore une fois donc Paris, voila vos sauveurs & vos divinitez sensibles & visibles, *Hi sunt dij tui*. Les voila vos dieux, qui malgré toute la confiance que vous y avez, ne sont autre chose que *Genus sperantib. fallax, quod vetabitur semper & retinebitur.*

Mais ce qu'il y a de pire que tout cela & de déplorable pour l'honneur de la Medecine, & du *Vir bonus medendi peritus*, c'est de voir des Medecins dogmatiques, dont les uns ont de l'esprit, & les autres de la science en faire un si mauvais usage ; passer comme des infidelles dans le camp des ennemis de la dogmatique, trahir leur mere, leurs freres, leur honneur, & étoufer jusqu'aux remors de leur conscience pour un vil interest : souffrir pour l'amour de la pratique toutes sortes d'indignitez, vouloir bien en estre les martyrs, & ceux-mêmes de la Charlatanerie ; enfin se rendre l'aversion de leurs propres collegues, le mépris du public, & le sujet des Comedies & des Satyres, par des hableries, des promesses, des vanitez, qui les rendent pires que les maladies mêmes, voyans en un jour autant de malades qu'il s'en presente, & n'ayant souvent qu'un même remede pour tant

* *Cornel. Celsus de Medecin.*

de differentes maladies, de differens âges, sexes, saisons, temperamens. Ainsi pour ne point parler de quelques autres œuvres de tenebres, que de coups frapez à l'aveugle? Ce qu'il y a encore de pire, c'est qu'il s'en trouve qui se joüent de la Religion, qui ne sçavent ce que c'est que de refuser de ces attestations en Justice, lesquelles font tort au prochain, qui jurent & affirment plus de visites qu'il n'y en a, qui les mettent à trop haut prix, & qui donnent à tous venans pour moins d'un escu des attestations en Caresme de maladies, sans raison, sans sujet, ne pouvant se resoudre de laisser aller à un autre cette petite piece d'argent, & encore moins de risquer à perdre la pratique; car c'est là qu'il fait beau se faire martyr de la Medecine Chrestienne Catholique. On en a veu pousser la fourberie & la mauvaise foy si avant, qu'ayant conseillé à leurs collegues de tenir bon, & promis de ne point donner de ces attestations de Carême; ils leur ont manqué de parole pour prendre leur place. Quelle infamie! quelle usurpation! quel libertinage: *Quid vultis mihi dare*, disent-ils aux malades, *je feray toutes choses pour vous contenter*? je suis tout à vous. Il s'en trouve encore, comme nous l'avons marqué cy-devant en passant, de fauffilez avec des Empiriques; quelle bassesse? jusqu'à dire qu'ils consulteroient avec la garde, & toute creature, *Terrestrium & infernorum*, pour de l'argent, témoins ceux qui signerent à un Empirique qu'un scorbutique qu'il se vantoit d'avoir guery d'une phtisie consommée, estoit un veritable pulmonique, quelle avarice, ou quelle ignorance! Car quant à ceux qui ont leurs emissaires par tout, bien ou mal payez pour les traiter d'Esculapes, & d'hommes miraculeux, ils sont en si grand nombre, qu'on n'auroit jamais fait si on vouloit s'y arrester. On en fait des contes assez divertissans, & entr'autres un de celuy qui vendoit la poudre Antiecliptique à ceux qui apprehendoient la fameuse Eclipse de l'an 1654. Mais ce qu'il y a de terrible, & qui marque les jugemens de Dieu sur l'endurcissement de ces prévaricateurs, c'est qu'ils ne sont la plus part morts gueres plus riches que ceux qui se sont acquis la reputation de *Vir bonus medendi peritus*. On sçait la bigoterie d'un de ces martyrs de la Pratique, qui pour se faire Medecin d'une riche & vertueuse Princesse fort mortifiée d'avoir perdu la meilleure de ses amies par une fiévre maligne, feignit avoir receu d'elle en mourant certains ordres dont il luy venoit rendre compte, mais dont il ne pouvoit, disoit-il, luy faire le détail sans commencer par un *Deprofundis* pour cette pauvre défunte, qu'il ne manqua pas d'accompagner de quelques larmes; aprés quoy il fit en François cette maniere d'exorde Latin, *Infandum Regina jubes renovare dolorem.* Quelles indignitez, quelques-uns n'ont-ils pas souffert par des maistres & des valets, non-seulement chez les Grands, mais encore chez de la Bourgeoisie exaltée? Cela paroistroit incroyable à qui en feroit le détail; car s'il n'y avoit que des gaillardises, des affaires & des succés comiques; qu'il n'y eust que la pauvreté & la misere qui en eust obligé quelques-uns à mettre toutes pierres en œuvre, & à tout souffrir, on diroit *Jejunus venter? &c.* c'est pitié, & la plus grande des tentations, que d'estre pauvre: mais de voir des gens riches de leur estoc, de celuy de leurs femmes, ou par la pratique, souffrir, faire & dire des choses indignes d'eux, & qu'un crocheteur ou un polisson ne voudroit pas faire; quel aveuglement? *ô cæcas mentes! Quid non mortalia pectora cogis.*

Auri sacra fames?

Qui croiroit qu'il se fust trouvé sous le bonnet Doctoral, des piqueurs, des presteurs à poste, ou sur gages, des Marchands, des Courtiers, des Espiciers, sans parler des secours qu'ils tirent de leurs femmes, de celles d'autruy, & de celles qu'on appelle *Ad ogni cosa.*

Finissons en retouchant ce que nous avons dit des Ecclesiastiques, des Abbés, des Moines; & parce qu'on peut dire des femmes qui font la Medecine, même sous pretexte de charité, & a bonne intention, qui cependant n'est qu'un zele indiscret, & une fausse lueur qui les perd, en perdant de pauvres malades qui ont plus besoin de rafraischissement & d'aumônes, que de remedes purgatifs, vomitifs, sudorifiques, diaphoretiques, &c. Mais à ce propos commençons par des caracteres generaux, qui peignent admirablement bien les Medecins en Cucule.

Cet Art qui dans nos maux s'offre à nous secourir,
Qui les sçait détourner, & qui les peut guerir,
Bien loin de faire voir ces divines merveilles,
Ces effets surprenans, & des cures pareilles,
Nous fait bien aujourd'huy rabattre de son prix,
Est même en plusieurs lieux dans le dernier mépris;
Et par les sots plaisans traduit en ridicule,
Passe par toutes mains jusqu'aux gens de Cuculle,
Qui pour s'être ennuyez de leur profession,
Sont devenus sçavans par revelation;

Et comme Saints zélez guerissant de leur ombre,
De Medecins fameux viennent croître le nombre.
Cherchez-vous un remede & bien prompt & bien sûr,
Le Couvent a pour vous un maître-guerisseur,
Grand Courtier de secrets, Thaumaturge admirable,
Qui ne trouve à l'épreuve aucun mal incurable,
Et qui du saint habit s'étant autorisé,
Est de tout l'institut par tout preconisé,
Sans que dans les maisons aucun autre on propose,
Lorsqu'avec plein pouvoir du malade on dispose,
Ni que les amis même entre les Reverends
Fassent difficulté de s'en rendre garands:
Cependant en ce fait ce qui le monde étonne,
C'est qu'on voit que chez eux le Medecin ordonne,
Et qu'à de tels Docteurs aucun Ordre reglé
Ne voudroit pas fier le moindre Frere-lay.
Est-ce que leur science est au grand air fonduë,
Ou que par le chemin elle s'est répanduë?
Est-ce pour n'aller pas prendre la chose au pis,
Que l'on n'est pas toûjours Prophete en son païs:
Et que comme un torrent qui fait bruit dans sa course,
Est à peine connu dans le lieu de sa source;
Ces esprits merveilleux cessent de faire bruit,
Dans le sejour claustral où leur vœu les réduit?
Ou plûtost n'est-ce pas que ce corps venerable
Est d'une autre importance & plus considerable
Que ces chetifs mondains, qui ne meritent point
Qu'on ménage leur vie avec tant de soins?
Je laisse au directeur de ce pieux commerce
A décider à fond ce point de Controverse.

Mais n'oublions pas à avertir le lecteur, que nous ne pretendons toucher ny à la dignité du Sacerdoce, ny à celle des Ordres & des Communautez Religieuses, ne pensant qu'à quelques particuliers, qui s'estant enrollez en une si sainte milice, profanent la dignité de leur vocation par un commerce tout seculier, & par consequent tres-dangereux. Que chacun fasse son métier, *In quà vocatione quisque vocatus est, ita ambulet.* Voila la leçon d'un chacun, s'il ne la sçait qu'il l'apprenne; car ces Messieurs les Clercs, & les Religieux ont beau faire des objections, on ne leur répondra pas icy, puisqu'on y a répondu cy-devant : L'Egliſe Latine, la Grecque, l'Ecriture ſainte, les Peres, les Conciles, les Theologiens, les Hiſtoriens ſacrez, tout y eſt formel. Il n'y a pas juſqu'au pauvre Superieur qui ne ſçache la verité ; mais quoy ? il craint pire, s'il parle de retraite & de diſcipline ; & ſi la Communauté tire quelque ſecours de cét exercice, il s'en rapporte à elle, ſur tout quand elle n'eſt pas riche : mais qu'on diſe ce qu'on voudra la verité eſt une, pour ne point parler des ſcandales que cauſent des Moines & des Eccleſiaſtiques dans le commerce des ſeculiers & des ſeculieres, ny des maux dont ils ſont comptables par leur ignorance : car quoy qu'on diſe, elle n'eſt pas moins facile à prouver que le violement des Regles, intereſt, charité, tout ce qu'on voudra, ce n'eſt pas là voſtre métier. Si vous eſtes Chirurgien, bon Apotiquaire, & auſſi habille que vous vous l'imaginez, faites ces fonctions dans la Communauté, * ſi le Superieur vous y applique, mais cependant n'oubliez pas que vous eſtes toûjours Religieux, & nullement Medecin ; car dés qu'il vous prend envie de l'eſtre, & particulierement chez les ſeculiers, que faites-vous dans cette antichambre, dans cette chambre, dans cette ruelle, où tant d'objets dangereux vous ſautent aux yeux ? Au moins ſi vous n'y pechez, vous eſtes en grand peril ; & voila un des *Pericula noviſſimorum temporum* de Maiſtre Guillaume voſtre ancien amy. C'eſt bien loin d'imiter tant de Preſtres ſeculiers, de Religieux, qui ont abandonné l'exercice de la Medecine qu'ils avoient appriſe dans le monde, pour ſe donner entierement à Dieu dans la retraite, parce qu'on ne peut ſervir à Dieu & au monde. Marcille Ficin, Turiſan, Arias Montanus, & tant d'autres à propos deſquels on peut voir dans la premiere Partie de cet Ouvrage, pag. 167. ce que fit Monſieur Stenon, quand il eut pris la reſolution de ſe donner à Dieu. Il eſtoit habile, experimenté, ſçavant, bel eſprit, mais dés qu'il eut changé d'objet, il ne voulut plus entendre parler d'autre choſe : Voila un miroir à Moines, à Eccleſiaſtiques, à ſeculiers. Ce n'eſt pas là tout, car on ſçait que des Freres ignorans ſe mélent de penſer des maladies qu'on n'oſe nommer tant de l'un que de l'autre

* Extruat quis officinam medicorum, habeat etiam diſcipulos, habeat & inſtrumenta, Pharmaca & ingrediatur ad ægros, nunquid hæc ſufficient, ut præſtet vobis medecinam ? Minime, ſed opus arte, & ſine illa non ſolum hæc non proſunt, ſed etiam ſunt damnoſa. Et enim qui non eſt medicus, melius fuerit neque Pharmaca habere, quoniam non in natura Pharmacorum eſt ſalus ſolum, ſed in arte adhibitis. *Chryſoſt. in Act. Apoſtol.*

sexe. Mais quand je parle de Freres ignorans, je n'y comprens ny les Freres de la Charité, ny les Sœurs Hospitalieres, ny celles qu'on appelle Grises, qui se sont consacrez par un vœu particulier au service des pauvres malades. Ce sont à mon sentiment des Heros & des Heroines du Christianisme & de la regularité, *Pertranseunt benefaciendo & sanando.* On ne les peut trop estimer, point d'interest, point de hablerie, point de voyages inutiles & de long cours, point d'entestement, par tout soûmission, ne travaillant que sous les ordres des Medecins, des Chirurgiens, & de leurs Superieurs. Qu'on voye dans les Decretales des Papes, dans saint Gregoire, dans saint Bernard, & les sçavans écrivains de son tems, dans les Regles mêmes des Fondateurs des Ordres, on reconnoistra que *Ab initio non fuit sic*, on a répondu à la grande objection des dispenses, & marqué l'abus qu'on en fait ordinairement. Quant à l'ignorance, il n'est pas jusqu'à un sincere Religieux de certain Ordre, lequel interrogé ce qu'il pensoit d'un de ses Peres pretendu Medecin, répondit, *Je croy que le froc à part, il en sçait beaucoup moins qu'un Frater Chirurgien ou Apotiquaire.* Cependant

Le bon Gilla se vend chez le Frere Didace,
Frere Alain a cent fois trompé la populace,
Et s'est si finement instruit dans son Métier,
Qu'il sçait tirer de l'or de sa poudre d'acier.
Le Frere Valentin a de la quintescence,
Qui guerit de tous maux, méme de l'impuissance,
Il en sçait beaucoup plus que Braier ni Vallot,
Et le plus habile homme aprés luy n'est qu'un sot.

Ce qu'il y a de remarquable en general, c'est que tous ces pretendus Medecins reguliers sont si jaloux les uns des autres, qu'ils apprestent à rire à tous les seculiers. Ils s'entrepoussent comme les flots de la mer, l'un est aujourd'huy sur le haut du toist, demain un autre prend la place, & le renvoye à la cour de la maison, au jardin ou à la cuisine. Dieu me garde d'en venir icy au particulier, ne m'y estant peut-estre que trop étendu dans la premiere Edition: Tout ce qu'on en peut dire avec les rieurs, est qu'ils sont fort habiles, puisqu'ils nourrissent de grandes Communautez, pendant qu'un pauvre Medecin ne vivote qu'a peine avec sa petite famille. Mais quoy qu'il en soit, raillerie à part, & tout de bon, mon Pere, mon Frere Medecin, *Cave Ursicine*, prenez garde qu'en courant au secours des malades vous ne vous perdiez vous-même. De bonne foy croyez-vous estre dans vostre cellule, parmy des seculiers, & dans le grand air du monde, & particulierement quand vous vous trouvez dans la ruelle de quelque femme, ou à sa toillette. Serez-vous plus fort dans le grand monde, que tant de Saints qui ont tremblé, ou qui sont tombez dans la solitude. Que sera-ce donc d'un long teste à teste, & au partir delà d'une imagination prevenuë, & dont on n'est pas toujours le maistre? Il est donc bien plus à propos de demeurer au Convent, d'y faire la Regle & la volonté du Superieur, que de se commettre comme on fait, loing de fuir le peril & les écueils. Qu'on se souvienne, qu'entrant dans la solitude, on a fait comme celuy dont il est dit, *Quia mollia liquit*; qu'on se souvienne, si on se croit un oiseau de Paradis, du *si moror morior*, que les femmes sont une glu dont il est difficile d'approcher sans y demeurer pris, ce qui n'est pas sans exemples. On n'a qu'à voir ce bel endroit de saint Cyprien, qui est terrible, mais un peu long pour le transcrire icy tout entier. *Casuale est quod fœminæ est. . . . è carbonibus scintillæ dissiliunt. . . . . Aculeus peccati est forma fœminea . . . . Separamini de precor à contagione pestifera, &c.* C'est bien pis encore quand on est convaincu de prendre de l'argent monnoyé, battu ou en lingots, comme font quelques-uns. Si on ne gagnoit rien à ce penible métier, on n'en seroit pas si friand. Cela me fait souvenir de la pensée d'un Archevêque, qui se trouvant importuné par des lettres de Princes & de Princesses, pour donner les meilleures Stations de son Diocese à des Predicateurs de leurs creatures, rendit une Ordonnance, par laquelle il deffendoit à tous les Marguilliers des Paroisses de son Diocese, de mettre les retributions des Predicateurs d'Avent & de Caresme, en d'autres mains qu'en celles des Superieurs. Qu'on en fasse autant à l'égard des Peres & des Freres Medecins, si le nombre n'est diminué des trois quarts, dites que je n'y entends rien. Quant à tous ces Empiriques qu'on appelle l'Abbé Hypocrate, ils ne sont pas plus l'un que l'autre & encore moins hypocrites, puisqu'ils sont tout hardiment, & qu'ils ont jetté sans scrupule le froc aux orties, quand l'envie leur en a pris, car pour Harpocrates, dés qu'on parle de raisons, il n'y en a pas un qui ne le soit. Il est vray qu'un de ces Docteurs nous promet un Livre qui ne sera pas moins que le desespoir & le tombeau de la Galenique, un peu de patience, & on verra ce qui en est; car s'il est approuvé de la

* *De singulari Clericorum.*

badauderie, c'eſt parce qu'elle n'y comprendra rien, de la maniere dont il eſt conceu & écrit.

Reſte à parler, car ce ne ſeroit jamais fait, du plus bel endroit de la Charlatanerie, puiſque le beau ſexe même s'en mêle: *Mulier medica, mulier incantatrix*, ſont preſque Synonimes dans l'Ecriture ſainte: Le mal eſt ancien. Elles ont de tout tems fait les ſçavantes comme les Peres & les Hiſtoriens le remarquent. C'eſt aſſez qu'on le leur deffend pour qu'elles le faſſent. Il ne faut que voir les mortifications qu'une folle & gueuſe drogueuſe donna à l'illuſtre Jean Crato, ce fameux Medecin de trois Empereurs. Elles ſont tellement les cauſeuſes, qu'elles cauſent ou la mort des malades, ou le mépris, ou l'eſtime qu'on a pour les Medecins qui ſe trouvent où elles regentent; Et on les croit aprés que le ſçavant André Tiraqueau a dit que les femmes eſtant naturellement vindicatives, il eſt dangereux de leur laiſſer manier des remedes? les Ordonnances des Princes & des Parlements y ſont formelles. Quant à celles dont les anciens ont parlé, & dont on lit les qualitez dans des recueils d'Epitaphes, ce n'eſtoit que des Gardes, ou des Sages-femmes, & ſouvent des folles: Car quant à la femme ſage, elle eſt marquée au *Linum & lanam operata eſt.* Voila ſon caractere, témoin tant de Dames de qualité, leſquelles aprés avoir fait leurs petits devoirs dans les Egliſes, & dans leurs ménages, s'occupent à faire de la charpie pour les Hôpitaux, ou à coudre quelques linges & habits pour les pauvres. Je ſçay qu'il s'en eſt trouvé parmy les Imperatrices, les Reines, les Princeſſes, qui ſe ſont occupées à faire des remedes, mais elles ne les donnoient que par les conſeils des Medecins & des Chirurgiens. Il faut qu'elles imitent le charitable Samaritain, qui ne donna au bleſſé que des remedes fort doux, & des rafraiſchiſſemens, dont il avoit encore plus grand beſoin. Les femmes ne ſçavent en aucune maniere proportionner le remede à l'âge, à la maladie, au temperamment du malade; Elles peuvent ſans doute s'y tromper. Gare même la vanité, le peril & l'illuſion. Ce n'eſt pas aſſez d'eſtre bien intentionné, il faut ſe mettre dans l'eſprit qu'un homicide, quoy qu'innocent, eſt un homicide, & qu'il vaudroit mieux qu'il y euſt mille languiſſans dans des lits, que d'en avoir fait mourir un ſeul en le voulant ſecourir, parce que la Providence divine a des moyens naturels & ordinaires de ſecourir ceux-là, mais qu'elle n'en a pas de reſuſciter un mort. Il ſuffit que les remedes ſoient des poiſons au dire

Jacob. Baldus, Satira 17.

d'un ancien, quand ils sont donnez & pris de mains peu sûres & experimentées, & à contre-tems: Ainsi le moins qui en arrive, c'est qu'on tuë un homme charitablement. Les filles de Pelias ne manquoient pas de bonne intention, quand elles voulurent rajeunir ce bon homme; Et cependant dit un de nos Poëte.

Voyez ce Sonnet dans ceux de Mr de Bensserade.

On le massacre a bonne intention.

Tant il est vray qu'il y a de l'entestement jusques dans les œuvres de charité, & que toutes les Maries ne sont pas des Jacobi & des Salomé avec leurs boëtes, leurs aromates, & leurs onguens. On en sçait à Paris d'une eminente vertu, jusques à des Religieuses tres-austeres, qui se sont trompées dans l'administration des remedes. On sçait que des fourbes de l'un & de l'autre sexe, leur avoient vendus chérement pour des secrets infaillibles, ce qui n'estoit rien moins que cela. Car quant à nos Pythonisses, à nos Devineresses, il n'y a qu'à rire quand elles attrapent les gens: Vous prendrez, disoit celle de la ruë saint C.... à des femmes qui la consultoient, & qui n'acheptoient rien de sa boutique! *Vous prendrez de mes remedes si bon vous semble, mais payez cependant ma consultation.* Sa consultation? ***Hercules tuam fidem***, Arlequin où estes-vous?

On pouroit finir ce Chapitre par le joly conte de cette Garde Venitienne, qui s'estoit renduë si absoluë chez les malades, qu'elle donnoit la loy aux Medecins même, & on le souffroit tant on est sot par tout païs quand on est malade, & tant on a de confiance en ces impudentes causeuses. Mais comme le narré en est un peu long, & qu'il n'y a gueres que la conclusion & la chûte du conte qui ait bien du sel, il vaut mieux renvoyer le lecteur à l'original. * Aprés tout cela, tout bien pesé & compté, un honneste homme peut-il estre amoureux & entesté de la pratique; & ne feroit-il pas mieux d'abdiquer la profession, ou tout au plus, loin de se donner à tant de mal honnestes gens, ne faire que se prester aux sages, & à ses amis?

** Scipion Mercur. de gli errori popolar. d'Ital. lib. 3. capit. 13.*

Du choix & des Assemblées, ou Consultations des Medecins, & de l'honoraire ou retribution qu'on leur doit.

CHAPITRE XIV.

IL n'y a rien de si difficile que le choix d'un Medecin. On dit communement qu'un mal honneste homme a souvent les dehors d'un fort honneste homme. Il en est de même d'un Medecin, & d'autant plus qu'on peut dire de ceux-cy *Rari quippe boni*. Car quant à la reputation & à l'employ rien de si trompeur. Si les Medecins faisoient leur mêtier au grand jour comme les Avocats, les Predicateurs, les Peintres, & quelques artisans, il n'y en auroit sans doute pas tant, & ainsi le choix en seroit plus facile, & plus seur. Mais il ne faut pas oublier, que si ce choix est difficile de ce costé, il ne l'est pas moins du costé de celuy qui choisit. On ne sçait le plus souvent ce qu'on veut, dés qu'on a choisi on se repent, & l'on passe à un autre choix, particulierement à Paris, où le compere & la commere, la mode, le bel air, & la prévention, sont l'ame & le mobile de toutes choses. Ainsi tout ce qu'on peut faire est de s'en tenir avec Erasme au *Vir bonus medendi peritus*; mais on y est encore bien trompé, tant il est facile de faire l'homme de bien, & de se dire sçavant & experimenté. Car quoy qu'Hypocrate compare un bon & vieux Medecin à un Pilote, qui a luté contre les vents les plus dangereux; il y a encore bien moins de bons Medecins que de bons Pilotes. Il falloit estre aussi judicieux & aussi experimenté que l'estoit le fameux Simon Pierre, pour faire avec peu de chose ce que les autres Medecins n'avoient pû faire avec tous leurs remedes: Car voyant un malade qui paroissoit à la mort d'une maniere d'Asthme, malgré toutes les saignées & tous les sirops, il ne fit que luy jetter une verrée d'eau froide dans le sein, qui le guerit sur le champ. Telle fut à peu prés la cure que Gabriel Medecin Arabe, fit en la personne d'une concubine du Calife Rassid, dont on peut voir le narré dans la premiere Partie de cét Ouvrage, pag. 136. On me dit qu'une jeune barbe, & si l'on veut un Barbe-piece à un bon remede, je vous demande de bonne foy, si un homme qui a un bon cheval est écuyer ; si ce Barbepiece est autre chose qu'un barbon, & si cette jeune barbe n'est pas sur le Zodiaque de Paris, *Ubique sed oblique.* Car quant au Medecin Prince, on en est revenu à Paris. En effet pas moins que de l'or pour son or potable, cela estoit un peu violent pour du saffran dissous en quelque liqueur, & c'est ce qui fait qu'on ne dit plus à present de l'or potable, du Medecin, & de sa Principauté, que du mirlirot, & du mirlidrogue.

Quant aux Medecins qu'on assemble pour la Consultation, il y peut avoir de l'abus, premierement au choix, & en second lieu quant à la cabale : Car si vous en laissez le choix au Medecin ordinaire, il amenera ceux de sa *faciende*, dont quelques-uns au lieu d'aller au fait, ne donnent que ce que le docte Duret appelle *Nugarum garulitates.* Le plus barbare, ou le plus grand parleur y passe souvent pour le plus habile, & sur tout celuy qui fait un prognostic de la maladie qui plaist aux femmes. Ce n'est pas que si les Medecins sont graves, doux, experimentez, des-interessez, on ne puisse tirer au moins quelque consolation de leur assemblée ; mais je croy que si on en avoit un bon pour ordinaire, cela pouroit suffire au malade, tant la pluralité en est dangereuse.

Pour l'honoraire ou reconnoissance qu'on doit aux Medecins, voicy le fâcheux, & ce qu'on appelle *il diabolo* :

La figure d'un Dieu, la figure d'un Ange,
Et celle d'un demon fait un contraste étrange,
Où sans y bien garder l'unité du dessein,
L'on veut representer le sort du Medecin.
Là paroist le malade avec son air severe,
Qui le reçoit d'abord comme un Dieu tutelaire,
De toute la famille on le voit honoré,
Et dans l'expression même presque adoré.
Icy vous le voyez dans une autre posture,
Qui semble l'assurer d'une santé future,
Et montrer de la main qu'il est hors de danger,
Ce qui fait le Theâtre & la Scene changer,
Où le sçavant pinceau dans la main d'un grand Maître,
Comme un Ange du Ciel l'a sçû faire paroître,
Faisant voir par l'accueil de tous les Assistans,
Combien ce grand succés les a rendus contens.

Mais voicy qu'en ce groupe, il paroît effroyable,
Où l'Art luy donne un masque & la laideur d'un Diable.
A ce hideux aspect, voyez comme on s'enfuit,
Et comme vers la porte un Laquais le conduit.
D'où vient, me direz-vous, cette figure horrible?
C'est qu'il le faut payer, & ce mot est terrible,
Tout grand Dieu qu'il étoit, il a dégeneré,
Et l'on ne le voit plus qu'ainsi défiguré.

On ne s'en veut rapporter ny à la glose de *l'honora medicum*, ny à la conscience, ny à l'honnesteté naturelle, *Mercedem solvere nemo.* Les petits ne peuvent rien donner, où ne peuvent donner que fort peu de chose. Et quoy qu'il en soit, c'est quelque chose; mais les riches sont souvent des corsaires & des sacres sur cet article. Ils croyent que c'est encore trop d'honneur à un Medecin d'avoir l'entrée de leur maison : *Indulge te quoque palatio nostro.* On ne veut point se mettre dans l'esprit combien l'exercice de cette profession est épineux, chagrinant, penible.

Les cuisans déplaisirs & les rudes tempêtes
Qu'un emploi si bizarre attire sur leurs têtes,
Et la confusion qu'ils ont à tous momens.
Qu'on les prenne en défauts sur les évenemens,
Ils ont beau sur son fait consulter la nature,
Elle ne leur répond que par la conjecture;
Et leurs Arrêts de mort en condamnent souvent
Qui pourroient bien un jour les voir aller devant.
La vapeur qu'au trepied humoit la Pythonisse,
Et celle du Bassin dans ce noble exercice:
Quoi qu'icy le parfum en soit un peu plus fort,
Pour l'obscure equivoque ont beaucoup de raport.

On va bien plus loin; car souvent on ne les paye qu'avec des injures & des calomnies. On veut qu'ils fassent tout ce qu'on ordonne, au lieu de les laisser ordonner; on veut même se rendre l'arbitre de leur conscience & de certains cas, & on va si loin en d'autres, qu'on soûtient en des compagnies qu'on les a payez, quoy qu'on ne les ait payez que d'ingratitude, toutes choses. donc on peut voir icy la peinture.

Que d'ennuyeux recits, & combien de redites,
Leur font-ils essuyer dans toutes leurs visites?
Combien de questions leur fait-on à la fois,
Sur differens sujets sans doute d'un grands poids,

Sans qu'ils soient écoutez, & que l'on veuille attendre
Qu'ils puissent la réponse en deux mots faire entendre?
Combien souvent faut-il varier le discours,
Historier les maux par de secrets détours,
Selon l'humeur des gens & les divers genies
De ceux dont le malade aime la compagnie?
Que ne souffrent-ils point de sa mauvaise humeur,
Quand il devient fâcheux avec combien d'aigreur,
En sont-ils regalez lors qu'à quelque remede
Une mauvaise nuit ou quelque accés succede?
D'un symptôme impréveu se trouve-t-il surpris,
C'est le mauvais effet du Julep qu'il a pris,
Deux gouttes de Ptisanne ou de telle autre chose,
De ce redoublement seront l'unique cause,
Et d'ailleurs quelle peine à choisir leurs ragoûts,
A donner dans leurs sens & les connoître tous?
L'un cherche des Docteurs à son humeur conforme,
L'autre plus avisé veut mourir dans les formes;
L'un court aprés la drogue & n'en est jamais sou,
L'autre aussi ridicule, & quelque peu plus fou,
Dans la cuisante ardeur d'une langue alterée,
Ne voudroit pas gouter d'un verre d'eau sucrée.
Ceux-là qu'une saignée auroit pû secourir,
Pour conserver leur sang, pourront se voir mourir;
Ceux-cy l'offrent sans peine, & n'en sont point avares,
Tant les goûts sont divers, & les esprits bizarres;
Mais qui n'admirera qu'étant si curieux
De leur chere santé, de ce bien précieux,
Qu'avec tant de chaleur les malades demandent,
Ils estiment si peu ceux desquels ils l'attendent,
Qui donnent tous leurs soins, leur peines & leur temps,
A trouver le secret de les rendre contens:
Combien souvent sont-ils, pour toute recompense,
Traitez d'une hauteur qui tient de l'insolence,
Et sans aucun respect fierement gourmandez,
S'ils ne paroissent pas si-tôt qu'ils sont mandez,
Ou si pour quelque avis à leur avis contraire,
Ils n'ont pû meriter le bon-heur de leur plaire,
Comme si l'écu blanc qu'on leur met dans la main,
Leur acqueroit sur eux un droit de souverain?

Dans

Dans l'état malheureux d'une si triste vie,
Par tous ces beaux endroits si peu dignes d'envie,
Ils n'ont pas grand besoin à les examiner,
D'aller chercher ailleurs de quoy se chagriner.
Ajoûtons aux sujets de leur inquietude,
Leurs services rendus, payez d'ingratitude,
La foule des fâcheux, les plaintes des parens,
Qui de tous les succés veulent qu'ils soient garans,
Et le bruit importun que dans le monde excite
Le malade qui meurt sans qu'on le ressuscite.
Jugez si sur cela l'on doit être surpris,
Qu'une nuit de chagrins noircisse leurs esprits,
Et qu'une si fâcheuse & si triste pratique,
Leur donne un air si sombre & si mélancholique?

Quels riches, que des riches qui retiennent le salaire d'autruy, ou qui font des bassesses inconcevables pour escroquer des visites de Medecins, dont ils changent aussi souvent que de linge, ou au moins que de maladies? Car qu'on ne dise pas qu'il y a des Medecins qui ne sont jamais contens, puisqu'au tems où nous sommes, ils s'accommodent de tout pour peu qu'on se mette à la raison, loin de vouloir estre payez conformément aux Ordonnances des Magistrats, & à la coutume de chaque Païs. Mais méchante épargne, & méchant politique, que de changer ainsi pour ne point payer; loin de se mettre dans l'esprit ce que dit Seneque, parlant de ce qu'on leur doit; car, dit-il, aprés avoir fait ce qu'on a pû, on n'a pas encore assez fait pour son Precepteur & son Medecin. Si ce procedé, dit encore le même Auteur, n'est qu'une ingratitude à l'égard des Jurisconsultes, c'est un sacrilege à l'égard des Medecins. Si donc vous ne le croyez pas habile homme, passez-vous-en, la Nature fera peut-estre mieux que luy. Mais si vous le croyez habile, où est le fin, je vous prie, de ne vouloir pas le payer, l'honorer & le conserver? car il n'en est pas de même que de ce Marchand & de cet Artisan, que vous changez pour n'estre pas obligez de les payer. Vous en trouverez cinquante autres, mais vous aurez peine à trouver un autre bon Medecin.

* De Benefic. lib. 6.

Des Medecins de differentes Facultez.

CHAPITRE XV.

C'EST un entestement qui ne mene à rien de disputer des Facultez, & de tant d'autres inutilitez, comme un bon & sage Medecin de la Faculté même de Paris l'a chanté.

Les fâcheux démêlez & les gros differends,
Que ces bons Docteurs même ont entr'eux pour les rangs.
Leurs contestations, leurs haines, leurs envies,
De lâches tours d'adresse & de brigues suivies.
Les debats éternels entre les Facultez,
Les schismes d'interêts, leurs partialitez,
Les soins que chacun prend de se faire connoître,
Et sur ses compagnons de chercher à paroître.
Tout ce qu'il fait enfin pour l'ostentation,
Et pour bien soûtenir sa reputation.

Il se peut trouver de bons Medecins de toutes Facultez, quoy qu'il y en ait où les actes probatoires, estant en plus grand nombre, plus long, & plus severe qu'en quelques autres, il en faut conclure que ceux-là peuvent estre les mieux instruits des principes. Mais quoy? le mal est ancien. Les Ecoles de Cos de Gnide, de Rhodes, ont esté sur le qui vive comme les nostres. Ce n'est pas que je ne tombe d'accord de ce que le fameux Cardinal du Perron dit un jour à ce sujet à des Professeurs en Medecine, *Qu'il seroit à souhaiter, qu'excepté Paris, & Montpellier, toutes les autres Universitez de France fussent abolies.* Cela n'empescheroit pas encore que tous nos Empiriques, & bien des Medecineaux, ne se dissent, comme ils font, impudamment de la Faculté de Montpelier. On a mis la reforme aux études du Droit, pourquoy ne l'a pas mettre à celles de Medecine, qui sont d'une bien autre consequence? Il y auroit moins de Medecins, tant mieux, pourveu qu'il y en eust plus de sçavans, & que tant de Charlatans fussent obligez à montrer leurs Lettres de Medecine, & non pas en produire comme font quelques-uns, qui ne leur coûtent pas plus que coûte une Lettre de Boulanger ou de Charcutier chez le Partisan des Lettres de Métiers. Quant aux Medecins demeurans à Paris, & pratiquans avec la Permission du Roy & des Magistrats, la Faculté pouroit approuver ceux qu'elle croiroit les plus habiles, les plus sinceres, les plus experimentez, les plus honestes par une maniere d'agregation, qui ne les rendroit pas pour cela participans aux emolumens, ny aux honneurs de l'Ecole, mais qui mettroit l'ordre, la paix & l'accord entre tous les Medecins, & qui baniroit de Paris tout ce qu'il y a de Charlatans, de fourbes, d'empoisonneurs, d'ignorans, & de vendeurs de Secrets, qui ne sont rien moins que ce que les badauts en croyent.

Fin de l'Abregé de la seconde Partie.

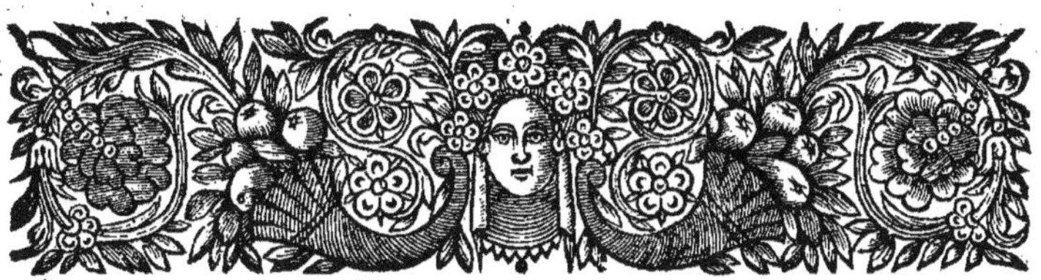

HISTOIRE DE LA MEDECINE,

TROISIEME PARTIE.

DES SECOURS DE LA MEDECINE.

CHAPITRE I.

Des Maladies, & du Devoir des Malades.

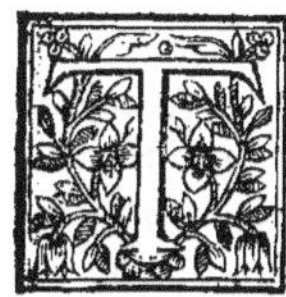

TOUT ce qui blesse l'action des parties du corps s'appelle maladie, chez les Medecins. C'est pourquoy l'homme semblant né pour être dans une action continuelle, & se plaisant d'autant plus à agir que l'inaction est une maniere de mort, tous les hommes regardent les maladies comme quelque chose de mortel. De plus, comme elles ne vont gueres sans la douleur, & que ce symptome empêche de goûter la vie, on les considere encore comme les plus piquantes des tribulations. Aussi la douleur & la maladie ne sont-elles pas seulement appellées des épines chez le Prophete Roy, *dum configitur spina*, mais encore chez le Prince * des Medecins. Or la fiévre, outre qu'el-

Tribulationes à tribulis quia tanquam tribuli cor ipsum pungunt. *Isid. in Etimolog.*

Psal. 31.

* In visceribus e-

le blesse toujours l'action, & qu'elle nous brûle tantôt à petit feu, comme il arrive dans les fiévres lentes, tantôt à grand feu, comme dans les ardentes; la fiévre, dis-je, a encore cela de particulier, qu'elle se met de la partie avec une infinité d'autres maladies ausquelles elle tient bonne compagnie; ce qui nous oblige, dit Tertullien, à être toûjours en garde contre ses insultes. Mais quoy qu'on convienne de tout cela, les maladies ne sont pas des monstres aussi horribles qu'on se les figure, si on considere de prés leurs suites, & si on les regarde du bon côté. Car comme les séditions qui arrivent dans le corps politique servent souvent à purger les Villes des mauvais citoyens, de même dans le corps humain le boüillonnement & la fermentation des causes internes, préparent souvent des évacuations qui font succeder une longue santé à une maladie de peu de jours. Mais ce qu'il y a de bien plus considerable dans plusieurs maladies, est que comme Dieu tire aussi facilement le bien du mal, qu'il a tiré la lumiere des tenebres, il arrive souvent que les maladies du corps operent la santé de l'ame. En effet, rien ne nous fait retourner à Dieu comme une grande maladie. *Multiplicatæ sunt infirmitates eorum postea acceleraverunt. Gravis infirmitas salvàm facit animam.* C'est pour cela que S. Augustin appelle la maladie, *la mere de la vertu*, & qu'il dit que le sage n'appelle jamais les maladies des maux; *Nemo sapiens ægritudinem malam dixerit.* C'est encore pour cela qu'il vaut bien mieux être malade du corps, que d'être sain du corps & malade de l'ame, *Innocentius ægrotaret qui sceleratè sanus est*, & que les vrais sages disent à l'approche des maladies: *Veni flagellum Dei.* En effet, plus le corps est affaissé sous le poids des maladies, plus l'esprit s'éleve. Dieu, dit un saint Personnage, ne fait pas moins paroître sa misericorde que sa justice, dans la distribution des maladies. Elles ne parlent pas moins à l'oreille des jeunes gens, qu'à la vieillesse la plus avancée; & elles ne sont pas moins les meurtrieres des voluptez, que la santé en est la nourrisse. C'est pour cela que les amis du Roy Etheric luy témoignant la douleur qu'ils avoient de sa maladie, il leur répondit qu'il n'y avoit pas tant de quoy s'affliger, puisqu'elle luy avoit fait plus de bien que de mal. Et c'est encore dans cet esprit qu'un sçavant homme a écrit de nos jours, que *la maladie étant l'état naturel des Chrêtiens; on doit s'estimer heureux d'être malade, puisqu'on se trouve alors par necessité*

tiam veluti spina videtur, utque illam pungere. *Hippocr. lib. de Morbis.*

Præcordiorum suppurationes & febres viscera ipsa torrentes. *Senec. Epist, 14.*

David Psalm Ecclesiastic. c. 3.

Augustin. in Joan.

Nazianz. Epist. 60. ad Philagrium.

Hugo à Sanct. Vict. lib. de claustr. anim. Tertull. in Scorpiac.

Infirmitates virtutum officina. *Ambr. in Psal. 39.*

Pensées de M. Paschal.

dans l'état où on est obligé d'être. Les Payens même ont si bien pensé des infirmitez, qu'ils ont sceu en tirer de la force. Theagene ne se seroit jamais rendu grand Philosophe, si les maladies ne luy en avoient facilité le loisir; aussi est-ce pour cela que Platon voulut bien placer son Academie en un lieu mal-sain. Hieron Roy de Sicile, Straton fils de Carrage, Phage, & quelques autres fameux dans Platon, ne parvinrent à la connoissance de la sagesse que par cette voye. Ptolomée, qui fit tant de cruautez & de meurtres, ne fit un grand magazin de Livres & de vertus, qu'aprés avoir pris leçon de quelques grandes maladies; tant il est vray que le lit est une carriere & un champ dans lequel on s'exerce à la vertu. Antigonus Roy de Macedoine, aprés être sorti d'une fâcheuse maladie, avouë de bonne foy qu'il est bien plus disposé à changer de vie, qu'il ne l'étoit pendant sa santé; & que les touches qu'il a senties luy font bien voir qu'il est mortel. Il faut qu'il en coûte du sang au grand Alexandre pour guerir de la fole prévention d'être fils de Jupiter. *La maladie de cet ami*, disoit Pline le jeune, *me fait souvenir que nous ne sommes bons que dans l'affliction.* Et de fait, l'amour, l'avarice, l'ambition, & les autres passions ne se trouvent gueres chez les malades. Que Tite-Live est admirable, quand il nous dépeint Tullus Hostilius troisiéme Roy de Rome, comme un personnage bouffi d'orgueil & plein de luy-même, jusques à ce qu'ayant été bien châtié par une longue & fâcheuse maladie, il revint tellement de cette humeur fiere & impie qui le rendoit insupportable aux Dieux & aux hommes, que non seulement il se donna tout entier au culte de la Religion, mais encore il en poussa les ceremonies jusques à la superstition, recevant dans Rome toutes les Divinitez étrangeres, luy qui jusques-là n'avoit pas même fait cas de celles de son pays.

Plat. 6. de Republ.

Hieron ἄμουσος postquam in morbum incidit factus literatissimus.

Lectus palestra est in qua ad virtutem exercemur.

Plutarch. in Apophtegm.

Lib. 7. Epist. 26.

Ergo ego qui nec fata hominum, nec facta Deorum
Curabam, amenti petere torva anima:
Qui Divum bona contempsi, qui sidera sprevi
Qui magni irrisi tela Trisulca Jovis.
Plector & indomito nec quicquam succensus ab igne
Exitii patior pignora certa mei?
Et mihi sum, ut desim, & desum ut possim esse superstes
Omnia num feci, nunc nihil ut fierem?
Spirat adhuc vis fulmineæ vesana juventæ

Scaliger in Farragin. de suo morbo.

Ut vir sim: ambitio, non sinat esse hominem?

Voulez-vous voir comment une grande santé n'est que le bagage de la vertu, ce qui l'incommode & ce qui l'embarasse plus qu'il ne luy sert? Un brave de l'armée du Roy Antigonus ayant été obligé, par ordre de ce Prince, de s'abandonner aux soins des Medecins, à cause d'une maladie qui l'avoit rendu inutile & méconnoissable, ne se trouva plus si brave quand il fut gueri. Ainsi Antigonus s'en étant apperceu, & luy en ayant demandé la raison, il luy répondit franchement qu'il n'avoit cherché pendant ses douleurs & les chagrins de sa maladie, qu'à se délivrer honnêtement de ces incommoditez en exposant sa vie, & que c'étoit pour cela qu'il avoit bravé la mort tant de fois, mais qu'elle luy paroissoit bien plus redoutable depuis qu'il étoit gueri. Voilà ce que peuvent faire les maladies, quand les malades, sçavent en tirer quelque fruit. Mais helas! les pauvres malades loin d'y songer serieusement, ne pensent pas même qu'ils sont obligez d'avoir quelque égard pour leurs amis, & pour les Ministres de la Medecine qui les assistent. Comme la chambre & le lit sont leur partage, *Supra lectum doloris*, & que c'est pour cela qu'ils sont aussi-bien appellez Cliniques, que l'étoient les anciens Medecins; ils sont ordinairement si incommodes, qu'Euripide les represente tous à peu prés comme son Oreste. Jon autre Poëte, dit expressément, que *les malades sont une espece d'hommes fort impatiens, qu'ils ont du dégoût pour leurs femmes; qu'ils se fâchent contre leurs Medecins; que les visites de leurs amis leur sont à charge; & qu'ils se fâchent même contre leur lit.* Ils ne daignent pas seulement se mettre dans l'esprit qu'ils feroient bien mieux de chercher le moyen de guerir que de perdre le temps à se plaindre, & que comme il n'est pas impossible de faire un bon usage de la santé, on doit penser serieusement & tranquillement à la recouvrer.

V. Plutarch. de Tranquill. anim. Brussonus in Specul. mundi. l. 4. c. 20.

Οὐδ' ὑγείης τὸ περὶ σῶμα ἀμέλιαν ἔχει.

Carmina aurea Pythagor. erudita.

Car pourquoy nous figureroit-on la maladie sous le Hyerogliphe d'un lion qui devore un singe, sinon pour nous marquer qu'il faut de la force & du courage pour chercher le remede qui nous convient, & que la santé qui succede à la maladie dépend fort souvent de cette resolution qu'on prend de tout faire pour la rétablir? Mais pourquoy alleguer des Payens pour sçavoir ce qu'on doit faire quand on est malade, puisque le saint Esprit nous l'apprend? *Fili in malis tuis ne sis negligens.* C'est pour cela que quelques Theologiens & quelques Jurisconsultes regardent comme des insensez ceux qui resistent à la Medecine, & qu'il y a des Casuistes qui ne les exemtent pas de peché mortel, quand ils refusent les remedes naturels & exemts de superstition. Non seulement Erasme est de leur sentiment, avec quelques Peres; mais quelques Casuistes vont si avant, qu'ils croyent qu'on doit donner un Medecin au malade malgré qu'il en ait, & qu'il ne luy est pas moins necessaire que l'ami l'est au malheureux. Ce n'est pas que les maladies, comme nous l'avons observé cy-devant, ne puissent avoir une bonne suite; mais il ne s'ensuit pas pour cela qu'il y faille croupir par vanité ou par negligence, ny qu'il faille tenter Dieu en méprisant les remedes qu'il a créez. S'il s'est vû quelques maladies, comme celle de Job, dont le Seigneur s'est immediatement reservé la cure, il ne faut pas pour cela s'attendre à ces coups de Maître, qui sont encore plus rares que ces maladies. Qu'on allegue tant qu'on voudra la belle mere de S. Pierre, comme un modelle de cette sainte indifference qu'on peut pratiquer dans les maladies; une Petronille, à qui ce saint Pere ne jugea pas à propos de prolonger la vie: un S. Gilles, qui ne permet pas qu'on pense sa playe: un S. François, qui se donne en proye aux infirmitez corporelles: un S. Benjamin, qui ne permet pas qu'on remedie à son hydropisie, parce, dit-il, que son corps ne luy a rendu aucun service, tant qu'il a été en santé. Qu'on mette encore en avant le malade, qui ayant recouvré sa santé par l'intercession de S. Thomas de Cantorbery, retourna à son tombeau le prier de luy rendre la maladie dont il l'avoit délivré. Qu'on allegue même si l'on veut cet Arabe, qui répondit à ceux qui le prioient de prendre quelques remedes pour tâcher à se guerir, *quand il ne faudroit qu'oindre mon oreille, je ne daignerois pas le faire; le Seigneur & le Dieu auquel je m'en vais est un trop bon Maître, pour ne pas partir quand il m'appelle.* Tout cela est grand, mais outre que quelques-uns souffroient leurs maux à dessein de faire penitence, il est encore vray que ces exemples sont souvent plus dignes d'admiration que d'imitation, puisque nous avons ceux d'une infinité d'autre Saints, & d'autres personnages considerables dans leur état & condition, qui ont fait cas des secours de la Medecine, & particulierement tous les Patriarches des Ordres Religieux. Ces saints Politiques ont tous fait des Loix dans leurs Regles qui assujet-

S. Thom. 2. 2. q. 98. S. Antonin. p. 3. tom. I. cap. 11. Zachias l. 8. t. 2. quæst. 1. art. 2.

Omar-Ebn Abdi. l'Asis. *Histor. Dynastiar. Abulpharaii p. 131.*

tissent leurs Religieux peuples à la Medecine, & les ont eux-mêmes gardées, quoy que quelques-uns d'entre eux eussent le don des miracles pour de certains maux. Mais comme la Medecine a ses scrupules de même que la conscience, il est plus difficile de dire, quant au particulier, en quoy consiste le devoir des malades, que de marquer celuy des Medecins & des assistans. Il se trouve des malades qui ont trop de confiance en la Medecine, & d'autres qui en ont trop peu. Le Medecin Kirstenius a cru, quant à ceux-cy, avec quelques devots, que la pieté du malade jointe à celle du Medecin guerissoit plus d'infirmitez que ne peuvent faire tous les remedes; mais à bien considerer cette opinion, elle n'est soûtenuë que d'un zele un peu dereglé, & qui n'est pas selon la science; car outre que la pieté du malade & celle du Medecin ne se trouvent que rarement de concert, il est certain que le saint Esprit est formellement pour les remedes, & que comme nous l'avons cy-devant remarqué plus d'une fois, une infinité de saints Personnages l'ont approuvée & s'en sont même quelquefois mêlez. En effet, il y a long-temps que la Piscine de Bethsaïda & les eaux du Jourdain ont passé, & qu'ils ont perdu toute leur vertu; l'eau de Siloé & la Terre d'Alcedama sont usées. Mais quand tout cela feroit encore ce qu'il étoit au temps passé, qui sçait si la Piscine même n'auroit rien eu de mineral, & si ce mouvement qu'elle recevoit d'une intelligence n'auroit point excité cette vertu qu'elle avoit naturellement, comme il arrive au feu qui ne sort de la pierre que par le mouvement du fer, & ainsi des autres remedes qui paroissent surnaturels? Quoy qu'il en soit, dis-je, & quant à l'opinion de ces devots, qui attendent tout de la pieté du Medecin jointe à celle du malade, n'est-il pas vray que S. Paul, qui ne manquoit pas de pieté, conseilloit à ses Disciples de l'un & de l'autre sexe, gens pieux s'il en fût alors dans l'Eglise de Dieu, d'user des précautions, du regime, & des remedes de la Medecine? C'est ainsi que saint Jean l'Evangeliste, saint Polycarpe, & long-temps aprés saint Germain Evêque de Capouë, ne negligent pas les bains faits pour la santé. Saint Hierôme n'obeït-il pas aux Medecins, & sainte Paule ne suit-elle pas l'exemple de ce veritable Directeur des Dames? *Il ne faut*, dit saint Basile, *ny fuir la Medecine ny s'y confier qu'avec discretion; mais comme nous avons soin de cultiver la terre, & que nous en demandons les fruits à Dieu; comme nous lais-*

Petr. Kirsten. de vero usu & abusu Medicin. Tractat. 2. cap. 2.

V. Gretzer. in Curolopat. pag. 230.

Eusib. in Hist. Eccl.

Gregor. in Dialog.

sons le maniement du gouvernail au Pilote pendant la tempeste, & que nous prions Dieu qu'il nous conduise au port: de même quand nous appellons le Medecin, nous ne devons pas oublier de mettre notre esperance au Seigneur. Vous me demandez, ajoûte ce Pere fort à propos, *s'il n'y a rien qui choque la pieté dans l'usage de la Medecine, & je vous répons que comme l'Agriculture est permise & necessaire pour l'entretien de la vie, la Tissenderie pour couvrir le corps, & l'Architecture pour nous parer des injures de l'air; de même la Medecine est faite pour guerir, & pour préserver le corps humain d'une infinité de maux, & pour en affermir les mouvemens. Il ne faut*, dit le sçavant Erasme dans le même esprit, *ny mépriser le Medecin quand on est malade, ny pour ainsi dire l'adorer comme font quelques idolatres de la vie. Que toute notre esperance soit en Dieu, qui peut seul separer l'ame du corps, comme c'est luy seul qui l'y met. Mais il ne faut pas pour cela differer de prendre l'avis des Medecins, principalement dans les maladies aiguës; pourveu que le nombre de ces Docteurs ne soit pas trop grand, non pas parce que le nombre des Medecins a fait perir, suivant le proverbe, un Empereur; mais parce que les soins trop officieux, & la jalousie qui s'y met, les fait tomber en des contradictions qui ne manquent jamais à embarasser le malade, & à l'empêcher ensuite de s'occuper au salut de son ame.* Nous lisons dans la vie de saint Ignace de Loyola, qu'étant malade entre les mains d'un Medecin, jeune & ignorant, il ne laissa pas de luy obeïr jusques à ce que ses Religieux s'étans apperceus de son incapacité luy en amenerent un autre, tant l'un & l'autre luy paroissoient bons pourveu qu'il fist à la volonté de Dieu, & qu'il ne parût ny trop prévenu ny trop indifferent à l'égard de la Medecine. Rien à mon avis de si instructif ny de si consolant pour les malades que ces paroles d'un Saint de nos jours. *Il faut être malade puisque Dieu le veut, comme il le veut, quand il le veut, autant de temps qu'il le veut, & en la maniere qu'il le veut.* Cependant il n'est que trop vray que les malades, comme nous l'avons marqué cy-dessus, ne pensent gueres à mettre ces avis en pratique. *Ils parlent même*, dit Plutarque, *comme des égarez*; la peur & la douleur leur font dire mille pauvretez, ils veulent & ne veulent pas, on n'y entend rien, & je ne comprens pas même si un bel esprit, qui n'étoit pas des plus malades, railloit ou s'il parloit serieusement, quand il écrivoit à un de ses amis en ces termes : *Dites, je vous prie, à mon Medecin que je luy demande la vie, & que je mets ses Ordon-*

Gregor. in Menit.

L. de Præpar. ad Mortem.

Entretien 21. de S. François de Sales.

In Moralib.

Lettres de Balzac.

nances immediatement aprés les Commandemens de Dieu. Qu'il accorde mon foye & mon estomach, & qu'il fasse cesser cette guerre civile. Ainsi je me range du côté de celuy qui fit cette judicieuse réponse, à ceux qui luy recommandoient d'avoir soin de sa santé : *Ce n'est pas là mon affaire, c'est celle de mon Medecin.*

CHAPITRE II.

Des Remedes en general.

CE que nous appellons remede en notre Langue, a des significations bien differentes dans les Langues mortes. Car le mot φαρμακὸν chez les Grecs ne signifie pas moins un venin, qu'il signifie un des secours de la Medecine. C'est peut-être pour cela qu'Homere a dit des medicamens de l'Egypte, qu'il y en avoit autant de mauvais que de bons, & qu'Ovide a dit :

Odiss. 8.

Trist. l. 1.

Eripit interdum, modo dat Medicina salutem
Quaeque juvet monstrat, quaeque sit herba nocens.

Et c'est encore en ce sens là que Galien a donné le nom de medicament, même à tout ce qui nous peut nuire *de toute sa substance.* Ce terme ne se prend en gueres meilleure part chez les Latins que chez les Grecs, puisque Varron, Suetone, Nonnius, & autres s'en sont servis pour signifier des poisons. Et c'est sans doute pour cette raison que le Jurisconsulte a écrit, que quand on parle de poison, il faut distinguer entre un bon & un mauvais, tout ce qui apporte quelque changement à notre nature pouvant être compris sous le terme de medicament. C'est ainsi qu'Hippocrate appelle un remede *tout ce qui change l'état present de notre corps,* de sorte que l'aliment même est une espece de remede : Et c'est de cette maniere que Galien l'entend, appellant * secours tout ce qui peut alterer notre nature. C'est encore ainsi que le terme de medicament signifie, tantôt un aliment simple, & tantôt une simple addition de remedes alteratifs à un aliment *medicatam frugibus offam.* Il signifie même quelquefois des fards ou des confections de remedes odorans, d'où vient qu'on appelle les Apoticaires *Pigmentari*, & les baumes qu'on prepare pour conserver les corps, *pigmenta medicinalia*, & qu'on dit *corpora medicata condimentis sepulturae.* Or encore qu'on soit redevable de l'invention de quelques remedes à quelques

Caius Digest. qui venenum. Pandect. titul. de verbor. & rerum signific.

L. de locis in homine.

* *Auxilium.*

Galen. method. l. 11. Tertull. l. de Carne Christi. & de Idolol.

quelques animaux, & même qu'il y en ait autant de violens que de mediocres & de doux parmi ceux que l'experience & la tradition nous ont fait connoître, les Anciens n'ont pas laissé de nommer les remedes *les mains des Dieux*, & de les garder avec ceremonie, & d'une maniere religieuse dans leurs Temples.

V. Herodot.

Un Juif, plus sage infiniment que tous les sages Payens, compare le medicament, tout amer qu'il est, à une chose utile & aimable de sa nature, & même à un ami fidelle. En effet il est toûjours salutaire, quand il est donné d'une bonne main, de quelque lieu qu'il soit sorti. Le miel tiré de la gueule du lion ne laisse pas de conserver sa douceur, *de forti exivit dulcedo.*

Ecclesiast.

E di messo la tema esce il diletto.

Je sçay à la verité que comme ceux qui gouvernent les lions ont besoin de prudence & de discretion, pour prendre le temps d'en approcher, de même ceux qui manient les remedes que la Medecine appelle *genereux*, ne peuvent être trop circonspects; que c'est pour cela que les Arabes marquans leurs vertus, conseillent encore de les considerer avec attention avant que de s'en servir; qu'ils n'assurent rien en matiere de pratique, & qu'ils y mettent toûjours du *forte* & du *fortassis* aprés Aristote, & son fameux Disciple Theophraste : que le grand Hippocrate, loin d'en parler trop affirmativement, y mit du *puto*, & que Galien ne peut s'empêcher de dire des purgatifs, aprés les avoir tant celebrez en divers endroits de ses Ouvrages, *qu'ils sont de mauvais suc, ennemis de l'estomach, chauds & secs, colliquatifs, & qu'ils conduisent promptement à la vieillesse.* C'est pour cela que le sçavant Actuarius nous avertit que ceux qui sont vehemens demandent bien de la discretion dans l'usage qu'on en fait. Je sçay encore que Plutarque nous objecte icy, que les mouvemens qui se font dans le ventre inferieur par les remedes, corrompent les parties *contenuës*, qu'ils y mettent plus d'ordures qu'ils n'en tirent, & que qui prend des purgatifs fait comme ceux qui ne pouvant souffrir des Grecs dans une ville y feroient venir des Arabes & des Scythes. Je sçay, dis-je, tout cela, mais n'est-il pas vray, parlant generalement, que ces remedes ne sont tels qu'entre les mains des inconsiderez & des ignorans; que s'ils y sont des armes offensives, ils ne sont pas moins *les mains salutaires des Dieux*, en celles des sages & sçavans Medecins; & que c'est ainsi qu'il faut entendre tout ce que nous

Generosa præsidia. *J. Jacob. Chifletius in Dædalivat.*

Τάχ' ἴσως ἄν.

Galen. Comment. in libr. 2. c. 12. Lib. Hippocrat. de rarè vict. in acut.

In Catarticis vehementioribus & parva dosi cautio magna requiritur, industria singularis, premeditatio acris, exercitatio longa; judicium limatum examen perfectum si piè & rectè velis mederi, *Actuar. l. 3. cap. 7.*

avons marqué cy-devant? Car quant à Plutarque en particulier, ne voit-on pas bien qu'il ne blâme que les vomissemens & les purgations faites sans necessité, un des grands abus de son temps? Et que quant à son induction, n'ayant rien sçu dans la pratique, il raisonne bien plus en Sophiste qu'en Praticien, avec sa pretenduë corruption des parties internes, les remedes ne demeurans pas plus de temps dans le ventre inferieur que les sucs excrementeux qu'ils en délogent en fort peu temps aprés les avoir attirez? Ainsi comme je ne prétens pas répondre en ce Chapitre-cy à toutes les objections qu'on pourroit faire, ny instruire personne de la Medecine, mais apprendre seulement aux gens de bon sens, qu'il n'y a rien de si dangereux que de faire le Medecin quand on ne l'est pas, ou qu'on ne l'est gueres, je me contenteray de les avertir icy

I. Premierement, qu'il ne faut jamais se servir des grands remedes que dans le besoin, & encore avec prudence & circon-

II. spection. Qu'il ne faut pas s'en prendre aux Medecins si les remedes ne font pas toûjours ce qu'on en desire, leurs effets étans differens selon les lieux, les regions, & les doses; & que comme il ne faut gueres plus qu'un bon sens commun pour connoître les simples alteratifs, il faut de l'étude, de l'experience, & des instructions pour connoître les remedes qui agissent de toute leur substance, & par ce que les Philosophes appellent *crasis & modus mixtionis.* C'est pour cela qu'Heraclide de Tarente comparoit ceux qui ne sçavent l'histoire des Plantes que par le secours des Peintures, à ces crieurs publics qui dépeignent assez naïvement un Serf fugitif qu'ils ne connoîtroient pas pour cela, quand il seroit devant eux. Poursuivons. Qu'il

III. faut prendre sans façon le remede quand le mal nous presse, non seulement parce qu'il y a de la lâcheté & de l'extravagance à croupir dans le mal; mais parce que le fruit qu'on en tire est bien au dessus de l'horreur qu'on en a naturellement, *horrorem operis fructum excusat.* C'est pourquoy *obsecra increpa in omni patientia*, & pour ainsi dire *compelle eos*, & ils vous en sçauront gré, s'ils sont raisonnables, quand ils seront sortis d'affaire. Combien de gens de merite & de qualité precipitez par la negligence & par la repugnance qu'ils avoient aux remedes, en des maux d'une terrible consequence, particulierement quand cette repugnance est secondée d'une fausse tendresse de la part des assistans, ou de la complaisance du Medecin? Com-

Miserum secari & cauterio exuri, & pulveris alicujus mordacitate anxiari. Tamen quæ per insuavitatem medentur, & emolumento curationis offensam sui excusant, & præsentem injuriam super venturæ utilitatis gratiâ commendant. *Tertull. de Pœnit.*

bien d'hypocondriaques, de phrenetiques, de maniaques se sont eux-mêmes fait la derniere violence, faute d'un peu de violence du côté de leurs amis & de celuy de leurs Medecins? Et combien en a-t-on vû perir de sang froid, qui n'étoient pas deplorez, par leur opiniâtreté, & par apprehension des remedes?

IV. Quant à ces secrets qu'on vante tant, & qu'on recherche avec des soins inutiles, & souvent dangereux, il est bien plus seur de se servir des remedes connus & qui sont en usage, comme nous l'avons cy-devant marqué, que de se servir des inconnus dont les operations sont ordinairement violentes, *Mitia grata magis, mitia tuta magis.* C'est pour cela que Galien s'est emporté contre Xenocrate & contre certain Empirique, le premier ayant écrit sur le fait des medicamens, des choses non seulement infames & honteuses, mais d'une fort dangereuse pratique; Et l'autre s'étant servi si mal-à-propos des cantharides qu'il en avoit tué deux malades, se joüant, dit-il, de la peau des hommes, comme il avoit fait de celles des bêtes.

J'avertis encore que c'est sans raison, que les malades prêtent les oreilles à ces grands mots de Panacée, de Baume de vie, d'Elixir, de Sirop de Longue-vie, d'Or potable, & qu'on ne sçait ce qu'on fait quand on méprise les remedes simples & communs, comme fit ce ridicule Richard dont Galien se moque; parce que ce grand Medecin ne luy ayant proposé que des remedes à juste prix, il luy répondit que tout cela n'étoit bon que pour des gueux, & qu'il falloit quelque chose de plus prétieux pour un homme de sa qualité. En effet, à quoy bon de proposer des remedes difficiles à trouver, comme font quelques-uns de nos Charlatans, & même de nos Medecins, sinon à jetter leurs malades dans le desespoir de guerir, par la crainte de la dépense, ou s'ils donnent dans le piege à leur couper lâchement la bourse? Et à ce propos si l'on me demande s'il est plus digne d'un Medecin de donner luy-même les remedes convenables que de les ordonner chez les Artistes, je croy que parlant en general il faut en cela suivre la coûtume des lieux où on se trouve, comme fit Galien, qui s'abstint de faire la Chirurgie & la Pharmacie à Rome, parce qu'il y trouva des *Chirurgiens & des Apotiquaires établis; ce qui ne se pratiquoit pas alors à Pergame sa Patrie. Ainsi les mieux sensez de nos Medecins conviennent qu'*il ne faut pas qu'un Me-*

V.

3. de Composit. Medic. per gener.

* Distinctos artifices.

Primeros. de vulgi

errorib. in Medicin. l. 1. c. 2.

decin vende des remedes, ny publiquement ny en chambre, cela n'étant pas fort honnête; mais qu'il en peut composer quelques-uns pour s'en servir dans la necessité, pourveu qu'il ne les vente & qu'il ne les vende comme des secrets; celuy là pechant contre le saint Esprit, qui connoissant la vertu d'un remede, le taît malicieusement à ses Collegues, & en laisse perir la connoissance avec luy, parce qu'il est écrit: *Malheur à qui enfoüit le talent qu'il a receu, & à qui cache la lumiere sous le muid.*

Amman. Medicina decisor. discurs. 25.

ὕλι silva

Quant à la découverte des remedes, & à leur usage en particulier, quoy qu'il y en ait si grande quantité que les Grecs l'ont exprimée par le terme de *Forest*, à l'égard seulement de ceux qui se tirent des vegetaux, il ne faut pas simplement de la discretion, mais encore de l'application pour découvrir ceux qui sont cachez. C'est ce qu'ont fait les anciens Medecins en leur temps, avec bien du soin. C'est ce qu'ont fait ceux du moyen âge, & c'est ce qu'on fait encore fort heureusement depuis quelque temps par des recherches, des operations, & des Analyses dans les principales Academies de l'Europe. Mais comme il est arrivé que tous les secours, qui ne devroient être employez que par l'ordre des habiles Medecins, sont malheureusement tombez entre les mains des Charlatans, & que les Ministres de l'Art & les malades les appliquent tous les jours de leur chef temerairement & sans l'avis des Maîtres, j'entreprens pour le bien public de donner dans cette troisiéme Partie de mes Essais, l'histoire de la pluspart de ces secours & de ces remedes, pour apprendre à tant de personnes inconsiderées combien il est dangereux de s'en servir sans conseil, & de les prendre d'une main inconnuë & peu seure. C'est donc pour cela qu'ayant assez parlé du devoir des Medecins dans la seconde Partie de cet Ouvrage, je passe en celle-cy au devoir des Chirurgiens, des Apotiquaires, des Sages-femmes, & des autres Assistans des malades, sans oublier les malades mêmes; aprés quoy je m'étendray en particulier sur l'usage de ces secours, qu'on confie à chacun de ces Ministres ou Assistans, sous la direction des Medecins; par où l'on verra combien il est important, & à ces Ministres & aux malades, de ne pas passer les bornes que la prudence, la justice & la raison leur prescrivent; & que si les remedes n'ont pas toûjours des effets funestes dans leurs mains, au moins ils y sont aussi inutiles que l'épée de Georges Castriot l'étoit en toute autre main que la sienne.

CHAPITRE III.

Des Chirurgiens.

LA Chirurgie est la plus ancienne partie de la Medecine, & pour ainsi dire la plus seure, *Chirurgi certior est Ars*

Nam quid agat certum est, & aperta luce medetur,

Et celle en laquelle les anciens Medecins tâchoient d'exceller; car étant obligez de suivre les Heros à la guerre où cet Art étoit necessaire, il leur apportoit beaucoup de profit & d'honneur. Depuis ce temps-là, comme ce même Art dépend entierement de l'operation manuelle, les ennemis des Chirurgiens n'ont pas laissé de les appeller *Manœuvres*, nom qui ne leur est pas si injurieux qu'on pourroit penser, puisque celuy même de Chiron vient du mot Grec qui signifie la main, & que celuy qui signifie un Medecin dans la même Langue est tiré du terme qui signifie un dard. * Quoy qu'il en soit, c'est de ce Chiron qu'Achille tenoit la connoissance de la Chirurgie, outre toutes les autres belles disciplines dans lesquelles il l'avoit élevé; témoin la playe du Roy Telephe qu'il guerit avec un cataplasme, où il mêla de la roüille de la lance qui l'avoit blessé.

Marcellus Palingen. in Leone.

Lettres de Guy Patin.

Χειρ manus unde Chirurgus.

* *Natal. comit. l. 4. Et sextus Empiricu in verbo ἰὸς, unde ἰατρος.*

Ovid. Metamorph. 15

Iliad. 4.

Ego Telephon hastâ

Pugnantem domui, victum orantemque refeci.

C'est ainsi que Patrocle guerit Euripile, que Podalire, Machan, & tant d'autres Heros de l'Antiquité exercerent cet Art avec un succés admirable, & que Denis Tyran de Sicile, ne dédaigna pas de faire les sections, les ustions, les reductions, & tant d'autres operations de la Chirurgie. Les Princesses même des vieilles Histoires paroissent si sçavantes dans la Chirurgie, que les Auteurs les y font entrer avec les Princes malades, pour le dévouëment de ce qu'il y a de plus intrigué. Aussi étoit-elle si necessaire, que les bêtes même ont eu des lumieres naturelles pour la connoître, & pour s'en servir. En effet, le cheval marin ne se saigne t-il pas heureusement, & les chévres de Crete ne tirent-elles pas le fer de leurs playes par l'application du Dictame, avec tant d'adresse & de succés, que les premiers hommes en tirerent des leçons pour la Chirurgie? Non seulement les Heros ont appris cet Art, mais les Poëtes encore ont crû ne pouvoir traiter assez dignement leurs sujets, sans la connoissance de la Chirurgie. Homere n'ignore ny l'Anatomie ny la Botanique, jusques à parler des bandages en vray Chirurgien. Les anciens Medecins furent si jaloux de cette partie de leur Art, qu'ils ne voulurent jamais souffrir qu'on la séparast des autres. C'est pourquoy il n'y paroissoit alors rien de méchanique tant ils l'exerçoient noblement & heureusement, comme on le peut voir dans Hippocrate. Cela dura jusques au temps de Galien, qui l'exerçoit de cette maniere à Pergame, & qui n'en quitta l'exercice qu'à Rome, où il la trouva séparée de la Medecine, qui ne s'étoit reservé que la cure des maladies internes, laissant les operations manuelles aux Chirurgiens. Depuis ce temps-là elle commença pour ainsi dire à faire bande à part en d'autres pays, & à se séparer de son tout; ce qu'on ne devoit pas souffrir, puisqu'il est certain que les Medecins qui sont ordinairement Philosophes, & sçavans dans les Langues & dans la Botanique, auroient operé bien plus seurement que des hommes qui ne sçavoient que par habitude, & qui aprés tout n'ont pris la place des Medecins qu'en les copiant, soit en écrivant, soit en operant; mais qui ont été si heureux dans cet hardi projet, que le docte Primerose ne peut comprendre comment il est arrivé qu'on ajoûte souvent moins de foy à un Medecin faisant le Chirurgien, qu'à un Chirurgien faisant & la Chirurgie & la Medecine. Car enfin il est assuré que jusques au temps des Arabes, les Chirurgiens s'en sont tenus aux operations manuelles, & que c'étoit-là leur partage. Mais soit que depuis ce temps-là les Medecins ayent continué à negliger cette partie de la Medecine, ou que les Chirurgiens se soient plû à pousser leurs conquêtes petit à petit, ils ont enfin usurpé la cure des Tumeurs contre nature, des playes & des ulceres d'autant plus injustement, que cela étoit de l'ancien domaine de la Medecine rationelle. Qu'ainsi ne soit, Galien commence sa Methode par la cure des ulceres, & la finit par celle des Tumeurs, tant internes qu'externes; maladies qui ne peuvent être bien traitées qu'avec les indications de la Medecine curative. Et c'est pour cela que dans quelques Villes bien policées, il n'est pas permis aux Chirurgiens de faire leur Métier sans y appeller un Medecin, & particulierement quand il est question d'une operation considerable, au point même qu'il faut en quelques-unes de ces Villes que le Chirurgien soit Do-

Iliad. 4. Odyss. 19.

D. vulg. erroribus in Medicin. l. 1. c. 10.

ćteur en Medecine. Cependant les choses vont bien autrement à present en France, où les Chirurgiens ne se contentant pas de la plus seure & plus lucrative partie de la Medecine, usurpent encore, par un abus inconcevable, les fonctions des Medecins, par tout où ils en trouvent occasion. Les Medecins sont en droit de rentrer dans la possession de la Chirurgie, il n'y a ny prescription ny police qui s'y oppose, ils n'ont fait que tolerer la séparation sans renoncer formellement à la pratique de la Chirurgie. Ils se serviront s'ils veulent, dit Galien, des instrumens de la Chirurgie, comme les Princes & les Generaux d'Armées font de l'arc, de l'épée, & de la pique. Ils commanderont comme les Generaux de la Medecine, quand il leur plaira, abandonnant quand ils le jugeront à propos l'usage du fer & du feu, & des autres remedes aux Ministres de la Profession, & se contentant d'en avoir l'intendance & la direction quand ils ne voudront pas se donner la peine d'agir, & de se servir de ces instrumens. Voila ce que la raison & l'ancien usage leur permet, & qu'ils peuvent faire d'une maniere qui sent assez le despotique sur la Chirurgie. Cependant ils ne le font pas par honnêteté, pour ne pas paroître innover & pour laisser le monde comme il est. Les Chirurgiens tout au contraire, qui n'ont aucun droit de faire la Medecine, l'exercent sans capacité, sans caractere, sans permission. Il n'y a ny fiévre ny autre maladie, soit aiguë soit chronique qu'ils n'entreprennent & qu'ils ne traitent, jusques à ce qu'ayant perdu la tramontane ils se voyent obligez d'appeller des Medecins à leurs secours, & souvent si tard qu'il n'y à plus de remede. Soit que ce desorde vienne de l'inquietude naturelle à l'homme qui n'est jamais content de son état, ou que quelques-uns de ces Messieurs soient naturellement tels que le proverbe les figure, Glorieux, & tous pleins d'eux-mêmes, il est certain qu'il y en a peu qui se contiennent dans les bornes de la Chirurgie, *Superbia illorum ascendit semper.* Mais quelque bonne opinion qu'ils ayent de leurs personnes, & quelques favorables que leurs soient les jugemens que les ignorans & les entêtez font en leur faveur, s'imaginant que la connoissance du corps humain jointe à l'habitude d'operer & de voir des malades, leur applanit le chemin de la Medecine Pratique; tout cela est comme qui diroit, qu'un Procureur à force de dresser des Requestes, & un Notaire des Actes, auroient appris à dé-

Comment. in 6. Elud. 1. Text. 1.

V. les Statuts de la Faculté de Paris, pag. 64.

cider un point de Droit, Badauderie.

Nugæ, non si quid Turbida Roma
Elevet accedas.

Ce n'est pas ainsi que la Medecine se fait. Il faut sçavoir distinguer, comme on dit, la lettre de la lépre. Il faut sçavoir la Philosophie, les Langues, les Principes, & generalement tout ce qu'on n'apprend que par tradition dans les écoles, & dans la Pratique, pour ne point parler de tant d'autres dispositions que les Maîtres de l'Art demandent, & dont nous avons dit quelque* chose cy-devant. Mais quoy ? tout cela n'est point necessaire, si on en croit ces Chirurgiens, qui ont une furieuse demangeaison de faire la Medecine, & particulierement dans la campagne & les petites Villes, comme si les hommes y étoient moins précieux qu'autre part. Et c'est ainsi qu'on y fait la Chirurgie & la Medecine avec une confiance d'autant plus prodigieuse, qu'il s'en trouve, dit le docte Primerose, à peine un sur chaque douzaine qui ait quelque connoissance de la Theorie de leur Métier, toute leur Science n'étant que routine, malheur que Galien déploroit de son temps, les dépeignant *des diseurs de rien, imposteurs, vanteurs, ignorans jusques à prendre des arteres pour des veines, & semblables à cet Archantius* dont il vous fait le portrait d'aprés Pline. *Il vaudroit mieux,* dit le celebre Langius, *tomber entre les ongles des corbeaux qu'entre les mains de ces Barbares ignorans, qui n'ont pas si-tôt vû la dissection d'un cochon, qu'ils pratiquent insolemment la Chirurgie.* Comment pourroient-ils faire non seulement la Chirurgie mais encore la Medecine, puisque les plus habiles Maîtres dans la Chirurgie paroissent déconcertez quand il est question de raisonner en presence des Medecins, même sur des maladies de Chirurgie ? Revenons donc aux Chirurgiens en general, & laissons-là ces miserables Barbiers de Villages. C'est bien pis encore quand ils se veulent mêler d'écrire, que quand ils veulent pratiquer la Medecine ; il n'y a ny dessein, ny suite, ny agrément ; la main a beau se mettre en devoir de tracer ce que la tête a pensé, cette operation manuelle ne fera jamais de celles qui les feront paroître Chirurgiens. Ambroise Paré, qui étoit habile dans sa Profession, se garda bien d'écrire luy-même ce qu'il en sçavoit, & ce qu'il avoit veu & observé. Il donna ses Memoires à de jeunes Medecins qu'il paya bien, & qui les mirent au jour sous son nom, de la maniere que nous les avons.

Rerum similium dissimilitudines, & dissimilium similitudines.

L. 3. administr. Anatomic. r.

In Proëmio Epistol. Medic. & Epist. 3. l. 3.

avons. Mais ils ne sont pas tous si sages que Paré, comme ils ne sont pas si habiles. Il y en a qui brûlent d'envie de faire paroître une ignorance, qu'ils auroient pû derober à la connoissance du Public, se condamnant eux-mêmes au silence. Et à ce propos il me souvient qu'un Chirurgien de Province, fort ignorant & fort vain, cherchant à se faire valoir par quelque écrit dans la Litispendence d'une affaire criminelle qu'il s'étoit malicieusement attirée, par voye de fait, mit en évidence & son crime & son ignorance. Car certain Factum où il se voulut mêler de débiter de la Chirurgie, du Latin, du Droit, & des Humanitez, fit croire au Rapporteur & aux Juges, assez embarassez à percer dans l'obscurité du fait, que la main qui avoit barboüillé le Factum avoit fait le coup en question*. Je ne parle qu'en passant de l'obligation que les Chirurgiens ont d'appeller les Medecins dans les maladies Chirurgicales ; car comme ils ne font pas grand scrupule de passer sur cette obligation, les malades s'imaginent facilement, comme nous l'avons marqué cy-dessus, soit par prévention ou pour éviter la dépense, que le Chirurgien vaut un Medecin en ces occasions. Cependant il n'y a gueres de Casuistes qui n'obligent les Chirurgiens à faire appeller un bon Medecin, soit pour convenir avec luy de la necessité de faire l'operation, du temps, de la maniere & des remedes necessaires, ou pour faire les rapports en Justice, & conseiller ensuite le malade sur le fait du temporel & du spirituel. Ce n'est pas toutefois qu'ils ne puissent differer l'execution des Ordonnances du Medecin en de certains cas, ils le doivent même ; mais au reste s'ils font quelque faute de commission par vanité ou entêtement, autant de maux & même de morts dont ils sont comptables à Dieu & au Public, comme il arriva à ce Chirurgien, qui ayant tiré deux livres de sang à un malade au lieu de huit à neuf onces que le Medecin avoit ordonnées, le jetta dans une hydropisie mortelle. Les negligences, les yvrogneries, de même que les fautes de commission, ont aussi des suites qui valent bien des *qui pro quo* d'Apoticaires, témoin le pauvre Malade qui brûla tout vif dans une machine où on l'avoit mis pour suer, pendant que le Chirurgien cuvoit son vin, faute de prendre garde à tout ce qui étoit au tour de luy. C'est pour cela que Galien soûtient que le Medecin a droit d'inspection sur tous les Ministres de la Medecine, comme le Pilote & les Architectes l'ont sur les Manœuvres.

* Quoties aliquid scripturus es scito te, morum tuorum & ingenii Chyrographum dare. *Sen. c. in Epistol.*

V. les Statuts de la Faculté de Paris, p. 1. des Arrests & Sentences de la Faculté, depuis la premiere page jusques à la page 115.

Aussi y a-t-il des Facultez où ils sont obligez d'obeïr aux Medecins, comme les Disciples aux Maîtres ; de ne donner aucun remede sans leurs avis, & de s'en tenir à l'operation manuelle. Ce n'est pas qu'il ne se trouve par tout quelques Chirurgiens non seulement tres-habiles, mais encore fort circonspects en ce qui regarde les choses qui ne sont pas de leur ressort, & particulierement à Paris, où leur capacité paroît si incontestable qu'il n'y a pas de lieu au monde où la Chirurgie se fasse mieux que dans cette Ville, tant à cause de la commodité que les Ecoliers & Aspirans ont d'aller aux Leçons publiques, qu'à cause de l'exactitude des examens, & des chefs-d'œuvres. Aussi ne fais-je aucun doute que s'ils vouloient bien se contenter du Métier qu'ils sçavent, & particulierement de faire les grandes operations, il n'y auroit pas dans le monde de Chirurgiens plus dignes d'estime ; car je ne passe pas pour de grands Chirurgiens ceux qui se bornent à la saignée, à penser des playes, & à traiter ces maladies dont la Chirurgie n'est pas moins friande que la chicane l'est de Decrets. Car comme l'une fait souvent releguer aux païs des Decrets & des Consignations, des hommes qu'elle auroit pû laisser en liberté, l'autre fait venir dans ses infirmeries des melancholiques, qui ne sont souvent rien moins que ce qu'ils apprehendent d'être ; manege dont elle tire un si grand profit que certain Chirurgien se mettoit, dit-on, à genoux devant la Statuë du Roy de France Charles VIII. pour le remercier de ce que son armée avoit apporté de Naples une maladie qui mettoit sa famille sur un fort bon pied. En effet, ces belles & grandes Operations de la Chirurgie, qui semblent caracteriser les Chirurgiens sont seules capables de les rendre égaux aux Chirons, aux Podalires, & aux Machons. Ainsi ni ces Prêtres ni ces Religieux, qui s'adonnent à ce qu'il y a de commun dans la Chirurgie, ne sont en aucune maniere Chirurgiens, bien qu'ils fassent encore les Medecins en tant d'occasions. Quoy qu'il en soit, il est constant que si ces Prêtres & ces Religieux dérogent à la noblesse & à la sainteté de leur Etat, soüillant des mains consacrées aux saints Mysteres, & les occupant à la cure des maladies sales & honteuses, il n'en est pas de même de nos Chirurgiens, & qu'il n'y a rien du tout que d'honnête dans leur ministere, étant non seulement laïques, mais étant destinez pour cela & approuvez des Medecins & des Magistrats. En effet, un Art ne peut-il pas être noble & civil, quoy que défendu aux Prêtres & aux Religieux; le terme même de méchanique, dans sa veritable signification, n'ayant rien de si bas & de si abjet, que les ignorans se l'imaginent. Car au reste, si l'on m'objecte que les Chirurgiens ne marchent dans les ceremonies publiques qu'à la tête des Artisans, à cause de l'operation manuelle, & que les Apotiquaires marchent avec les Marchands; je répons pour les Chirurgiens qu'ils ont des avantages bien plus considerables que cette marche ceremoniale, partageant avec les Medecins l'honneur de la conference & consultation dans les maladies externes; ce qui n'arrive jamais aux Apoticaires, dont l'office se termine à la préparation des remedes que les uns & les autres ont ordonnez.

Chirurgi stringe securim
Lictoresque tui præcedant Pharmacopolæ.

Hieronym. Bard. in Medic. gloria.

Voila le pouvoir & le Consulat de la Medecine, le devoir des Chirurgiens, & celuy des Apoticaires. Que ceux-là se souviennent donc que les Arabes se trouvant accablez de maladies, furent les premiers qui leur abandonnerent les operations: qu'ils étoient encore Disciples des Medecins comme ils le sont naturellement, & obligez de faire leurs Cours sous ces Maîtres devant le régne de saint Loüis; que ce Roy & ses successeurs, & particulierement le Roy Jean, les soumit aux ordres & aux Loix de la Faculté de Paris, & qu'ils s'y sont eux-mêmes soumis, comme leurs Ecoliers, comparoissant tous les ans au jour de saint Luc pour renouveller leur serment; que le Roy Charles VI. confirma ces Loix, & qu'ils sont d'autant plus obligez de se contenter de leur sort, sans usurper ce que les Medecins se sont reservez, que leur portion est la plus grasse & la plus fertile de toutes celles de la terre medicinale, les renvoyant au surplus à la Pharmacopée d'Ausbourg, aux Statuts de l'Ecole de Montpellier, & plus particulierement à ceux de celle de Paris, outre qu'ils peuvent encore apprendre quel est leur devoir dans *la Police de l'Art de Medecine d'André du Breüil*, où ceux qui ne demandent qu'à choquer leurs Superieurs, trouveront ce qu'ils sont originairement, & une idée de la conduite qui leur a été inspirée par quelques broüillons du siecle passé & de celuy-cy; Ce qui a sans doute obligé quelque Docteur, qui n'étoit pas fort content de cette conduite, d'en faire ce beau portrait.

Pag. 64. des Statuts de la Faculté.

L'on peut faire état même entre les concurrens
Qui viennent à l'envi se mettre sur les rangs
De ces braves Jurez que le serment oblige
A rendre au Doctorat par tout hommage lige ;
Qui pour être grands Clercs, mais grands Clercs non lettrez,
Et de leur suffisance aveuglément outrez,
Osent faire en secret la Leçon à leurs Maîtres ;
Eux qu'il faudroit charger de mords & de chevestres ;
Qui vont les décrier sur leur capacité
Pour secoüer le joug de leur autorité.
Quatre mots écorchez de la Langue Gregeoise
Les élevent sur eux tout au moins d'une toise ;
L'enfleure leur donnant cet air imperieux,
Qui les fait honorer du nom de glorieux.
Admirez de ces gens la sage politique,
Et le tour délicat qui les met en pratique.
Le signe du salut, avec le Crucifix
Entre deux chandeliers sur la table est-il mis,
Lors que les accidens portent par tout le trouble,
Que le danger allarme, & que la peur redouble ;
Ils se garderont bien de manquer au respect,
Et de rien avancer qui ne soit de leur fait.
Mais lors que le malade est en pleine assurance,
Qu'aucun succés douteux son destin ne balance,
Toûjours le fin détour, toûjours le contredit
Auprés du patient fait valoir leur credit.
Toûjours quelque bon mot dans l'entretien s'échappe,
Qui va friser la barbe au prudent Esculape.
Entendez-les parler : Si je n'avois pas sceu
Tromper le Medecin, prescrire à son insceu,
Ce remede excellent que le bon homme ignore,
Et qu'à ses beaux avis nous en fussions encore,
Quoy qu'il soit honnête homme, & que j'estime fort ;
Je le dis entre nous ; Le malade étoit mort.
C'est un échantillon de leurs tours de souplesse,
Où dans l'occasion ils montrent leur adresse,
Et qui chez le Bourgeois, & gens de bonne foy
Leur fait trouver accés, & donner de l'employ ?

Car quant aux sages, je ne prétens fraper sur aucun, non

plus que le sage Medecin Anglois nommé Jean de la Coignée, dont je veux bien inserer icy la protestation d'épargner les sages Ministres de l'Art, qu'il fait au commencement du Livre qu'il a écrit en Anglois touchant les Abus de la Medecine.

Non ferit hæc Medica præstantes Arte Securis
Nec Medici officio qui benè functus erit,
Non ferit insignes Chirurgos, nec myropolas
Ars quib. & pietas sunt benè juncta simul.

Joann. Securis Oxoniens. in quari mon. Abus. Medicin.

CHAPITRE IV.

Des Apotiquaires.

LE terme de Pharmacie est fort vague, & se prend comme tant d'autres en bonne & en mauvaise part, puisqu'il signifie aussi-bien cette partie de la Magie qu'on appelle Noire, qu'une des parties Ancillantes de la Medecine dogmatique. Quant au terme de Pharmacien & d'Apotiquaire, ils ne different gueres que dans l'etymologie, car quant à la signification, elle est arbitraire dans les Auteurs. C'est ainsi que Petrone se sert de *Pharmacus* pour signifier un imposteur; mais de dire qu'*Apothecarius* vient du terme Grec *, qui n'est pas fort éloigné de la signification du *Pharmacus* de Petrone; c'est ce me semble donner la gehenne à un mot, pour luy faire dire ce qu'il n'est pas. La Pharmacie est donc, parlant proprement, une partie de la Medecine, qui n'est guere moins ancienne que la Chirurgie. On lit dans ce que Kirkerus nous a donné pour des fragmens de la Prophetie d'Enoch, que ceux qu'on appelloit dans les premiers siecles *Principes mundi*, enseignerent à leurs femmes & à leur maîtresses la connoissance & l'usage des aromats, & de toutes les drogues bonnes & mauvaises. Homere parle de la Pharmacie en tant de lieux, qu'on conjecture de là qu'elle étoit déja en usage long-temps avant le siege de Troye: mais ce qui luy fait bien plus d'honneur, est que le fils de Sirach la regarde comme le bras droit de la Medecine. En effet, avec quelles armes le Medecin fera-t-il la guerre aux maladies, s'il se trouve en des lieux où il n'y a ni remedes simples ni composez? Aussi n'a-t-elle été separée de la Medecine que

V. Suidam in verbo φαρμακός.

O Pharmace.

* ἀπὸ τ ἀπάτης.

Ecclesiast. c. 38.

In quò ille medebitur si locis contingat. Pharmacopolis, Carentib. artem exercere anne verbis? *Fabius Columna in Præfat. Histor. Plant.*

Scholiastes Homeri à Senec. citat.

Ter servi, ter hostes.

Factum de Nicolas du Ruisleau, contre les Apoticaires & Gardes de Paris.

fort tard, car ces hommes qui amassoient des simples pour l'usage des Medecins, & qui les preparoient grossierement, n'étoient pas encore du temps d'Hippocrate, ce que nos Apoticaires ont été depuis. Les Medecins mêmes ne connurent qu'imparfaitement les remedes qui se tiroient des animaux & des mineraux, jusques au temps de Dioscoride, *Medicina in Principio paucarum fuit herbarum.* C'est pourquoy les Medecins voyans que la Medecine étoit d'une trop grande étenduë, souffrirent enfin qu'il y eût des hommes qui s'employassent sous leur direction & conduite, non seulement à la recherche des medicamens, mais encore à la préparation & au mélange. Mais qu'est-il enfin arrivé de ce ministere autorisé par les Magistrats, & par le consentement des Medecins? Les affranchis ont voulu prendre la place des Patrons, *Dixisti non serviam.* Car quoy que les Apoticaires puissent dire, ils n'ont aucun Livre de leur Metier non plus que les Chirurgiens, qui n'ait été composé par un Medecin ou plusieurs: & s'il s'en trouve quelqu'un sous leur nom ce n'est que Rapsodie, chou remâché, & barbarisme. C'est donc pour cela qu'ils sont obligez de reconnoître les Medecins pour leurs Superieurs & Precepteurs, ne tenant que de leur fond & de leur bonté tout ce qu'ils ont, & tout ce qu'ils sont. Cela est si vray, que les Loix civiles y sont formelles, & que les Magistrats d'Ausbourg & de plusieurs autres Villes d'Allemagne, d'Italie & d'Espagne tiennent la main à l'execution de ces Loix. Et si les Ordonnances que les Rois de France ont faites à même fin ne s'executent pas fort ponctuellement, c'est la negligence des Ministres de la Justice, ou la pusillanimité des Medecins qui en sont la cause. De là vient que la pluspart des Apoticaires, loin de se contenir dans leur devoir, veulent marcher sur les talons des Medecins, faisant la Medecine avec insolence, quoy qu'avec bien moins de capacité que les Chirurgiens. Car si on vouloit examiner le merite de la pluspart de ces Artistes, on seroit étonné de voir que de pauvres garçons, souvent sans esprit, sans étude ny application, aprés avoir fait un apprentissage tel qu'il vous plaira, & battu un peu la calabre, entrent dans la Maîtrise par les seules voyes de la patience & de la dépense, comme on le peut voir dans le Factum qui a tant donné de jour à cette verité, & de divertissement aux curieux d'Ouvrages comiques. Ainsi l'argent & les ceremonies ne leur ont pas si-tôt donné permission de lever Boutique, que sans se mettre en peine combien il faut de temps & d'étude pour faire un bon Apoticaire, ils ne pensent qu'à faire les Medecins. C'est pourquoy un sçavant Medecin du siecle passé parlant des Abus qu'ils commettent ordinairement, ne les appelle pas seulement les Singes de la Medecine, mais des *Canonistes*; les renvoyant ou aux Canons de Mesué, ou à ceux de leurs Seringues, *Ne sutor ultra crepidam & Pharmacopœus extra pixidem.*

Lisez Baventio des abus des Apoticaires.

D'autres Sçavans en l'Art de donner des clysteres,
Font valoir le talent par de secrets mysteres,
Ordonnent de leur chef pour malades & sains,
Et pour l'avoir songé deviennent Medecins;
Controllent, sans respect, avec outrecuidance
Des plus graves Docteurs la sçavante Ordonnance;
Renversent leurs avis, méprisent leurs Statuts,
Et dans l'occasion s'en font les Substituts;
Persuadant les gens qu'ils sont fort inutiles,
Qu'eux, sans d'autres secours, ne sont que trop habiles.
Et si l'on les en croit le Juliep épissé,
Entre les Recipez adroitement glissé,
Ou du fin Cordial une dose en bouteille,
De votre guerison aura fait la merveille.
Ainsi tout s'y faisant contre le droit des Gens
On est pis qu'en un bois, ou parmi les Sergens.
Et l'usurpation de ces Aides-d'Office
Fait que le Medecin gele dans l'exercice.

Mais parce que je suis persuadé que ni tous les Chirurgiens ni tous les Apoticaires ne sont pas compris dans les descriptions que ce Poëte en fait, je veux bien ajoûter icy cette restriction qu'il a faite en faveur des sages.

Pour garder à chacun le droit & l'équité,
Et ne dire icy rien contre la verité,
Tous ne sont pas moulez sur ce mauvais modele.
Plusieurs peuvent souffrir la touche & la coupelle:
Habiles dans leur Art, d'ailleurs honnêtes gens,
Et qui sçavent bien vivre avecque les vivans.
Ils sçavent en user avec la déference
Qu'à des esprits bien faits inspire la science;
Semblables à l'épi qui porte le bon grain
Qu'on voit plus s'abaisser plus il se trouve plein.

Mais si vous en trouvez dont la sage conduite
Force les envieux d'honorer leur merite,
Et loüer leur vertu; vous en trouvez aussi
Un bon nombre de tels que je les peins icy.
C'est à ceux-cy pourtant qu'il faut qu'on s'abandonne,
Contre les étrangers on se précautionne.

V. Primerof. l. 1. de vulgi errorib. in Medic. cap. 3. & 11.

Longius epist. 20.
Lettres de G. Patin.

Car au reste je n'ay garde de rapporter icy tout ce que de sçavans Medecins de divers Païs ont dit de desobligeant, quoy que veritable, contre les ignorans & les temeraires, qui passent de leurs mortiers & de leurs boëtes à la cure des maladies, dont ils ne sçavent pas mêmes les noms. Qu'ils apprennent donc qu'ils ne sont rien autre chose que des Apoticaires, Marchands, Droguistes, Epiciers, Grossiers, Aromataires: qu'il est de leur devoir de s'en tenir à leur Art & à leurs Boutiques, où ils doivent avoir soin de ne rien tenir que de bon & de bien conditionné; précepte qui les mene loin, si on y joint celuy de ne rien donner de consequence sans Ordonnance du Medecin. Qu'ils sçachent encore qu'ils ne doivent faire aucun profit injuste, excessif & tortionnaire; & qu'enfin ce n'est pas à eux à parler sur les maladies, de quelque nature qu'elles soient. Que leur experience, s'ils s'en piquent, est une experience sans experience, fausse & trompeuse, & que les Casuistes & les Loix civiles les condamnent, s'ils osent sortir de leur sphere. Car, combien en voyons-nous qui veulent faire seuls les Medecins en des occasions, où les habiles & consciencieux Medecins appellent du conseil, quoy qu'ils ne sçachent pas même la construction de la plus simple Ordonnance? De là viennent les horribles *qui pro quo*, dont on a tant veu de suites funestes; témoin entre une infinité d'autres, celuy qui ayant lû *Philonio* pour *filo uno*, fit dormir le malade bien loin au delà du sommeil d'Epimonides, puisqu'il dort encore. Car quant à celuy qui prit *oculi populi* * pour des yeux de pendu, & *auricula muris* pour des oreilles de souris; & à celuy même qui donna au vieillard le Diasatyrion, que le Medecin avoit ordonné pour un jeune marié, & la medecine laxative préparée pour le vieillard au jeune homme, les suites de ces beveuës eurent plus de comique que de tragique. Cependant, de quelles consequences ne peuvent point être ces méprises, particulierement quand elles sont causées ou par la vanité, ou par la mauvaise foy de l'Apoticaire? témoin ce que nous en apprend Laurent Joubert, digne

Ultra Epimenidam dormire. *Erasmus in Chiliad.*

* *Ce sont les boutons de l'arbre appellé Peuplier.*

In facetiis Bebelianis.

digne Chancelier de la Faculté de Montpellier. Un Apoticaire, dit-il, portant des parties à un convalescent de qualité, & homme de bon sens, luy voulut faire valoir, comme un grand service, la correction des Ordonnances du Medecin qui l'avoit traité, disant que s'il les eût suivies ponctuellement il en seroit indubitablement mort. Mais bien loin que ce convalescent luy en sceût gré, il luy répondit: Et c'est pour cela mon ami que je m'étonne que je ne suis mort. C'est assez que vous soyez tombé d'accord de cette conduite, pour aviser avec mon conseil, si je dois vous payer ces parties, & si je ne vous demanderay point en Justice les dommages & interests que de raison pour cette temerité, & pour ce mépris des ordres de mon Medecin. L'ignorance de celuy qui ne voulut jamais appliquer à la region des vertebres du dos un Topique ordonné par un Medecin pour une maladie d'estomach, est moins à blâmer à la verité que l'insolence de l'Apoticaire de Montpellier; mais cela ne laisse pas d'être fort sot, & de faire voir combien cet Apoticaire étoit ignorant dans l'Anatomie. Je ne sçay si c'est un conte pour rire, mais on dit qu'un Ecolier en Droit ayant demandé à un Apoticaire s'il avoit du *familiæ herciscundæ*, & que l'Apotiquaire luy ayant répondu, tout étonné, qu'il n'en avoit pas, l'Ecolier luy demanda encore s'il avoit du *finium regundorum*, à quoy il répondit pour sortir d'affaire, & pour ne pas paroître mal fourni, qu'il en avoit encore le jour précedent, mais qu'il l'avoit vendu ce jour là. Passe pour cela; mais à qui se trouveroit en la place d'un pauvre jeune homme nommé Mantias dans Galien, il n'y auroit pas à rire, puisqu'un Apoticaire luy serra tellement le front d'un bandage que les yeux luy en tomberent de la tête. Il en est de même de cet Apoticaire de Londres, qui donna du mercure sublimé pour du mercure doux à un homme qui en mourut pitoyablement; car pour celuy qui debitoit l'emplâtre *Oxicroceum, sine Croco*, le coup n'étoit pas mortel, quoy qu'il fist en cela une friponnerie. C'est donc pour les Apoticaires particulierement *que l'Oracle semble avoir parlé*, dit le docte Simon Paulli, *quand il a dit*: CONNOIS-TOY TOY-MESME. *Toutes leurs fautes n'étant qu'une suite de celles qu'ils font, manque de penser à ce grand précepte, pourquoy ne pas écrire dans leurs Boutiques en gros caracteres, cette sentence du Temple de Delphes; car un homme de bon sens, & qui a de la conscience, ne s'avisera jamais de donner un grand remede, tel qu'est la purgation, si ce n'est dans une*

Dissertation Angloise touchant les Abus que les Apoticaires commettent dans la préparation des Remedes à Londres 1669.

Simon Paulli Archiater Regis Daniæ, in Quadripartito Botanico.

pressante necessité. Combien d'hommes ont perdu la vie, ou du moins sont tombez dans de grandes extremitez, par la temerité de certains Apoticaires & de certains Chirurgiens, qui font si peu de cas de la vie d'autruy qu'ils la hazardent pour une Pilule ou pour une Tablette dont ils veulent avoir le debit à quelque prix que ce soit. Car enfin quand ils auroient, eux & tous les Empiriques, les meilleurs remedes de la Medecine, est-on Ecuyer pour avoir un cheval vigoureux, & habile Artisan pour avoir en main les instrumens, & les materiaux de quelque métier? De plus, prescrire & executer sont-ce pas des choses bien differentes? Les fonctions de la tête & celles du bras sont-elles les mêmes? Le Pilote & le Matelot, le Manœuvre & l'Architecte, le Magistrat & l'Huissier marchent-ils sur le même pied? Sera-t-il donc permis à chacun de se servir de ce qu'il a en main, sous pretexte qu'il le croit propre à sa fin, & particulierement dans la Medecine, pendant que la Police se fait avec tant de regularité à l'égard des Arts les plus méchaniques? Ainsi les Apoticaires qui ont assez à quoy s'occuper dans le choix & dans le mélange des vegetaux, des animaux, & des mineraux, pourront-ils en conscience sortir de leur Sphere, & traiter des maladies qui surpassent autant leur connoissance, que l'interpretation des Loix & la décision des points difficiles surpassent celle du Procureur & de l'Huissier? Car quant à ce qui les interesse, supposé que la Pharmacie fût bien moins lucrative que la Chirurgie, & qu'un M. Fleurant ne fût pas un homme *bene faciens partes & lucrans mirabiliter,* il ne seroit pas juste pour cela que les Apoticaires se dédommageassent de ce malheur sur les malades qui tombent entre leurs mains, au contraire l'état pitoyable où ils sont alors les devroit porter à la compassion; car au reste si les profits de la Pharmacie ne sont plus si grands qu'autrefois, c'est la cherté de leurs remedes, & le peu de respect qu'ils ont eu pour leurs Superieurs, qui ont obligé les Medecins & les malades à se passer d'eux. Pour les gens qui ont la foy tendre, & qui ne laissent pas d'écouter leurs discours & leurs promesses, il faut leur apprendre qu'il y a bien à dire entre promettre & faire, & que parler n'est pas raisonner, quoy qu'il s'en trouve d'assez temeraires pour promettre même ce qui est impossible à la Medecine, aimant mieux voir perir le malade, pourveu que ce soit dans l'usage de leurs drogues, que d'avoüer la verité, & que de quitter la proye qu'ils ont onglée. A quoy j'ajoûteray

Ille qui non est Medicus præstat non habere medicamentum, nam ille qui habet perdit, nescius quando eo uti debet. *Chrysost.*

Absurdum fit si promiscuis actibus rerum turbentur officia, & alii creditum alius subtrahat. *Lege D. val. 23. capite de Testament.*

encore au sujet de la cupidité de ces Medecins Canonistes, que si le raisonnement de la pluspart des Chirurgiens, opinans avec des Medecins, n'est pas fort grande chose, il feroit beau voir un raisonnement Pharmacien s'ils le faisoient en public & devant de bons Juges. Car comme tout leur manege ne se fait que devant des ignorans, ou des gens pitoyablement prévenus, ils parlent toûjours à bon compte, entassant, au reste, si on les laisse faire, medecine sur medecine, juillep sur juillep, jusques à ce que le malade soit mort ou gueri. Quant à l'interêt du malade, il est bon qu'on sçache qu'en lezinant quelques visites de Medecins, que l'Apoticaire semble luy sauver c'est justement ce qu'on appelle amasser pour dissiper, la pluspart de ces Messieurs là n'entrans jamais chez les malades quand ils ne sont pas éclairez d'un Medecin fidelle & consciencieux, sans y porter quelques remedes qui se trouvent tous sur les parties, & dont le prix va bien au de-là de ce qu'on auroit donné à un habile Medecin, quoy que les remedes ne soient souvent que ce qu'on appelle des amusemens & des colifichets de l'Art, qui a sa bagatelle & son clinquant comme tous les autres Arts, *Ad populum Phaleras. Pomposum remediorum chaos, & indigestus acervus, pretiosa Artis & artificum scandala, fuci quibus Medicina virgo non indiget.*

CHAPITRE V.

Des Sages-Femmes.

QVoy que la grossesse & l'accouchement, considerez simplement, soient des choses naturelles; les accidens qui les accompagnent & qui les suivent sont de si grande consequence, qu'on les doit regarder comme des maladies qui ont besoin des Ministres & des remedes de la Medecine. On accouche avant le temps ordinaire, & même de joye, de tristesse, de rire, de tousser, & si l'on en croit Pline, par un simple baaillement. Mais comme il n'y a rien non seulement de si indifferent, mais même de si innocent & de si honnête dans les fonctions naturelles, que la critique & l'humeur chagrine ne puissent insulter; ces innocens efforts que font la mere & l'enfant, celle-là pour se décharger d'un pesant fardeau, & celuy-cy pour sortir

Paul. Zachias T. 2. l. 2. q. 14.

La comare del Seignor Scipion. de Mercuriis.

L. 7. c. 7.

d'une longue prison, n'ont pas moins été attaquez par des gens de mauvaise humeur, que les charitables mains qu'on leur tend pour les secourir ; car pour commencer par ces mains bien-faisantes & charitables, Pline a si peu d'estime pour les Sages-Femmes, qu'il les fait marcher presque sur le pied de celles qui meritent le moins le nom de Sages. Cependant n'en voyons-nous pas qui ont des places honorables non seulement dans les Histoires profanes, mais encore dans les Livres sacrez du peuple de Dieu ? Ne parlent-elles pas dans ces Livres d'un air d'autorité & de confiance sur les accouchemens de Rachel & de Thamar, & encore plus precisément dans les réponses des illustres Sephora & Phua, où elles ne paroissent pas moins resoluës que consciencieuses ? Leur Art, disent-elles, est si necessaire, que toutes les femmes des Hebreux y sont sçavantes : Mais qui doute qu'il ne soit encore des plus honnêtes, puisque Job ne dédaigne pas les comparaisons tirées du Métier, quand il est question de marquer la puissance de Dieu, *Et obstetricante manu ejus eductus est coluber tortuosus?* Aussi voyons-nous que l'Antiquité Payenne a tant eu de consideration pour elles, que Pline même donne en particulier de grandes loüanges à une Sotyra & à une Salpé : que le Senat d'Athenes leur accorde de grands Privileges, en consideration de la sage Agnodice : que Theodore Priscien, grand Medecin dédie ses Ouvrages à une *Salvinia obstetrix*, & qu'enfin elles sont appellées dans le Droit *Artis probatæ & fidæi.* Car si nous voulons remonter encore plus haut, & de là descendre au détail des sages Matrônes de l'Antiquité, ne trouverons-nous pas une Ocirrhoe fille de Chiron, une Polidamné femme de Terée l'Egyptien, & une Phanerete mere de Socrate, qui font ce Métier ; de sorte qu'on ne doit pas douter que ce ne soit pour faire honneur à la Profession de cette derniere, que ce grand Maître de la sagesse se compare à une Sage-Femme, quand il dispose les enfans à la production & exercice des vertus morales. Il introduit même dans cette veuë le grand Hippocrate, tenant des discours fort à l'avantage de ces Femmes-là. Elles y paroissent avec autant de force de tête, qu'elles en ont dans les bras : elles y font les mariages : elles tâchent d'aparier les parties, en sorte qu'elles ne soient pas inutiles à la Republique, & qu'elles n'ayent pas sujet d'être mécontentes les unes des autres ; précaution & ceremonie dont on auroit grand besoin à present. Ainsi comme

L. 28. c. 7.

Genes. 35. & 38.

Ibid.

L. 27. c. 7.

ff. de venti inspiciend.

Ovid. Metam. 2. Odiss. 4.

Socrates in Theteto.

elles étoient bien plus habiles en ce temps-là qu'elles ne sont de notre temps en bien des Païs, il ne faut pas s'étonner si elles étoient alors plus considerées qu'elles ne le sont aujourd'huy. Il seroit donc fort expedient pour le bien public, qu'elles fussent dans toute la France telles qu'elles sont à Paris & dans toute l'Espagne, où elles assistent aux dissections des corps de femmes que l'on fait dans les Ecoles, & qu'elles fussent examinées comme on les examine à Copenhaguen, où elles prennent Leçon des Anatomistes avant que d'être admises à l'exercice de leur Métier.

Quant à ce que certains heretiques s'imaginoient de honteux dans l'accouchement, l'appellant *Contumeliam*, les Payens même leur fermoient la bouche. Les productions de Jupiter. Pallas qui sort de la tête de ce souverain des Dieux, & Bacchus qui sort de sa cuisse, sont-ce pas des mysteres de Religion ou d'Etat, qui font honneur aux accouchemens ? C'est pourquoy Junon, toute femme & sœur qu'elle est de Jupiter, veut bien être encore Lucine, & reputée mere des enfans qui viennent au jour, se trouvant à toutes les couches où elle est la *Partula*, & même la *Postuersa* de Varron, presidant aussi-bien aux accouchemens contre nature, qu'à ceux qui sont naturels.

Rite maturos aperire partus
Levis Ilithia tuere matres,
Sive tu Lucina probas vocari,
seu Genitalis.
Diva producas sobolem patrumque
Prosperes decreta, super jugandis
Fœminis, prolisque feraci
Lege marita.

Horat. in sæculari Carmine.

C'est ainsi que les Poëtes la mettent dans les ruelles des femmes enceintes, comme le plus promt secours qu'elles puissent esperer.

Lenis ades precibusque fave Lucina puellæ,
Digna es quam jubeas, muneris esse tui.

En effet, elles en ont un si grand besoin, que Medée fait cet aveu chez un Poëte.

Nam ter sub armis malim vitam cernere,
Quam semel modo parere.

Medea apud Euripid.

Enfin l'on fait des vœux non seulement à la *Genita Mana*, à l'*Eugenia*, & à la *Fluonia*, mais encore au Dieu *Nixius*, dans le temps des accouchemens. La sage Antiquité n'a donc rien veu que de venerable dans les accouchemens, quelques laborieux qu'ils fussent; car outre qu'ils sont la colomne & l'appuy des Familles,

Statius 4 Silvar. ad Maximum.

quod ...
Rectè fundasti vacuos penates,
O diem lætum venit ecce nobis,
Maximus alter.

Il y a même, selon quelques-uns, du miraculeux.

Cuncta puerperio cedant miracula mundi.
Infans quo reserat claustra pudenda matris.

Mais que sert d'alleguer les Payens, puisque l'Ecriture sainte est remplie de saints & de mystiques accouchemens, *Impleti sunt dies quibus pareret. Ante omnes colles parturiebar,* & qu'elle ne dédaigne pas même de particulariser les monstrueux. *Melius fuisset si natus non fuisset. Concepit dolorem & peperit iniquitatem.* Ainsi quoy que veulent dire les Marcionites des accouchemens, Tertullien nous represente la scené & l'action, comme des choses non seulement dignes d'admiration, mais qui ont de la sainteté. *Aspice viventes uteros sanctissimarum fœminarum, nec modo spirantes in illis infantes, verum prophetantes. Sanctissima naturæ opera, & venerationem naturæ.* Considerez ces pitoyables efforts ausquels tous les hommes doivent la vie, *Mulieris enitentis pudorem, vel pro periculo honorandum, vel pro natura Religiosum,* & voyez s'il y a autre chose que d'humain & de charitable dans ce qui s'y passe, & dans les offices qu'on y rend. Car que peut-on se figurer de plus charitable que de délivrer un pauvre petit criminel, d'une corde qui luy ceint le cou, & qui l'attache par le milieu du corps, en un lieu de tenebres & d'horreur? Quoy de plus humain, que de nettoyer sa bouche salie & fermée par un vilain excrement? Combien y a-t-il d'honnêtes gens utiles à l'Eglise, à l'Etat & à leurs familles, qui ne seroient jamais venus au monde? *Quasi de utero traslati ad tumulum,* si une main bien faisante & adroite ne leur en avoit facilité & ouvert l'entrée. Puis donc que le succés des accouchemens dépend tellement de l'adresse & de la pratique des Sages-Femmes, que même Esculape, interrogé sur cette matiere, avouë qu'il n'y entend rien, & que le grand Hipocrate * renvoye les femmes grosses aux femmes qui ont du jugement & de la pratique dans cet employ; je ne m'étonne pas que quelques anciens Legislateurs, &

L. de Anima & contra Marcion.

Quis earum non misereatur propter obsequia quæ matres præstant propter partûs periculum, & ipsam liberorum procreationem *Novell. 17. Codic. 8. tit. 18. L. ultim. §. ult.*

Puerperæ mortem præ foribus consistentem habent. *Leo Imperator.*

Augustin. de Civit. Dei. c. 17. l. 3.
Tiraq. de nobilitate c. 31. l. num. 4.
* *L. de Septimestrio partu.*

même quelques Jurisconsultes modernes leur ayent été si favorables.

Mais quant à ce qui regarde leur exercice & leur devoir, il faut que j'ajoûte à ce que nous avons déja marqué cy-devant, que la Medecine Chrêtienne en demande bien plus de choses que la Payenne n'en a demandé. Ce n'est pas assez de l'étude, de la pratique, de la patience, de la force du corps, & de la conformation de la main ; elle veut encore qu'elles sçachent la veritable forme de baptiser les enfans dans le besoin ; qu'elles appellent les Medecins quand les accidens pressent ; qu'elles leur obeïssent ponctuellement ; qu'elles ne se mêlent ny de prescrire des remedes de consequence, ni de debiter des secrets ; qu'elles soient pudiques dans leurs actions & dans leurs discours ; qu'elles soient veritables dans les Rapports qu'elles font en Justice, & dans tout ce qui regarde leur ministere. Qu'elles n'exercent pas le Métier avant que d'être Maîtresses Jurées, à moins que d'y être obligées par necessité ; mais sur tout que si elles sçavent beaucoup de choses qu'il n'est pas necessaire que les autres femmes sçachent, au moins qu'elles n'en fassent aucun mauvais usage : sur tout qu'elles se souviennent toûjours non seulement de ce que les Loix civiles leur défendent ; mais encore de ce que la Loy divine gravée en leurs cœurs, ne leur permet pas, & que je n'ay garde de particulariser icy. Il faut encore que la Sage-Femme ne soit pas trop âgée, qu'elle ait, s'il se peut, souffert les travaux de l'enfantement, pour en être d'autant plus tendre ; qu'elle soit assiduë, fidelle, devote sans superstition, ce qui est de grande consequence, & même qu'elle ne soit ni étourdie, ni inquiete, ni colere. Voilà le moyen de s'attirer les benedictions dont Dieu combla les Sages-Femmes de l'Egypte, qui sacrifierent leur interêt à leur devoir : car si on ne peut nier qu'elles firent un mensonge de la maniere dont elles répondirent à Pharaon pour sauver la vie des innocens, Dieu ne laissa pas de recompenser une action en laquelle le bien l'emportoit fort notablement sur le mal.

Paul. Zachias. l. 6. t. 1. q. 12.

La Racoglitrice del Scipion. Mercur.

V. Antilog. Script. sacræ in cap. 34. Genes. D. Magrii inclit. Presbyter. Congreg. Orator.

Comme je ne doute pas qu'il n'y en ait plusieurs dignes de ce nom qu'on leur donne, & particulierement à Paris, où elles sont prudentes, experimentées, & sçavantes plus qu'en lieu du monde, je suis surpris de voir qu'il s'en trouve tant d'autres dans les Provinces, & sur tout dans la Campagne & dans les petites villes, tres-ignorantes de leur devoir, & fort mal-adroites; & qu'on n'ait pas soin de les obliger de s'instruire avant que de faire ce perilleux & important Métier. Car il faut qu'on sçache, pour fruit de tout ce Chapitre, qu'il meurt tant de femmes & tant d'enfans des accouchemens laborieux, pour ne point parler des incommoditez qui restent à celles-là, faute de quelque précaution; qu'on a eu raison d'appeller la grossesse & les couches *la Guerre des femmes & des enfans. Certamente non mentirei, si io dicessi che delle dieci donne, che pariscone, nel parto noue per poca scienzae cognitione, d'ella levatrice se moiono.* Sur quoy il est encore à propos de remarquer avec le docte Primerose, pour autre fruit de ce Discours, que non seulement en Angleterre & en Italie, mais encore en France, les abus & la mauvaise conduite dans le regime des femmes nouvellement accouchées, en précipitent beaucoup dans de grands perils, sur tout quand les Gardes & les Sages-femmes s'opiniâtrent à leur donner beaucoup d'aliment, de breuvages actuellement chauds, de liqueurs & d'aromates sous prétexte de rétablir leurs forces, & plus particulierement quand elles leur font tenir un regime contraire aux évacuations naturelles, si necessaires à leur parfait rétablissement, que le Texte sacré a bien voulu le marquer.

Marinell. Medicine, delle donne.

Levitic. 12.

On voit donc assez par toutes ces remarques, combien il est de l'interêt de la Republique de mettre ordre aux abus qui se commettent dans l'établissement de nos Sages-femmes, & particulierement dans les Provinces, où on les devroit renvoyer aux Medecins, aux Chirurgiens, & aux plus habiles Accoucheuses de la Metropole pour y subir les examens, & y donner des preuves de leur adresse; chose de si grande consequence que les Medecins des Princes n'ont pas dédaigné en quelques Païs de s'y appliquer. Je croy même que le public s'en trouveroit bien, si on faisoit revivre quelques-uns des Privileges qu'on leur a ôté, ou si on leur en accordoit de nouveaux. A quoy on peut ajoûter avec le docte Langius, que si elles ne sont plus appellées aux assortimens des mariages, comme autrefois, c'est la faute des filles & des meres, qu'une sotte honte rend trop difficiles: Car au reste ce n'est pas à moy seul, mais aux Theologiens & aux Facultez à examiner si on pourroit se passer de Sages-femmes où il y a des Chirurgiens, & s'il seroit plus honnête, comme il y a de l'apparence, & comme nos anciens Medecins semblent le marquer, de s'en tenir à ces Femmes, particulierement

V. Lang. Epist. 10. t. 2. Epist. Med.

Gregor. Gloss. 8. in D. l. 17. Titul. 6. p. 6.

ticulierement quand elles ont les qualitez requises pour ce ministere. Je me contente donc de conclure que les Chirurgiens, non plus que ces Femmes, ne doivent jamais se mêler du regime & des grands remedes, ni devant ni pendant l'accouchement, pas même quelque temps aprés, où il y a des Medecins, & que c'est aux Magistrats à exciter ces Femmes de se rendre capables de bien faire, par les recompenses ; & à les punir quand elles ne font pas leur devoir, comme l'a fort bien remarqué un sçavant Scholiaste * sur une des Observations des Ephemerides d'Allemagne.

* Dolendum est apud nos Magistratum tantis obrui curis, ut quantum par est animadvertere nequeat in obstetricum & puerperarum delicta. Femme enim garrulis & insciis mulierculis, res maximi momenti creditur, neque Medicis meliora suadentibus creditur. *Decuria II. anni I. Observat.* 106.

CHAPITRE VII.

Des six choses appellées non naturelles, & des Ministres de la Medecine qui en ont soin.

LEs six choses non naturelles, & cette partie de la Medecine *Dietetique* que le docte Minderer fait consister dans l'administration raisonnable des alimens, & de tout ce qui entretient la propreté & les commoditez du corps, sont des secours de la Medecine, quand on en fait un bon usage, quoy que d'une bien moindre importance que les remedes qui évacuënt la plenitude & la cacochimie. C'est pourquoy avant que de traiter de ceux-cy, je m'arrêteray un peu à ces six choses dont l'usage & le ménagement ne sont pas moins de saison dans les maladies que dans la santé. En effet, les Cuisiniers mêmes, ceux qui font les lits, & qui prêparent divers rafraîchissemens ne sont pas moins les Ministres de l'Art, quoy que dans un degré fort inferieur, que ceux dont j'ay parlé dans les trois precedens Chapitres. Pour ce qui est donc de ces six choses dont les Ministres de la Medecine ont le soin, & que les Medecins appellent non naturelles *, ils les réduisent à l'air, au boire & au manger, au sommeil & à la veille, au mouvement & au repos, aux excremens vuidez ou retenus, & aux passions de l'ame, en l'administration desquelles ceux qui sont auprés des malades faisant souvent plus de fautes que les malades mêmes, ceux-cy sont bien moins à blâmer que ceux qui leur en accordent l'usage mal-à-propos. Car comme les Medecins faillent souvent, ou par ignorance ou par negligence, les autres Mini-

Mindereri, Threnod. Medic. pag. 582.

* Non naturales idest bene utentibus utiles, & male utentibus molestiæ.

stres de la Medecine ne faillent pas seulement en ces deux manieres, mais encore par présomption, & particulierement en France où les Medecins ont beau s'opposer à ces desordres, & où le torrent de la coûtume & de l'entêtement l'emportent sur la raison. Sur quoy il est bon, avant que de passer outre, de marquer icy que la Diete, à laquelle les six choses non naturelles se rapportent, comme les especes aux genres, n'étoit pas encore inventée du temps des Asclepiades, disciples & successeurs d'Esculape; mais à dire le vray, quoy qu'elle soit une condition sans laquelle il est presqu'impossible de guerir; & quoy qu'elle tienne lieu de remede à bien des infirmes, il eût été bien moins dangereux de n'y pas penser que d'en abuser, comme on a fait depuis, & que de faire seicher comme faisoit Thessale, les pauvres malades par des abstinences de trois jours; ou tout au contraire de favoriser comme Prodicus, Asclepias, Petronas, & quelques autres, les inclinations des malades d'une maniere extravagante. Quant à ce qu'on appelle la diete des sains, on raconte qu'Ada Reine de Carie, ayant envoyé quelques uns de ses Cuisiniers au grand Alexandre, comme un beau present, il les luy renvoya tous, disant *qu'il en avoit de meilleurs, l'exercice & la faim ne manquant jamais de luy faire trouver bon tout ce qu'il mangeoit.* Et c'est apparemment ce qui a fait dire à un grand Personnage, qu'un habile Cuisinier est plus dangereux pendant la santé, qu'un ignorant Medecin pendant la maladie. Les Romains, dit Arnobe, faisoient tant de cas de la diete & du regime des sains & des malades, qu'ils y faisoient presider deux Divinitez, *Victua & Potua*, n'ayans point d'autre sausse que celle d'Hipocrate, *nunquam satiari cibis & impigrum esse ad laborem.* Ainsi la diete des personnes mêmes constituées dans l'Etat *neutre de decidence*, ne doit être gueres moins exacte que celle des malades allitez; car la plenitude quelle qu'elle soit, faisant dans le corps humain ce que de trop grandes felicitez font dans le corps politique, on tombe dans de grandes maladies faute d'un peu de retranchement. En effet, s'il arrive que cette plenitude degenere en ce que la Medecine appelle *Cacochimie*, la chaleur naturelle ne manque gueres à être suffoquée, ou au moins à degenerer en *ignée.* Il faut donc avoir un grand soin du regime dans tous les états, même dans celuy de convalescence, traitant les maladies, ces ennemis du genre humain, comme Cesar traitoit ceux de la Repu-

Bacon. l. 4. Phisicor.

L. 3. contra gentes.

NIMIA FELICITAS, *V. Flor. in Epitom. cap. 2. l. 4. & lib. 3. cap. 12.*

Morbi ut hostes fame superandi. *Frontin. Stratag. l. ultim. c. ultim.*

blique, qu'il réduisoit par la faim. Ce n'est pas toutefois qu'il ne faille proportionner la diete non seulement à la constitution des sujets, mais encore à celle des climats. Car pour ne parler icy que du nôtre, quoy que les alimens retardent le marasme naturel, qu'ils soûtiennent les forces dissipées des malades, & qu'ils les humectent, il ne faut pas laisser de les proportionner à la nature des maladies, & des regions, nourrissant davantage dans les Païs temperez que dans les Païs chauds, où les maladies étans plus aiguës elles sont plus proches de leur fin, & encore plus dans les Païs froids, où il faut bien davantage d'aliment pour mener le malade jusques au declin du mal, évitant cependant dans tous les Païs certaines douceurs & certains mélanges dont on flatte & irrite mal-à-propos le goût des malades. Cela étant donc supposé, je descens au particulier des six choses non naturelles, & commence par la premiere.

I.

L'EAU.

Comme les choses liquides & *potulentes* tiennent souvent lieu d'aliment solide aux malades, que *l'elixation* s'en fait ordinairement avec l'eau, & que l'eau sert quelquefois de medicament, nous ne parlerons icy que de ce breuvage, remettant à parler du vin, du cidre & de la bierre, cy-aprés. Je dis donc que de quelque necessité que soit le feu, les Loix le faisant aller du pair avec l'eau dans les punitions, l'eau l'emporte infiniment sur le feu; non pas seulement parce qu'elle l'éteint & parce qu'il y a des eaux chaudes autant que de froides, & qu'il n'y a point de feu qui rafraîchisse, comme il y a des eaux qui échauffent; mais parce qu'il n'y a en effet ny vegetal ny animal qui s'en puisse passer, * rien ne fructifiant sans son secours; ce qui a fait croire à Thales que l'eau étoit faite de feu. C'est pour cela que les Egyptiens se servoient du Hieroglyphe d'une cruche, pour marquer les mysteres qu'elle contient, & l'utilité qu'on en tire. Les Perses, à leur exemple, la faisoient servir aux mysteres de la Religion, comme a fait le divin Legislateur des Chrêtiens, qui ne guerit pas moins l'ame que le corps par une mysterieuse ablution dans la piscine du Baptême, & qui se compare luy-même à une fontaine d'eau vive. Je ne m'étonne donc pas si tant de Peuples differens ont cru que les lotions du corps passoient jusqu'à l'ame: Si Lucien a cru que les Macrobes vivoient long-temps parce qu'ils ne beuvoient que de l'eau, & si quelques Historiens ont écrit que les premiers hommes n'ont vécu plusieurs siecles que parce qu'ils

Interdicere aquâ & igne.

* Aquâ, *quasi à quâ vivere non possumus.*

Igitur medicatur quodammodo aqua per Angeli interventum, & spiritus in aqua corporaliter diluitur, & caro in eadem spiritualiter mundatur. *Tertull. de Baptism.*

ne beuvoient autre chose. En effet, Plutarque nous assure que Theodore de Larisse, Libanius, Democharis, Lucien, & le fameux Apollonius de Thianée n'ont beu que de l'eau : & l'experience nous fait voir que ceux qui boivent de l'eau ont le sommeil plus tranquille que ceux qui boivent du vin. Aussi Galien, pour me retrancher à ce qui fait à mon sujet, luy donne-t-il le premier lieu entre les Elemens, non seulement parce qu'elle entre en plus grande quantité qu'il ne nous semble dans la generation des animaux, mais encore parce qu'elle rafraîchit tout ce qui tomberoit dans le marasme prématuré, si elle ne venoit au secours. Le vin même qui n'est autre chose, si on on en croit Empedocle, que de l'eau digerée & rectifiée dans la vigne, *Aqua in vite cocta*, ne se distribuëroit pas si facilement pour la reparation de la triple substance, si elle ne luy servoit de vehicule, & si elle ne temperoit les qualitez qu'il tire du souffrir narcotique, qu'elle dissipe ou qu'elle noye d'une maniere aussi effective qu'elle est indicible. On ne finiroit de long-temps, si on vouloit alleguer en faveur de cet Element ce que les Philosophes, les Poëtes, & même les Peres de l'Eglise en ont écrit. Disons donc simplement icy que pour être utile aux malades de même qu'aux sains, il faut qu'elle n'ait ni goût ni saveur; qu'elle paroisse claire à la veuë; qu'elle n'offense pas l'odorat, qui est ce que Pline appelle ressembler à l'air; car ce n'est qu'à ces conditions qu'elle rafraîchit, & qu'elle humecte. Or comme la principale difference de l'eau se prend des lieux où on la puise, il est certain generalement parlant, que celle des fontaines est la meilleure, n'offensant aucun des sens, rafraîchissant & passant facilement, particulierement quand elle ne coule pas vers le Septentrion, & qu'elle n'a pas le Soleil derriere le lieu de sa source, marques infaillibles de sa bonté. Ajoûtez qu'étant d'ordinaire plus tenuë que les autres eaux, elle ne manque gueres d'avoir cette legereté qu'on cherche en la pesant scrupuleusement dans des balances, & cette facilité à recevoir les qualitez contraires du froid & du chaud que demande Hippocrate. Les eaux de pluye suivent celles des fontaines, mais elles demandent souvent quelque petite ebullition, encore qu'elles paroissent douces, legeres, & tenuës, faute de quoy il les faut filtrer & couler, pour précipiter les ordures & la crasse qui leur ont été communiquées par les nuës, à moins dequoy elles se corrompent facilement. Celles des puits n'ont

L. 31. c. 7.

Galen. 1. de sanit. tuend.

L. de Aëre, aquis & locis.

que le troisiéme lieu ; car quoy qu'elles coulent de source, elles n'ont aucun mouvement ni insolation, outre que quand elles passent par des terres minerales ou par des canaux metalliques, elles se sentent de leurs qualitez à proportion du chemin qu'elles font. S'il arrive donc qu'on ait des eaux de puits potables, c'est parce que les sources en sont pures & qu'elles sont souvent puisées, ou parce qu'elles viennent des rivieres dont les eaux sont bonnes. Et à ce propos si on me demande ce que je pense de celles-cy, je répons que s'il s'en trouvoit par tout d'aussi bonnes que celles des fleuves Entée & Coaspe, dont les Rois de Perse & des Parthes beuvoient ordinairement à cause de leur legereté, ou si celles de la Seine étoient toûjours claires, je les estimerois bien autant que celles des fontaines ; mais il est certain que toutes ces eaux tiennent toûjours des qualitez du limon, de l'argile, des sels, de la glaize, & des autres matieres qu'elles charrient, & que c'est pour cela qu'il les faut toûjours puiser au courant, & au dessus des Villes où elles se chargent des ordures qui en découlent. De plus, il ne les faut pas garder dans des cisternes, où elles se peuvent facilement corrompre, mais dans des vaisseaux de terre frottez de saumure ; mettant au fond de gros sable, ou de bonne glaise, ou comme veulent quelques-uns les passant au travers d'un couloir ; précaution que le docte Primerose approuve tellement, qu'il la croit suffisante pour corriger tout ce qu'elle pourroit avoir d'impur & d'étranger. Ajoûtons que toutes celles des lacs, des étangs, les glacées, celles qu'on tire de la neige sont tres-dangereuses, & même que pour quelques personnes qui se trouvent bien, ou peut-être qui ne se trouvent pas mal de boire à la glace, il y en a plusieurs qui ressentent bien-tôt les impressions qu'elles sont capables de faire aux entrailles, & à toutes les autres parties nerveuses, & membraneuses. Mais puisque l'eau, dira-t-on peut-être, est si propre aux fiévres aiguës, pourquoy n'en fait-on pas boire d'aussi froide, & en aussi grande quantité dans ces maladies, qu'on faisoit au temps de Galien ? C'est premierement parce que notre climat est fort different de ceux où Galien a fait la Medecine ; en second lieu c'est que nous avons des moyens plus seurs que celuy-là pour la cure des maladies aiguës, & que Galien demande pour cette tentative des conditions qui ne se trouvent pas toûjours dans les temps, les lieux, & les sujets. Quant à l'eau qu'on fait boi-

V. Plinium Histor. natural. lib. c. 4. & Hieronym. de locis, Hebraïc. ex monte Hermon.

re aux malades, comme il ne faut pas qu'elle soit trop froide, il ne faut pas aussi qu'elle soit chaude, celle-cy ne rafraîchissant pas assez les entrailles, & celle-là pouvant suffoquer la chaleur naturelle, qui n'est jamais bien vigoureuse dans les malades. Il ne seroit donc pas mal-à-propos, si on pouvoit s'y accoûtumer, de boire tiede, puisque les Histoires nous assurent que les Chinois ne se sont preservez que par ce moyen de la pierre, de la goutte, & de quelques autres indispositions que les eaux froides & glacées entretiennent. Sur quoy il est bon d'ajoûter icy que l'experience nous a convaincus qu'il n'y a rien de si bon aux intemperies chaudes des entrailles que les clysteres d'eau tiede; car soit qu'ils reviennent par les mêmes voyes qu'ils sont entrez, ou qu'on ne les rende que par la voye des urines, ils rafraîchissent & humectent merveilleusement le bas ventre. Quant aux bains d'eau douce; comme on ne les employe pas dans les maladies aiguës, je n'en parle icy que pour remarquer, que pourveu qu'on prépare les malades par les remedes generaux, il n'y a rien qui fonde & qui prépare tant les humeurs grossieres, qui humecte tant les parties desseichées, & qui rafrîchisse tant toutes celles qui sont contenuës sous les hypondres; en un mot qu'il n'y a rien de si seur aprés la saignée bien conduite pour de certaines douleurs, pour les intemperies chaudes & habituelles, & pour quelques fiévres, que le bain. Aussi Trogue & Lactance disent-ils à ce propos, que les Grecs furent long-temps sans Medecins, cueillant des herbes au mois de May pour s'en servir dans le besoin, se faisant saigner une fois l'an, se baignans une fois le mois, & ne mangeans qu'une fois le jour. Ainsi la pluspart des eaux mêmes minerales froides sont toûjours d'excellens rafraîchaissans; car quoy qu'elles soient empreintes des qualitez des mineraux qu'elles rencontrent en faisant chemin, elles n'en sont souvent que plus legeres, & ne sont pas moins utiles dans le déclin de la pluspart des fiévres, que dans les maladies longues & rebelles; veritez connuës des Medecins qui se donnent la peine de les étudier, & qui sont d'assez bonne foy pour vouloir abreger matiere dans le traitement des maladies.

II. L'AIR nous environne si exactement de tous les côtez, que Tertullien n'a pas fait de difficulté de le comparer à un vétement, *tenuis corporum vestis*; mais il n'est pas toûjours de ces vétemens qui nous préservent des incursions des causes externes, car comme il eſt ſuſceptible de toutes ſortes de qualitez, il nous eſt ou propice ou contraire, ſelon l'uſage que nous en faiſons, & ſelon qu'il eſt ménagé. Non ſeulement il nous environne, mais il ſe ſaiſit encore de tout ce qu'il y a de parties contenuës dans celles que les Anatomiſtes appellent *Contenantes*, par ſa ſubtilité & penetration. C'eſt pour cela qu'encore qu'Hippocrate n'ait touché qu'en paſſant bien des choſes de la Medecine, il a fait un Traité complet de l'Eau, des Lieux, & de l'Air. Il dit même au Livre qu'il a intitulé *de Flatibus*, que l'air eſt la principale de toutes les choſes qui nous alterent. En effet, il ne contribuë pas moins au rafraîchiſſement dont les malades ont bien plus de beſoin que les ſains, qu'il fait à la matiere des eſprits qui ſe diſſipent ou qui s'alterent continuellement. Il faut donc placer le malade en un lieu où l'air entre facilement, d'où il puiſſe ſortir avec pareille facilité; & où il ſoit encore plus ſubtil que celuy qu'on reſpire en ſanté, & s'il ſe peut même il faut qu'il ait du rapport avec tout ce qui entre dans le corps, & avec tout ce qui l'environne: car ſi par malheur le malade ſe trouve dans un air mauvais, il ne faut pas manquer de le corriger par les feux, les bois, les aromates, & tout ce qui peut changer ſes qualitez premieres & ſecondes; parce, dit Galien, que comme nous ne pouvons vivre ſans air, il eſt impoſſible de vivre long-temps ſans le ſecours d'un air temperé. Sur quoy il eſt à propos de remarquer, que l'air de Paris eſt d'autant plus propre aux malades qu'on en peut changer ſans ſortir de cette Ville, où il differe en ſubſtance & en qualitez ſelon les quartiers, ſelon les poſitions, & ſelon les ſituations des maiſons, & encore plus particulierement ſelon les vents qui y ſoufflent. Or ſi l'air bien conditionné eſt neceſſaire aux maladies promptes & aiguës, il ne l'eſt pas moins à celles qu'on appelle chroniques, & à toutes les melancholiques, l'humeur qui domine dans ces maladies demandant à être éventée & moderément excitée, *Melancholici mutent loca*; parce qu'étant d'une nature craſſe, terreſtre & limoneuſe, le changement d'air & de vents ne manquent gueres de l'attenuer & de l'adoucir, particulierement quand il eſt ſecondé & aidé par des vapeurs alimenteuſes & cordiales, ces expirations le rendant bien plus propre à la nourriture qu'Ariſtote ne ſe l'eſt figuré. Ainſi le frequent changement de linges & le feu ne doivent jamais être ménagez aux malades, parce que ces ſecours contri-

Sine aëre neque morbus tolli, neque ſervari ſanitas poteſt. *Galen. in Method.*

Primeroſ. de Error. vulgi in Medic. l. 3. c. 2.

buans beaucoup à l'ouverture des pores, le chemin est ouvert aux vapeurs du dedans; & de plus, parce que l'air externe peut s'insinuer par ce secours en la place de ce qui sort par ces pores; commodité que les Anciens tâchoient de compenser par les frictions qui leur tenoient lieu de linges. Les vents n'étans donc, selon quelques Philosophes, qu'un air agité, personne ne doute que les logis des malades doivent être ouverts ou fermez à certains vents pendant les maladies malignes, dautant que ces postillons de l'air, pour parler avec les Poëtes, étans la plufpart d'une nature mal-faisante, ils ne manquent gueres à causer ou à entretenir les maladies conformes à leur nature.

Venti morborum omniū semina, malignātis naturæ, degeneres liberi, pestes humani generis, fons & origo omnium infirmitatum quibus humanum corpus conflictatur. *Aristot. in Meteor. libr.*

III. LE Sommeil & les Veilles suivent l'air & les alimens dans le regime, & dans la cure des maladies. Les veilles dissipent les esprits & aigrissent les humeurs, si on ne les modere par les rafraîchissans, les somniferes, les tenebres & le silence. Le sommeil au contraire suffoque les esprits, quand il est trop long ou trop profond; si on ne réveille ces esprits, & si on ne dissipe ces vapeurs épaisses & narcotiques qui en sont la cause, par les frictions moderées, par les cordiaux, les sels volatils, & autres remedes penetrans. Mais au reste, quoy que le sommeil ne soit pas moins le symbole de la mort que les veilles le sont de la vie, témoin ce que Plutarque a remarqué d'Alexandre * le Grand, il est si necessaire aux malades & aux sains, que les Poëtes mêmes en tombent d'accord avec toute la Medecine.

* Alexander Magnus se duobus potissimū rebus mortalitatem intelligere aiebat, sopore ac coïtu, quas sola naturæ infirmitas pareret.

Orpheus in Hymn.

Somne quies rerum, placidissime somne Deorum
Pax animi, quem cura fugit, tu pectora dudum
Fessa ministeriis mulces, reparasque laborem.

Senec.

Tuque, ô domitor,
Somne malorum, requies animi
Pars humanæ melior vitæ.

Marcell. Palingen. in Virgine.

Sola quies somni pacem mortalibus affert,
Dum vivunt nihil hac, (nisi tetra insomnia turbant)
Dulcius esse potest.

Il casa nelle Poëte. Larichel.

O sonno, ô de la queta umida, umbrosa
Notte placido figlio, ode' mortali

Egri

Egri conforto, oblio dolce di' mali
Si grave, ond' è la vita aspera & noiosa.

Somnus, dit à ce propos Tertullien, *recreator corporum, redintegrator virium, probator valetudinum, pacator operum, Medicus laborum, cui legitimè fruendo dies cedit, vix legem facit, auferens rerum etiam colorem . . . Adam ante ebibit soporem quam sitiit quietem, ante dormivit quam laboravit.* *Lib. de Anima.*

IV. Les évacuations excessives, & celles qui sont supprimées par une foiblesse ou par un oubli de la nature, quelles qu'elles soient, demandent toutes une grande discretion, & particulierement celles dont la cure regarde les femmes en particulier; car pour celles qui regardent également les deux sexes, dans des occasions où il y va de la conscience, nous en avons assez dit au sixiéme Chapitre du premier livre de cet Ouvrage. Pour nous retrancher donc à celles dont on peut parler librement, les sueurs de trop longue durée, celles qui s'arrêtent trop tôt, les flux de ventre, d'hemorrhoïdes, & mêmes ceux des humeurs loüables qui ne pechent qu'en quantité, ne laissent pas d'être d'une grande consideration dans la maladie & dans la santé; car comme il n'est quelquefois besoin que de medicamens doux & benins pour la cure de la pluspart de ces flux immoderez ou supprimez, il faut aussi quelquefois avoir recours aux plus grands remedes pour la guerison des plus opiniâtres: & c'est dans ces occasions où les assistans & les malades ne doivent pas moins être soumis aux ordres de la Medecine, que les Medecins sont obligez d'être prudens & circonspects dans le choix & administration des remedes.

V. Quant au mouvement & au repos, comme ils sont successivement necessaires aux sains, celuy-là est inutile & même dangereux aux malades generalement parlant, parce que la facilité de la transpiration en tient lieu, même dans la plupart des maladies longues. Ainsi ce pauvre Religieux, dont un Auteur Italien nous fait la peinture, se trompoit bien lourdement, quand pour suppléer au defaut de la digestion, qu'il croyoit la cause de ses incommoditez, il faisoit de violens mouvemens aprés le repas, tantôt se donnant des coups de poing sur le ventre, tantôt prenant des pilules laxatives ou quelques électuaires violens, & tantôt heurtant son ventre contre des tables, des bancs, ou des troncs d'arbres. Car quoy qu'il se soit trouvé *Scipion de Mercuriis de gli Error. Popol. d'Ital. l. 1. c. 19.*

des Medecins qui ont inventé les lits suspendus pour bercer les malades comme des enfans, c'est à present une délicatesse hors de saison, & à laquelle les changemens de linges & les autres rafraîchissemens peuvent suppléer.

VI.

Tantum enim potest animi motus ut multi præ sola lætitia morbos evaserint, & multi præ mœrore ægrotarint. *Galen. lib. Palla.*

Les passions ne sont pas moins à observer dans la santé & dans les maladies, & particulierement pendant les malignes, que toutes les autres choses non naturelles dont j'ay fait mention cy-devant: & c'est sans doute pour cela que Chrisippe appelloit la tristesse λύπη, tant elle est capable de réduire le corps au neant, & qu'un de nos Poëtes a dit:

Præterea procul est mœror tollendus & omnem
Tristitiam de corde fuga, nam macerat artus
Deformatque ipsum corpus, canosque capillos
Ante diem reddit.

Mais quelque dangereuse que soit la tristesse, neanmoins on peut encore assurer que si la joye ou l'esperance viennent à contre-temps, elles font un aussi mauvais effet que la tristesse, trompant le malade & l'empeschant de mettre ordre au spirituel & au temporel, & dissipant les esprits dont la nature a besoin pour les coctions. Il faut donc bien se garder de surprendre les malades, non seulement par des nouvelles affligeantes, mais encore par celles qui leur pourroient causer une joye excessive, se contentant de leur inspirer quelque gayeté, qui est bien plus de saison dans les maladies chroniques que dans les aiguës, & que pendant la douleur qui leur ôte ordinairement le sentiment des choses agreables. Il ne faut pas même leur refuser les choses indifferentes, & même quelques-unes de celles qui n'ont pas tout ce qu'on y pourroit desirer de bon, quand ils les souhaitent passionnément, les plus bizarres ayant quelquefois produit des effets merveilleux contre toute esperance & raison. Mais à parler franchement, on y est assez empêché. *En effet*, dit Rhases, *un malade me tourmentant pour accorder quelque chose à son appetit, j'ay quelque condescendence, & il s'en trouve mal; j'avouë ma faute, & ma trop grande facilité: mais quoy, n'est-il pas vray d'un autre côté que s'il fût mort faute de cette petite satisfaction, on auroit dit que c'étoit de faim?* A tout cela je croy qu'il n'y a qu'à laisser dire le peuple, & suivre le conseil de Galien, qui leur accorde tout ce qui ne peut pas leur faire de mal, afin de s'attirer la créance necessaire pour l'exhibition des grands remedes. Mais soit en santé soit en maladie, heureux est celuy

Commentario in 6. Epidem.

dont la raison regle tous les appetits, qui ne se tiênt jamais dans une seureté présomptueuse, & qui ne desespere jamais de rien.

Sperat incertis
Metuit secundis,
Alteram sortem
Bene præparatum pectus.

Et encore plus heureux qui se conduit par les regles de la Morale Chrêtienne, quoy qu'il soit fort difficile de se garantir des attaques des passions, & particulierement de celles de la colere & de la tristesse, deux viperes qui aprés avoir pris naissance dans notre cœur, le déchirent à tous momens. Avec tout cela il faut observer, qu'encore que ces deux passions soient fort préjudiciables à la santé du corps, elles peuvent quelquefois faire d'assez bons effets, pourveu qu'elles soient moderées, *Irascimini & nolite peccare*; car en ce cas, qui ne sçait que la colere peut réveiller la chaleur naturelle assoupie dans les vieillards, & dans les corps chargez de graisse & de pituite. C'est une maniere de fer, qui frapant sur une pierre dure & froide, en fait sortir des étincelles capables de réveiller les esprits engourdis dans le cœur & dans le cerveau & d'attenuer & de cuire les humeurs cruës, froides & indigestes qui empêchent la coction, & le commerce des esprits & de la chaleur naturelle dans toute l'habitude du corps. C'est ainsi que la tristesse même, quoy qu'elle soit capable de dessecher non seulement la moëlle des os, mais encore jusqu'à leur substance, *Tristitia exsecat ossa* dans les temperamens bilieux-mélancoliques, elle ne laisse pas de temperer quelquefois les boüillons du sang, lequel dégenerant par une maniere de fermentation en serositez aigres & piquantes, fait un appetit trompeur, ou des veilles, des sueurs symptomatiques, & d'autres accidens qu'une mélancolie moderée ou cette espece de tristesse qui procure de la quietude au corps peut appaiser, tenant ces humeurs en bribe, & les rafraîchissant par l'inaction opposée à l'agitation qui provient des causes externes & internes. Il en est de même de toutes les autres actions hors le desespoir, qui peuvent servir en tous les états de la vie, si l'on en use comme il faut. *Ps. 4.*

Au reste je croy qu'on ne sera pas fâché, que pour Corollaire de tout ce que j'ay avancé dans ce Chapitre, je finisse par les remarques d'un bon Auteur. On peche dans le regime des sains & dans celuy des malades, en le changeant quand on s'y *Polidorus Seraphinus in Anagiri Medicâ.* I.

est habitué, & qu'on ne s'en trouve pas mal, comme il arrive à ceux qui ne peuvent se passer de quelque aliment solide dans
II. leurs maladies. Quand on change tout d'un coup, si le changement est necessaire, au lieu de le faire insensiblement, précaution qui regarde particulierement les maladies longues, & ceux
III. qui sont infirmes naturellement. Quand on substituë au regime ordinaire un regime tout opposé, dans la quantité & dans
IV. la qualité. De plus, comme c'est tromper les malades que d'être extraordinairement complaisant ; c'est une espece de cruau-
V. té de les contraindre à prendre ce qu'ils abhorrent ; même de leur donner trop rarement ou à contre-temps des alimens ; de leur refuser à boire quand ils ont soif, ou de les faire boire
VI. dans le frisson des accés. C'est encore une grande imprudence
VII. de donner les mêmes alimens à tous les malades. Enfin il se faut conformer, autant qu'on le peut, à l'usage & à la methode ordinaire & approuvée des Medecins du païs où on se trouve, parce que ce qui est bon en un lieu ne l'est pas en un autre, pourveu que cette methode n'ait rien de contraire à la religion, à la raison, & au temperament individuel du malade.

CHAPITRE VII.

Des Remedes de la Chirurgie, & particulierement de la Saignée.

VOicy la Mer Rouge de la Medecine, où les uns se sauvent comme de vrais & de bons Israëlites, & où les autres se perdent comme des Egyptiens inconsiderez, donnant ou trop ou trop peu à la saignée ; car qui ne voit que comme cette mer est seure & connuë aux bons Pilotes de la Medecine, elle est inconnuë aux malades & aux Medecins prévenus, *Mare incognitum?* Mer, dis-je, inconnuë, particulierement à ces hommes qui ne se plaisent que sur les terres malignes, arsenicales & devorantes de la metallique, *Terra devorans.* En effet, rien de si connu dans la bonne pratique de la Medecine que la saignée, mais rien de si apprehendé de quelques pusillanimes. Rien de si utile, mais de si blâmé par ceux que le nom & la couleur de sang ne déconcertent pas moins, que les traits & les couleurs des masques épouvantent les simples & les enfans.

Comme je n'écris donc pas icy pour les bons Medecins, parce qu'ils ont la Loy & les Oracles en veneration, & qu'ils font profession de les suivre, tout ce que je vais dire de ce grand remede ne sera que pour ceux qui s'y opposent trop opiniâtrément & trop souvent, ou pour ceux qui en abusent impitoyablement.

Ceux-là, nous alleguent les Arabes, qui disent, ils ne saignerent pas tant que les Grecs: A quoy je répons premierement, que toutes choses bien considerées ces Arabes ne paroîtroient pas si éloignez de la methode des Grecs, si ceux qui les alleguent vouloient se donner la peine de considerer leur methode avec attention. En second lieu, qu'ils sont eux-mêmes bien plus Arabes que ces Arabes mêmes, & que presque tous ces Politiques Aimaphobes, ont tellement outré la matiere par des complaisances serviles & interessées, qu'aprés avoir soûtenu le parti de la saignée dans les Ecoles & chez les malades, ils ont ensuite changé de methode pour se mettre en réputation, & se distinguer de leurs Collegues, seurs que le peuple abhorre le sang; deserteurs infames, qui meriteroient qu'on les traitât de même maniere que les Romains traitoient les soldats lâches & peureux, leur tirant du sang comme pour évacuer celuy qu'ils avoient de mauvais, & pour les aguerrir à leur dépens. Ils veulent, ces bons ménagers du sang, qu'il soit la substance de l'homme, le tresor de la nature, & pour ainsi dire l'ame du corps, & par consequent qu'on l'épargne en quelque maladie que ce soit, & cela sans considerer qu'un mauvais Citoyen, quoy que partie de la Republique, doit être chassé & mis hors de la Ville, crainte qu'il n'y introduise le desordre & la corruption, & qu'il ne soit à charge à l'Etat. Ils prennent, pour ainsi dire, droit sur les Disciples d'Erasistrate, gens aussi entêtez que leurs Maîtres, jusques à ne pas saigner même dans les plus pressantes oppressions. Encore s'ils faisoient la Medecine dans les Païs chauds, ils pourroient remonter jusques à la pratique des anciens Egyptiens, qui se contentoient, tant la Medecine étoit alors grossiere, du lavement & du *syrmoïsme* qui étoit une legere purgation; & pourroient encore mettre en avant ou les Chinois ou les Cochinchinois qui ne saignent point, ou même les Espagnols & les Italiens nos voisins, qui ne saignent que rarement; gens dont les objections sont de si petite consequence, que je ne dédaignerois rapporter icy les Réponses que

V. Erasm. in Chilierib. pag. 1028.

nos Medecins y ont faites. Ce qu'il y a encore de pitoyable parmi nos ennemis de la saignée, c'est qu'il s'en trouve de si complaisans qu'ils font semblant de croire avec quelques visionnaires, que les saignées du pied dissipent tellement les forces, qu'il faut pour vingt écus d'alimens afin de refaire huit onces de sang. Mais quelle autre basse complaisance de dire avec le peuple, qu'une saignée attire du cerveau sur la poitrine, comme si le cerveau qui est le centre * des humeurs froides, étoit celuy des esprits vitaux qui luy donnent l'impulsion, & qui le portent du centre à la circonference, & même au cerveau, où il se refroidit si considerablement, qu'il n'a garde d'y acquerir cette disposition qu'ils s'imaginent, & cette chaleur qui le pourroient disposer à se décharger sur les parties voisines & inferieures. A quoy on doit ajoûter que ces saignées se font ordinairement pour rappeller les humeurs qui se portent des parties basses sur les parties vitales, ou même au cerveau quand elles ne sont encore qu'en mouvement, loin de les attirer du cerveau sur la poitrine comme on se l'imagine grossierement. Voila pour les poltrons de la Medecine, voicy pour les impitoyables & les sanguinaires; pour ces Disciples de Botal, qui tout Italien qu'il étoit, ne laissa pas de vouloir soûtenir qu'il n'y a point de maladie où la saignée ne soit necessaire, reïterée plusieurs fois, & en de differentes manieres.

* *Basis humidi & frigidi. Hippocr.*

On a dit des loix de Draco qu'elles étoient écrites de sang; que ne pourroit-on donc pas dire des Aphorismes & des opinions de nos Botalistes? On ne parloit plus du cruel Dipsas, de ce Serpent affamé de sang, le fameux Aimagogue de Galien étoit peri avec son Auteur, & les épées ni les lances ne répandoient pas assez de sang, quand les lancettes prirent leurs places pour répandre le sang innocent & civil, *Plures occidit lanceola quam lancea*; on voulut saigner en toutes rencontres & jusques à l'eau, tout autant de temps que duroit la fiévre, sans se mettre en peine des forces du pauvre malade. Tel fut l'avis & le bon plaisir de Botal.

Αἱμαγόγοι φαρμακοί.

Ille quod exiguum restabat sanguinis arte
Hausit
Excessit Medicina modum, nimiumque secuta est
Quam orbi duxere manus.

Lucan. in Pharsal.

Tels étoient encore ces Medecins de notre siecle, qui diffamerent ce grand remede par un abus que Duret déplore, &

V. Duret in Coac. Hippocrat. p. 517.

dont je veux bien taire les funestes suites, pour ne pas renouveller le deüil des familles, & l'indignation que ces Medecins s'attirerent, me contentant de marquer icy, pour égayer un peu la matiere, qu'un Medecin de notre temps ayant fait saigner trente-deux fois le Page d'un Ambassadeur Italien, qui n'etoit pas accoûtumé à cette methode, & que l'Ambassadeur luy ayant demandé *per la curiosita*, aprés luy avoir bien donné à disné & de l'argent, pourquoy il avoit ordonné jusques à trente-deux saignées à ce Page, il luy répondit simplement faisant volte face: *Il étoit mort, Monsieur, s'il n'eût été saigné que trente une fois & demie.*

Que faire à tous ces excés, si ce n'est de marquer icy, conformément à la doctrine & aux raisons d'Hippocrate, de Galien, & même de quelques Arabes, & de tous les Medecins desinteressez, ce qu'on doit penser generalement parlant de ce grand remede. Je dis donc premierement que la saignée est ne- I.
cessaire par tout où il y a fiévre considerable, & qui passe vingt-quatre heures; où il y a plenitude, inflammation, ou chaleur d'entrailles; dans les maladies de poitrine, même periodiques, & entretenuës par les dispositions des parties basses; dans les esquinancies, les pleuresies & les toux; dans les maladies des yeux, quand il y a douleur ou inflammation; dans les pertes de sang pour peu qu'elles soient considerables, & contre nature; dans les playes, chûtes, & contusions recentes; dans les goutes de cause chaude, rheumatismes & fluxions; dans les douleurs même causees par des serositez & des vents, si elles sont un peu opiniâtres & en des parties délicates; bref en tous les âges quand la maladie le demande, puisque Celse & tant d'autres grands Medecins y sont formels, & que l'Arabe Avicenne tira du sang à son fils âgé seulement de quatre ans. Tout cela, si l'indication des temps, des lieux, de la constitution du malade, & sur tout si la coïndication des forces y consentent, quoy qu'il faille beaucoup de prudence pour ce remede dans les ébullitions qui poussent du centre à la circonference, comme nous le verrons cy-aprés.

Je pose en second lieu que c'est une erreur des plus grossie- II.
res entre les erreurs populaires, de craindre plus une saignée qu'une purgation, tant parce qu'il est facile de la moderer, que parce qu'elle ne manque gueres de rafraîchir & de corriger la masse du sang; ce qu'on ne peut dire de la purgation,

laquelle fait son effet quand elle est une fois entrée dans le corps, où elle échauffe & aigrit les humeurs selon qu'elles sont disposées, laissant toûjours le malade foible & dégoûté aprés son operation, pour ne point parler des suites funestes des medecines violentes ou données à contre-temps. Mais il faut qu'on sçache en troisiéme lieu, que

III. Les Medecins formez sur le modele des Heros de l'Art, bien loin d'outrer ce grand remede, n'ont pas laissé de le ménager, tout utile qu'il est, jusques dans les maladies de poitrine, quand l'expectoration se fait bien; luy substituant, selon les rencontres, l'abstinence, les breuvages rafraîchissans, les lavemans, le bain, les frictions, tant il est vray que la prudence doit-être la guide du Medecin en tout & partout, parce que ce n'est pas à la nature humaine qu'il fait la Medecine, mais à un homme en particulier. *Socrates est qui curat, Socrates est qui curatur.*

IV. Je remarque en quatriéme lieu, que pour parler de bonne foy & sans passion, Galien n'a pas toûjours écrit de ce remede dans le même esprit, particulierement quand il a disputé contre Erasistante & contre ses Disciples; & que c'est ainsi que non seulement les Medecins de differentes Facultez, & de differens climats, se sont piquez sur cette matiere comme à quelque jeu, & qu'on en vit au siecle passé une preuve en ce qui arriva entre deux fameux Docteurs d'une même Faculté, & d'une même Ville, lors que Fernel & Flexelles disputerent avec tant de chaleur & si peu de fruit sur l'usage de ce grand remede.

V. Enfin il s'en faut toûjours tenir, malgré tant de raisons souvent captieuses, alleguées de part & d'autre, à ce que l'experience & le bon sens en font observer, & particulierement dans les climats voisins de l'Ocean, où on voit des succés si manifestement heureux de la saignée, que ce seroit se priver de ce qu'il y a de plus effectif & de plus seur dans la Medecine, si on l'épargnoit trop en ces Païs-là, sur tout dans les maladies que j'ay marquées cy-devant. Car qui ne voit que l'air, les alimens, & les frequens repas des peuples qui sont entre la Seine & la Loire, font que les enfans même la supportent avec facilité; circonstances qui meritent d'être pesées non seulement par les Medecins sinceres appliquez & non prévenus, mais encore par les malades, crainte de tomber dans ces irresolutions qui

qui ne font jamais d'affaires, & qui reduisent les gens aux termes de ce païsan dont parle Horace, qui demeuroit les bras & les jambes croisées, attendant une riviere à s'écouler pour passer à pied sec.

At ille labitur, & labetur in omne volubilis ævum.

Mais n'oublions pas, avant que de venir aux substituts de ce grand remede, ces saignées qu'on fait dans la petite verolle & dans la rougeolle, & qui sont d'une consequence d'autant plus grande, que les Medecins se trouvant tous les jours d'opinion contraire, on ne sçait à quoy s'en tenir dans une occasion si délicate, où les uns & les autres ne manquent gueres à soûtenir leur opinion, sinon avec pareille probabilité au moins avec pareille chaleur & ostination de chaque côté. Il n'y a pas encore long-temps qu'on n'étoit gueres plus hardi à la saignée dans l'éruption de la petite verolle à Paris, qu'à Montpellier & dans les Provinces; mais les choses ont bien changé depuis ce temps-là. Pour moy je croy qu'aprés avoir supposé que les peuples voisins de l'Ocean, supportent mieux la saignée que ceux qui sont voisins de la mer Mediterranée; il faut encore avoir égard à l'âge & à la constitution des malades, & plus particulierement aux symptomes de la maladie, & à la facilité ou difficulté de l'éruption des exanthemes. Car tout cela supposé, je tombe d'accord qu'on peut saigner generalement parlant, avant l'éruption, pendant l'éruption, & même aprés l'éruption. Je m'explique. Car quant au temps qui précede l'éruption, il est certain qu'il n'y a rien qui diminuë davantage la quantité de la matiere qui fermente, ni qui en adoucisse plus l'aigreur que la saignée, outre que le mouvement qu'elle donne alors au sang dont on hâte la circulation, aide & avance manifestement cette excretion. Cela est sans difficulté; mais il n'en est pas de même du temps où se fait l'éruption, car si elle procede sans accidens & avec facilité, pourquoy troubler la nature dans son operation? Ne vaut-il pas mieux luy prêter la main par des cordiaux temperez, que d'empêcher cette excretion par des saignées qui ne sont plus alors de saison? S'il n'y a donc ni plenitude manifeste, ni inflammation de quelque partie considerable, ni difficulté de respirer, ni toux, ni douleur de côté, ni transport au cerveau; que l'urine ne soit ni rouge ni enflammée, & qu'au reste la fievre ne soit point trop grande, à quoy bon de reïterer la saignée faite avant l'éru-

V. J. Nardius in Noctib. Genialib. lib. II. c. 7.

Langius 16. Epist. l. 1.

V. Cachetum, Sebastian. Badium. Aulan. Aubert. F. r.

dinand. de Valdes. Christiann. Fromm-mann. de V. S. in Morbillis, & Marcell. Donat. c. 23. de Variol. curat.

ption, sinon à soûtenir un entêtement & une mode qui n'est soûtenuë ni de l'autorité d'aucun bon Auteur, ni de la raison, ni même de l'experience, puisque nous en avons bien plus vû perir aprés ces saignées, que nous n'en avons vû réchaper: car si l'on veut toûjours supposer une plenitude, malheur à ces gens plains d'eux-mêmes, qui imposent en supposant tout ce qui leur plaît; mais plus grand malheur au pauvre malade auquel on impose de si dures loix. Il faut donc que les accidens reglent tout; car ils pourroient être si considerables, quoy que cela n'arrive que rarement, qu'il faudroit saigner non seulement dans le commencement & dans le progrés du mal, mais même dans la vigueur; ce qui s'appelle saigner pendant & aprés l'éruption, de crainte que les symptomes n'accablassent la nature, & que les causes ne s'emparassent de quelques-unes des parties nobles, & n'y fermentassent de nouveau lors qu'on croiroit le malade hors d'affaire, comme il arrive quelquefois; ce qui a fait dire à un Medecin de notre temps, qu'*il ne croyoit les enfans gueris de ce mal que quand il les voyoit joüer dans les ruës*, cette maladie, quoy que puerile, étant de celles qui sont au dessus des prédictions ordinaires de la Medecine. Il faut donc, quant aux assistans & aux malades, qu'ils s'en rapportent à ceux qui en sçavent bien plus qu'eux, sur tout quand ils ont fait choix d'un Medecin qui ne s'entête pas trop de la saignée, & des autres remedes. A quoy j'ajoûteray contre ceux qui font tant les empressez, que les pomades, linimens, & autres prétendus secrets, ne sont que de purs amusemens, inventez pour plaire aux femmes & aux gens de Cour, les fosses, cicatrices, & coûtures qui suivent trop souvent ce mal étant causées par l'impression de la matiere plus ou moins acre & corrosive. Car de même que les galles, clous, froncles, & autres affections cutanées ne laissent des marques & des cicatrices que quand leurs causes ont quelque qualité corrosive, ainsi les impressions que fait la matiere de nos exanthemes dépendent de la qualité de cette matiere plus ou moins penetrante, piquante & caustique, & de la disposition du cuir plus ou moins délicat. Si donc la matiere en est douce, & le cuir ferme & serré, il ne se fera pas plus de marques sur le visage qu'il en paroît d'ordinaire sur toutes les autres parties du corps, qui se défendent bien mieux que cette partie tendre & exposée à l'air externe. Et voila comme les impressions que fait souvent ce vifain *dépost* sont irreparables, *Nullâ reparabilis arte*, adieu pour jamais la beauté, *Deperit illa semel.* Quelques petites que soient ces fosses, autant d'abysmes où cette beauté se perd ; car enfin, quoy que veule dire la Charlatanerie, toute la matiere medicinale ne combleroit pas une de ces fosses en un siecle. C'est pourquoy il ne faut pas prendre à la lettre tout ce que raconte Goldaste du fameux Moine Medecin Notker. Ce Medecin, dit-il, prognostiqua premierement qu'un malade qui avoit une hemorragie auroit trois jours aprés la petite verolle, & il arriva ainsi: Et moy je dis, que l'hemorragie pouvoit empêcher l'éruption, & faire mourir le malade, & qu'ainsi le prognostic n'étoit pas seur, ni si admirable. Mais quand il ajoûte, que ce Medecin guerit si parfaitement le malade, qu'il ne luy resta aucune marque de ces exanthemes ; qui ne voit qu'il n'y a rien en cela de fort à l'avantage du Medecin, puisqu'on en voit tous les jours guerir aussi parfaitement, sans Medecin & sans remede ? Quant aux couvertures & étoffes rouges que le peuple met avec une sotte confiance sur les lits des malades, croyant faire sortir ce venin par ce moyen-là, autant de visions, comme le prouve fort bien le docte Primerose, & comme l'experience nous le montre manifestement. Je finis en avertissant les femmes qui se trouvent en un air infecté de cette malignité, & qui craignent plus ces exhanthemes que tous les plus gros bubons, que le meilleur remede est de fuir, parce que ni la sœur en ces occasions n'est en seureté avec le frere, ni la meré avec sa fille, ni l'ami avec son ami, *Nec hospes ab hospite tutus* ; & que si elles sont obligées d'y demeurer, toute la précaution qu'elles peuvent prendre est de ne point craindre, *Confide mulier*, car assûrément la crainte fait de fort méchans effets, par tout où il y a de la malignité.

Error. Popular. l. 3. c. 19.

Les scarifications, les sangsuës, & les cauteres sont encore des remedes de la Chirurgie. Les premiers sont, selon Galien, les veritables substituts de la saignée ; mais les deux autres ont souvent besoin d'être precedez des remedes generaux. Les anciens Egyptiens se servoient des scarifications fort communément, & les nouveaux en retenoient encore l'usage au temps de Prosper Alpinus, qui a écrit de leur Medecine. Le Medecin Cleodemus, cité par Plutarque, fit autrefois un Livre des Scarifications, ou pour mieux dire des Ventouses scarifiées. Hippocrate & Galien s'en sont servis dans plusieurs maladies,

Galen. 2. Aphorism.

9 & l. 4. de Sanit. tuend. & cap. 3. lib. 2. ad Glaucon.

parce que les enfans & les perſonnes fort âgées n'étant pas toûjours en état de ſoûtenir la ſaignée, ce remede en peut tenir lieu. De plus, comme les humeurs extravaſées & répanduës entre les tegumens & les muſcles ne cedent pas facilement à la ſaignée, on ne peut en faire la dérivation que par cette voye. Mais pour parvenir plus facilement à ce but, on y a joint les ventouſes, qui attirent auſſi du centre à la circonference, comme il arrive ſouvent dans les fiévres malignes, où cette eſpece d'évacuation vient fort à propos, quand les humeurs ſe trouvent ſubtiles & le cuir peu tranſpirale, étant de plus d'un fort grand ſecours aux playes faites par les animaux venimeux. Il y a même des Païs où comme on ſubſtituë les ſcarifications aux ſaignées, on ſe ſert des cornets au lieu des ventouſes, & particulierement aux eaux minerales chaudes; mais quoy qu'on ne s'y ſerve pas du feu pour aider à l'attraction que font ces cornets, ils ſont bien plus douloureux & bien moins utiles que ne ſont nos vantouſes. Galien eſtime l'uſage des vantouſes ſeiches; ce qui m'étonne d'autant plus, que nous n'en voyons pas de fort grands fruits, d'où vient que la pluſpart des Medecins les negligent. Quoy qu'il en ſoit, la principale précaution qu'on doit prendre dans la pratique des ſcarifications, eſt de ne les faire jamais trop profondes, de crainte des accidens dont on a quelques exemples funeſtes, & de s'en abſtenir même dans des parties où il y a diſpoſition à gangrene.

V. Zacut. Luſit. l. 3. Prax. Admir. Obſervat. 65. & 66. & Obſervat. 5. ann. 1. Ephemerid. German. Medic. Phiſicor.

Les ſangſuës tiennent lieu de ſcarifications, particulierement dans les parties où il n'eſt pas ſeur de ſcarifier, & quand nous apprehendons la douleur, à laquelle les anciens n'étoient pas ſi ſenſibles que nous. Ce n'eſt pas qu'il n'en puiſſe quelquefois arriver d'auſſi mauvais effets que des ſcarifications; car outre qu'elles ont quelque malignité, il n'eſt pas ſans exemple qu'elles ne ſoient entrées ſi avant dans le fondement & dans le nez, qu'on a eu peine à les en tirer. Mais ce qui ſurprend davantage, s'il eſt veritable, eſt qu'elles ayent penetré dans le cerveau; car pour cette femme qui penſa perdre un œil par une ſangſuë, qui paſſa du grand angle à la conjonctive qu'elle alloit percer, ſi le Chirurgien ne s'en fût apperceu, cela n'eſt pas difficile à comprendre. Quant à leur malignité, nous n'en avons pas d'exemple plus recent & plus conſiderable que l'hiſtoire de la Païſanne, laquelle s'étant cachée dans un lac en-

Galen. 4. de locis affect. Zacut. Luſit. prax. admirand. l. 3. Obſervat. 63.

tre des Roseaux crainte d'un Cavalier Polonois, dont elle apprehendoit l'abord, fut trouvée morte & environnée de sangsuës, qui sans doute l'avoient fait perir plus apparemment par leur malignité que par la quantité du sang qu'elles avoient succé. Ainsi je ne m'étonne pas que Galien en des-aprouve l'usage; mais de dire, comme le veut Zacutus, qu'il les faut fuïr comme la peste, c'est ce me semble une opinion bien outrée. Mais à ce propos que n'auroit point fait cette plante dont nous avons parlé cy-devant, ce celebre Aimagogue dont Galien nous a donné l'histoire, bien autre peste que la pretenduë peste des sangsuës, puisqu'il tiroit tout le sang du corps par transsudation, & que ce fut de crainte qu'on n'en abusast, que l'invention en fut supprimée, menant au supplice les yeux bandez, le Païsan qui l'avoit découvert. Surquoy il me semble bon de remarquer icy que cette plante ayant esté inconnuë aux hommes, depuis le second siecle de l'Ere Chrétienne, jusques au commencement du nostre, Monsieur Laugier Medecin demeurant à Sennez en Provence, la découvrît de nouveau dans les Montagnes de ce Païs-là, ce qui nous a été assuré par M. Laugier son fils, Medecin & Herboriste aux gages de feu Monsieur le Duc d'Orleans, & auquel son pere avoit promis d'en donner la connoissance quand il auroit atteint l'âge de discretion; ce qu'il ne pût faire ayant été prévenu par la mort.

Miscellan. Medico-Physic. German. 1683. ob-serv. 142.

l. 2. de Purg. Medic. Facult. cap. 4.

Les Cauteres, ces remedes de la Chirurgie, dont le nom n'est gueres moins desagreable que la chose, sont d'un usage fort ancien, puisque nous lisons dans Herodote que les Nomades, peuples de la Lybie, s'en servoient contre le mal caduc des enfans. Les Grecs & les Latins s'en sont servis comme les Barbares, & on s'en est toûjours servi depuis eux. Ainsi je ne voy pas que le Neptune eût raison de dire, qu'il n'aimoit ni les Cauteres, ni les Cauterises; mais c'est qu'il aimoit ces allusions du temps du Nerveze, qui passoient encore de son temps pour subtilités d'esprit. Le Cautere actuel est un fer chaud façonné de differentes manieres & figures, selon les besoins, dont on se sert pour arrester les hemorragies & empêcher que la carie des os ne s'augmente; mais le Potentiel n'est qu'un mélange de sels mineraux ou vegetaux qui brûlent insensiblement le cuir, & qui y font une escare à laquelle succede un ulcere qui donne issuë aux humeurs qui ont de la disposition, & de la pente à sortir par ces égouts, quoy qu'on s'en serve aussi quelquefois pour oster le sentiment aux parties où on veut faire des incisions. Je ne suis donc pas surpris qu'on se serve des uns & des autres dans le besoin, mais je ne puis souffrir que les femmes de nostre temps en abusent sottement, persuadées qu'elles sont que non seulement ces égouts empêchent de grandes incommodités; mais encore qu'ils sont capables de contribuer à la netteté & délicatesse de leur teint. Tertullien ne pouvoit souffrir que les Dames de son temps se fissent de petites playes aux oreilles, qu'auroit-il donc dit de ces ulcerées qui cherchent la netteté de leur peau dans l'ordure, & dans la soüillure de leurs membres. Car si les ulceres faits dans l'esprit de vanité, ne sont ce que le même Tertullien appelle *Signum Satanæ*, au moins faut-il convenir que c'est estre bien esclave de sa peau, que de la faire marquer au coin des esclaves. On dit de ces ouvertures, & de ces manieres de playes qu'on fait à l'arbre qui donne le Baume, que c'est de ces playes qu'il tire son prix, *dant pretium plagæ*, mais il ne faut pas que les Dames qui souffrent ces playes & ces ulceres dont il est ici question, s'imaginent en estre plus pretieuses, ni devant les hommes, ni devant Dieu; car on ne voit pas ni dans leur intention, ni dans la douleur qu'elles sentent de ces atteintes, cette *odeur de vie pour la vie* plus odorante que le baume de la Terre-sainte, la chair des Chrétiens n'étant faite que pour ces saintes rigueurs, & pour ces meurtrisseures qui n'ont qu'une fin chrétienne; à moins de cela toutes ces playes & tous ces ulceres ne passent de la chair à l'esprit, que pour le cauteriser pitoyablement & honteusement. Concluons donc pour fruit de ce discours des cauteres, que quoy qu'ils puissent estre utiles en de certaines occasions, ils ne font pas toûjours ce qu'on en demande; la nature connoissant les voyes & les routes, dit Hippocrate, qu'il luy faut tenir, il n'est pas si facile qu'on se l'imagine de luy faire prendre le change. C'est donc fort souvent en vain qu'on cherche dans des lieux arides, ce que la Medecine appelle des fontaines *; car quand même on les trouveroit, l'un & l'autre sexe n'en seroit pas mieux, de telles fontaines étant plus capables de faire l'effet de celle de Selene, que de faire l'androgine de celle de Salma[illegible]

Scrupulosa auribus vulnera Deus intulit & tanti fecit vexationem corporis sui?

Odor vitæ in vitam *Paul.* ad . . .

Si propter Christum lacerata duraverit. *Tertull.*

* Fonticuli.

S'ils ont quelques égouts outre les naturels,
Accident fort contraire aux appetits charnels,

Quant à l'amputation des membres, qui est encore un des remedes de la Chirurgie, il y faut bien de la circonspection ; parce que les hommes mutilés deviennent, pour ainsi dire, inutiles à la Republique, même aprés l'avoir été par les ordres & conseils de la Medecine, ou par les Arrests de la Justice. Rien de si horrible que de voir une fletrisseure, qui nous represente *Galbam auriculis nasoque carentem* ; rien de si pitoyable qu'un manchot, & qu'un mutilé, particulierement de certaines parties, quand ce n'est pas pour empêcher un plus grand mal ; car pour nous arrester précisement à cette espece de mutilation dont on abuse quelquefois à l'égard des jeunes garçons, il n'y a rien de si foible que les raisonnemens, & les autoritez que mettent en avant, ceux qui veulent soutenir cette operation faite sans necessité. Ils opposent quelques Loix anciennes aux sentimens des Peres & des Theologiens, & aux Reglemens des Empereurs Chrétiens ; & sont d'autant plus opposés aux ordres de Dieu qu'ils gâtent son ouvrage par ce vilain retranchement. Ils ne voyent pas que les Medecins mêmes Payens improuvoient cette operation, faite sans necessité, & que les Magistrats des Gentils la reservoient pour punir les adulteres, & pour fletrir les ennemis pris en guerre. Qui doute donc que ce ne soit un insulte fait à la nature, une espece d'homicide, & une metamorphose contraire à l'intention du Createur, de mettre le chef-d'œuvre de ses mains en un état qui ne le rend ni homme ni bête.

Homines mortui ac viventes, *Gregor. Nazianz. Orat.* 16. Nova funeris facies *Aulugell.*

Umbra Tractabilis. *B. Zeno. Episc. Veron.*

Sed nihil atrocius barbaris visum est, quàm quod abscissis manibus relicti vivere superstites pœnæ suæ jubebantur. *Florus. l.* 3.

P. Nardius noct. genial. discursu 9.

Seu parthica ferro
Luxuries noluit nasci lanuginis umbram
Servatoque diu puerili flore coëgit
Arte retardatam Veneri servire juventam.

Car de dire que le consentement du patient rend l'operation permise, & que *volenti non fit injuria*, n'est-ce pas vouloir ignorer que personne n'est le maistre de son corps, qu'il est tout à Dieu qui l'a formé, & dépendemment de luy à l'Etat ?

Cuncta solutis
Fungantur membra officiis, nec saucius illis,
Partibus amissum quidquam desideret illis.

Ausonius.

Quant à l'utilité que les personnes passionnées pour la Musique, s'imaginent trouver dans la voix douce & puerile des hommes ainsi *deshumanisés*, cela n'est necessaire ni à la vie civile, ni même à la symphonie Ecclesiastique. On s'en peut passer dans tous les états, & d'autant plus facilement *que nous ne devons goûter dans les Temples que ce qui peut nourrir nostre ame, & nous rendre plus gens de bien; car quiconque tombe dans l'excés de ne tirer autre fruit du plaisir que le plaisir même, est digne de mort.* Et c'est ce que le docte & pieux Jean de Salisberi confirme par cette induction. *Quidam venerabilis vir circiter septingentorum Monachorum pater, hanc Monasteriis suis præscripsit legem, ut omnia eorum cantica totius melicæ pronuntiationis exuant modos, & ut solà Psalmorum & laudum sint significativa contenti pronuntiatione. Suspecta equidem fuit sancto viro, voluptati cognata mollities, eo quod voluptas parens libidinum est.*

Lactant. divin. instit. l. 6. cap. 21.

Quod enim non excitat inguen vox blanda & nequam?

CHAPITRE VIII.

Des secours qui dépendent de la Pharmacie.

IL n'y a que le fer & le feu qui soient particulierement de la Chirurgie, elle emprunte tous ses autres secours de la Pharmacie. Les remedes de celle-cy étant donc d'une étenduë bien plus grande, * que ne sont ceux de celle-là, ce que nous avons à en dire sera d'une bien plus grande discution. On les tire des trois familles de la nature, les animaux, les vegetaux, & les mineraux, & on les divise generalement parlant en simples & en composés, qui sont ou purgatifs, ou simplement alteratifs, ou cordiaux, tous differens en qualités & en vertus. Et c'est pour cela que je diviserai ce Chapitre en trois Articles. Le premier contiendra les principaux purgatifs tant simples que composés: Le second les alteratifs qui sont le plus en usage: Et le troisiéme les cordiaux, specifiques, ou Alexitaires destinés aux maladies venimeuses, malignes, & d'un méchant caractere, ensuite dequoy je passerai aux remedes de la Cosmetique; mais bien moins pour en enseigner l'usage, que pour avoir occasion d'inspirer de l'horreur de ceux de la Commotique.

*Ne silvæ quidem, horridiorque naturæ facies medicinis caret, sacrâ illâ parente rerum omnium nusquam non remedia disponente homini, ut Medicina fieret etiam solitudo ipsa. *Plin. in Præfat. libri 24.*

Ars ornatrix.

Ars fucatrix.

ARTICLE PREMIER.

Des Remedes purgatifs en general.

LEs purgatifs sous lesquels nous comprenons les vomitifs, sont de deux sortes, les simples & les composés, mais comme

me il en faut avoir quelque idée generale avant que de descendre au particulier. Remarquons que les remedes purgatifs, selon Hipocrate & Galien, sont destinés à l'évacuation des humeurs gastées & corrompuës, *& qui ne peuvent plus retourner en grace avec la nature*; c'est pour cela que ce dernier definit la purgation une évacuation des humeurs qui nuisent par leurs qualités; mais parce que les purgatifs sont presques tous contraires à l'estomach, qu'ils sont chauds, secs & acres, & en quelque maniere participans des qualités du poison, il faut bien plus de precaution qu'on ne croit pour en faire un bon usage. Ce n'est pas que je pretende faire ici leçon aux Medecins sur cette matiere, ni même donner au public des preceptes sûrs pour se garantir entierement de leurs mauvais effets; cela ne se peut. Mais je veux seulement marquer en faveur des personnes valetudinaires éloignées de tout secours, & même en faveur des étudians en Medecine, ce qu'il faut éviter dans l'usage qu'on en fait communement & trop librement; & que ce n'est pas, comme le remarque Hippocrate, une petite affaire que de s'en vouloir servir de son chef. Il faut donc qu'on se mette dans l'esprit: Premierement que l'usage des purgatifs est dangereux, quand la nature chasse d'elle-même ce qui peche en qualité, ou en quantité, parce que quand elle y procede comme il faut; c'est lui nuire que de la vouloir aider, ne manquant gueres à faire ces évacuations, que nous appellons spontanées, au bien & à l'avantage des malades, & de ceux qui ne sont encore que dans la voye & dans le chemin de la maladie: car quant à ces évacuations qui excedent dans la durée, dans la quantité & dans la qualité, on tombe d'accord qu'il y faut remedier par des secours proportionnés aux causes de l'évacuation.

Commentar, 2. l. 1. Aphorism.

V. Fuessium abusuum medic. cap. de purgantib.

I. *In Aphorism.*

En second lieu, il ne faut pas pretendre de purger les humeurs grossieres, terrestres & gluantes, sans avoir preparé le malade, par l'abstinence, les lavemens, le repos, les rafraichissans & les apperitifs, autrement le purgatif ne fera que passer dessus, ou irriter ce qui n'est pas encore preparé & prest à ceder. Cela est si vray, que les purgatifs donnez sans cette precaution & à contre-temps, font d'ordinaire des vertiges, des défaillances, des coliques, des nausées, des épraintes, des fiévres, & qu'il arrive même quelquefois qu'ils purgent toute autre chose que ce qu'ils faut purger.

Or la précaution ne regarde pas seulement la nature des humeurs qu'on veut purger, mais encore le temps de la purgation, & particulierement dans les maladies aiguës, où l'occasion est de la derniere importance, & quelquefois même dans les maladies chroniques, & dans ce qu'on appelle état neutre de decidence, ce qui fait que je ne puis m'empêcher d'admirer la temerité de certains Apotiquaires, & même de certains Chirurgiens, pour ne point parler des Charlatans, & encore plus celle des malades & des assistans, qui se comportent en ces occasions comme si ce n'estoit qu'un jeu. C'est ainsi que sous le nom d'une medecine de précaution, faute d'avoir bien pris ses mesures, on tuë un homme qui se portoit assez bien : malheur dont on n'a que trop vû d'exemples. Ce n'estoit qu'une de ces petites medecines de précaution que prit l'Empereur Maximilien I. & ce petit remede fit une si grande revolution dans son corps, que tous le corps de la Republique Chrétienne en sentit le contrecoup : ce remede ayant fait perir avec ce Prince toute l'esperance qu'on avoit conçuë de la ligue concluë contre les Infidelles ; de sorte que le petit remede ne fut salutaire qu'au Grand Turc.

III. En troisiéme lieu, il faut apprendre d'Hippocrate & de Galien, que ceux qui se portent bien tombent dans la deffaillance & accablement quand on les purge ; parce que le purgatif ne trouvant pas où se prendre, il fait une fonte des humeurs loüables. Cependant on ne laisse pas de voir des melancoliques, & des Medecins qui ont une sotte passion pour les purgatifs, & qui ne donnent jamais de treves à la nature, qu'ils voudroient faire entrer malgré qu'elle en eût dans leurs visions, sans penser que les purgatifs ne sont faits que pour ceux qui sont actuellement malades, ou qui sont en peril de l'être notablement & bien-tôt. Mais ce qu'il y a encore de bizare dans la pratique de certains Medecins, c'est que comme il se trouve des malades qui periroient plûtost que d'avaller un remede purgatif, il y a des Medecins qui ordonneroient plûtost dix saignées que le moindre minoratif.

L. 7. Aphorism. Commentar. 36.

IV. En quatriéme lieu, on fait une faute dans l'exhibition des purgatifs, quand on ne considere pas la nature individuelle des malades, chose facile à faire, dit Hippocrate, si on les interroge à loisir, sur la facilité ou difficulté qu'ils ont à supporter l'effet du medicament ; car c'est ainsi que proportionnant au

L. de Medicam. purgantib.

tant qu'il se peut, le remede à la portée & à la nature d'un chacun, on en évite les méchans effets, & que le Medecin se met hors de danger de voir perir son malade le jour qu'il a pris medecine: *Calamité*, dit Hippocrate, *la plus fâcheuse & la plus honteuse de toutes celles qui peuvent arriver à un Medecin.* Comme il y a donc bien des occasions où il ne faut pas penser à la purgation. Voici ce qu'en a remarqué ce souverain Dictateur de l'Art. *Ne purgez jamais dans une fiévre considerable. Dés que les ordures de la premiere region demandent quelque évacuations, tâchez de la procurer par les lavemens revulsifs. Ne purgez ni dans la douleur de teste, causée par l'exercice de la chasse, de la course, ou de Venus. Gardez-vous bien même de purger ceux qui sont pâles, enroüez, rateleux; ceux qui respirent difficilement, qui toussent, qui sont alterés, engourdis, sujets aux vents, qui ont des duretez d'hipocondres, la veuë basse, bruits d'oreilles, incontinence d'urine, jaunisse, flux de ventre causé par des crudités, dans les perte de sang, & dans les douleurs, car il y a bien du peril à le faire dans ces maladies. On trouble la nature dans ses operations, & dans ce qu'elle medite en faveur du malade, quand on n'a point d'égard à de tels & semblables incidens.* En effet, encore que certains endroits de ce texte demandent quelque glose & explication, il n'est rien de si vrai que ce qu'il contient sur la matiere de la purgation. A quoy on doit ajoûter, comme dit le même Hippocrate en un autre endroit, qu'il faut toûjours commencer par quelque saignée. Mais il est encore plus necessaire de remarquer que si Galien & Hippocrate n'ont pas fait de difficulté de purger les femmes grosses, particulierement à mi-terme, les Medecins Chrétiens sont obligez d'estre plus circonspects que n'ont esté les Payens, & qu'il est bien plus seur de tenir la bride un peu haute en ces occasions, que de la tenir trop lâche, l'experience nous ayant fait voir que comme ce remede donné trop facilement a malheureusement fait accoucher quelques femmes avant le terme; d'autres femmes, quoy que fort incommodées des accidens de la grossesse & de quelques autres qui sembloient demander la purgation, n'ont pas laissé d'acoucher heureusement sans ce remede. Mais, quoy qu'il en soit, generalement parlant, il faut toûjours plus de precaution pour purger les femmes que pour purger les hommes; car outre qu'elles sont d'une nature plus delicate, on peut pêcher contre les maximes de la Medecine, & contre la conscience, si on n'est assuré de l'état où elles sont actuellement quand on les purge.

L. de Medicament. purgantib. & de ratione victus in acutis.

V.

L. 4. de victus ration. Textu 19.

VI. Mais me dira-t-on peut-être, puisque l'usage des purgatifs est si dangereux, ne vaudroit-il donc pas mieux s'en abstenir entierement & particulierement des Chimiques que de s'en servir? Non assurement; car la plûpart des purgatifs bien preparez, & même les Spagiriques donnez d'une bonne main peuvent guérir en des occasions, où les purgatifs des Grecs & ceux des Arabes ne feroient qu'irriter l'humeur, & violenter la nature. Car parlant generalement tous les purgatifs ne sont dangereux qu'entre les mains des ignorans & des temeraires qui s'en servent sans les connoître, indifferemment en toutes sortes de maladies & de temps, sans avoir égard à la dôse. Ainsi il ne faut pas s'imaginer que les Spagiriques soient de la seule invention de Paracelse, puisque les Medecins Dogmatiques s'en servoient avant luy; que nous avons mêmes des preparations Chimiques des purgatifs dont Galien & les Arabes se sont servis, & qu'il y a des remedes chimiques aussi benins & aussi seurs que les Galeniques. Ainsi il est des occasions où ils peuvent estre chacun à leur tour de saison, de maniere que le Medecin qui ne voudra pas s'en servir, par negligence ou ignorance ne fera jamais rien de bon. Les anciens Medecins nous ont ouvert le chemin de la Medecine, les modernes les ont suivis, mais ils sont enfin allez plus avant, & il n'y a que les singes de la Medecine qui se soient égarez dans les voyes de la Spagirie.

VII. On demande à propos de purgatifs & de leur usage, s'il faut prendre garde au lever, au coucher & à la conjonction des Astres quand on les prend, comme le veulent tous les Astrologues, & comme Hippocrate & Galien semblent le vouloir? Quant aux premiers leurs raisons sont si obscures, pour ne pas dire si chimeriques, qu'il n'y a plus personne de bons sens qui s'y arreste, nos corps n'étant sujets qu'aux influences de la Lune, & à la chaleur du Soleil, & non pas aux influences des autres Astres. On dit même à ce propos, que le sçavant Simon Pietre Medecin de Paris, ne pouvoit souffrir qu'on luy parlât chez les malades des quartiers & des diverses Phases de la Lune, ni de semblables vanitez touchant les Astres. Quant à Hippocrate & Galien, quoy qu'ils ayent été d'avis de prendre garde au lever & au coucher de quelques Astres dans l'administration des purgatifs, cependant nous ne voyons gueres que cela soit de consequence dans la pratique de notre climat, où les purgatifs sont bien plus doux qu'en celuy des Grecs, & l'air assez temperé, outre que si on vouloit s'arrêter à ces precautions, on ne trouveroit jamais ni les tems, ni les momens propres à la purgation: Que d'oppositions, de conjonctions, de quadrations, que d'équinoxes, de solstices, d'aspecs & de phenomenes où il faudroit laisser faire la nature pendant plusieurs jours; que de feries pour les remedes, & que de tems pour les causes des maladies, qui gagneroient cependant le tems, & qui ne manqueroient pas à enlever le malade.

VIII. On demande encore si la nature n'a pas fait naître en chaque Païs tous les purgatifs & autres remedes necessaires aux maladies qui regnent ordinairement en ces lieux-là? Pline, à la verité, la crû ainsi, mais il n'est pas vray absolument parlant; car si elle a fait naître des specifiques pour certaines maladies de certains Païs, dans le Païs même; elle n'en a pas fait naître pour toutes les autres maladies que ces Païs ont en commun avec d'autres climats. Au contraire elle a eu soin de donner aux uns ce qu'elle n'a pas donné aux autres, pour obliger les hommes à un commerce d'amitié, outre que tous ces remedes qu'elle nous donne ont des qualitez differentes à proportion de ce qu'ils ont de Soleil & de Sol. Il faut donc necessairement avoir recours à ceux des autres Païs quand ceux du notre ne suffisent pas, comme il arrive tous les jours. Mais quant à l'usage de ces remedes, quels qu'ils soient, les malades ne se doivent pas chagriner, si les Medecins les reïterent en quelques occasions, & s'ils sont de mauvais goût, puisqu'ils sont obligez d'en proportionner la quantité & la qualité aux causes des maladies, n'étant pas en leur pouvoir de les rendre autres que le Createur les a faits, & de changer les saveurs, ordinairement desagreables, peut-être afin de nous obliger à mener une vie reglée, étant au reste salutaires dans leurs suites & dans leurs effets; c'est ainsi que les plus salutaires Antidotes sont cachés sous l'horrible figure du serpent dont on les tire.

V. Primerof. Error. Popular. l. 4. c. 7.

E di messo la tema esce il diletto.

Et qu'on a dit de celui même qui ne laissa pas d'effrayer Rome quand il y vint chasser la peste qui la desoloit *Sanat dum terret.* Ce sont deux choses bien differentes, que de plaire au cœur & à la bouche, ce qui est l'agréement de celle-cy, est quelquefois le poison de celuy là, & au contraire ce qui cause de l'horreur à l'un, est ce qu'il y a de plus propre à rétablir l'autre.

IX. J'avertis encore que c'est une erreur populaire de prendre comme font quelques personnes des pilules purgatives avant le repas; car ayant ordinairement l'Aloés pour base qui est ennemi de l'estomach, au lieu de purger les humeurs terrestres, & ce tartre qui croupit dans les replis du mesentere, & en plusieurs autres endroits du bas ventre, il ne fait que troubler la coction, & attirant dans le ventricule des humeurs billieuses, échauffer toute la basse region au lieu de purger ce qui peche.

X. Il est encore à propos de sçavoir que si les purgatifs font un bon effet, dans les maladies periodiques ou de retour, c'est une erreur de ne s'en vouloir servir qu'au Printemps, une seule dose n'étant pas suffisante pour chasser des causes qui dépendent de la constitution & des dispositions des parties qui les produisent continuellement.

Primrosius ibid. l. 4. c. 13.

XI. De plus si l'on vomit, comme il arrive quelquefois, le purgatif, il ne s'en faut prendre ni au Medecin, ni à l'Apotiquaire, comme on fait ordinairement, car si cela n'arrive qu'une heure ou deux aprés l'avoir pris, il ne laisse pas d'operer, & d'évacuer tout, ou partie de ce qu'il a trouvé dans le ventricule, & dans les parties voisines, la nature connoissant ses voyes & sçachant se soulager en de differentes manieres.

XII. Quant à la chaleur & à la froideur actuelles des purgatifs que l'on prend, c'est une chose assez indifferente, il ne faut que se connoître soi-même pour n'y pas faillir, les uns ne pouvant boire chaud & les autres froid. Les Anciens beuvoient chaud tout ce qu'ils prenoient le jour de la medecine, mais nos modernes ne sont pas toûjours de leur avis, car il y a des rencontres où il faut boire actuellement froid. On dit à ce propos que Jean de Vega Medecin d'un Vice-Roy des Indes, luy ayant ordonné un boüillon de poullet tiede pour exciter une medecine, dont l'operation étoit trop lente, mais que cela n'ayant servi de rien, le celebre Medecin Philippes Jugrassias étant survenu, s'avisa de luy faire prendre seize onces d'eau froide sucrée, qui non seulement appaisa ses douleurs, & ses nausées, mais encore fit faire à la medecine tout ce qu'on en pouvoit desirer. Ce qu'il y eut en tout cela de meilleur pour le dernier venu est que le Vice Roy luy donna le gobelet d'or dans lequel il avoit pris l'eau froide sucrée. C'est donc le temperamment du malade, la coutume & la nature du purgatif qui doivent servir de regle aux Medecins en ces occasions.

Primerof. ibidem.

Mais une des principales précautions qu'on doit prendre dans le choix & usage des purgatifs, est que non seulement il ne s'en faut pas rapporter à tous venans, mais qu'il ne faut pas même s'en rapporter à son propre jugement, & encore moins à ces livres de recettes où tout est écrit à veüe de païs, & où il se peut trouver erreur dans la dose, témoin ce qui arriva à Mr le Rez Professeur en Philosophie si connu dans Paris. Il trouva dans un de ces Livres certain purgatif qui luy plût, mais qui étoit fort mal dosé, par une faute d'impression, & l'envoya prendre chez l'Apoticaire qui le luy prepara de bonne-foy, ne sçachant pas sans doute ce qu'on en vouloit faire, mais cela n'empêcha pas qu'il n'en mourut en fort peu de temps. Que d'imprudens dans le monde qui ne ménagent guerres mieux leurs vies que le Païsan Thracius ménageoit les arbres, car voyant son voisin tailler les vignes & les oliviers, il les coupoit jusques à la racine. Que de pareilles bévuës dont les suites sont chagrinantes pour les familles, où aucun n'oseroit s'en plaindre ni s'en consoler avec ses amis crainte d'en estre blâmé. XIII.

Au reste comme on n'est pas toûjours en état de prendre des purgatifs; qu'il y a des corps qui ne les peuvent souffrir, & des maladies où ils ne sont pas encore de saison, j'avertis icy que les lavemens reïterés sont quelquefois le même effet, & qu'ils sont d'un secours tres-particulier quand ils sont bien preparez, chassant seurement des matieres que certains purgatifs n'auroient fait qu'ébranler, & aigrir: car quoy qu'ils ne passent pas le gros boyau, ils ne laissent pas de soulager la premiere region du corps, & quelquefois la seconde, aussi s'en sert-on toûjours fort utilement avant la saignée & la purgation, & même aprés celle-cy quand elle ne procede pas bien; précaution & avis dont les Charlatans ne s'avisent gueres, tant ils ont envie d'expedier matiere tout d'un coup. Rien de si frequent, dit Herodote chez les Egyptiens, que ce remede dont ils tiroient de fort grands secours. Ainsi Galien ne peut s'empêcher d'invectiver contre ces Medecins complaisans, qui pour donner dans la fausse pudeur & dans la delicatesse des malades, les dispensent trop facilement de s'y soûmettre, en quoy les Arabes sont de son opinion le croyant souverain pour les maladies de la premiere region, & pour quelques unes de celles de la seconde, & particulierement pour les coliques. Car quant au Philosophes Plotin*, qui ne pouvoit se résoudre à ce remede, le XIV.

*Nec Clysterer, nec ipsam Theria-

croyant contraire à la gravité Philosophique, il est à croire qu'il n'eût pas parlé ainsi s'il eût eu quelque commerce avec les douleurs qui le demandent. Pour Vauhelmont & ses Sectateurs qui n'en veulent jamais entendre parler, je les renvoye à l'experience de ceux qui n'admettent aucune des raisons de la dogmatique, me rangeant cependant du costé du scoliaste de l'observation 152. des Ephemerides des curieux de la nature, où il dit à ce propos, que si on bannissoit les clysteres de la pratique de la Medecine, il ne voudroit plus l'exercer.

eam accepit, cum ne animantium etiam mansuetorum corporibus capere escam se diceret.

Porphir. in vita Plotini.

Ego verò si clysteres interdicto publico, medicinâ exulare niterentur nollem esse Medic⁹ quidquid contra Helmontius & asseclæ asserant.

Enfin pour derniere précaution touchant les remedes purgatifs, je croy qu'il n'est pas trop seur de prendre le grand air le jour qu'on a pris medecine, & particulierement en hiver, de crainte que l'air externe n'empêche l'action des remedes, & qu'il ne cause une suppression à laquelle il pourroit survenir des tranchées, des fievres & d'autres accidens tres-dangereux.

XV.

Valeriola locorum commun. l. 3. c. 16. p. 581.

L. 4. Aphorism.

L. 4. de Morbis.

In Antidotar.

Lib. 4. Aphorism. Comment. 6. 9 17.

1. De causis Symptomat.

Zacut. Lusit. Prax. admirand. c. 45.

Les vomitifs ne sont differens des purgatifs qu'en ce qu'ils font leur effet par haut, ce qui les rend suspects aux sages Medecins, qui ne s'en servent que dans une pressante necessité, C'est pour cela qu'il est à propos d'en dire ici quelque chose en general avant que de les examiner en particulier. Les anciens s'en servoient bien plus frequemment que nous ne faisons, jusques à les admettre parmi les remedes de précaution. Hippocrate avoit pour maxime, qu'il faloit purger les malades en Esté par haut, & en Hiver par bas, mais il ne laisse pas d'avoüer que l'usage & des purgatifs & des vomitifs est dangereux. Aussi Galien nous dit-il que les vomitifs sont particulierement pour les maladies longues & rebelles, comme les dejectifs pour les aiguës ; mais qu'on les peut donner au commencement de celles-cy quand il y a de la malignité, que l'humeur est en rut & qu'elle fait effort dans la premiere region. Mais c'est l'affaire du sage Medecin de prendre garde, quand, comment, & à qui on les donne. Car outre que toutes les constitutions ne sont pas propres à vomir, & particulierement les poitrines foibles, le vomissement est un mouvement convulsif de l'estomach contre nature, & pour parler avec Galien une espece d'acouchement de cette partie. C'est pourquoy je m'étonne qu'un autre moderne fasse difficulté de mêler des purgatifs avec des vomitifs; car bien loin que ce mélange fasse comme il le veut des mouvemens contraires, l'experience nous fait voir que les purgatifs déterminent souvent les vomitifs par bas, & qu'ils en brident la violence, les entraînant dans les intestins, où ils exercent leur facultez bien plus seurement que ne faisoient les vomitifs des Anciens, pourvû que les malades ayent été bien preparez, par les rafraîchissans & les humectans ; précaution des plus necessaires pour en éviter les mauvaises suites. Mais pour cela il ne faut pas laisser de rompre toutes les mesures quand on est pressé du mal, les remedes que l'on prend avec quelque espece de precipitation, ne laissant pas alors d'être de saison.

Je croi encore qu'il est bon d'avertir ici les jeunes Medecins, qu'il y a des rencontres, où les malades rejettant tous les remedes de mauvais goût, il est impossible de leur faire avaller ces *Emetocatartiques:* Et qu'en ce cas là, il n'y a rien de si seur, que de mêler l'émetique avec quelque sirop, ou autre liqueur agreable; ce qui a quelquefois reussi en des occasions où on desesperoit du salut des malades faute de ce petit stratageme.

Il ne resteroit donc plus qu'à marquer ici d'où viennent les facultés des purgatifs & des vomitifs, si cet éclaircissement étoit de consequence pour le peuple, & s'il ne passoit point sa portée. Je dirai donc seulement & en passant en faveur des Etudians en Medecine & en Philosophie, que Galien, tout grand Philosophe & Medecin qu'il étoit, s'est trompé, attribuant leurs operations aux qualités manifestes, & à la convenance que les humeurs ont avec les remedes qui les ébranlent, & qui les attirent ensuite; car outre qu'il y a bien des implications & des contradictions dans son raisonnement, qui ne sçait que les operations particulieres viennent des formes specifiques, & que comme toutes les formes viennent du ciel, qui selon les Platoniciens en est le Seminaire; c'est à ce mélange qu'il faut donner toutes les actions des purgatifs & des vomitifs, comme le prouve admirablement le docte Valeriola, par les raisonnemens & auctoritez de Mesué, d'Avicenne & même de Platon, contre les subtilités de Galien, que le même Valeriola se croit obligé d'abandonner en cette occasion? Tout cela étant donc ainsi supposé, venons au particulier de ces grands remedes, que nous ne toucherons neanmoins qu'autant qu'il est necessaire pour guerir les gens de leurs preventions, maladies d'esprit qui peuvent causer & entretenir celles des corps, si on ne se tient en garde contre les affirmations des ignorans, & contre sa propre facilité.

Locor. communium l. 3. pag. 580.

ARTICLE II.

Des Remedes purgatifs en particulier.

QUoy que les Auteurs divisent ordinairement les purgatifs en violens, en mediocres & en benins, je suivrai ici ceux qui les divisent en simples & en composés, commençant pas les plus usités, & descendant insensiblement à ceux dont on ne se sert que rarement & avec grande discretion; marquant même, en passant le degré des qualités de chacun en particulier, par où on pourra distinguer les benins des violens; car quant à ceux dont l'usage est tout à fait pernicieux & malhonneste, je garderai un grand silence, puisque Galien, tout Païen qu'il étoit, a écrit qu'il ne voudroit pas seulement les nommer. Je commence donc par

Le senné, ces petites feüilles & ces petites gousses qu'on nous apporte du Levant. Car elles ne sont pas ce que s'imagine le peuple, quoy qu'il n'y ait rien de si commun dans la pratique de la Medecine. Elles sont chaudes & seches au delà du deuxiéme degré, ennemies de l'estomach, operant lentement, & donnant des tranchées, si elles ne sont infusées en grande eau, & avec de bons correctifs, d'où vient que quelques Medecins les mettent au rang des violens purgatifs quoy qu'elles ne soient en effet que de celuy des mediocres, & qu'elles ne fassent pas de grands desordres quand le corps est preparé par les rafraîchissans & les humectans, & quand l'infusion est aidée par quelques autres medicamens qui tiennent lieu de correctifs. Quant à l'ancienneté de son usage, il est certain que les Grecs ne s'en sont jamais servi, & par consequent qu'ils ne l'ont pas connu: car de dire que c'est le *Colutea* de Theophraste, ou le *Delphinium*, il y a tant de difference de ces plantes cy à celle-là, que le senné même qui vient d'Italie & d'Espagne est bien inferieur à celuy qui vient du Levant. Il est vray qu'il y a des constitutions de corps si particulieres qu'on ne les peut purger avec du senné ni en infusion, ni en substance, qu'ils ne tombent dans des douleurs & dans des défaillances terribles. C'est pourquoy les bons praticiens luy substituent en ce cas-là l'infusion du catholicon double de rheubarbe, où il entre du senné bien corrigé, cette infusion étant seure ensuite des fiévres continuës, dans les flux de ventre opiniâtres, & dans les Tenesmes, ou épraintes. Que si l'on veut purger doucement l'humeur mélancholique, on peut se servir de sirop de pommes composé, où il entre du senné en assez grande dose & assez bien corrigé pour n'en apprehender rien de mauvais, le mêlant avec d'autres remedes, suivant l'indication qu'on a prise. Il est vray que le lait clair dans lequel on infuse quelquefois le senné, peut empêcher qu'il ne cause des tranchées & des vents ; mais on ne prend pas garde à Paris que le lait dont on exprime cette liqueur n'est gueres bon quand on l'a long-temps gardé & promené dans les ruës, sur tout quand on y a mêlé de l'eau, & que l'animal dont il est extrait a été nourri de mauvaises herbes & abreuvé de mauvaises eaux, comme il arrive tres-souvent.

La Casse des Arabes (car la casse des Grecs est nostre Canelle) est mediocrement chaude & humide. C'est un purgatif fort connu, & qui n'est gueres moins familier que le senné, mais comme celuy-ci est quelquefois un peu vehement, celle-là est d'ordinaire un peu foible, particulierement celle du Ponant. C'est pourquoy si on l'employe en d'autres maladies que celles des reins, de la vessie & de la poitrine, elle émeut souvent plus qu'elle ne purge, & est tres-contraire aux enfans qui ont des vers, si elle n'est accompagnée d'autres purgatifs ; mais on s'en sert fort utilement en de certains cataplasmes, & autres Topiques. Il y a des gens qui se servent de celle qu'on a confit avant que de l'apporter en Europe ; mais fort inutilement, ce remede étant des plus foibles. Cependant *deux écus* de senné & une once de casse mondée, avec quelque Latin ou quelque Grec font souvent l'abregé de la Medecine pratique à Paris.

La Manne connuë des Grecs & des Arabes, est une autre panacée de Paris. On sçait assez que c'est une espece de sucre ou de miel, qui se forme d'une rosée sur les feüilles de differens arbres dans la Calabre, & même dans nostre Dauphiné ; car celle qui tombe sur la Terre est fort inferieure à celle qui tombe sur les feüilles & les branches des arbres. Galien en a connu une espece qui tombe quelquefois sur le Mon Liban, & qu'il appel δροσόμελι, & ἀερόμελι *mel roscidum & æreum*.. Surquoy il est bon de marquer qu'il y a dans l'isle de Ceylon une espece de fourmis de la grosseur d'une abeille, qui font de la Manne d'un goût & d'une vertu admirable. Quoy que ce purgatif soit

Observat. 151. Dec. cur. II. ann. I. Ephemerid. Germ. &c.

3. *De aliment. facultatib. cap. 39.*

temperé dans ses qualitez, doux & ami de la poitrine, & qu'il purge facilement les humeurs sereuses, il n'est pas propre à toute sorte de personne & de maladies; car outre qu'il se change en bile dans les estomachs bilieux, & qu'il ne fait qu'émouvoir quand il est donné seul, il arrive tout au contraire qu'il fait bien plus qu'on n'en demande, quand il est falcifié par les Marchands, qui y ajoûtent quelquefois du suc de Thitimale & de la Scammonée. Aussi est-ce de cette maniere-là qu'il faut entendre précisement ce jugement qu'en fait un Medecin de nostre temps, écrivant à un de ses amis. *Nous n'en avons point de veritable, & celle qu'on nous apporte d'Italie n'est autre chose que du sucre & du miel, meslés avec un peu de scammonée. Dans la Manne de Briançon il y a du Thitimale & de l'épurge*; car cela n'est pas vrai à la lettre, parce qu'il en vient de bonne de la Calabre, & qui ne fait que ce qu'on en demande quand elle est bien choisie, & parce que celle de Briançon, quoy que plus foible, n'est pas toûjours alterée.

Lettre de Guy Patin 68.

La Rheubarbe, est une autre idole du peuple qu'il adore sans sçavoir pourquoy, car encore que cette racine du Levant ait ses bons endroits, elle a aussi ses mauvais quand on s'en entête. Elle est seche & chaude au second degré, souvent gâtée, & rarement bien choisie, & on luy substituë même quelquefois du Rhapontic.* Elle est fort contraire à ceux qui ont quelque ardeur d'urine, à laquelle elle communique jusques à son odeur & à sa teinture. Elle agit selon ses differentes substances, car elle purge, ouvre & penetre, & particulierement en infusion par la plus subtile; mais elle fortifie & ressere par ce qu'elle a de terrestre, comme il paroît quand ce qu'elle a de plus subtil s'est évaporé par l'ustion & desiccation qu'on en fait. Mais il n'est pas vray qu'elle soit toûjours l'ame du foye comme on se l'imagine. Aussi Riolan le fils a-t-il marqué fort précisement qu'elle est même la mort du foye quand il est chaud & sec, & qu'on en use trop fréquemment. Elle est encore contraire aux femmes grosses, & aux temperamens bilieux. Ainsi je ne voy pas à quelle fin les Venitiens en mâchent continuellement, eux qui sont si ardens & si secs. Le plus seur est donc de s'en servir dans le sirop de chicorée composé, & dans le Catholicon double, dont nous parlerons cy aprés; parce qu'elle y est bien corrigée. Car quant aux enfans, comme ils sont fort humides, & sujets à des flux de ventre causés par

Rheubarb. Monach.

V. Valeriolam locor. Communic. l. 3. pag. 628.

At mors hepatis calidioris ac ficcioris perhibetur *Riolan. in Method. particular.*

des crudités, & même aux vers, qu'elle tuë par son amertume, elle leur est plus propre en infusion, ou en poudre, qu'aux adultes. Elle est encore propre aux ulceres internes, & aux visceres languissans & debilités, sur tout quand on en a fait évaporer la partie purgative, & qu'on l'a meslée avec les poudres aromatiques dans des opiates ou tablettes, car elle ne manque gueres de cette maniere à faire un bon effet, sur tout aux convalescens des longues maladies.

Aloés, ou Aloé est un mot équivoque dans la Medecine; car il signifie le bois appellé *Xilaloe* des Grecs, dont l'odeur est si agreable, que l'Ecriture sainte se sert de ce nom pour marquer ce qu'il y a de plus odorant, & de plus opposé à la corruption; & c'est apparemment de cet Aloé que veulent parler les Auteurs de la Geographie de Nubie*, marquans que le grand Alexandre ayant conquis l'isle de Socotra proche la Terre de Jamaica, Aristote luy conseilla d'y envoyer une Colonie Grecque pour avoir soin des Aloés. Quoy qu'il en soit cet arbre est fort rare, & ne croist qu'en ces regions des Indes, où il y a des Tigres, & semblables bêtes feroces. Il est sec & chaud, & rend une liqueur onctueuse quand on le brûle. Il entre dans la confection d'hyacinte quand on en trouve, faute dequoy on luy substituë le santal.

Canticor. 4. vers. 13. Psal. 45. vers. 4.

* *Gabriel & Joan. Syonit. in Geograph. Nubiens.*

Quant à l'Aloé, dont il est question dans cet Article des purgatifs, c'est une fort grande plante & fort connuë. Elle est toûjours verte, & c'est pour cela qu'elle est appellée *semper vivum marinum* par quelques Auteurs, étant si majestueuse & si agreable à la veuë, qu'elle ne sert pas moins à present à l'ornement des Jardins, qu'à la Medecine. C'est le suc de cette plante qui sert de baze à tant de pilules differentes de nos dispensaires, & à celles que chacun prepare à sa maniere. Le Caballin commun en Espagne ne sert qu'à purger les chevaux, mais le sucotrin, ainsi appelé, parce qu'il croist en l'Isle de Socotra, est destiné pour les hommes. Il ouvre les veines par sa chaleur tenuité, & est par consequent contraire aux femmes grosses, & aux febricitans, aux tabides & à tous les temperammens delicats, & ne laisse pas pour cela d'être fort utile dans la Chirurgie. Car quand à l'usage qu'on en fait dans les pilules appellées de Francfort, il ne peut être approuvé des Medecins methodiques tant l'abus en est grand, si ce n'est pour des Allemans replets, phlegmatiques, & sujets à la crapule; ces pilules n'é-

tant autre chose que le suc de cette plante, nourri & lavé dans l'eau de violettes dont on fait un mystere & un secret, quoy que ce remede ne purge que des serosités & des crudités des premieres voyes, en la place desquelles il laisse une chaleur dont il n'y a que les constitutions humides & replettes qui se deffendent, Mais pour revenir du suc à la plante & égayer un peu la matiere : l'Aloés, tout agreable qu'il est à la veuë, ne laisse pas d'être le symbole de l'amertume, qui se trouve avec les douceurs mêmes de la volupté, *plus Aloés quam mellis habet*, & c'est pourquoy on en peut dire, malgré tous ses agréemens, *nimium ne fide colori*. Au reste il ne faut point passer sous silence, que le plus grand de ses agréemens consiste en sa fleur, quoy qu'il ne fleurisse que rarement, à propos dequoy je ne puis assez métonner de ce que la France, quoy que bien plus chaude que l'Allemagne, n'a point encore vû ce qui arriva dans
1663. la Silesie l'an 1663. où cette plante fleurit au bout de trente & un ans de sterilité, & où elle mourut quelque temps aprés
Miscellan. Medico-physic. seu Ephemerid. Germaniæ part. I. ann. 16. avoir poussé vingt & une tiges & plus de deux cens fleurs, ce qui donna occasion à un Medecin de ce Païs-là de faire une épitaphe fort fleurie à cette plante, où je renvoye le lecteur, par ce qu'elle est un peu trop longue pour estre ici inserée.

L'Agaric est une maniere de champignon, qui croît au pied des Cedres, & plus particulierement au pied des Larix ; il est chaud au premier degré, & sec au second. L'Auteur du Scaligerana a remarqué que Dioscoride ne sçavoit ce que c'estoit, quand il a dit qu'il croissoit sur les cedres dans l'Agarie, doù il
Dioscorid. l. 3. cap. 3. avoit pris son nom ; parce que Agarie est un nom imaginaire. Quoy qu'il en soit, il en croît dans le Dauphiné qui ne cede pas beaucoup à celuy qu'on apporte des Païs étrangers. Il fait comme beaucoup d'autres purgatifs, de mauvais effets, s'il n'est corrigé selon l'art, par de frequentes lotions faites avec l'eau ou le suc de roses, aprés quoy on le réduit en Trochisques. C'est de cette maniere qu'on l'employe pour purger les humeurs visqueuses & grossieres des parties les plus éloignées, soit en infusion, ou dans des pilules ; mais l'usage n'en est pas si seur ni si ordinaire pour les femmes que pour les hommes. Quoy qu'il entre dans la Theriaque, il ne laisse pas d'être une maniere de poison quand il est trop vieux, tant il est vray que qui dit un purgatif, dit une de ces images qui changent de figure selon leur position, & le costé où on les regarde.

Le Jalap est encore un remede fort connu du peuple au moins de nom, mais il en fait un mauvais usage; parce qu'il n'est ni cher, ni difficile à preparer & avaller. Il est vray qu'il purge assez bien les serosités, mais outre qu'il n'en tarit pas la source, comme c'est une espece de Brione des Indes, il est si chaud, si sec & si vehement qu'il fait souvent des superpurgations, & des impressions fort fâcheuses aux entrailles. Cependant on se le figure un secret pour les cachexies & hydropisies à cause de quelque substance resineuse qu'on y entrevoit. On l'employe même pour les maladies secrettes, mais tout cela ne va pas jusques à corriger les impressions faites aux parties nourricieres par les causes de ces maladies.

L'Iris autre racine, & dont on se sert comme du Jalap est quelque chose de pire, puisqu'il est plus chaud, plus sec, plus acre & plus vomitif, & particulierement celuy de Florence : car à moins que de s'en servir dans ces mélanges appellés *loboocs*, & dans les Tablettes composées pour la poitrine, ou dans les remedes de Chirurgie; les vieillards, les femmes & les enfans s'en doivent abstenir.

La Coloquinte est encore pire que l'Iris, particulierement quand elle est mal corrigée. C'est le fruit des courges sauvages dont la préparation a passé dans l'usage de la Medecine sous le nom de Trochisques Alhandal. Elle est humide & seche du second au troisiéme degré, & a outre ces qualités manifestes quelque degré de malignité. Ainsi elle est contraire à l'estomach, aux intestins, au foye, au cœur, aux vieillards, aux femmes, aux enfans, aux febricitans, & ne doit estre employée que faute d'autres purgatifs, même aux hommes robustes & vigoureux. Quoy que certains Medecins s'en servent pour les maladies cutanées, je ne voy pas qu'on s'y doive trop fier; car si les Arabes l'appellent la mort des plantes, elle pourroit bien encore l'être des imprudens. Aussi ces pauvres gens dont il est parlé dans le quatriéme Livre des Rois, *Reg. 4. cap. 4.* s'en trouverent-ils si mal, qu'ils ne se crurent pas moins qu'empoisonnez, & qu'il fallut employer tout ce que le Prophete Elisée avoit de connoissance naturelle pour les tirer d'affaire.

Le Turbit n'est pas si connu que la coloquinte, aussi est-ce la racine d'une espece de ferule qui n'est pas commune. Il est tres-chaud, tres sec & tres-subtil. Il purge le phlegme grossier des parties les plus éloignées, mais comme il opere lentement, il fait de si fâcheuses impressions, & cause souvent de si grandes douleurs qu'on croit qu'il a pris son nom * de ces seditions qu'il excite dans le bas ventre. Aussi ne l'employe-t-on jamais que bien corrigé, & dans des compositions où il n'est pas si dangereux que quand il est seul. Un Traité MS. composé par M. Laugier Medecin de Senez en Provence, marque qu'il est tres-dangereux de manger du poisson & de s'exposer à l'air le jour qu'on a esté purgé avec du Turbit.

* Turbit à Turbando.

Les Herinodactes ces Bulbes ou fruits d'une espece de colchique, aussi peu connuës du peuple que le Turbit, sont un peu moins violentes à la verité, mais elles ne demandent pas moins de circonspection dans l'usage de la Medecine, puisquelles sont chaudes & seches au second degré, qu'elles operent tard, qu'elles sont contraires à l'estomach, & qu'enfin Dioscoride les croit un peu venimeuses.

La Scammonée, qu'on peut appeller le Salmonée des purgatifs, & des Charlatans, tant elle fait de bruit, & tant elle va vîte dans ses operations, ne laisse pas d'être un bon remede, quand elle a été bien corrigée & réduite en cette espece de larmes, d'où elle a pris le nom de Diagrede tiré du Grec. C'est le suc laitteux d'une de ces Plantes du Levant qui montent toûjours quand elle trouvent à s'attacher. Les Apoticaires l'appellent le foüet des Electuaires, parce qu'il haste & excite leur operation. Aussi ce suc épaissi, est il chaud & sec du second au troisiéme degré, & contraire à l'estomach, au cœur & au foye, ouvrant même les veines s'il n'est corrigé comme il l'est dans le diaprum solutif, qui purge fort bien la bile & la pituite, pris tant par la bouche que par les lavemens, sans causer aucune incommodité. Ainsi c'est un fort bon remede de sa nature, mais dangereux dans les mains du peuple & des Charlatans qui en abusent.

L'Ellebore est connu de tous les sçavans, parce que les Anciens s'en purgeoient, & particulierement les Poëtes, pour avoir l'esprit plus net & plus ouvert. On croit que la maniere de le preparer s'est perduë avec les Livres qui étoient dans les Bibliotheques d'Alexandrie, & que la transplantation qu'on en faisoit en des lieux aquatiques, contribuoit beaucoup à l'adoucir. A quoy il y a quelque apparence, puis qu'Æcée s'en servoit fort communement, & que Symphor. Campegius * a remarqué que Galien le mettoit assez souvent en usage, & preferablement

* *V. Gal. in Comment. 2. l. 3. c. 2. in lib. Hipocrat. de vict. ratio in acut.*

ment à la scammonée. Quoy qu'il en soit cette racine étant non seulement tres-chaude, tres-seche & tres-acre; mais ayant encore des qualités malignes, on ne peut assez admirer la constitution singuliere de ce Pasteur nommé Thrasias & de cet Eudemus de Chio dont Theophraste nous raconte, qu'aprés en avoir mangé des poignées ils n'en sentoient pas la moindre émotion. Antissire est le nom de l'Isle où croissoit ce celebre purgatif, & même selon Suidas, le nom d'une fameuse courtisanne. Hippocrate s'en sert comme d'un *Mochlique*, aussi appelle-t-il tous les violens purgatifs du nom d'Ellebore, mais il étoit en usage long-temps avant luy, puisque le Medecin Melampe s'en servit dans la maladie des filles de Proëtus Roy d'Argos. Democrite, dit-on, en avoit appris l'usage en Egypte, & le communiqua en suite au grand Hippocrate avec plusieurs autres connoissances Il a esté de tout temps le remede dont on s'est servi pour la guerison des furieux, des atrabilaires des Epileptiques & des ladres. Mais les Medecins des derniers siecles qui ont découvert des remedes plus doux, ne s'en sont pas servi si hardiment & si frequemment que les anciens; car outre qu'ils n'employent presques jamais le blanc, il est certain que le noir même est si violent qu'il porte d'une égale furie, quelque preparé & adoucit qu'il soit par haut & par bas. Je ne m'étonne donc pas si le blanc dont on se servoit du temps d'Oribase, ne laissoit pas d'exciter le vomissement, donné simplement en suppositoire. Il y a bien plus, puisque preparé avec du fiel de bœuf, il purgeoit par le simple odorat, & qu'aprés l'avoir lavé avec de l'eau marine, de l'huile & du nitre, il ne falloit qu'en laver les pieds pour faire vomir. Aprés cela qu'on s'étonne si un Charlatan en tua l'Illustre Jacques Cardinal de Pavie, l'honneur des belles Lettres, & si les Ephemerides Germaniques nous donnent des exemples récens, & funestes de sa malignité. Surquoy il ne me semble pas mal à propos de marquer icy aprés Pausanias que Solon Capitaine des Amphictions, ayant arresté le cours du fleuve qui entroit dans la Ville des Cirrheens pendant qu'il les tenoit assiégez, & y ayant fait jetter quantité d'Ellebore, il ne le laissa rentrer dans cette Ville que quand il le vit infecté des qualités de ce violent purgatif, & que c'est ainsi qu'il réduisit les assiegez; parce qu'ayant bu trop avidemment de cette eau, quand ils en eurent à souhait, ils se trouverent

Observat. 181. anni ann. 1671.

Vide Scheukium lib. 7. observat. 9.

si languissans, & si étonnez du mal, qu'ils furent obligez de se rendre.

La Pierre bleuë ou étoillée, appellée des Artistes & des Artisans *Lapis lazuli*, est un purgatif beaucoup moins dangereux que la plûpart de ceux que nous avons marqué cy-devant ; puisqu'il entre dans la confection d'Alkermes, quoi que l'usage en paroisse fort suspect au sçavant Leonicenus, surquoy on peut encore voir Symphor. Campeg. Quoy qu'il en soit, comme on ne s'en sert gueres nous n'en dirons pas d'avantage, le peuple n'en ayant entendu parler qu'à propos des ouvrages de marqueterie & de rapport.

l. 5. Campeg. Elysior. cap. 3.

Il y a bien encore d'autres purgatifs simples dans la Medecine que ceux-là, mais comme l'usage des plus communs n'est pas dangereux, nous n'avons rien à en dire de particulier, sinon qu'ils sont la plûpart lents & foibles, s'ils ne sont aidés de quelques autres. Tels sont les Tamarins, le Polipode, les Mirobalens, l'Epithime, les Roses, les Violettes, les fleurs de Peché, la Fumeterre: le Tartre ; car quand à ceux dont les Anciens se servoient communement, il faut être bien hardi pour les prendre sans consulter quelque bon Medecin, & particulierement la Mirrhe, le Cabarret, la Laureolle, la Gratiolle, le Concombre sauvage, le Mezereon, le Palma-christi, la Sabine, le Thitimale, la Gomme-gutte, l'Euphorbe & semblables, tant on a veu de terribles suites de leur usage pour quelques-uns qui ne s'en sont pas trouvé mal. Je ne parle encore icy, ni de quelques gommes, ni de quelques resines, ni de quelques sels dont l'usage bien conduit est si salutaire, parce que comme il n'y a rien dont on ne puisse abuser, il n'est pas à propos d'en instruire le public, outre qu'il faudroit entreprendre un ouvrage exprés & particulier qui se trouveroit encore au dessus de l'intelligence de bien des gens.

Les purgatifs composés sont compris sous les noms d'electuaires, de sirops & de pilules. Les électuaires sont divisés en môus & solides, & ont pris leur nom du choix des remedes qui entrent dans leur composition. Le plus connu, & un des meilleurs entre les môus, est

ἐκλέγω deligo.

Le Catholicon double de rheubarbe, appellé à Paris lenitif fin; car le simple n'est que pour les lavemens. C'est un remede fort seur pour tous les âges, & pour les deux sexes, & tres-propre à purger sur le declin des fiévres continuës, soit en dissolution faite en une infusion de senné, soit en infusion dans de simple Tisane, le lait clair, ou decoction pectoralle, y ajoûtant, selon l'indication, quelque sirop propre à purger l'humeur qui peche.

Le Diaprun composé purge fort doucement la bile, comme nous l'avons remarqué cy-devant, mais il faut garder quelque mesure dans l'usage qu'on en fait, ne le donnant dans les fiévres que quand elles ont des intervalles ; car quand il n'est question que d'évacuer la bile de la premiere region, on le peut donner dans un lavement en tout temps.

L'Electuaire de suc de roses purge fort bien la bile, mais il demande encore plus de discretion que le Diaprun solutif, menant quelquefois le malade un peu loin. Le plus seur est donc de ne le prendre que de la main d'un bon Medecin, soit qu'on se purge par précaution ou pour quelque maladie effective.

Le Diaphenic est un puissant électuaire pour purger la bile & la pituite, & par consequent propre pour les coliques, particulierement en lavemens ; car quand il est pris par la bouche, outre qu'il est d'un goût fort desagreable & même en bol, il est un peu vehement & même quelquefois vomitif.

La Hiere de Galien ou celle de Pakius composée fait merveilles dans les clysteres revulsifs qu'on ordonne pour les affections du cerveau, & pour quelques coliques, soit en lavement ou par la bouche; mais on ne la peut gueres donner qu'en bol, parce qu'elle est d'un goût encore plus desagreable que le Diaphenic, & qu'elle purge violemment les humeurs, qui ne cedent pas sans se faire tirer.

La Confection Hamech, grande & petite, purge l'humeur mélancholique avec vehemence, & se donne dans toutes les maladies mélancholiques, & même secrettes. Mais que de Chirurgiens & d'Apotiquaires qui en abusent, pechans ou dans la dose, ou dans les indications de la cause du mal, de l'âge, du sexe, du tempérammment, de la saison & des forces du malade.

Les Electuaires solides, dont on se sert plus ordinairement dans la Medecine, sont le Diacarthami & le de Citro.

Le premier a pour baze la semence de saffran sauvage, dit *Carthamum*, d'où il tire son nom, laquelle est chaude & seche au second degré, & sert à purger les eaux & la pituite.

Le de Citro est à peu prés de même nature, mais comme il

a pour baze l'écorce de citron d'où il tire aussi son nom, il est plus seur que le Diacarthami, & l'un & l'autre plus commode en poudre qu'en Electuaire solide ou sec, la poudre ne faisant pas un si grand volume. C'est un remede familier & usité, mais toutefois qui demande quelque discretion.

Les Sirops sont ou purgatifs, ou simples.

Les purgatifs se font des infusions reïterées des racines, des fleurs, des fruits & des autres parties des plantes, & même de leurs sucs dépurés. On les fait cuire avec le sucre & quelques correctifs, pour en conserver la vertu & les facultés, & quand on les veut rendre plus actifs, on y ajoûte quelque purgatif suivant l'indication qu'on a prise. Les plus communs sont celuy de fleurs de peché pour purger les serosités bilieuses & pour desopiler le mesentere; celuy de chicorée qui purge mediocrement la bile, & laisse quelque impression corroborative aux visceres à cause de la Rheubarbe qui y entre; celuy de Roses pâles pour les serosités & pour la pituite, mais qui n'est pas propre aux femmes; celuy de Pommes composé, pour l'humeur mélancholique, la bile noire & même la pituite crasse & gluante; car on ne tient pas dans tous les dispensaires le purgatif de violettes, chaque College de Medecins choisissant ceux qui leur semblent les meilleurs, & les plus propres aux maladies de leur climat, & de leur Païs.

Quant aux sirops magistraux purgatifs on les compose selon l'indication du Medecin qui les ordonne; mais que de preparations Antimoniales, & d'autres remedes donnés sous ce nom, par des gens qui ne pensent qu'à purger, sans sçavoir qui, quoy, comment, quant; & qui souvent purgent la bource & le corps jusques à l'inanition.

Pilulæ à Pila.

Les Pilules sont ainsi nommées, parce que ce sont de petites boulles qu'on avale facilement, & qu'on est obligé de reduire sous cette forme pour cette fin, & à cause de leur mauvais goût. Elles different selon l'humeur qu'on veut purger, & sont ordinairement un peu gaillardes. Les plus communes sont celles de Rheubarbe, de Fumeterre: *Et sine quibus*, propres à purger la bile, & les Agregatives, ainsi appellées parce qu'on en purge toutes les humeurs. Celle d'Agaric sont pour la pituite, & mêmes celles d'Aloés, comme sont les Stomachiques & les Cochées, tant mineures que majeures, car celles qu'on appelle de *Lapide Lazuli* sont particulierement pour le suc mélancholique, quoy que peu en usage, les unes & les autres tirant presques toutes leurs noms de leurs bazes. Mais les plus seures sont celles qu'on compose suivant les besoins & les indications, & qu'on appelle magistralles, où on fait entre les gommes, les resines, les sels & autres remedes dont on prepare quelque chose de fort bon pour les maladies chroniques, quand on en sçait l'œconomie. Voilà pour les purgatifs proprement & précisement appellés purgatifs.

Mais comme les vomitifs sont des manieres de purgatifs qui portent par haut & par bas, & qu'ils font bien du bruit dans la Medecine, particulierement depuis trente ou quarente ans, il en faut dire quelque chose en particulier, aprés en avoir parlé comme nous avons fait cy-dessus en general.

Je remarque donc, quant aux vomitifs, que comme la reputation des remedes dépend bien souvent des succés qu'ils ont dans les cours ; tout le monde y donne, quand des personnes d'autorité les approuvent. C'est pour cela que quand Dieu eut beni ceux que le Roy Loüis le Grand prit il y a environ trente ans dans une grande maladie, le vin Emetique, qu'on ne donnoit auparavant qu'en tremblant & en cachette, prit le dessus sur tous les autres remedes, jusqu'à se faire nommer vin Royal. Ce fut alors, dis-je, que ce vin se trouva du goût de ceux même qui avoient redouté sa force, & qu'on en eut une si grande idée, que les femmes l'ayant appellé vin mistique, les hommes crurent qu'elles n'avoient pas tout à fait mal dit. Quant à nos Poëtes peu s'en fallut qu'ils ne le missent dans la cruche de la jeune Hebé, pour en regaler Jupiter & toute sa table. C'est ainsi que les Senateurs, les Chevaliers & le peuple Romain composerent la Theriaque à l'envi, pendant que l'Empereur Antonin la dispensoit de ses propres mains. Mais comme cette occupation ne fut plus à la mode dans Rome, dés qu'il eut cessé de vivre, de même le vin Emetique ayant été donné inutilement au Cardinal Mazarin, il perdit beaucoup de sa reputation. On cessa alors de luy faire justice, & on ne daigna pas seulement considerer que comme il avoit été employé dans un marasme mortel, on n'en devoit rien esperer. Il arriva même ensuite à ce grand remede ce qui arrive à ces Ouvrages d'Histoire, d'Eloquence & de Poësie qu'on fait trop sonner avant que de les rendre publics, car un bel esprit le

Galen. 1. de Antid.

mit malheureusement au raval pour l'avoir excessivement prisé, & pour s'en être trop promis dans ce beau Sonnet.

Maintenant l'Emetique est dans un grand éclat,
L'univers en reçoit un avantage extrême;
Ce miracle est visible, & le siecle est ingrat,
S'il n'éleve un Trophée à sa vertu suprême.

Il nous a secourus contre un double attentat,
La Pourpre s'en ressent comme le Diadème,
Et donné par deux fois, il a sauvé l'Etat,
En sauvant le Ministre & le Monarque même.

Jules je vois briller la santé dans vos yeux,
Ayant pû soûtenir ce vin si furieux,
Vous montrés une force à qui toute autre cede,

L'on sçait vostre douceur & de l'aveu de tous,
Lorsque vous employez un violent remede,
Il est à présumer que ce n'est que sur vous.

De là vint ce vilain Sarcasme aprés sa mort,

C'est ne pas sçavoir l'Art, c'est manquer de pratique,
C'est de la Medecine ignorer les succés,
Que de condamner l'Emetique,
Aprés les biens qu'il nous a faits.

Neanmoins comme les liqueurs se racommodent souvent avec le temps, avec la patience & avec un peu d'artifice, le vin Emetique ne fut pas long-temps sans reprendre la reputation de force & de bonté qu'il a toûjours conservée depuis. Mais parce que tout le monde ne sçait pas ce que c'est, quoy que tout le monde en parle, disons quelque chose du nom, des qualitez & de la matiere de ce grand remede.

Emetique est un mot François tiré du mot Grec qui signifie vomir; de sorte que tout remede qui fait une subversion de l'estomach suivie d'une prompte évacuation, est un émetique, ou vomitif. C'est par rapport à cet effet, que les Latins appellent *Vomitoria* les grandes ouvertures des Amphiteatres par lesquelles le peuple se dégorge, & sort en foule. Il est bien vrai qu'il y a des vomitifs doux, qui n'agissent que par des qualités manifestes, & qui font une subversion d'estomach qui n'est pas suivie d'un effort & d'une évacuation considerable, telles que sont toutes les choses unctueuses, oleagineuses & tiedes, l'huile, le beurre, la graisse, & tout ce qui relâche les fibres de l'estomach; mais il y en a qui font leur effet par des qualités bien moins communes, comme la racine de Raiffort, les semences d'Ortie, d'Anet de Sureau, d'Arroches: le Ciclamen, l'Azarum, les fleurs de Genêt, & plus que tout cela la Catapuce, l'Ellebore, la noix vomique, le Tabac.

Mais comme les uns sont trop lents pour satisfaire l'indication du Medecin en de certaines rencontres, & qu'ils sont encore de mauvais goûts, & qu'au contraire les autres sont trop violens; l'experience en a découvert d'inconnus à la plus part des anciens, qui n'ont rien de desagreable au goût, aprés avoir été bien preparez, & qui font un effet d'autant plus seur, qu'ils déterminent l'humeur par bas, quand ils sont aidés par quelques purgatifs: c'est ainsi qu'on a trouvé le moyen de rendre le Vitriol vomitif par son sel, l'Antimoine par l'ouverture qu'on en a fait, & le Mercure par des mélanges & des preparations qui le rendent tantôt vomitif & tantôt dejectif. Ces deux derniers s'étant donc enfin établis, quoy qu'avec bien de la peine; ce sera sur ceux-là que je m'aresterai plus particulierement, parce qu'ayant déja parlé de l'Ellebore, si je m'arrête aussi quelque peu sur le Tabac, ce ne sera que pour marquer qu'il est non seulement un vomitif tres-dangereux; mais encore que de quelque maniere qu'on s'en serve, il fait beaucoup plus de méchans effets que de bons, & bien plus de bruit que de guerisons.

L'Antimoine est donc, selon quelques-uns, le Jansenisme de la Medecine, tant l'usage en semble nouveau, & tant il a fait de bruit de nos jours.

Les Ministres sacrés ont fait la guerre entre eux,
La Grace étoit l'objet de leurs combats fameux,
Les enfans d'Esculape ont fait la même chose,
L'Antimoine en étoit le masque, & non la cause.
A ceux-là le saint Pere a commandé la Paix,
Et bani des lieux Saints ces importuns procez,
Par vous, Grand Senateur, le parti Blondelique,*
A vû réduire à rien sa procedure inique,
Et de sçavans Docteurs restez victorieux,
Des écrits diffamans & des traits envieux, &c.

* *C'est M. le Premier President de la Moignon.*

On s'est même imaginé il y a long-temps, qu'il avoit pris son nom du mauvais tour qu'il avoit fait à quelques Moynes ausquels on l'avoit fait prendre en remede; mais cette allusion ne répond ni au στίμμι des Grecs, ni à l'*Antimonium* des Latins, & n'est qu'un jeu de nostre langue, qui ne conclud rien. Ce qu'il y a d'assuré est que les Dames Juives en faisoient des fards dés le temps du Prophete Ezechiel. Quant à sa nature c'est un fossile, ou mineral noir, & rayé de lignes argentées fort friable, & qui participe de la nature du metail en ce qu'il se fond, & de celle de la pierre en ce qu'il se broie, étant composé d'un souffre à peu prés semblable au souffre commun, & d'une substance metallique, & au reste froid & sec. Quant à ses qualitez manifestes, nous n'avons pas d'assurance qu'on ait découvert sa qualité vomitive, ni qu'on ait commencé à l'ouvrir avant le douziéme siecle, où la Chimie revint en vigueur. Quoy qu'il en soit, le Moyne Basile Valentin fut celuy qui en mit le premier les preparations en l'usage sous le nom de Panacée, ensuite dequoy Paracelse se fit, pour ainsi dire, Patron & Protecteur de ce grand remede, & neanmoins quelques Medecins dogmatiques ne laisserent pas de le traiter de venin, les uns par prévention, les autres par envie, ou par ignorance, & cela a duré jusques à nostre temps. Mais ce qui m'a surpris est de voir que malgré les effets miraculeux de ce remede, il se soit trouvé des Medecins opiniâtres au point de le décrier sans aucune distinction, ni modification; & que quelques uns l'ayent voulu bannir des Pharmacopées, & des Dispensaires. Car quoy qu'on en puisse dire, tout est si mysterieux dans ce fossile, que la femelle en est preferée au mâle soit dans la Medecine soit dans la metallique, où il est d'un grand usage. Il faut donc sçavoir, quand à la Medecine, que si on l'employe cru & sans préparation, il n'a autre vertu que de resserrer & fortifier; mais que quand il est ouvert par le feu, le salpêtre & quelques autres ingrediens, il est vomitif, purgatif, ou diaphoritique; ce qui l'a fait nommer la *Colomne de la Medecine*, par quelques Chimistes. Ainsi ce qu'on appelle foye d'Antimoine, parce que cette prépaparation ressemble au sortir du creuset à du foye cuit, & *Crocus metallorum*, parce qu'il est jaune quand il est broyé, est la matiere dont on fait le vin Emetique, quand on l'a bien broyé & lavé, le faisant infuser dans du vin blanc, parce que le vin est son correctif, & qu'il se charge de sa vertu vomitive

Ezechiel. 13. Reg. 4. c. 9. Hierem. 4.

vomitive & purgative, à proportion de ce qu'il a de force d'esprit & de subtilité. Voila donc comment ce vin n'est dangereux qu'entre les mains des ignorans & des temeraires, qui souvent le preparent mal, & le donnent encore aussi mal à propos. Surquoy il est bon de marquer ici que le Neptune mit en usage pendant les dernieres années de sa vie, une maniere de *Crocus metellorum*, donc il se disoit l'inventeur, & dont il faisoit une Panacée. Il en donnoit depuis quinze grains jusques à cinquante en substance, fort innocemment à ce qu'il disoit, mais outre qu'il n'y avoit pas grand mystere à cette preparation & à cette pretenduë invention, elle ne laissoit pas, malgré ses affirmations, de faire souvent plus qu'on n'en demandoit, tant il est dangereux dans la Medecine de vouloir mesurer tout le monde à même mesure. Et cependant le bon-homme soutenoit toûjours & fort hardiment, que *l'Antimoine ainsi preparé, étoit aussi naturel à l'homme que le meilleur pain de froment, qu'il renouvelloit le corps, reverdissoit la jeunesse, qu'il separoit la roüile & l'impureté de l'humeur radicalle* : quel galimathias ! *mondifioit la peau, depuroit le sang, & que rien ne pouvoit en payer la valleur.* Quant aux fleurs, au verre & au beurre d'Antimoine, dit poudre d'Algarot, ce sont des remedes aussi dangereux entre les mains des ignorans, que le sont les épées & les armes à feu en celles des fous & des enfans. Il en est de même du Bezoard mineral qu'on fait avec le beurre d'Antimoine & l'esprit de nitre. Il est vray que cette préparation qu'on appelle diaphoritique est bien moins dangereuse que tout cela, mais outre qu'elle a bien perdu de son ancienne reputation, il est certain que si ce remede n'est bien preparé, il ne laisse pas de faire des nausées & d'autres incommoditez, devenant même vomitif quand il a été long-temps gardé. Concluons donc de tout ceci que comme il ne faut pas trop s'effrayer au nom d'Antimoine & d'Emetique, il ne faut aussi s'y confier que quand il est conduit par un Medecin sage & habille, & que tous ces sirops de longue vie, & autres grands noms sont des machines dont il est le grand ressort, & dont l'impetuosité ne s'arrêtera pas comme on voudra, quand elles seront une fois en mouvement. Et c'est en ce sens qu'il faut prendre ces vers d'un sçavant homme, qui pour se mocquer du Livre intitulé l'Antimoine Triomphant, ne le fait triompher qu'à la maniere des Capitanes Romains.

Laurent. Hofmann. de vero usu & fero abusu & Medicam. chimicor.

l

FRANCISCI OGERII

IN LIBRUM CUI TITULUS STIBIUM TRIUMPHANS.

EPIGRAMMA.

Nunc, licet, aurato scandat capitalia curru,
Nunc albis stibium jure triumphet equis.
Plaudite fumosi ciniflones, plaudite Agirtæ,
Inter qui cedat, credite, nullus erit.
Victoris tanti meritis obstare Triumphis,
Tot cæsis hominum millib. invidia est.

Ce qui obligea un autre sçavant à luy répondre en cette maniere.

Victoris stibii meritos damnare Triumphos,
Tot Domitis morbis quis neget, invidia est,
Post tot servatos, servato Principe cives,
Victorem certe querva corona decet.

V. Edition. quartam poemat Ægid. Menag.

Le Tabac n'est pas seulement vomitif, mais encore purgatif, & quelquefois un poison selon la dose, & selon qu'il est preparé. Cependant on s'en sert en pourdre, en fumée, en machicatoire, souvent sans sçavoir pourquoy, ni à qu'elle fin. Pourroit-on donc en parler avec liberté, puisqu'il est même du bel air, de tous les âges & de tous les sexes; jusques-là que les beaux esprits sont sur le qui vive pour des feüilles, qui ne seroient que le joüet des vents, si la prévention & l'entêtement n'en avoient rempli tant de feüilles vuides: Car s'il s'est trouvé quelques Auteurs qui ont monté sur le Parnasse pour le foudroier, il s'en est trouvé d'autres qui n'y sont montés que pour l'élever de la Terre jusques aux nuës, pour ne point parler de ceux qui loüerent, dit-on, leurs plumes aux interessés quand il fut mis en parti, & qui tâcherent de le rendre precieux à force de le prôner & de luy donner toutes sortes de bonnes qualités. Car quoy qu'il en soit, que de vers en toutes les langues, mais que d'expressions outrées dans la Latine & dans la Françoise pour de la fumée. Aussi n'aurions-nous jamais fait si nous ne nous contentions de deux de ces pieces qu'on a faites pour & contre. Jean Barclay pour les Latins n'en fait pas moins dans son Euphormion, qu'une cicuë mortelle, qu'une vapeur infernalle & qu'un Aconit sorti de l'écume d'un Cerbere, plus propre à punir les parricides qu'à entrer dans l'usage de la Medecine.

Planta nocens, ô lethifero planta horrida fumo,
Quam bona diversis natura removerat oris,
Quis-te planta nocens tristi vectare carinà,
Instituit demens, nostrisque ostendere terris?
Scilicet infelix raperet cum sæcula mavors,
Deformisque fames, morbi, cadensque senectus,
Proh dolor! & sævæ legerant aconita novercæ,
Heu etiam in nostras deerant hæc fata ruinas!
Quis sordes facinusque tuum, dirosque vapores,
Explicet, & fœdo surgentia nubila fumo,
Talis avernali corrumpit spiritus auras,
Missus in astra lacus, morituraque germina solvit,
Vicinumque pecus volucrumque intercipit alas.
Talis & inferni subter mala limina mundi,
Urget odor manes, cum lampada tristis erinnis,
Solvit & extinctæ fumant post præliæ tædæ,
Planta nocens, ô lethifero planta horrida fumo,
Si te lethifero cacus jactasset ab ore,
Alcidem vicissee odor, te sæcula prisca,
Si nossent poterant vacuis præferre cicutis,
Et de cerbtrea natam te dicere spuma.
Tum si quis patriam violasset cæde senectam,
Huic mites nimium flammas, huica lenta putassent,
Flumina; fumiferi potasset nubila peti.

Un de nos François au contraire est si éloigné de la pensée de cet Etranger, qu'il met le Tabac sur la table des Dieux de la fable, tant il est vray que

Cuique Deus fit dira libido.

Quand je boy ce Tabac salutaire aux humains,
J'ay comme Jupiter l'Univers dans les mains,
Car je tiens dans la pipe & le feu & la Terre,
Je suis environné de nuages fumeux;
S'il fait pleurer le Ciel, je fais pleurer mes yeux,
Puis rottant comme luy je darde le Tonnerre.

Celle qui rajeunit le pere de Jason,
Le faisant retourner en sa verte saison,
Encore que son corps fût sec comme une souche,
Lui donna seullement ce remede invaincu,
Et luy faiso t sortir ses vieux ans par le C.,..
Au prix que le Tabac entroit dedans sa bouche.

En prenant du Tabac je prens un grand plaisir,
Les mauvaises humeurs descendent à loisir,
Je ne mourai jamais si j'en puis toûjours prendre,
Faites grands Dieux! pour plaire au destin qui me suit,
Qu'en cendre de Tabac l'Univers soit réduit,
Puisqu'il faut quelque jour qu'il soit réduit en cendre.

Bacchus qui tient la clef des portes de mes sens,
M'a toûjours deffendu, de n'user d'autre Encens
Que du divin Tabac sur l'Autel de sa gloire:
Même il fut arresté dans le Conseil des Dieux,
Qu'on feroit la Balance un des signes des Cieux,
Pour peser le Tabac que les Dieux veulent boire.

Je mets tant de fumée au Tuyau de mon nez,
Que les rais du Soleil sur leurs pas retournés,
Se vont cacher de honte au centre d'une nuë,
A la fin le Soleil m'ayant baisé les mains,
Je lui rends sa lumiere en faveur des humains;
Mais pour éclaircir l'air il faut que j'éternuë.

L'Espagnol eust vaincu ces braves Hollandois,
S'ils n'eussent rapporté des Rivages Indois,
De ce divin Tabac la liqueur enfumée,
Et je veux soutenir & de bec & de dents,
Que ce n'est qu'une pipe & du Tabac dedans,
La Trompette que tient en main la Renommée.

Ce voleur dont le foye à jamais renaissant,
Nourrit à Table d'hoste un voleur ravissant,
Pouvoit faire aisément un crime sans offense:
Car si pour allumer du Tabac seulement,
Il eust fait le larcin du celeste Element,
Au lieu de chastiment il eust eu recompense.

Mais de bonne-foy, avant que d'en venir à la conclusion ; qui ne voit que le Tabac est ennemi de toutes les parties nerveuses & membraneuses, & qu'une tres-petite portion de sa substance, même la simple fumée, cause des accidens à ceux qui l'avalent pires que ceux des plus violens purgatifs, & que ceux de la plus vilaine crapule ? Car si l'habitude & la force individuelle de la complexion, empêche en quelques sujets ce mauvais effet, c'est à cette habitude & à cette force qu'on en est redevable, & c'est de cette maniere que les Marses & les Psilles, & cette fille dont parle Pline, ne craignoient plus rien du poison : Car voudroit-on nier aprés tant d'experience, qu'il ne mette la plûpart des hommes & des femmes en un état pitoyable, particulierement quand ils n'y sont pas accoûtumez, & que deux goutes d'huile, de Tabac sur la langue d'un animal ne cause des convulsions mortelles ? Qui ne sçait encore que du suc de Tabac mis sur une playe, fait un vomissement cruel & dangereux, & que la seule picqueure d'une éguille trempée dans de certains extraits de cette Plante, cause la mort en fort peu de temps ?

Voyez le Journal des Sçavans de l'an 1683. 22. Mars.

Miscellanea Medico physic anni 2. Observat. 108. anni 1683.

Que la paresse, l'oisiveté, l'inquietude & le mauvais goût plaident donc tant qu'ils voudront sur mer & sur terre pour le Tabac, & que les Dames Françoises qui en avoient autresfois tant d'horreur, luy accordent si elles veulent l'entrée de leurs cabinets, il s'en faudra toûjours beaucoup que le nombre de ses Partisans approche de celuy de tant de personnes de bon goût qui l'ont en horreur : car toutes choses bien considerées, la plûpart même de ceux qui s'en servent, voudroient s'en être défaits, *contubernalis mea mihi fastidium facit*, & ne le regardent que comme un remede propre à quelques constitutions Phlegmatiques *habemus fatentes reos.* Aussi n'est-ce qu'en cette qualité & en cette maniere, que quelques Princes & autres grands Personnages en admettent l'usage & luy accordent l'entrée de leurs Palais. Mais quand on seroit obligé de prendre pour juges dans cette cause tout ce qu'il y a de grand dans le monde, qui ne sçait que non seulement Jacques I. Roy d'Angleterre ; mais encore un Roy de France qui est fort au dessus de tous ceux de son siecle, & qui a tant de discernement & de bon goût, n'y a rien apperçû de bon n'y d'honnête, puisqu'il ne luy a pas donné son approbation, & qu'ainsi ce qu'on nomme l'herbe à la Reine, ne sera jamais celle d'un Roy, qui loin de donner dans la vapeur

Petron. in Satyric.

Jacob. I. Reg. Angliæ Misocapnos.

& dans la fumée, ne suit que les lumieres de la raison, dun Roi dont laconduite ne varie jamais, non-plus que l'Astre qui fait sa Devise, & dont il est plus à propos d'admirer la course que de vouloir ajoûter quelque chose à sa splendeur, par des Eloges superflus, tant il est vray dans le langage même des ennemis de ce Prince, qu'on ne peut rien ajoûter à l'or & au brillant du Soleil.

Que mas ne se puede dorar el Sol ne platear la Luna.

Et qu'enfin il est

Da se stesso Freggio assai chiaro.

Puis donc, pour conclusion de tout ce discours, & pour juger sainement & sans passion du tabac, que comme ce n'est tout au plus qu'un remede de précaution pour quelques indispositions & temperammens, il ne faut pas s'en entêter, ni croire qu'il soit fait pour tant de personnes qui en prennent en tant de manieres. Que s'il est utile à une nation, il n'en est pas de même d'une autre. Que comme il est des temperammens tout particuliers, il pourroit être tres-contraire à quelques personnes, même en poudre & en fumée, pour ne point parler de celuy qu'on mâche; Que la Medecine n'en admet l'usage que dans certain sirop * propre aux Asthmatiques, avec sept ou huit fois autant d'autres sirops pectoraux, qu'on se contente de lécher au bout d'un morceau de Reguelisse, & que les remedes n'étant faits que pour les malades, on doit se passer particulierement de celui-là. A quoy il est bon d'ajoûter que quant à ceux même ausquels il pourroit être utile, il y a tant d'autres sternutatoires, & apophlegmatismes plus seurs & plus innocens, & enfin qu'on ne devroit s'en servir que dans le particulier & dans la retraite par bien-seance & honnêteté. En effet, peut-on appeler le bel air d'avoir continuellement une boëte de Tabac en main, & de se farcir le nez d'une poudre qui offense peut-être la veuë & l'odorat de toute la compagnie ? Y a-t-il quelque chose d'honnête à s'enfumer d'une vapeur puante & à se salir le visage, non seulement à la table, où il ne se peut qu'on ne dégoûte quelqu'un, mais encore jusques au pied des Autels où on en abuse ? Est-ce ainsi qu'on met en usage les secours de la Medecine, quelque besoin même qu'on en puisse avoir? Michel de Montagio ne peut souffrir qu'on reçoive avec tant de ceremonie & dans des linges si blancs & si propres l'excrément qui sort naturellement du cerveau, & on ne fera pas de difficulté de l'exciter à sortir par des efforts de mauvaise grace, de s'y mirer &

* Sirupus de Blennochoide.

de l'exposer aux yeux & au nez de ceux qui n'ont affaire, ni de nos remedes, ni de nos goûts dépravez. *Emunctam è naribus fœdam mucosamque pituitam repansam linteolo intenti, in eaque velut in speculo se intueri* : Car enfin tout bien consideré, voicy comme des Allemans mêmes en parlent dans leurs Ephemerides. *Si j'avois du pouvoir dans la Medecine, j'en banirois pour jamais l'usage du Tabac, pour les mauvais effets que j'en ay veus, n'étoit qu'il a eu le bon-heur de plaire aux illustres Bartholin & Diamerbroch* ; mais ajoûtent-ils avec le docte Simon Paulli, Observat. 108. anno 2. 1683.

Cuique ergo placeat fumus odorque suus.

Ce qui n'est pas en faire grand cas, ni même de ceux qui s'en servent.

On tire tant d'autres vomitifs, d'autres purgatifs & aperitifs, de dessicatifs, de diaphoretiques, & d'autres secours pour la Medecine & la Chirurgie, des Terres, des sels, des sucs, des bitumes, des pierres précieuses, & non précieuses ; bref, des mineraux, des vegetaux & des animaux, qu'il faudroit composer un Livre exprés, si on les vouloit particulariser. Je me contenteray donc d'ajoûter à ce que j'ay dit des purgatifs & des vomitifs, quelques remarques touchant un remede, à present fort en usage, qui purge par haut & par bas ; qui fond, qui résoud, qui attenuë, selon qu'il est préparé, & qui est si susceptible de differentes formes, qu'on le nomme le Protée de la Medecine & de la nature. C'est

Le Mercure, ainsi appelé, parce qu'il est plus subtil, plus volatil & plus insinuant, tout pesant qu'il est, que la Divinité fabuleuse de ce nom. *Hydrargiro furacior*, dit-on, pour marquer que comme Mercure étoit chez les Payens le Protecteur des larrons, & l'inventeur des subtilitez ; de même ce que nous appelons Mercure dans la Medecine, s'empare promptement de tout ce qui peut-être fondu & liquefié dans nos corps. Ou si l'on veut de même que les larrons sont toûjours au guet pour attraper l'or ; ainsi le Mercure s'accommode bien plus particulierement de ce métal que de tous les autres. Les seules ceintures des Apôtres ressuscitoient les morts de leur attouchement ; mais il ne faut qu'un ceinturon de nôtre Mercure pour faire fondre des hommes, comme le beurre au feu, quoi-qu'il soit tres-froid ; & voila pourquoi les Ephemerides d'Allemagne sont si remplies des mauvaises nouvelles de ce Mercure. Avec tout cela, les Hermetiques n'ont pas laissé de l'appeler la semence des Mé-

V. Observat. 25. anni 1. Ephemerid. Germann. ann. 1971. in Scholio.

taux; mais de sçavoir s'il est en effet la baze du grand œuvre, *hic labor.* Il y en a de naturel & d'artificiel, l'un se trouve dans les mines, & l'autre se fait du Cinabre. Il est l'Androgime, chaud & froid, ayant des parties crasses & d'autres tenuës & subtiles. C'est encore le symbole de l'inquietude & de la superbe, parce qu'il est toûjours dans le mouvement, & que pour peu qu'il soit aidé & excité, il monte toujours. Il ouvre, attenuë, fond, resout, pénetre & attire de la circonference au centre, les humeurs; mais il n'en est pas moins ennemi des nerfs & des membranes, s'il n'est bien bridé & bien corrigé. Ainsi il va quelquesfois trop loin, quoi-qu'employé en petite quantité, devenant corrosif comme il paroît par les ulceres de la bouche, & même par ceux qu'il fait dans les intestins faute de se sublimer. Au contraire, il demeure quelquefois trop court, pour n'avoir pas été donné assez largement; mais de quelque façon qu'on l'employe, & quelque tour qu'on luy donne, c'est toûjours luy-même, Trallien ayant remarqué qu'un homme qui n'en avoit été frotté qu'aux bras, en vomit quelque temps aprés de tout crud. C'est ainsi que quand on le croit tout-à-fait éteint, & enseveli dans un liniment, c'est alors que si on l'approche du corps, il se réveille si subitement à l'aide de la chaleur naturelle, qu'il s'empare de toutes les dimensions par des courses si précipitées, que l'esprit humain est tenté de croire la penetration des dimensions, malgré toute la Philosophie. On dit à propos de ses préparations & de ses usages, que Democrite ayant eu de grandes conferences avec les Egyptiens, qui avoient tiré du tombeau de Dardanus Egyptien, des Livres où étoient les secrets de la Chimie, il comprit que ce qu'on y lit touchant le ramage des oiseaux, ne marquoit autre chose que les misteres de la Spagirie; & que l'*Aigle* dans la Table Smaragdine signifie le Mercure, que nous appelons l'*Aigle blanche*, quand il est dulcifié, comme il est appelé le *Corbeau d'Hermes* à certains égards. Et c'est pour cela que ceux qui en ont parlé à la maniere des Egyptiens nous en ont donné ce portrait Enigmatique,

Laurentius Hofmannus Halosaxo de vero usu & fero abusu. Medicament. Chimicor.

Flav. Joseph. lib. 8. cap. 1. Plin. junior. lib. 3. cap. 1.

J'habite dans les monts & parmi la planure,
Pere devant que fils, j'ay ma mere engendré,
Et ma mere sans pere en ses flancs m'a porté,
Sans avoir nul besoin d'aucune nourriture;
Hermaphroidite suis d'une & d'autre nature,
Du plus fort le vainqueur, du moindre surmonté,

Et

Et ne se trouve rien dessous le Ciel vouté,
De si bon, de si beau & parfaite figure.
A moy, de moy, sans moy, naist un errant oiseau,
Qui de ses os, non os se bâtit un tombeau,
Ou sans aîles volant, mourant se revifie,
Et de nature l'art en ensuivant la loy,
Il se métamorphose à la fin en un Roy,
Six autres surmontant d'admirable armature.

Ainsi pour en parler plus intelligiblement & sincerement, il n'y a rien de si utile, ny de si redoutable tout ensemble dans la pratique de la Medecine, ses effets ne dépendans pas seulement des préparations bonnes ou mauvaises qu'on en fait; mais encore de la nature individuelle de ceux ausquels on le donne, témoins tant d'observations, & particulierement celle qu'on a faite de ce Medecin, qui l'ayant pris de la main d'un autre Medecin sous le nom de poudre universelle, & l'ayant donné à un malade pour lequel ce Catholicon n'étoit pas fait, en vit de si terribles effets, qu'il ne le crût pas moins *qu'endiablé & sorti de l'enfer.* Mais pour ne nous point arrêter à toutes les qualitez que Pline & Galien luy donnent, qui ne sçait qu'outre les désordres qu'il peut faire étant mal donné & mal preparé, il ne laisse pas d'autre-part de faire des miracles dans des maladies qui paroissent désesperées? & que même il se trouve quelques-fois si innocent, employé tout crud & sans préparation, que des femmes de Smirne en avalloient avec des ceremonies superstitieuses pour devenir grasses, ce qui leur réüssissoit admirablement, quoi-que sans raison apparente. C'est ainsi qu'encore qu'il porte du centre à la circonference, par cette vivacité qui le fait appeler argent-vif, il n'est pas si-tôt dulcifié & comme fixé par une operation tres-facile, qu'il est un remede doux, pacifique & effectif aux opilations, aux tumeurs schirreuses, aux cachexies & aux pâles couleurs les plus inveterées des femmes & des filles, ausquelles un Jupiter radouci en pluye d'or, ne pourroit être plus utile qu'un Mercure ainsi dulcifié. Il n'est pas jusques à celuy qu'on appelle précipité, qui n'ait ses usages dans les maladies secrettes, pourveu qu'il soit bien ménagé, ni jusques à la poudre Emetique, dite Turbith mineral où il entre, qui ne se fasse appeler *Mercure de vie*, souvent avec autant de raison, que ce Mercure qui rappelle chez nos Poëtes les morts à la vie, *atque eas revocat orco.* Et quant au Mercure

V. Miscellan. Medico-Physic. observat. 80. anni 1. & observat. 48. anni 3. 1672. & observat. 118. anni 1671.

rouge ou rubefié, pourquoy ne l'appellerions-nous pas la pourpre des Chirurgiens, puisqu'il est un des plus beaux ornemens de la Chirurgie.

ARTICLE SECOND.

Des remedes alteratifs.

LES remedes alteratifs sont ceux qui n'agissent que par leurs qualitez manifestes, premieres, secondes & tierces, & non pas par leurs formes specifiques, comme font les purgatifs & les cordiaux. Il y a des Alteratifs qui se changent en nôtre substance, tels que sont les alimens simples & les alimens medicamenteux. D'autres qui nous communiquent leurs qualitez sans s'y changer. Ceux-cy sont simples ou composez ; mais comme on ne les peut particulariser sans employer trop de temps, je m'arrête simplement à ceux qui sont de la classe des rafraichissans, parce qu'ils sont plus seurs & qu'ils viennent plus souvent dans l'usage que les chauds, la plûpart des maladies étant causées par des humeurs & des intemperies chaudes.

Les plus simples donc sont premierement l'eau bien conditionnée, & telle que nous l'avons marquée ci-devant : car elle corrige puissamment les intemperies chaudes & seiches, employée dans les bains, dans les lavemens, & dans toutes sortes de ptisanes, d'émulsions & de bochets, retardant l'action de la chaleur étrangere sur les parties solides & sur l'humide radical. En second lieu, le lait clair, dit *serum lactis*. Il est vray que quelques Praticiens le mettent au rang des purgatifs, à cause de certaine substance nitreuse qu'ils y remarquent, & avec laquelle il déterge & entraîne, comme une petite lexive, tout ce qu'il trouve en passant ; mais ce qu'il y a d'assuré, est qu'il n'agit que selon la nature du lait dont il est tiré : car quoi-qu'il arrive ordinairement que la qualité rafraichissante & humectante prévale sur la détersive, celle-cy l'emporte aussi quelquesfois sur les autres. Quoi qu'il en soit, c'est selon Hipocrate le remede des mélancholiques, s'il est bien conditionné, comme nous l'avons remarqué ci-devant, celuy qu'on tire du lait promené dans les ruës de Paris n'étant gueres propre pour la Medecine. Il faut donc que l'animal qui en fournit la matiere soit jeune, sain, bien nourri, & que le malade le prenne, ſinon tiede, au moins dégourdi & corrigé avec le ſucre roſat, de crainte qu'il ne bleſſe les membranes de l'eſtomach par ſa trop grande froideur. Les eaux diſtilées des Plantes rafraichiſſantes, ſont encore du rang des alteratifs froids, mais comme elles ſentent toutes le feu, elles ne ſont preſques plus en uſage, à la reſerve des cordiales, & particulierement de l'eau de roſes. Les alteratifs compoſez, outre ceux que nous avons marqué ci-deſſus, ſont les poudres appelées eſpeces dans les diſpenſaires, les bechiques, & quelques autres dont l'uſage eſt preſque aboli par l'impatience des malades, & par l'avarice des Artiſtes; tout cela d'autre part n'operant qu'avec le temps & un long uſage.

Mais parce que nous avons promis ci-devant de dire quelque choſe du cidre & de la bierre, je croy que nous ne les pouvons mieux ranger que dans la claſſe des alteratifs, quoi-que l'un & l'autre ait quelque choſe d'alimenteux. Le cidre n'eſt autre choſe que le ſuc des pommes gardées quelque temps, puis contuſes & broyées, aprés quoy on les laiſſe fermenter, & dépurer comme le vin. L'uſage, dit-on, en vient d'Affrique, d'où il a paſſé en Biſcaye & de-là en Normandie. Auſſi Tertullien & Saint Auguſtin, deux illuſtres Affriquains, en font mention; le premier l'Appellant *ſuccum ex pomis venoſiſſimum*, & l'autre répondant aux Manicheens qui luy reprochoient que les Catholiques étoient des voluptueux qui beuvoient du vin, que les Manicheens beuvoient du ſuc de pommes plus délicieux que tout les vins. Le meilleur cidre vient de la baſſe Normandie, & ſe conſerve bien mieux en bouteilles que dans des muids: car celuy de la haute Normandie n'a garde d'être ſi bon, non-plus que le Poiré, qui eſt certain ſuc de poires fort mal-ſain, & peu agreable en comparaiſon de celuy des pommes; mais pour tout cela le cidre ne laiſſe pas d'enyvrer comme le vin, & d'une maniere bien plus incommode, puis qu'étans bien moins chaud, les vapeurs ne s'en diſſipent pas ſi facilement.. Le meilleur ſe fait dans le Cotentin avec certaines pommes appellées d'écarlatte, & ſe garde fort bien deux ou trois ans. Ses forces & ſes vertus different, ſelon les païs, les pommes dont il eſt exprimé, la conſtitution de l'année, & les temperammens de ceux qui en uſent. Le ſûr eſt eſtimé le plus excellent & le plus propre aux ſains & aux malades: car l'aigre eſt mal-ſain & ſe reſerve pour les vallets & pour les ſauſſes; mais il faut ſçavoir qu'il en est de cette liqueur comme de quelques autres que l'usage ordinaire & la coûtume rendent saines à de certaines personnes ; c'est pourquoy l'Auteur du Peroniana cite Monsieur de Tiron, disant que si on luy ôtoit l'usage du cidre il mouroit, & c'est ainsi que si on vouloit reduire à ce breuvage bien des gens, qui sont accoûtumez au vin, ils s'en trouveroient fort mal. Quoi-qu'il en soit, il y a des Auteurs qui ont confirmé la pensée des Normans, qui assurent qu'il est ami de l'humide radical, qu'il humecte & rafraichît, & qu'il est excellent à toutes les affections mélancholiques, & même aux palpitations de cœur, & que l'usage en a fait des cures admirables, en des maladies chroniques où tous les remedes n'avoient servi de rien, & qu'il est même fort propre aux enfans, parce qu'on le corrige avec l'eau qu'il porte fort facilement.

V. Palmar, de vino & pomaceo.

Quant à la Bierre, il s'en faut beaucoup qu'on en dise tant de bien que du Cidre, ni qu'elle soit d'un goût si agreable. Cependant elle n'a pas laissé d'avoir ses approbateurs : car quant à son usage, il est fort ancien, puis qu'Athenée parle au Livre 1. des Dypnosophistes d'un vin fait avec l'orge. Mais à parler generalement, c'est un breuvage fort contraire aux sains, mais plus particulierement aux malades, parce qu'il n'y a rien de si flatueux ni de si crud, & par consequent de si difficile distribution, ni qui fasse tant d'obstructions. On a beau dire que la fermentation & le houblon corrigent tout, il est toûjours luy-même, à moins que d'y être accoûtumé : car quand on en a été, pour ainsi dire, petri & nourri, il passe en nature comme plusieurs autres alimens, & rend même les gens gras, frais & sobres au manger, tant il emplit ; mais tout cela ne s'entend que des sains, car je ne le crois nullement medicamenteux. Cependant comme chacun approuve les fruits de son païs, Monsieur Grotius n'a pas laissé de répondre aux beaux vers que Monsieur Guiet a faits contre la bierre. On jugera qui des deux a eu plus de raison, & qui a mieux réüssi par cet extrait dont j'ay bien voulu faire part au Lecteur, quoi-qu'on le trouve facilement dans les Lettres de Monsieur de Balzac, où on peut encore voir le jugement qu'Ericius Pateanus a fait de la bierre en prose Latine.

Lettre 38 à Monsieur Morin, Liv. 15.

FRANCISCI GUIETI
in Cerevisiam.

TRiticei latices, mensis borealibus apta
Munera, sed Celtis tetra venena meis.
Quæ vos sacra tulit tellus, quæ numinis ira
Æmula lethæis pocula finxit aquis?
Qui vos odit amat musas, bacchumque cyprimque
Et superos odit, si quis amare potest.
Vos vitiata Ceres, temeratis devovet undis
Nais & aversis Cinthius horret equis.
Cui sapitis nil ille sapit, dignusque suillo
Jure sit, & socios glandis habere suos.
Qui bibet, irato tentabit Apolline carmen
Arcadicosque dabit rusticus ore sonos.
Hinc Batavi, fumis cerealibus ebria turba
Carmina tot musis inficianda vomunt;
Et miseri placuere sibi, gaudentque profanas
Frondibus æternis implicuisse comas.
At Deus è Pindo, crassæ deliria gentis
Ridet, & has pœnas impietatis habet,
Ducite damnatos, gens barbara ducite succos
Nectareus nobis proluet ora liquor.

HUGONIS GROTII
Pro Cerevisia.

HUmor dulcis aquæ, sed igne coctæ
Quam succo Ceres imbuit salubri.
Qui corpus vegetas nec impotente
Commotam furias vomere mentem
Quo potu fruitur Batava tellus
Neptuni domus horreumque mundi
Et quotquot populos maris ab alto
Cœli culmine conspicatur Arctos
Ipsæ te sitiunt novem sorores
Nec Permersidæ proluuntur unda
Ex quo Græcia barbaro sub hoste est
Nec Bacchi cyathos amant puellæ

Sed Rheni Vahalisque temperatos
Almis pastibus hauriunt liquores
Duræ mentis iners, merumque rus est
Si quem Basia non movent secundi,
Et quos Dousa canit parente major
Cælo sydereos rotante cursus
Et quæ spicula Baudio vibrante
Non unum sibi destinant Lycamben
Et quos dat numeros nihil vetustis
Cedens vatibus Heinsii Thalia.
At me (sentio) larga cùm sequatur
Vini copia frigidique fontes
Heu musæ fugiunt. Venite quondam
Dilecti latices : nec esse crudum
Nec contra decet, ebrium Poetam.

ERYCII PUTEAVI de Cerevisia. *Ibid.*

Que si l'on me demande ce que je pense de tous ces autres alteratifs, dont les Etrangers ont introduit l'usage en France depuis quelques années, & qu'on tâche de faire valoir à l'aide des nouveaux principes de Philosophie, qui sont à present à la mode; je ne croirai pas me tromper, quand je dirai que ce ne sont que les fruits de nos voyages & de nôtre inquietude; ou si l'on veut, des suites de l'entêtement qui regne à present si imperieusement dans Paris. Car qu'est-ce que le Thé, sinon un bochet ou infusion d'une plante, qui a quelque vertu desiccative & diaphoretique; ou tout au plus, comme a dit quelqu'un, *un honête amusement, une oisiveté innocente, un petit artifice pour empêcher que les femmes ne s'ennuyent, & qu'elles ne fassent pis?* Aussi ces feuilles qui viennent de si loin, sont-elles moins estimées dans leur païs que celles de nôtre sauge. Pour le Chocolat, qu'est-ce, qu'un mélange bizarre d'ingrediens froids & chauds, de la fermentation desquels on peut dire:

Nouvelle de la Republ. des Lettr. de l'an 1685. art. XI. pag. 203.

Frigida pugnabant calidis humentia siccis?

Mais à la verité dont il peut resulter quelque vertu cordiale, puisque nous lisons dans l'observation 40. du Journal de Leipsic année troisiéme, que de 17. personnes qui avoient pris d'une poudre empoisonnée, mise au lieu de sucre dans du Chocolat & dans des cerises cuites, les cinq qui avoient pris du Chocolat, souffrirent bien moins, & furent bien plus facilement secourus que les douze qui avoient mangé de ces cerises. Je tombe, dis-je, d'accord qu'il y a quelque chose de corroboratif dans le Chocolat, quoi que bien moins que dans nos especes. Car à ce propos, que dira-t-on de ce mélange, quand on sçaura qu'un Medecin de belle humeur ayant fait prendre à des femmes le Diarrhodon Abbatis pour du Chocolat ; cette liqueur Abbatiale leur plût tellement, qu'elles s'écrierent toutes & avec raison qu'elles n'avoient jamais bû de tel Chocolat. Quant à l'Orsate ou Horgeat, ce n'est qu'une émulsion faite avec le lait, les pignons, les amandes, l'ambre & autres choses propres à flater le goût. Il en est de même du Sorbet, qui n'est rien qu'un suc épaissi, un sirop candi, ou une conserve, qui a eu par sa nouveauté l'approbation des riches & des voluptueux. Ainsi les François étant naturellement inconstans, je ne desespere pas de les voir revenir de ces entêtemens, ausquels d'autres peuvent encore succeder : car qui ne sçait qu'ils voudroient tous les jours changer d'habit, de maison, de maîtresse, & même de morale, & que c'est ainsi qu'ils changent de Medecin, de remedes, d'alimens & de breuvages comme de linge ?

Quant à quelques remedes que Galien appelle *Anaïtiologites*, parce qu'on ne comprend pas comment & pourquoi ils agissent de telle maniere, je m'en rapporte à l'experience, à laquelle il faut deferer, lorsqu'elle est confirmée par des épreuves raisonnées, & quand on est assuré qu'il n'y a pas de superstition. Et c'est ce qui m'oblige de dire encore ici quelque chose du Quinkina, du Caffé, des yeux d'Ecrevisse & de l'Opium, quoi qu'ils ne soient pas tous Anaïtiologites, laissant à part les Amulettes, les Sympathiques & tant d'autres secours qui ont quelque chose de particulier & de specifique, mais qui demandent de trop longues dissertations.

Les Philologues n'avoient fait consister pendant un long-tems la vertu des herbes, des arbrisseaux & des arbres que dans leurs racines, leurs bois, leurs fleurs, leurs semences & leurs fruits. Ils n'avoient presque rien dit de l'écorce, si on en excepte celle de l'arbre qui porte la canelle, celle du Costus Corticosus, du Fresne, du Liege &c. mais voici une écorce qui fait bien plus de bruit toute seule, que toutes les parties de tant d'autres plantes, *de cortice lis est*. Ce n'est qu'une écorce à la verité, mais c'est une écorce qui ne tire pas simplement son prix du lieu d'où elle vient, *procul & de ultimis finibus*, mais de KINAKINA ses effets merveilleux, triomphant des fiévres, qui se moquoient des Medecins, & qui avoient des suites d'autant plus funestes, que le peuple negligeoit la cure de ces fiévres, & ne les regardoit que comme des maux rarement funestes. En effet, si tant d'autres écorces ont eu l'avantage, avant l'invention de l'Imprimerie, de faire revivre les morts dans la memoire des vivans; à combien de mourans celle-cy n'a-t-elle pas rendu la vie, particulierement depuis quelques années? Il est vrai qu'il y a déja plus d'un siecle qu'elle commença à se produire à peu prés comme on a dit de la renommée:

Parva metu primò mox sese extollit in auras.

Car les Espagnols furent les premiers aprés les Indiens qui en eurent quelque connoissance, & qui la firent connoître sous le nom de *Palo de Calenduras*, quoi que les Indiens ne la connussent que sous le nom de *Loxa*. Divers Auteurs en ont parlé depuis, chacun selon ses lumieres, sous le nom de *Kina China*, ou de *Quinquina*, ou de *Cortex Perruvianus*. Les uns l'ont cruë peu seure & même infidéle dans ses effets; d'autres dangereuse; d'autres au contraire divine, & un de ces presens, dont le Perou a bien voulu enrichir ceux qui étoient ruinez de santé, par de longues fiévres. Pour moi qui fais profession de sincerité, & qui n'ai aucun interest à prendre parti en cette rencontre, *sine cortice natus*, je puis assurer avec tout ce qu'il y a de Medecins desinteressez, que si nous avons quelques specifiques dans la Medecine, celui-cy est le plus sûr, le plus innocent, & le plus admirable qu'elle ait encore connu. Car s'il ne s'est établi qu'à peine, c'est en partie la faute du peuple, qui ne vouloit point donner dans une nouveauté à cher prix, & en partie l'ignorance ou la mauvaise foi de quelques Medecins ennemis de l'abreviation. Quoi qu'il en soit, ce specifique a enfin paru comme un grand secret entre les mains de celui qui avoit connu par de frequentes experiences dans un air fiévreux, que le secret ne consistoit qu'à en user plus frequemment & plus long-temps qu'on ne faisoit, & qu'à trouver comme il fit arrivant en France, des sujets d'autant plus dociles, qu'ils ne le prenoient plus sous le nom de Quinquina, mais sous celuy d'un secret infaillible. Cependant il ne sçavoit pas, cet Anglois maître du secret, comme l'experience l'a fait voir depuis aux Medecins, que ce remede ne fait pas toûjours un bon effet, quand on n'a pas préparé le corps par les remedes generaux, & que c'est

Metellus Retinus Sebast. Badus. Anton Konigius. J. Jacobus Chifletius.

Pais de Kent en Angleterre.

c'est faute de cela qu'il ne luy a pas toûjours reüssi. Il ne sçavoit pas que tout bon qu'il est pour la plûpart des fiévres, il n'est pas fait pour tant de maladies ausquelles il le prodiguoit, pourveu qu'il fût bien payé. Car s'il est un vray febrifuge, particulierement aux fiévres qui ont un foyer & des retours, il est tres-contraire à toutes les dispositions inflammatoires des entrailles, aux maladies de poitrine, aux fiévres malignes, aux opilations, & presques toûjours inutile où il y a flux de ventre, pour ne point parler de quelques autres indispositions. Et à ce propos, je veux bien encore avertir icy le public, que tout ce qu'on vante au païs de la Charlatanerie pour des febrifuges assurez, n'est d'ordinaire que du Quinquina déguisé & mêlé avec d'autres écorces, des sels, ou de l'Opium. De plus, que les Marchands substituent souvent à cette écorce du Pérou, des écorces d'arbres fort communs en France, d'où il arrive quelques-fois que les malades & les Medecins se trouvent fort loin de leur compte; mais il est assez difficile de dire pourquoy & comment le peuple s'est enfin figuré le Quinquina, sous l'idée d'un remede violent. C'est ce qui faisoit craindre avec raison aux veritables Medecins, que ce grand remede n'eût enfin malgré son merite, le sort de tant d'autres nouveautez, avant qu'il eût triomphé comme à l'ombre des lauriers de l'invincible Louis le Grand, de la fiévre qui avoit osé attaquer ce Triomphateur: car il est certain que quand il fit cette importante guerison, il avoit déja perdu beaucoup de son ancienne estime, & qu'il étoit manifestement déchû dans l'esprit du public, soit parce qu'il étoit trop commun & trop connu, & qu'il n'y avoit pas grand mistere à le préparer, ou parce qu'on en faisoit si bon marché, qu'il ne meritoit plus d'être regardé comme précieux, tant il est vray qu'on veut à Paris du mistere & du secret, & qu'on se plaît à être trompé.

Le Caffé est encore un remede si connu & si en usage, qu'aprés tout ce qu'on en a écrit en diverses langues il seroit superflu d'en vouloir parler fort au long. Il suffit donc de remarquer icy qu'il y a effectivement quelque chose de plus effectif & de plus utile en cette espece de Phaseole, que dans le Thé, le Chocolat, & semblables liqueurs qui sont à la mode. En effet, sans avoir recours ni à la Philosophie d'Aristote, ni à celle d'Epicure, de Descartes, de Wanhelmont & de Willis, l'experïence nous a tant fait voir de bons effets de l'usage de cette décoction, que ce seroit opiniâtreté que de les revoquer en doute. Mais il ne faut pas s'imaginer pour cela que le Caffé soit une Panacée, puisque la même experience nous apprend qu'il est fort contraire à de certains temperamens. Voila pourquoy le temps qui est le pere & le meurtrier des nouveautez, pourroit bien faire perir aussi celle-cy. Il ne faudra pour cela que quelque femme extraordinaire qui s'en sera trouvée mal, ou qui se l'imaginera, une même personne donnant & ôtant souvent à Paris & à la Cour le credit à une même chose.

Les yeux de Phillis changez en Astres.

Oculi Cancri est un mot Latin aussi mal appliqué que celuy d'Ecrevisses, sous lequel ces yeux prétendus ont été regardez des malades, comme les yeux de Phillis l'ont été des Amans & des beaux Esprits: car loin d'être les yeux d'une espece d'Ecrevisses marines, appellée Crabes en Normandie; ce n'est qu'une mucosité endurcie dans la tête de ces poissons; mais les Medecins & entre-autres Wanhelmont qui les ont vantés, nous auroient bien obligés s'ils les croyoient un si grand remede, d'en écrire plus clairement qu'ils n'ont fait. Pour moy, comme je n'y ay jamais rien observé de singulier, non plus que quelques Medecins sinceres que j'ay consultés sur ce fait, je ne croy pas que cet Alcali soit beaucoup plus effectif que la craie, à laquelle il ressemble, quoy qu'on le prepare avec autant de ceremonie que les perles, ausquelles on substitue même quelquefois l'écaille interieure des coques d'huistres broyée sur le marbre, qu'on fait ainsi passer pour des perles preparées ou pour des yeux d'écrevisses chez les gens credules, remedes dont quelques Medecins se promettent des effets qu'il est plus facile de s'imaginer que de prouver.

L'Opium est un remede bien autre que les precedens, & contre lequel il est d'autant plus à propos de se tenir en garde qu'il semble fort innocent tant on le donne en petite quantité, & tant il s'avale facilement.

**Opium abimos succus.*

C'est le suc d'une espece de Pavot, qu'on appelle suc,* par excellence, comme si c'estoit le plus excellent de tous les sucs, & qu'il n'eût rien que d'innocent. Il est chaud par ses parties huileuses, & par son souffre, engourdissant & assoupissant. Ainsi ces effets n'ont garde de venir de la froideur que le peuple luy attribuë, aussi cause-t-il quelquefois tout assoupissant qu'il est, des sueurs, des vomissemens, des selles & des flux d'urine quoi que ce ne soit que par accident. Disons donc que comme les

Anciens avoient leurs somniferes, dés le temps même d'Hipocrate, les modernes en ont découverts qu'ils ont preparé chacun à leur maniere : car la Medecine ayant consideré qu'il n'y avoit rien de si utile aux douleurs, aux veilles, & aux fiévres ardentes, qu'un sommeil doux & tranquille, elle a tâché de le provoquer par des remedes narcotiques, ne le pouvant pas toûjours faire par de simples rafraîchissans. On a donc commencé par la semence de pavot, qui n'ètoit pas inconnuë aux anciens, parce que les decoctions ou infusions qu'on en fait, peuvent engourdir les esprits & arrêter le mouvement des humeurs, ce qu'on a tenté d'autant plus hardiment qu'il y a des Païs ou l'huile de pavot, loin d'être nuisible sert à la cuisine faute de celle d'Olives. Mais comme cette semence n'a pas toujours paru assez effective, il a fallu enfin avoir recours au suc même des feüilles & des têtes d'un pavot exotique, qui est le même que le Moeconium de Dioscorlde, & non pas la larme appellée proprement *Opium*. Ce n'est pas ici le lieu d'examiner si ce suc desseche, comme Galien l'a pensé, il suffit d'apprendre au public qu'on s'en peut quelquefois servir tres-utilement, puisqu'il entre même dans la Theriaque, dans le Mithridat, dans les pilules de *Cynoglosso*, dans le *Philonium*, & autres compositions ; & qu'enfin la Chimie a trouvé le moyen de le préparer sous le nom de *Laudanum*, d'une maniere qui le rend bien plus seur que quand il est pris sans prépation, quoy que les Turcs n'y fassent pas tant de façons, & qu'au lieu de deux ou trois grains bien corrigés que nous donnons ordinairement, ils en prennent quelquefois jusqu'à une dragme. A quoy il n'y a autre chose à dire sinon que la coutume, le climat, & le temperamment individuel font souvent que quelqu'un en prend, sans peril, assez de quoy tuer cinq ou six autres personnes, témoin cet Ambassadeur dont les Ephemerides Germaniques font mention, qui en prenoit une once entiere pour se procurer le sommeil. Ce qu'il y a encore à considerer dans l'usage qu'on en fait, est qu'il ne faut pas trop s'arrêter aux grandes loüanges que luy donne Bontius : car comme il faisoit la Medecine en des Païs sujets aux maladies de cause chaude, & que la preparation s'en fait en ces Païs-là, en des manieres differentes de celles des nostres, ses effets y sont bien plus grands & plus sensibles, que dans nos regions temperées, où les maladies & les symptomes ne sont pas si furieux. Car enfin si l'on voit, pour ainsi parler, des miracles de

Observat. 69. ann. 2. in Scholio pag. 395.

In animadvers.

ce remede dans nostre Pratique, on y observe aussi quelquefois de terribles suites de l'abus qu'on en fait. On a beau le loüer c'est une medaille qui a ses revers & qui ressemble à ces images, qui regardées d'un costé representent la vie sous la figure d'une belle jeune fille, & qui considerées d'un autre costé nous font voir la mort, sous celle d'un vilain crane. Ne vaudroit-il donc pas mieux s'en abstenir entierement que de le donner trop frequemment, & en trop grande quantité comme font nos Empiriques & même quelques-uns de nos Medecins? Car quoy que le malade puisse mourir aprés avoir pris un remede innocent, puisqu'on meurt même sans remedes, il n'en est pas ainsi de l'Opium, quand on a manqué dans la préparation, dans la dose, ou dans le temps, & maniere de le donner: car il conduit dautant plus facilement & directement à la mort, par sa vertu somnifere, que le sommeil même est une espece de mort, & qu'il n'y a qu'un petit trajet de l'un à l'autre.

Che dal sonno a la morte è un piciol varcho.

témoins tant de morts surprenantes, & l'exemple entre-autres de cette Panacée solaire d'un Charlatan, laquelle n'étoit autre chose que de l'Opium qui ayant arreste l'expectoration d'une maladie de poitrine, ne manqua pas d'étouffer le malade, comme on le peut voir dans l'observation 232. de la troisiéme années des Ephemerides d'Allemagne, où il est encore marqué dans l'Observation 162. de la seconde année, qu'une femme ayant été tuée par l'Opium & par le Tabac qu'un Chirurgien luy donna temerairement, ce fripon eut l'impudence de dire qu'on l'avoit appellé trop tard, & que le Medecin avoit tout gâté.

V. Marcell. Donat. cap. 18. l. 4. de Medic. surmirab.

Au reste quoy que les unguens, les emplâtres & les cerats soient la plûpart une maniere d'alteratifs, je n'en feray icy aucune mention particuliere, n'étans que des remedes externes appartenans la plûpart à la Chirurgie. Je me contenterai donc seulement de marquer à l'égard des unguens, pour finir le Chapitre par quelque petite érudition, qu'ils étoient autrefois d'un si frequent usage, & d'une dépence si prodigieuse chez les Juifs, les Grecs & les Romains, qu'on s'en servoit plus pour le luxe & pour la sensualité, que pour la Medecine, & qu'on y mêloit du mystere jusques à vouloir, que l'épouse fust appellé *uxor quasi unxor*, parce qu'avant que d'entrer dans la maison d l'Epoux, elle étoit obligée d'oindre la porte avec de la graine de loup, pour éviter certains malheurs que la superstition Payenne faisoit apprehender. D'autres disent que cela se pratiquoit encore pour signifier qu'il ne falloit pas appeller les Medecins dans la famille pour de petites maladies, & particulierement pour celles des femmes, mais qu'il en failloit commettre le soin à la mere de l'Epoux, qui sçavoit employer les onctions, les linimens & les demi-bains en ces occasions, & se servir même, quand l'Epoux & l'Epouse étoient broüillés, de certaines petites adresses, comme de lenitifs pour adoucir l'aigreur des esprits, sans qu'il fust besoin d'y appeller d'autre personnes, & de se servir d'autres remedes que de ces petites addresses.

ARTICLE III.

Des Cordiaux, & des Contrepoisons dits Alexitaires & Antidotes.

COMME on ne peut parler des vertus, sans se faire quelque idée des vices qui leur sont opposés, il est impossible de parler des Cordiaux & des Antidotes sans dire quelque chose des poisons. Mais parce que le sage Ulisse ne s'arreste que fort peu de temps dans l'air pestilent des Circés & des Lestrigons, imitons les sages de la Medecine, qui ne tombent presques jamais sur cette matiere, que pour en sortir le plus promptement qu'ils peuvent, n'en traittant qu'en termes generaux, & ne specifiant rien dont on puisse faire un mauvais usage. Car que ne dit point Hippocrate sur cette abominable sujet, dans son fameux jurement, & dans son Livre du mal Caduc? Quant à Galien, quoy qu'il ne puisse se dispenser de parler des poisons en plusieurs rencontres, il ne laisse pas de blâmer un Menedesius, un Heliodore, & un Aratus qui en ont écrit d'un maniere trop ouverte & trop dangereuse, concluant que c'est tres-mal fait que d'en enseigner l'usage. C'est pourquoy je me figure aisément que le Docte Valeriola, n'a écrit que relativement aux remedes, & non à la nature & à l'usage des poisons, *que le discours des venins est une matiere necessaire, quoy que peu agreable*, aussi est-ce pour cela que je n'en parlerai ici qu'en general, & qu'autant qu'il est necessaire pour venir aux Antidotes & contrepoisons. Sextus Empiricus a écrit que la Medecine avoit été appellée anciennement ιατρειμ, parce qu'el- *Locor. Comun. l. 3. cap. 18.*

Contra Mathemat. cap. 6.
ἰοὶ Telum.

Toxeumata.
κακὰ, mala.

le s'appliquoit alors à guerir particulierement les maladies de causes venimeuses *à venenosis succis qui ἰοὶ dicuntur eximendis*. C'est ainsi qu'on a apellé les poisons *Toxica*, du nom des fleches que les Scithes frotoient d'un mélange fait avec le sang humain, & la sanie de certains serpens. Quant à la définition du venin, c'est dit Galien, *tout ce qui est si contraire à nostre nature, qu'il en peut détruire & corrompre la substance sans perdre la sienne.* Aussi c'est abusivement que quelques Auteurs ont appellé les medicamens des venins, puisqu'ils ne détruisent pas nostre nature. Surquoi il faut remarquer que les poisons ne font generalement parlant leur effet qu'à proportion de la dose qu'on en prend, & suivant les temperamens, & qu'ils perdent beaucoup de leur force, quand on s'y est accoustumé insensiblement; parce que dés que la nature les admet & reçoit avec quelque facilité, elle les dompte premierement, aprés quoy elle les change en aliment; l'Art même les adoucissant quelquefois au point qne Thracias & Alexias de Mantinée avoient trouvé le moyen d'oster à la ciguë ce qu'elle avoit de dégoûtant. Mais il ne faut pas oublier que quoy que les Medecins ayent écrit que les purgatifs ont quelchose de veneneux, il y a cette difference entre le poison & le purgatif, que celui-cy, quelque violent qu'il soit, ne fait que forcer la nature, au lieu que le poison la détruit ordinairement, puisque ces deux Medecins n'ôterent pas à la Ciguë ce qu'elle avoit de mortel en luy ostant son mauvais goût. Ainsi de quelque maniere qu'on prenne la chose, le poison est toûjours amer, & d'une amertume bien autre que celle du medicament, *siccine amara mors cogis?* Le miel même est si mortel en quelques contrées, qu'on en peut bien dire, pour peu qu'on en goûte, *gustans gustavi paululum mellis & ecce morior.* La mort est amere par tout, *Res est amara mori.* Disons donc, avant que de passer aux contrepoisons, que comme il y en a qui imitent la vitesse du Tonnere, par celle de leur action, de même la malice des hommes est allée jusques à en preparer de si lens qu'ils prolongent les langueurs & font sentir la mort tout autant de temps que leur inventeurs le desirent, tel qu'étoit celui que les Carthaginois donnerent à Regulus. Il y en a d'autres si determinés & d'une faculté si précise, qu'ils se portent d'abord & directement à la partie à laquelle ils sont contraires; c'est ce que les Anciens appelloient *docta venena*.

V. Variol. locor. comm. l. 3. c. 18.

porte avec de la graine de loup, pour éviter certains malheurs que la superstition Payenne faisoit apprehender. D'autres disent que cela se pratiquoit encore pour signifier qu'il ne falloit pas appeller les Medecins dans la famille pour de petites maladies, & particulierement pour celles des femmes, mais qu'il en failloit commettre le soin à la mere de l'Epoux, qui sçavoit employer les onctions, les linimens & les demi-bains en ces occasions, & se servir même, quand l'Epoux & l'Epouse étoient broüillés, de certaines petites adresses, comme de lenitifs pour adoucir l'aigreur des esprits, sans qu'il fust besoin d'y appeller d'autre personnes, & de se servir d'autres remedes que de ces petites addresses.

ARTICLE III.

Des Cordiaux, & des Contrepoisons dits Alexitaires & Antidotes.

COMME on ne peut parler des vertus, sans se faire quelque idée des vices qui leur sont opposés, il est impossible de parler des Cordiaux & des Antidotes sans dire quelque chose des poisons. Mais parce que le sage Ulisse ne s'arreste que fort peu de temps dans l'air pestilent des Circés & des Lestrigons, imitons les sages de la Medecine, qui ne tombent presques jamais sur cette matiere, que pour en sortir le plus promptement qu'ils peuvent, n'en traittant qu'en termes generaux, & ne specifiant rien dont on puisse faire un mauvais usage. Car que ne dit point Hippocrate sur cette abominable sujet, dans son fameux jurement, & dans son Livre du mal Caduc? Quant à Galien, quoy qu'il ne puisse se dispenser de parler des poisons en plusieurs rencontres, il ne laisse pas de blâmer un Menedesius, un Heliodore, & un Aratus qui en ont écrit d'un maniere trop ouverte & trop dangereuse, concluant que c'est tres-mal fait que d'en enseigner l'usage. C'est pourquoy je me figure aisément que le Docte Valeriola, n'a écrit que relativement aux remedes, & non à la nature & à l'usage des poisons, *que le discours des venins est une matiere necessaire, quoy que peu agreable*, aussi est-ce pour cela que je n'en parlerai ici qu'en general, & qu'autant qu'il est necessaire pour venir aux Antidotes & contrepoisons. Sextus Empiricus a écrit que la Medecine avoit été appellée anciennement ιατρειαν, parce qu'el- *Locor. Comun. l. 3. cap. 18.*

Contra Mathemat. cap. 6.

ioi Telum.

Toxeumata.

κακοι, mala.

le s'appliquoit alors à guerir particulierement les maladies de causes venimeuses *à venenosis succis qui ιοὶ dicuntur eximendis*. C'est ainsi qu'on a apellé les poisons *Toxica*, du nom des fleches que les Scithes frotoient d'un mélange fait avec le sang humain, & la sanie de certains serpens. Quant à la définition du venin, c'est dit Galien, *tout ce qui est si contraire à nostre nature, qu'il en peut détruire & corrompre la substance sans perdre la sienne.* Aussi c'est abusivement que quelques Auteurs ont appellé les medicamens des venins, puisqu'ils ne détruisent pas nostre nature. Surquoi il faut remarquer que les poisons ne font generalement parlant leur effet qu'à proportion de la dose qu'on en prend, & suivant les temperamens, & qu'ils perdent beaucoup de leur force, quand on s'y est accoustumé insensiblement; parce que dés que la nature les admet & reçoit avec quelque facilité, elle les dompte premierement, aprés quoy elle les change en aliment; l'Art même les adoucissant quelquefois au point qne Thracias & Alexias de Mantinée avoient trouvé le moyen d'oster à la ciguë ce qu'elle avoit de dégoûtant. Mais il ne faut pas oublier que quoy que les Medecins ayent écrit que les purgatifs ont quelchose de veneneux, il y a cette difference entre le poison & le purgatif, que celui-cy, quelque violent qu'il soit, ne fait que forcer la nature, au lieu que le poison la détruit ordinairement, puisque ces deux Medecins n'ôterent pas à la Ciguë ce qu'elle avoit de mortel en luy ostant son mauvais goût. Ainsi de quelque maniere qu'on prenne la chose, le poison est toûjours amer, & d'une amertume bien autre que celle du medicament, *siccine amara mors cogis*? Le miel même est si mortel en quelques contrées, qu'on en peut bien dire, pour peu qu'on en goûte, *gustans gustavi paululum mellis & ecce morior.* La mort est amere par tout, *Res est amara mori.* Disons donc, avant que de passer aux contrepoisons, que comme il y en a qui imitent la vitesse du Tonnere, par celle de leur action, de même la malice des hommes est allée jusques à en preparer de si lens qu'ils prolongent les langueurs & font sentir la mort tout autant de temps que leur inventeurs le desirent, tel qu'étoit celui que les Carthaginois donnerent à Regulus. Il y en a d'autres si determinés & d'une faculté si précise, qu'ils se portent d'abord & directement à la partie à laquelle ils sont contraires; c'est ce que les Anciens appelloient *docta venena*.

V. Variol. locor. comm. l. 3. c. 18.

Nec nova mortiferi infecit pocula succi,
Dextera, nec cuiquam docta venena dedi.

Tel étoit celuy dont un Empereur Romain empoisonna son frere, mangeant luy-même une moitié du morceau qu'il avoit separé avec un coûteau empoisonné, du côté de celle qu'il luy servit. C'est encore avec un poison de cette nature que la femme du Senateur Crescent se vangea de l'indignité que l'Empereur Othon III. avoit faite à son mari, par des gands qui le firent bien-tost mourir. Et c'est ainsi que cette fille norrit de venin, faisoit trouver la mort dans le sein même de la vie, à ceux qu'elle attiroit par ses caresses, & qu'elle infectoie mêmes les animaux avec sa salive. Mais ce qui semble moins croyable, c'est qu'avec un poison encore plus subtil que ceux-là, un certain Medecin Juif ait fait perir un Chrétien justement à l'heure qu'il avoit marqué dans son prognostic, luy touchant la langue d'un doigt, sous l'ongle duquel il avoit caché ce poison mortel, cruauté qui fut découverte par Valesius fameux Medecin du Roi d'Espagne Philippe II. dont ce Chrétien étoit beaufrere, comme il paroît par le narré qu'en fait l'Auteur du *Negromantico.* Mais n'étoit-ce pas encore de cette maniere qu'il étoit facile à Cleopatre d'empoisonner Marc-Antoine, malgré la peur qu'il en avoit; car un jour qu'ils mangeoient ensemble en bonne amitié, cette Reine l'ayant invité à boire l'un à l'autre, mettant les Couronnes de fleurs qu'ils avoient sur leurs têtes dans leurs coupes, Antoine alloit avaller le poison dont Cleopatre avoit frotté l'extremité des fleurs de la sienne, si elle ne luy eût arraché la coupe de la main, & si elle ne luy eût fait voir au dépens de la vie d'un criminel, qui tomba mort dés qu'il eut avalé le vin de la coupe où elle avoit trempé sa couronne, qu'elle étoit maîtresse de sa vie malgré toutes ses deffiances, & qu'elle la luy eût ostée si elle eût pû, disoit-elle, vivre sans son cher Antoine. Ainsi l'homme est empoisonné en une infinité de manieres, toutes les trois familles de la nature semblans conspirer à cette fin. Car ce n'estpas assez, quant aux animaux que les plus grands & les plus furieux le déchirent, la seule piqueure d'un insecte donne la mort au juste Aristide, qui meurt inconsolable de n'avoir pas fini par les dents d'un Lion ou d'un Elephant. Il y a presque autant de morts differentes que de sortes de serpens. Le venin du chien enragé oste la raison & l'humanité à l'homme avant

V. l. T.teueron. l. 5. c. 17.

Sulpitio Seuero nello Negromantico.

Noromantico de Sulpitio Seuero.

Plin. l. 1.

* Qui degustatis sardois herbis feruntur in morte ridere. Barcla in Euphorm.

que de luy oster la vie. Il y a des plantes, quant au vegetal, qui empoisonnent, pour ainsi dire, en riant, & d'autres, qui comme le fameux Aimagogne de Galen, tirent tout le sang des veines. Pour les metaux & mineraux, qui ne sçait que ceux-cy mêmes ont quelque chose de plus meurtrier que le tranchant du plus fin acier? Plus que tout cela le corps de l'homme est quelquefois une source feconde en humeurs bien pires que la ceruse, que le plâtre & que le verdet, les plus horribles & les plus venimeux animaux y prennent naissance, & ce qu'il y a de plus surprenant la matiere même dont ce corps est formé le sang & ce que la nature, a travaillé de la plus pure partie de ce sang, donne quelquefois la mort par sa corruption, comme on le peut voir dans une infinité d'observations, & comme nous l'avons remarqué d'une Imperatrice de Constantinople. Tout cela, je l'avoüe, desole Pline l'aîné, & avec lui tout ceux qui ont ozé nier la Providence comme il a fait. Mais le Philosophe Chrétien ne s'ébranle pas si facilement, ayant des veuës bien plus élevées que celles-là. Il regarde l'Auteur des poisons comme un être souverain, qui pourvoit à tous nos besoins, qui sçait seul tirer le remede necessaire au mal de la chose même qui a fait le mal. Comme ce grand œil a des veuës infiniment plus étenduës que celles des hommes, il fait sortir la douceur de l'amertume, & le contrepoison du poison même. C'est ainsi que plusieurs serpens portent leur Antidote en eux-mêmes; que le remede à la piqueure des scorpions, se trouve dans les Scorpions; qu'une plante toute semblable à l'Aconit en arrête les violens effets; que le Napel qu'on croit le plus actif de tous les poisons, a selon quelques Auteurs, son contrepoison dans un petit ver caché au fond de sa racine, & qu'enfin toute la nature, si elle nous semble une pepiniere de venins, n'est pas moins une forest d'Alexitaires. Qu'ainsi ne soit, la Medecine en a de simples & de composés, tous propres à fortifier le cœur à contrecarrer la malignité, & à reparer les esprits dissipés ou alterés. Tels sont entre les simples, l'Angelique, le Dictame, le Chardon Benit, la Tormentille, la Ruë, le Scordeum, le Genieure, la Zedoaire, la Scorzonere, la Gentiane, les Perles, le Saffran, les Grenades, le Citron, la Carline, le Kermes, le Macis, le Gerofle, les fleurs de Buglose & de Bourroche, le bol d'Armenie, la Terre sigelée, le Bezoard, la Corne de Cerf & celles de tant d'autres animaux. Quand aux composés on a la Teriaque

que, le Mithridat, la confection de Hyacinthes & de Kermes, remedes que nous examinerons cy-aprés, au moins ceux qui sont le plus en usage, & apparemment les meilleurs. Remarquons donc avant que d'aller plus loin, qu'il y a des remedes de précaution contre les poisons, & des remedes de cure, & que ceux-cy regardent ceux qui sont effectivement empoisonnés, & qu'on ne laisse pas de les employer quoy qu'on ne sçache pas même déterminement quel poison on a à combatre. Ceux donc qui se croyent obligez d'être sur leurs gardes, doivent avoir, autant qu'il se peut, l'estomach garni de bons alimens & de bons Antidotes. Les figues cuittes, les noix & la ruë sont approuvés des anciens Medecins; mais quand on se croît empoisonné il faut commencer par le vomitif, & prendre le premier trouvé, parce non seulement qu'il chasse le poison; mais encore qu'on en connoît à peu prés la matiere & la nature par l'évacuation qui s'en fait, quand il n'y a pas long-temps qu'on l'a pris. Les boüillons gras retardent son impression, quand on croit n'avoir pas tout rendu par le vomissement, les clysteres acres, attirant en bas ce qui reste dans l'estomach & dans les petits intestins. Le lait en adoucit encore l'aigreur & malignité, par sa douceur, comme les cordiaux marqués cy-dessus s'opposent à son effort par leur forme specifique. Mais quand ce poison a été communiqué par la piqueure ou morsure de quelque animal, il ne suffit pas d'avoir recours aux cordiaux pris par la bouche, & appliqués sur la playe, il faut encore se servir des scarifications & des attractifs. Les Marses & les Psilles fameux dans l'Histoire, suççoient le venin; & c'est ainsi, dit l'Histoire, que la Reine Eleonor femme d'Edouart II. Roy d'Angleterre le guérit d'une playe empoisonnée, si on ne veut rapporter cette cure à ce que peut l'onction de l'amour sincere d'une Dame Chrétienne envers son Epoux. Mais il ne faut pas s'imaginer pour tout ce que nous avons dit des cordiaux, qu'ils soient en tout tems & toûjours de saison aux poisons, & aux maladies malignes, il faut encore qu'on sçache à ce sujet que les Antidotes des Charlatans ne sont ordinairement que des tromperies, & que bien éloignés d'être des secrets, ils ne sont tout au plus qu'un diminutif des Antidotes de nos Dispensaires. De plus que le lait de vache est un Antidote plus seur contre l'Arsenic & le sublimé que tout ce que ces fourbes debitent. Il faut encore avertir le public, qu'outre tant de subtilités qu'ils met-

Galen. 2. de Antidot.

Adeo divini remedii instar est foemina quam sincerus amor inunxit. Spicidius apud I. B.

V. Primerof. de erroribus in Medic. l. 4. cap. 25.

tent en usage & dont nous avons tant de preuves dans Mathiole & dans les experiences d'un chacun ; celle de se faire piquer à la mammelle est une des plus ordinaires, parce que le venin ne se communique pas si-tost au cœur par les petites veines des muscles pectoraux, que par celles des bras & des cuisses qui sont bien plus grandes. C'est pourquoy les Peintres qui representent Cleopatre piquée d'un Aspic à l'endroit du cœur, se trompent manifestement, selon même le témoignage de Pline & de Plutarque, & si l'on s'en rapporte aux Statuës faites d'aprés celle qui fut portée au Triomphe d'Auguste Cæsar, où l'aspie paroît attaché au bras. C'est pour cela que le miracle qui arriva en la personne de S. Paul, est d'autant plus grand qu'il fut picqué au bras d'un serpent. Concluons donc que non seulement tous ces Antidotes des Charlatans, mais encore la plûpart de ceux de la Medecine étans d'ordinaire chauds demandent à être bien ménagés, dans les intemperies chaudes & seches où on les donne un peu trop legerement. Car quant au poison de la peste, on n'a pas encore pû sçavoir quel est son veritable Antidote, non plus que de tous les autres qui se communiquent par l'air, les plus dangereux de tous agissant même d'une maniere differente, suivant leur nature, les lieux & les minieres d'où ils partent. Il s'en faut beaucoup que toutes les pestes se ressemblent, quoi-qu'elles attaquent toutes le cœur, chaque poison nous infectant d'une maniere toute particuliere. La vapeur des latrines est suffoquante, si on en approche de prés, & cause une espece d'apoplexie, que les Ouvriers appelent *plomb*, & dont ils meurent si on ne les fait vomir. Les vapeurs arsenicales, celles du plâtre, & de differentes minieres enchaînent, pour ainsi dire, les esprits, comme le poison de la peste corrompt le sang. Quelle plus horrible & subtile vapeur que la fumée du flambeau avec lequel on empoisonna le Pape Clement VII. pour ne point parler de celle du Charbon, parce qu'il n'y a rien de si connu ? Tout cela étant donc supposé, il est tems d'examiner les remedes les plus usitez contre les poisons, & toute sorte de malignité.

Le Saffran dont on se sert quelquesfois comme d'un cordial est, dit-on, appelé *Crocus* de Coricium, Ville de Lydie, autour de laquelle il croît en abondance ; il est fort chaud, il cause des veilles & douleurs de tête, & est si penétrant qu'on a veu des enfans nouveaux nez, teints de la couleur de celuy dont leurs meres avoient fait un trop frequent usage. S'il est même pris en trop grande quantité, il fait non seulement perdre l'esprit, mais encore la vie. Comme il ne se donne donc qu'en petite dose & assez rarement, & que les Marchands qui ne font point d'autre commerce que de ce remede, ne gagnent gueres, il est bon de marquer en passant que c'est pour cela qu'on appele en France Saffranier, celuy qui ne fait aucune fortune dans le commerce de la vie.

Observat. 60. Miscellan. Medic Phisic. German. ann. 1.

Le Bezoard est communément crû un remede admirable contre les poisons & contre les maladies malignes, de maniere que tout en paroît misterieux jusques au nom, d'où vient que la plûpart des prétendus Cordiaux des Chimistes ont été nommez Bezoardiques. Ce qu'il y a d'assuré, est qu'on a bien de la peine à en trouver de veritable, & qu'il s'en débite bien de faux. Cela est si vray, que l'experience en ayant été faite dans la ville de Molins en Bourbonnois du tems de Charles IX.e Roy de France, sur un criminel qu'on empoisonna, il ne laissa pas de mourir malgré le Bezoard, comme on le peut voir au Traité des Rapports d'Ambroise Paré; sur quoy on peut encore voir Louis Guion, Livre 3. chap. 13. de la beauté & santé corporelle. On veut que celuy des Indes soit préferable à celuy de l'Amerique, à quoy il y a grande apparence, & c'est pour cela que s'il s'en rencontre qui n'ait point été sophistiqué sur le lieu, ou en arrivant en Europe, on s'en peut servir hardiment depuis quatre grains jusques à vingt & trente. Quant à ces pierres semblables au Bezoard, qui passent pour du Bezoard dans le commerce & chez les malades credules, comme elles n'ont point de mauvaises qualitez, je ne fais pas de doute qu'on n'en puisse donner jusques à une ou deux dragmes & plus, comme d'un Alkali fort innocent. On parle fort de cette pierre de Bezoard gardée dans un vaisseau d'Agathe, dans le cabinet du grand Duc de Toscane, & qu'on en tira mais trop tard, comme on le croit, pour la maladie du fameux Hermolaus Barbarus. *Le Roy de Goltonda*, dit l'Auteur du voyage des Indes, *a grande provision d'excellents Bezoards. Ils se vendent ordinairement quarante écus la livre. Les longs sont les meilleurs. On en trouve dans quelques vaches qui sont plus gros que ceux des chevres, mais on n'en fait pas tant de cas, & ceux qui sont les plus estimez de tous se tirent d'une espece de singes qui sont un peu rares, & ces Bezoards sont petits & longs*, circonstances ausquelles se rapportent assez ce que nous en apprenons des Siamois, & de ceux qui ont fait le voyage de Siam,

Bezahar. Arabib. & Persis *Tutator* Latinis.

Voyage des Indes par Monsieur Thevenot. l. 2. chap. 6.

Observat. 115 *ann.* 1. & *observ.* 189. *anni* 2.

d'où on en a apporté d'assez bons, & même ce qu'on en lit dans les Observations ou Ephemerides d'Allemagne, où il y a des choses fort curieuses sur cette matiere.

La corne de Licorne est bien un plus grand Probléme chez les Auteurs que le Bezoard, quoi-qu'on vende bien des bagatelles pour ce remede. Il est vray que l'Ecriture Sainte semble faire mention de la Licorne; mais il est aussi vray qu'encore que les Interpretes ayent traduit le mot Hebreu en celuy d'*unicornu*. Les Juifs, selon la remarque du Pere Morin de l'Oratoire, avoüent qu'ils ne connoissent pas la plûpart de ces animaux que Moïse a nommez dans le Levitique. Ainsi la mer & la terre nous fournissans beaucoup d'animaux qui n'ont qu'une corne, on ne sçait pas positivement qu'elle est la plus cordiale de toutes. De-là vient qu'on a perdu la coûtume de mettre un morceau de cette prétenduë corne de Licorne, dans la coupe de nos Rois. Tout ce qui regarde donc les remedes de cette nature, consiste en de bonnes experiences faites diverses fois, & par des Medecins sçavans & sinceres.

Primeros. lib. 4. *cap.* 38.

Les Perles ont passé des ornemens de la vanité en ceux de la Medecine: car quoi-que Tertullien ne les regarde que comme les *verrues* des coquilles, elles ne laissent pas d'avoir quelque vertu. Il ne faut donc pas écouter ces Medecins qui les appelent comme ils font tant d'autres remedes, les bagatelles des Arabes. Ces Messieurs n'ont pas fait de difficulté de ruiner la matiere medicinale, pourveu qu'ils ruinassent les Apotiquaires qui abusoient des déposts de la Medecine par leur avarice & par leur temerité. *Perisse l'ami, pourveu que l'ennemi perisse.* C'est là ce qu'on appele la voix de Gobrias, mais ce n'est pas celle de la raison qui nous oblige à estimer tout ce qui est digne d'estime, & qui nous fait croire que les perles sont au moins une maniere d'Alkali, qui peut avoir de bons usages, si elles n'ont rien de cordial, à prendre ce mot dans sa veritable signification.

Conchæ prætiosas verrucas.

Quisquilias Arabum.

Le Diamargaritum frigidum, le Magistere de perles & quelques autres preparations n'ont donc pas moins de vertus que tant d'autres pierres precieuses qui entrent dans les compositions Alexitaires, & qui ont été estimées & mises en usage par ceux qui nous ont precedez, quoi que les Charlatans & les ignorans prevenus leur attribuent souvent plus de pouvoir qu'elles n'en ont. Ainsi nous ne pouvons pas nier qu'on n'ait quelque raison d'employer l'or dans quelques-unes de nos compositions, étant le plus pur des metaux, & reconnu propre aux maladies melancholiques, aux défaillances, aux venins, & particulierement à celui de l'Arsenic & du Mercure employé & donné en feuïlle, en poudre & en chau.

Observat. 17. ann. 1. Ephemerid. Germann.

Mais quant à cette teinture pretenduë dont on fait une Panacée, sous le specieux nom d'or potable, je suis persuadé qu'il y a bien de la vanité & de la forfanterie en tout ce commerce; que qui cherche l'or potable perd son temps & sa matiere, & que pour parler franchement ce qu'on appelle Sel d'argent a plus affoibli de bourses, qu'il n'a fortifié de cervelles.

O sacra fame che con studi tanti
Cerche volgendo le fallaci carte
De l'oro il fonte, è fabricar per arte
La pietra filosophica ti vanti.

E curva è china al cavo vitro avanti
Squalida e magra in solitaria parte
Irriti nel Carbon l'aure consparte
Da le Bocche d'i mantici soffianti.

Sonetto del Cavalier Marino.

Semini in mar le tuë speranze, ô mieti
Ombre false d'error, che altro non sanno
Scopo che'l nulla, e Chimici secreti.

O! qual vano sudor chiaro è l'inganno
Ch' altrui pasce di fumo, o poco lieti
Son quagli acquisti, ove' il guadagno è danno.

La poudre Theriacale n'a pas manqué d'être attaquée par ces Critiques, qui en veulent à presque toute la matiere medicinale, ne se retranchans que dans la seignée & la purgation. Mais aprés le témoignage de tant de graves Auteurs, & aprés ce qu'on a observé des differentes preparations des viperes, c'est vouloir s'aveugler & vouloir être plus sage que tous les autres, que de douter de leurs vertus & facultez, témoin entre autres ce Berger qui paroissoit tout jeune, quoi qu'il eût plus de soixante ans, pour s'être nourri long-temps de chairs de viperes.

Joan Stephan. Bellunens lib. de incolumitate diu servanda.

La Theriaque, cette composition si fameuse, qui a les Trochisques de viperes pour base, regne il y a long-temps dans la Medecine, & y regnera tant qu'il y aura dans le monde des maladies malignes, des poisons & mêmes de ces maladies qui menacent de marasme. Car quoi qu'on allegue que le Livre de la Theriaque addressé aux Pisons, n'est pas incontestablement de Galien, il est certain que ce grand Medecin fait une honorable mention de ce grand remede dans ses Livres des Antidotes, & dans quelques autres de ses Ouvrages.

Quant au Mithridat, il en est comme de la Theriaque, de laquelle il n'est pas fort different. L'Orvietan même, l'Atavan & quelques autres compositions que les Bâteleurs ont venduës de nôtre tems & du tems de nos Peres, avoient leurs vertus, quoi qu'elles ne fussent que des abregez de ces grandes compositions, & qu'elles ne doivent gueres qu'à l'Opium leurs bons effets. La Theriaque d'Andromachus étant donc d'un si grand merite, qu'elle a même été chantée par les Poëtes, je croi qu'on voudra bien encore entendre ce joli Sonnet tiré de la lyre du Cavalier Marin.

Questa, de le cui polpe, opra vitale
Compar Medica man' vipera ardente
Per le Lybiche vie, volò sovente
Animata saetta, e vivo strale.

Ma se più d'una piaga aspra e mortal
Aperse gia col velenosa dente,
Fatta hor nova d'Achille hasta pungente
Porta Schermo al velen salute al male.

Quì los guardo crudel tal hor girate
O voi che vughe, sol de l'altrui sangue
Sempre sempre ferite, e non sanate

E siavi almen di chi trafitto langue
Ad impararpieta donne spiettate
Ne la schola d'amor maestro un' angue.

Mais voici un Antidote bien particulier, puisque la dyssenterie étant une maladie maligne, on a découvert qu'il étoit son specifique, & d'une maniere si surprenante, qu'il ne laisse pas d'être purgatif & vomitif. C'est le fameux Ipecacuanha des Portugais, ou Beguquella des Espagnols, si célebre dans les écrits de Guillaume Pison Medecin d'Amsterdam, & qui a été le secret de nôtre *Apollo imberbis*, ou Esculape sans barbe, quoi qu'il eût été connu long-temps avant de nos Apotiquaires, qui en negligerent l'usage, comme on a fait de quelques autres racines, & comme on fera sans doute à l'avenir des remedes qui sont à present les plus à la mode.

Cette racine croît dans le Perou : car sans s'arrêter à la description qu'on en peut voir autre part, il suffit de dire que la blanche est la plus douce, la plus alexitaire, & celle qui cause le moins de nausées, & qui porte le moins par les selles. L'autre est plus dejective, vomitive & sudorifique. On peut prendre de la poudre de l'une & de l'autre jusques à un gros, ou l'infusion de deux gros faite dans de l'eau. Le marc qui en reste est fort adstringent. Enfin l'on soûtient qu'il n'y a pas un meilleur cordial, ni un plus souverain remede pour les diarrhées opiniâtres. Mais il ne faut pas douter que comme tous les remedes demandent de la prudence, les ignorans ne puissent faire un mauvais usage de celui-cy, étant chaud, sec, acre & d'un goût fort desagreable.

Les Confections de Kermes, de Hiacinthes, de Salomon, sont d'autres especes d'Antidotes & de cordiaux, dont l'usage est d'autant plus seur qu'il n'y entre point d'Opium, pourveu qu'on n'excede point la dose ordinaire. Au reste comme le peuple appele du Baume, tout ce qui est de quelque usage considerable dans la Medecine, & même les cordiaux à la maniere des Chimistes, qui font entrer le Balsamique dans tous leurs remedes, il est à propos de marquer icy en passant, que ce qu'on appele du Baume tout court, est distingué du Balsamique, en ce que celui-là caille le lait, quoi-que tout ce qui fait cet effet ne soit pas du Baume, & que le Balsamique des Chimistes n'est qu'une qualité indicible qu'ils croyent voir dans leurs *mumies*, & même dans nôtre humide radical. Quant à l'Opobalsamum des Anciens, il y a long-temps qu'on en a perdu la connoissance, & qu'on nous donne de l'huile de muscade pour ce suc, quoique Prosper Alpinus ait fait mention d'une espece d'Opobalsamum, dont les Egyptiens de son temps se servoient encore, & auquel on a substitué le Baume de la nouvelle Espagne, & celuy de Tolu, qui tout falsifié qu'il est souvent, ne laisse pas d'être l'idole de tant de femmes qui y cherchent ce qui n'y est pas.

V. Observ. 164. anni 11. Ephemerid. in German. 1671.

V Nicolaum Monard. l. 3. & Smetii . . . . . l. 9.

V. Observat. 77. ann. 3. Ephemerid. in Germania.

On pourroit demander icy, si parce que l'esprit de vitriol est appellé *la pierre angulaire des boutiques des Apotiquaires*, il ne seroit point un cordial, & si le sucre & le miel qui entrent en tant de compositions, & qui les conservent comme l'ame fait le corps, ne meriteroient pas aussi ce nom ? A la verité tout ce qui nourrit, tout ce qui conserve l'humide radical, & qui fomente la chaleur uaturelle, semble avoir quelque chose de cordial, puisque l'aliment même est l'ami du cœur, & que quelques Medecins ont pensé qu'il n'y a rien de cordial que ce qui nourrit : mais à proprement parler il est assûré qu'il n'y a que ce qui s'oppose à l'activité & malignité des poisons qui merite effectivement ce nom : ainsi l'esprit de vitriol, celui de soulfre & tous ces esprits volatiles qui sont à la mode, ne sont pas à proprement parler, des contrepoisons, quoi qu'ils contrecarrent la pourriture, à la reserve de ceux qu'on tire de la corne de cerf, des viperes & de quelques autres cordiaux.

Le sucre & le miel, quoi-qu'ils soient d'un grand usage dans la Medecine, & qu'ils entrent même dans quelques compositions cordiales, ne reparent pas la dissipation des esprits, ni ne s'opposent aucunement à la malignité ; car ce n'est pas icy le lieu d'examiner, si bien loin d'avoir ces qualitez, ils contiennent des esprits si penétrans & si acres, qu'ils approchent des corrosifs, ou si le docte Turnebe a eu raison de dire, quoi-qu'en un sens figuré.

Adversar. lib. 28. cap. 45.

Non etenim cui mel non sapit ille sapit.

Concluons donc que les cordiaux & tout ce qu'on appele contrepoison, quoi que bien plus sûr que les purgatifs, les vomitifs, & même que quelques alteratifs ne laissent pas de requerir bien de la prudence dans l'usage qu'on en fait.

On pourroit encore demander icy, s'il n'est point d'Antidote particulier contre la morsure du chien enragé, le plus formidable des poisons ; à quoy je répons que comme le beurre de vache mis sur la playe, les Ecrevisses, la Gentiane, le Rubia, l'Alyssum de Dioscoride ne passent que pour des remedes de campagne chez quelques Medecins ; les ventouses sacrifiées sur la partie, & enfin l'eau marine, sont quelque chose de bien plus sûr & de plus particulier ; mais qu'aprés tout, il n'y a rien de meilleur & de plus experimenté pour ce mal, que la poudre de Palmarius mêlée avec la poudre Theriacale.

Je serois enfin au bout de ce grand Chapitre des Contrepoisons

sons & des cordiaux, si je n'avois jugé à propos d'imiter le sage pere de famille, qui garde ordinairement le bon vin pour la fin du repas.

Le vin donc réjoüit le cœur, raffine les esprits, & en repare la perte quand ils sont dissipez, & n'est pas moins un remede qu'un aliment; pourveu qu'il soit bien choisi & pris mediocrement. Sur quoy on peut voir les vers de Mnesithée marquez dans le Livre 2. des Dipnosophistes d'Athenée, & marquer en passant cette autorité de Juvenal.

Ipse capillato diffusum Consule potat
Calcatamque tenet bellis socialibus uvam
*Cardiaco * nunquam cyathum Missurus amico.*

* Idest syncope laboranti. *Juven. Satyr. 5.*

Les Grecs l'ont nommé οἶνος d'un certain Oenus, qui selon eux, fut le premier qui s'avisa de presser le raisin. Les Latins veulent que *vinum* & *vinea* viennent du mot *vis*, qui signifie *force.* Quoyqu'il en soit ceux là me semblent avoir parlé assez juste qui ont dit que le vin avoit été donné à Noé aprés le deluge comme un signe & une marque d'amitié, & que comme les peres aprés avoir châtié leurs enfans, leur font quelques presens, Dieu donna le vin & les chairs des animaux aux hommes aprés les avoir châtiez par les eaux du deluge. On juge communément de sa bonté par ces qualitez.

Scipio Mertur. c. 27.

Vina probantur odore, sapore, nitore, colore,
Fortia, formosa, fragrantia, frigida, frisca.

Car quand au sol, on veut qu'il en soit comme des hommes, dont le Païs natal est fort indifferent pourvû qu'ils soient vertueux. Mais quoy qu'on rencontre de bon vin en bien des Païs, il faut beaucoup de desinteressement pour en juger équitablement. Car qui ne sçait que chaque nation prefere le sien à celuy de toutes les autres. M. Redi premier Medecin du Grand Duc de Toscane, si connu par son érudition & par sa politesse a adressé un Poëme à Mr l'Abbé Menage intitulé *Baccho in Toscana*, où il semble mettre le vin Florentin, au dessus des plus excellens vins de l'Europe, quoy que tout ce vin dont il luy fait present avec tant de confiance, & en faveur duquel il paroît si prevenu, ne vaile peut-être pas, deux de ces beaux vers avec lesquels Mr Ménage a payé le vin, quoy qu'un Medecin Italien ait appellé les vins de France les bourreaux de l'estomach en comparaison de ceux d'Italie, parce, disoit-il, que leurs vins étant meurs il se changent en nourriture.

Perronian. fol. 316.

Ainsi la prevention que chaque Nation a pour son vin n'est pas nouvelle, les hommes n'étant gueres moins jaloux de la reputation de leur vin que de celle de leurs femmes. En effet c'est une maladie si universelle, que comme il n'y a pas de mere qui ne soit prevenuë de la beauté, ou de la bonne grace de sa fille, il n'y a pas de pere de famille qui ne prenne son vin pour de l'Ambrosie, & dont on ne gagne le cœur en le loüant. Mais si le vin a tant de bonnes qualités qu'il est appellé chez Suidas οἶνος, du mot ὄνησις, qui signifie utilité & secours ; & s'il est un si grand Probleme, qu'il est difficile de dire s'il a plus fait de bien que de mal ; c'est pour cela que je croy qu'il ne sera pas mal à propos de le regarder ici par ces deux differens endroits. Je commence donc par ce qu'il a d'excellent, & qui le fait regarder comme un cordial dans la diete des sains & dans celle des malades.

F. Valeriola commun. locor. l. 2.

Il est chaud & humide, de facile distribution, & rétablit les forces perduës par sa tenuité, & par ses esprits, toutes qualités d'un cordial & d'un aliment. C'est pourquoy Bacchus est appellé par les anciens le pere de la santé ὑγιότης, & par un Moderne *summus penetrator.* C'est ainsi que Xenophon l'avoit appelé la Mandragore de la tristesse par une expression bien particuliere, & que Platon a ècrit un Livre de ses loüanges ; & c'est pourquoy les Romains, avoient non seulement une Deesse *Meditrina* ; mais encore des fêtes appellées *Meditrinalia*, où on offroit du vin vieux & nouveau, dont on faisoit quelques essais l'avallant en maniere de medicament & de preservatif, en disant *vetus novum vinum bibo, veteri novo morbo medeor.* C'est encore pourquoi ils faisoient frapper des medailles, où la Deesse *Salus* assise sur un Thrône donnoit d'une main à manger à un serpent, & mettoit de l'autre une couppe pleine de vin sur un Autel. Dieu, dit encore Galien à ce sujet, a donné le vin à l'homme, comme pour le rajeunir, & comme un charme aux ennuis dont la vie est pleine, & même pour rendre l'esprit plus docile, & ensuite plus ferme, parce que comme le fer se rend plus traitable par le feu, les ames feroces s'amolissant par ce lenitif, viennent enfin à s'humaniser. C'est pour cette raison qu'il dit autre part, qu'on le fait entrer dans la Theriaque, ayant cela de merveilleux qu'il facilite le mouvement du sang & des esprits. Il y a bien plus, puisqu'il adoucit l'amertume de la bile, & rallentit sa ferveur, même qu'il provoque le som-

V. I. Nardium in noctib. genial.

L. quod animi mores sequuntur temper. corporis.

meil, & que par une faculté opposée il reveille & éguise l'esprit, le menant quelquefois si loin par de belles saillies qu'il est appellé *le cheval du Poëte.* Qui ne voit même qu'il excite les ris & les amours; qu'il chasse la mélancholie, qu'il donne du courage aux pusillanimes, qu'il conserve la chaleur naturelle, qu'il fortifie les membres, & qu'il donne la fecondité au beau sexe? Nous avons cy-devant remarqué qu'Asclepiade, qui comparoît son pouvoir à celuy des Dieux, fut le premier des Medecins qui en accorda l'usage aux malades. Aussi n'a-t-on pas fait depuis ce temps-là de difficulté de s'en servir comme d'un remede, & même dans les fiévres qui ont quelque malignité, pour ne point parler de quelques autres fiévres, jusqu'à quelques ardentes qui ont été quelquefois gueries par l'esprit de vin; parce qu'on en pourroit abuser en ces occasions. Enfin le vin n'est pas seulement le specifique des champignons les plus dangereux, mais encore son propre contrepoison, tant il est capable de dissiper les impressions qu'il a faites par son souffre narcotique: ainsi c'est un *Dionysius*, un liberateur. Voilà ce me semble le bel endroit de cette medaille: mais si nous le regardons d'un autre côté, c'est un revers des plus surprenans; le cordial changé en poison par l'intemperance; les braves compagnons d'Ulisse changez en pourceaux, par cette Circé, & un Lucifer en puant charbon? Plaute a beau nous dire, que si le vin pouvoit parler, il n'auroit pas de peine à se deffendre,

V. Observat. 55. ann 2. Miscell. Medic. Physic. German.

Δια λυσιος

Vinum si
Fabulari posset se deffenderet.

puisqu'il n'a pas même pardonné à son inventeur, ***Hoc ad unius horæ ebrietatem nudavit femoralia sua quæ post sexcentos annos contexerat***, pour ne point parler des mauvais offices qu'il rendit depuis à Loth & à Samson. Ce n'est pas simplement un de ces filoux qui se contentent de piper, c'est un voleur qui depoüille les gens, comme font l'amour & le jeu quand on n'est pas sur ses gardes.

Hieronym. ad Oceanum.

Dives eram dudum fecerunt me tria nudum,
Alea, vina, Venus, per quæ sum factus egenus.

Il va bien plus loin, il inspire la cruauté & le meurtre. Qu'elle plus horrible figure que celle des Centaures & des Lapithes agitez du vin? que de rage, que d'hommes, de sang & de vin répandus par terre? C'est dans le vin qu'Alexandre tua lâchement son ami Clitus. Comme le vin n'est que du feu

Vę qui consurgitis mane ad ebrietatem sectandam. *Isaia 5.* Cui vę, cui rixæ, cui furię, cui sine causa vulnera, cui suffusio oculorum, nonne his qui commorant in vino, & student calicib. exolvendis. *Proverb.* 25. ἐοινὸν quod opinione & arrogantia impleat animum.

chez Homere, il n'est qu'insolence chez Platon. Il ne respire; si on s'en rapporte à Hesiode que flâme & fureur; c'est ainsi qu'en ont parlé Aulugelle, Macrobe, Plutarque, Suidas & même tous les Medecins. Ce n'est que saillies & boüillons chez les Poëtes Latins *fervida vina*, comme c'est même l'enfant du feu chez les Grecs πυρὸς παῖς & partant gardez-vous en bien. C'est encore à cause du meurtre & du carnage qu'il a causé, que les Egyptiens se persuaderent qu'il étoit sorti du sang des Geans répandu sur terre, aussi étoit-il le signe du sang dans les sacrifices des Païens.

Fusaque in obscœnum mutantur vina cruorem.

1. Tertullian. adversus Marcionem.

Comme il est dans les saintes Lettres le sang du raisin *& in sanguine uvæ*, & même le Symbole de la vangeance Divine, *poculum in manu Domini est vino mero repletum.* En effet si on en examine les suites on trouvera qu'il n'a pas moins enflé le cothurne tragique, qu'ont fait l'amour, l'ambition & la vengeance, & qu'il n'attaque d'abord la tête que pour mener les pieds dans des precipices, témoin l'inceste de Macareus.* Comme le premier verre de vin, dit un bon Auteur, est dedié à la santé, le second au plaisir, & le troisiéme au sommeil; de même le quatriéme est la cause des outrages qu'on fait & qu'on reçoit souvent aprés avoir beu. Le remede est donc, comme l'a crû Solon, de luy associer les Nymphes.

Eubulus apud Cal. Rhodigin.

Tres miscebis aquæ partes, sit quarta liæi.

Autrement il ne faut point esperer de quartier de cet ennemi. Il faut que nous le fassions changer de nature, ou qu'il nous en fasse changer, *vinum perdendum aut ab eo perdi;* car enfin sa nature est telle, qu'il le faut noyer pour l'empêcher de faire du mal au genre humain. Mais est-ce de cette maniere que la bonne femme luy fait la Medecine dans le Comique?

Bernard. Poterus Monachus.

Viden ut anus tremula medicinam facit?
Eapse merum condidicit bibere, foribus dat
Aquam, quam bibant.

Curcul. Actu 1. Scena 3.

On remarque même que la Providence divine semble avoir osté la connoissance & le goût du vin à la plûpart des animaux, parce qu'il auroit augmenté leur ferocité; & quant aux mala-

* Macareus unius congeneris (sororis) amore correptus aliquandiu calamitosam ægritudinem suam continuit compescuitque seipsum: verum tandem vino, tanquam duce fretus, quod solum mortalibus audaciam præbet, contra quam sapienter antea decreverat, noctu surgens quod cupiebat abstulit. *Athen. l. 10. Dipnosoph.*

des que les sages Legislateurs en laisserent la disposition à la prudence des Medecins, & c'est ainsi que Zeleucus les punissoit de mort s'il réchappoient aprés en avoir beu dans leur maladie. En effet on n'abuse gueres de ce grand cordial sain & malade sans devenir inutile à la Republique & à charge à sa famille. *Vinum quod in corde sobrii, id in linguâ ebrii.* On dit franchement, ou plûtost sottement, ce qu'on pense quand on a du vin dans la tête. *Vinum animi speculum, In vino veritas.* Le vin est entré, disent les Hebreux, & le secret est sorti. Le pis est que cet état pitoyable où il réduit ceux qui en prennent trop, les mene petit à petit à des convulsions, des goutes, des apoplexies, des paralisies, & à des insensibilités de corps & d'esprit. Car considerez un peu cet homme cy-devant si vif, si agissant & qui raisonnoit avec les intelligences, c'est moins qu'une bête. Il n'est, dit saint Jerosme, *ni vif ni mort.* C'est quelque chose de semblable aux Idoles des Payens, qui ont des yeux & ne voyent point, des oreilles & n'entendent point.

Cap. 5. super Epist. ad Galath.

Veluti cum stat marpesia cautes.

N'est-ce pas là encore un estat pire que la folie même, à laquelle il mene si naturellment, que Platon a dit que les Dieux se voulant vanger des hommes n'avoient pas trouvé de moyen plus seur que de leur donner le vin pour les conduire droit à la folie? Si donc il peut faire tant de mal aux hommes, que ne ferat-il point aux enfans qui sont bien moins capables d'y resister, & dont il n'est pas moins le poison, qu'il est censé le lait & le cordial des vieillards. C'est pour cela que Galien n'en conseille l'usage qu'à l'âge de vingt-deux ans, de crainte qu'aprés avoir insensiblement échauffé la jeunesse; elle ne vienne enfin colere, cruelle, passionnée pour les femmes, & enfin hebetée. Aussi Gallego* Medecin de la Reine de France Anne de Bretagne, se declare hautement contre la coutume de ceux qui donnent du vin aux enfans. Un autre * va jusques à le deffendre aux nourrices, de crainte que les enfans qui ont d'ordinaire des dispositions au mal caduc n'y tombent effectivement, pour ne point parler de tant d'autres graves Medecins qui sont de leur sentiment. En effet ces jeunes plantes ne manquent gueres à se sentir des qualités de la liqueur dont on les arrose. Ce qui a fait dire à quelqu'un que le vin étoit semblable à la chaux, & que comme elle fait jetter promptement les feüilles

Vinum vero ut multi ferunt ad ultionem datum hominibus ut insaniant. *Plat. lib. de Lege Dialog. 2.*

V. Symph. Campieg. in histor. Galen. l. 3. & Galen. l. 5. de sanit. tuend.

* *Tractatu de alendis infantib.*

* *Franciscus Schachtus de potu salutifero fol. 158.*

& les fruits aux arbres, mais qu'elle les fait ensuite mourir ; de même le vin éguaye la jeunesse, & la réjoüit luy faisant même produire quelques fleurettes, mais que la suite ne manque gueres à en être funeste, de sorte que toutes ces jeunes plantes seichent bien tost sur le pied, & qu'il ne reste de toutes ces fleurs, dont on attendoit quelques fruits, que des bayes d'Asphodeles, & de tristes fruits de Cyprés. Cela est si vrai que Galien marque expressément, que c'est jetter de l'huile dans le feu que d'en donner aux nourrices & aux enfans. De plus, qu'il emplit le cerveau, cause la toux, les écroüelles, & enfin la phtisie. Il ne faut donc pas s'étonner si un grand nombre d'enfans, jolis & spirituels, ne manquent gueres à degenerer de cet état quand ils entrent dans l'adolescence, pour s'être trop tost accoutumés au vin, comme Palmarius même Medecin de la Faculté de Paris l'a remarqué de la jeunesse de cette Ville en particulier dans son traité du vin : & si on leur applique cette pensée de quelques anciens qu'un bel esprit a ainsi renduë en sa langue *Fauciuli toto spirto, Huomini toto feccia. Come il fanciullo Stesichoro choro in bocca loro cantino i rossignoli, fatti piu grandi mughiano come buoi.* Mais il ne faut pas oublier que les Republiques de Rome, de Carthage, de Marseille, & quelques autres qui entrerent dans l'esprit de leurs Philosophes & Medecins, ne se contenterent pas d'en interdire l'usage aux enfans, mais qu'elles n'étoient gueres plus indulgentes, à l'égard des soldats qui campoient, & à l'égard des femmes, parce qu'il est l'aiguillon de la sensualité. *Vinum lac Veneris. Veneris scortator & Armiger.* C'est ainsi que l'usage du vin fut entierement interdit aux Dames Romaines, & que pour les appaiser en quelque maniere on leur accorda celuy des bijoux & des ornemens dont elles sont si curieuses, & d'autant plus volontiers, dit Valere Maxime, qu'elles n'étoient pas encore exposées aux yeux & aux atteintes de ceux qui aiment à troubler la paix des familles. Dés le temps même de Romulus, la Loy leur deffendoit si expressement de boire du vin, qu'un certain Egnatius Mecennius ayant tué son épouse pour en avoir bû, il fut absous en jugement par ce premier Roy de Rome. Un autre Dame meurt par ordonnance du Magistrat sous des faisseaux de verges de myrthes, pour avoir bû à son tonneau. On en fait mourir une autre de faim, pour n'avoir pas gardé avec assez de soin, les clefs du cellier ; & on avoit tant d'aversion pour

V. Perron. fol. 38.

L. 5. de sanit. tuend.

Padre. Bartoli.

Aristoph. 2.

Apuleius Milesiar. l. 2.

L. 2. cap. 1.

Fabrus picta.

celles qui beuvoient du vin, que les hommes baisoient leurs parentes en les saluant, sous pretexte d'amitié & d'honnêteté, pour s'assurer si elles observoient la Loy du Prince, qui leur deffendoit l'usage du vin. Ces sages Païens n'avoient que des raisons de Politique & de bien-seance de deffendre le vin aux femmes; mais les Heros du Christianisme ont bien d'autres veuës, puisque saint Jerôme en deffend l'usage, à celles qui ont choisi le fils de Dieu pour époux, le considerant comme le venin le plus present dont le Demon se puisse servir pour empoisonner une *ame. Que ne devons-nous donc pas penser de quelques Marchands qui non contens de fomenter & d'entretenir l'intemperance par la quantité qu'ils en donnent à tous venans, le gâtent & le rendent d'un usage tres-dangereux, y mêlant des ingrediens corrompus & quelquefois corrosifs pour luy procurer une force & une vigueur qui n'est agreable qu'aux yvrognes, & aux gens de mauvais goût, desordre ausquels les Magistrats ne remedient pas assez, tant il est de grande importance.

Hieron. ad Eustochium.

*Vinum in quo luxuria est.

Quant à ceux qui passent jusques à l'usage de l'eau de vie, il est certain qu'elle leur debilite l'estomach, & les parties nerveuses; & que l'esprit même de ceux qui en abusent n'est gueres sans se sentir de ses impressions. C'est pour quoi *Scipio de Mercuriis* dans ses Livres des Erreurs populaires d'Italie, souhaite que quelqu'un persuade aux Princes de mettre un fort gros tribut sur cette eau ardente : car, dit-il, quelle proportion entre le feu de cette eau, & la chaleur naturelle; l'une travaillant aux coctions, & l'autre debilitant tellement l'estomach quand on en abuse, qu'au lieu de digerer les alimens il ne produit que des crudités. Quoy qu'il en soit, ajoûte cet Auteur, de quelque utilité qu'on s'imagine l'eau de vie, c'est vouloir s'accoûtumer à regarder fixement le Soleil que de pretendre s'y accoutumer. Les Charlatans qui affectent de quitter les voyes ordinaires de la Medecine, promettent tout de cette liqueur, mais tout ce qu'ils font avec ce remede, n'est que tromperie & palliation; car à la reserve des maladies de Chirurgie, il arrive fort rarement que l'eau de vie entre dans l'usage de la Medecine, si ce n'est de la Veterinaire. Aussi lisons-nous entre tant d'exemples que nous pourrions rapporter, icy que François de Gonzague, Marquis de Monferrat, s'étant servi de ce remede par l'avis d'un Medecin Italien, pour se précautionner de certaines indispositions, son estomach se relâcha de telle maniere, que tous les alimens qu'il prenoit se tournoient en vents, de sorte qu'on eut bien de la peine à le tirer d'une hydropisie timpanite où elle l'avoit precipité. C'est ainsi que le fameux Mr Descartes mourut-il malheureusement pour en avoir abusé, comme nous l'avons marqué en son lieu. Quant à l'usage qu'en font quelques femmes idolâtres, de leur teint, comme elles ne s'en servent qu'exterieurement, je n'ay pas grand chose à leur dire; car si elles sont bien persuadées que cette eau applanit les inégalités du cuir, en vain leur prouveroit-on qu'elle le brûle à la continuë. Je ne doute pas même qu'elles n'en fissent, si elles sont persuadées qu'elle les peut rendre belles, ce que la bonne femme faisoit du vin. Son Medecin luy avoit dit qu'elle feroit bien de s'en laver les yeux, mais elle crut qu'il feroit encore mieux si elle s'en lavoit premierement l'estomach. C'est ainsi que nos femmes avaleroient pour devenir belles, non seulement l'eau de vie, mais l'eau de départ, puisquelles se font polir le visage par des eaux de cette nature au mépris des eaux du celebre M. Brieubœuf dont les affiches leur promettent une jeunesse éternelle.

Finissons, revenans au vin, & concluons qu'avec tout ce que nous avons dit à l'avantage du vin, & avec tout ce qu'on y pourroit ajoûter, qu'il n'est absolument parlant necessaire qu'en qualité de cordial, qu'on s'en peut passer, & qu'il est même quelquefois bon de s'en abstenir. C'est l'opinion de quantité de graves Auteurs suivis par le docte Adrian. Turnebus. En effet l'experience nous apprend que tant d'hommes de divers païs & de diverses conditions s'en passent fort facilement, qu'il s'en trouve même qui n'en ont jamais beu, & qui font tout ce que font ceux qui en boivent, témoin le docte Tiraqueau si souvent allegué en cet ouvrage dont Mr de Thou a écrit en son histoire. *Abstemius enim cum esset & triginta liberorum ex honesta uxore susceptorum parens, totidem librorum autor fuit, & singulis annis singulos libros & liberos reipublicæ dedit.* Mais pour ne pas paroître d'un opinion particuliere sur ce fait, je crois que le meilleur est de décider cette affaire suivant l'oracle du Christianisme: *Utere modico vino ad stomachum*; les Prophanes mêmes ne s'éloignant pas de ce sentiment, comme il paroît par ce distique:

Sumite nec nimium, Bacchi valet optimus usus,
Nec minimum; hinc mœror provenit, inde furor.

CHAP.

CHAPITRE DERNIER.

Des secours de la Medecine qui servent à l'ornement du corps ; & des differens usages qu'on en peut faire.

QUoique les Medecins ayent abandonné il y a long-temps la cure des maladies externes aux Chirurgiens, elles ne laissent pas d'être toûjours de leur ancien domaine. C'est pourquoy ceux-cy ayant abusé de la concession, ceux-là rentreront quand il leur plaira dans leur heritage, *jure Dominii & postliminii*, tout ce que les Chirurgiens y possedent n'étant tenu qu'à foy & hommage, faute dequoy il y a lieu à la saisie. *V. Joannis Stephani Bellunens. Cosmet. & Theolog. Hipocrat.*

Or ces maladies externes ne se raportent pas seulement aux tumeurs, aux plaies, aux ulceres, aux luxations, aux fractures, mais encore à quelques autres indispositions qui peuvent estre comprises sous celles-là comme des especes sous leurs genres, & qui ont leurs remedes particuliers. Mais comme il y a quelques-uns de ces remedes qui sont innocens & permis, il y en a d'autres qui ne le sont pas chez les Chrétiens, au moins en de certaines occasions, & à de certains égards. C'est ainsi que cette partie de la Pharmacie, qui s'appelle *Cosmetique*, a produit une fille appellée *Commotique*, laquelle bien loin d'être regardée comme naturelle, ne doit être regardée que comme un monstre que la Medecine & la politique ont droit d'étouffer. Commençons par la mere, car nous serons assez-tost à la fille pour en concevoir de l'horreur, & pour en dire avec le Poëte. Ars Ornatrix. Ars Fucatrix.

Atrum
Desinit in piscem mulier formosa superne.

La Cosmetique ou l'Art des ornemens permis, tire son nom du mot Grec, qui signifie, *netteté, parure & ornement*, & ne comprend pas moins l'extirpation de ce qui se trouve de superflu dans le corps humain, que la reparation & le supplément de ce qui y manque. Surquoy si on me demande si l'Art de Tagliacot, qui regarde la restitution des membres mutilés, est permis. Je répons que s'il y a quelque solidité en cet Art, on le peut hardiment pratiquer, pourvû qu'il n'en coûte rien au prochain. Critobule, aprés avoir tiré une fléche de l'œil de Philippes Roy de Macedoine, fait encore en sorte qu'il ne paroît pas Κόσμος qu'il soit borgne, il n'y a rien là que de bien; mais de gâter le bras de Titius, ou l'épaule de Mevius pour reparer le nez, la levre ou quelque autre partie de Marc, c'est ce me semble pecher contre la charité. Car si l'on m'allegue le *volenti non fit injuria*, Qui ne sçait que personne n'est maître de son corps, & que c'est faire un mal évident pour un bien qui n'est que dans l'idée & dans l'intention? Quoy qu'il en soit, l'interest du prochain à part, je croy qu'il est permis de chercher ce qu'on a perdu, & de se défaire de ce qui incommode, & qui met la la vie en peril. C'est ainsi que la Chirurgie, partie ancillaire de la Medecine coupe & tranche, & qu'elle remet des dents & autres instrumens en la place de ceux qu'on a perdu; c'est ainsi, dis-je, qu'elle redresse les membres tors, qu'elle tire les corps étrangers, & qu'elle extirpe les excrescences, les loupes, condilomes, verruës, &c. & quelle remedie même à quelque marques ou taches naturelles qu'on apporte en venant au monde. Elle ne fait donc pas plus de difficulté de passer ses éponges sur le rouge des faces extraordinairement hautes en couleur, que sur le brun & sur le jaune des icteres qui teignent le cuir. Elle n'empesche pas qu'on baigne les hommes & les femmes pour la propreté & pour la santé, comme nous le dirons cy-aprés. Rien de ce qui contribuë à la netteté & à la blancheur du cuir & des dents, ne semble à la Medecine indigne de ses soins quoy qu'elle en commette l'execution à ses ministres, permettant jusques aux remedes qui corrigent les defaux qui peuvent dégouter dans le mariage. Elle permet même de remedier à la perte des cheveux, si on le peut faire, puisqu'il n'y a rien de si vilain qu'une téte chauve, qu'on la compare à un arbre sans feüilles, *& sine fronde nemus*, & qu'enfin Venus la chauve paroît bien moins supportable à Homere que Venus naurée, & couverte de son sang, *Venus calva turpitor vulnerata.* Il n'y a que les rides, ces enfans du tems, qu'elle semble respecter, ou qui lui paroissent des *noli me tangere.* C'est pour ces raisons que Galien définit la Cosmetique, *une habitude effective de l'entendement, qui conserve la beauté naturelle du corps humain, & qui l'a retablit quand elle souffre quelque perte & diminution*, & c'est en cela qu'elle differe de la Commotique, qui ne travaille & ne s'occupe qu'à procurer une beauté apparente, fausse, empruntée & qui n'a rien de naturel, & contre laquelle la Philosophie & la Medecine se declarent comme

Plinius histor. natur. l. 28. c. 12. V. Marcell. Donat. l. 1. cap. 3. 7. & 8. de Medic. histor. mirab.

L. 1. de Medic. localib. cap. 2.

fait tout le Christianisme. En effet comme la beauté de l'ame regarde le Philosophe, ou le Medecin habillé en Philosophe, celle du corps regarde plus particulierement le Medecin qui l'a définit *un raport, une mesure & une proportion du tout aux parties, & des parties au tout, soûtenuë de la grace de la couleur*; ou si l'on veut, *une disposition du corps agreable aux sens, dont la conservation dépend de la bonne constitution & du loüable temperament des humeurs.* Or comme cette grace, & cette loüable disposition sert à la santé des particuliers, elle n'est pas moins utile au public & au commerce de la vie ; car quel plaisir à vivre & à traiter avec des personnes disgraciées de la nature ? d'où on conclut que la Medecine a droit de se servir de la Cosmetique, & de corriger tout ce qu'elle appele *Turpitude* dans le corps humain, jusques à la masse des chairs, & des graisses qu'on y comprend, cette masse n'étant pas moins incommode & desagreable qu'une extraordinaire maigreur. Car quant aux autres dimensions du corps, comme il n'y a pas plus de remede aux tailles gigantesques qu'à celle des Nains, je suis surpris de voir que Galien nous ramene à ce propos la cruauté d'un certain brigand, qui coupoit les pieds de ceux qui luy sembloient trop grands, pour les réduire à la hauteur naturelle de l'homme.

Ainsi quant à cette largeur qui vient de la masse & de la graisse du corps, & par laquelle j'entre en matiere ; comme il n'est pas impossible d'y remedier, il le faut faire avec une application d'autant plus grande, que ces superfluitez sont, selon Avicenne, * les entraves du corps humain, *compedes corporis*, & pour parler avec Platon sa Prison ; témoin ce Nicomaque de Smirne qui étoit si gros & si gras, qu'il ne pouvoit marcher ni même toucher à ses pieds. Denis Heracleot, ce monstre de chair & de graisse, qui de crainte d'étoufer, se faisoit couvrir le corps de sangsuës, & réveiller par des pointes d'éguilles. Ce fils de Lucius Apronius homme Consulaire, & quelques autres ausquels on enlevoit une partie de la graisse qui les menaçoit d'oppression. C'est donc de cette maniere qu'il faut entendre Galien, où il nous dit que si cette masse n'est qu'un Simptôme, quand elle ne blesse que la beauté, elle est une maladie quand elle empêche l'action. Il en est de même quand elle cause quelque chose de semblable à cette insensibilité des cochons, dont les souris, dit-on, percent le cuir & la graisse sans qu'ils le sentent ; si dis-je,

* *Fener* 7. *tract.* 7. *cap.* 3.

Galen. de diff. morbor. cap. 9.

Deipnosoph st. lib. 2.

Plin. lib. 11. *cap.* 39.

V. Marcell. Donat. de Medic. Hist mirab. lib. 5. cap. 2.

Cardan. lib. de subtilitate.

Marcellus Donat. lib. 5 cap. 1. de Medic. Histor. mirabil.

on veut proceder à la cure de cette superfluité, il n'y faudra pas peu apporter de discretion, puisqu'il peut arriver de grands accidens dans la diete, dans l'administration des remedes, & dans la colliquation ou fonte des matieres, comme il arriva à un Roy d'Espagne, qui mourut pour avoir voulu se dégraisser, par le moyen d'une herbe que Cardan nomme *lingua Avis*, bien different de ce Sanche fils de Ramire Roy de Leon, surnommé le Gros, qui fut dégraissé par le secours d'une herbe que l'Histoire ne nomme pas; moyen qui sans doute n'étoit ni si seur, ni si effectif que la diete qui ne manque gueres, quant elle est exquise & accompagnée de quelques remedes, de faire l'effet qu'un de nos Poëtes a marqué dans cette Epigramme.

Gombaud livre 3. Epigramm. 36.

Dieux! est-ce un autre, est-ce luy-même,
D'où vient ce changement extréme;
Il étoit gros, il est menu,
Veut-il passer pour inconnu?
Il surprend la veuë, il étonne,
Ce n'est qu'un tiers de sa personne;
Dame diette volontiers
En a pris les deux autres tiers.

ἀπογευστέοντες.

Basil. lib. de virginib.

Pour la cure de la maigreur extraordinaire, si elle est naturelle, il n'y a pas beaucoup de remede à cette espece de *Turpitude*; mais si elle provient de cette abstinence que le grand Hipocrate blâme dans de certains hypocondriaques, & que les Chrétiens mêmes condamnent quand elle va à l'excés, & à la dissolution des forces, il n'y a que ce que la Medecine appele *Analepsie*, bonne nourriture, repos & tranquillité de corps & d'esprit, qui soient capables d'y remedier. Voila pour la graisse & pour la maigreur.

Senec. Epist. 79.

Les Varices sont une autre espece de *Turpitude* & d'incommodité qui paroît au cuir, quoi-que le mal soit dans les vaisseaux; mais la cure en est si douloureuse que la patience du brave Marius, étant allée jusques à souffrir l'operation qu'on luy fit à une des cuisses, il aima mieux garder le mal de l'autre, que de guerir par un remede si douloureux, quoi-que Seneque nous allegue un homme qui tenant un Livre pendant qu'on luy faisoit cette operation, en continua la lecture jusques à la fin. La couleur du cuir peut s'effacer, comme nous l'avons remarqué cy-dessus, quand elle n'est pas naturelle, tant par les remedes internes que par les externes; mais quand à cette déperdition de substance qui fait des cicatrices, on n'a pas la même facilité de la reparer non-plus que certains seings & certaines contusions, brûlures & autres impressions, & particulierement ces seings qui sont naturels ou inveterez. En ces cas-là il les faut souffrir & imiter la patience de cet Evêque de Narni dont parle Saint Gregoire, qui se voyant moqué de Totila Roy des Gots, à cause de son teint rouge & horriblement enflammé, ne laissa pas de prendre la chose si doucement que ce Prince ayant ensuite appris que cette couleur étoit naturelle à ce bon Evêque, il luy rendit depuis tous les honneurs dûs à son caractere & à sa vertu.

Cassius Episcopus Narniensis.

Au reste comme Celse & Galien ont observé qu'il étoit permis dans les cas de necessité de faire servir les secours de la Pharmacie à la Cosmetique, ils ont même crû qu'il étoit assez difficile à des Medecins qui suivent la Cour, & qui frequentent les femmes de qualité de ne les pas contenter, & de ne pas donner jusques dans la Commotique, tant on a de peine, disent-ils, à se défendre de leurs importunitez, curieuses qu'elles sont de tout ce qui les peut rendre agreables. Car

Si l'on en croit ces belles Dames,
Qui n'ont pour tout que le dehors,
Le Ciel ne leur donne des ames,
Que pour avoir soin de leurs corps.

Gombaud Epigram.

Mais comme ces Medecins avoient leurs veuës, & qu'ils vivoient dans le Paganisme, il ne s'ensuit pas pour cela qu'un Medecin Chrétien n'ait de plus grandes mesures à garder dans ces occasions, que des Idolâtres. Puis donc que nous voila insensiblement tombez sur la Commotique, il n'y a pas de doute que comme il est permis à un Medecin Chrétien, selon tous les plus rigides Casuistes, de conserver la beauté naturelle par des voyes honnêtes; de même ce qui n'est que fard, platras, apparence & fausseté, ne luy est nullement permis, s'il ne regarde un organe perdu qu'on peut feindre par un supposé, pour éviter une extraordinaire difformité, toutes les autres feintes étant même indignes d'un honnête-homme, & à plus forte raison d'un Chrétien. A quoy on doit ajoûter que ces medicamens dont on teignoit le tein & les cheveux des hommes & des femmes du temps de Galien, & dont on teint encore à present le cuir, causent, selon ce grand Medecin, des maladies dangereuses, & entre-autres des fluxions, epilepsies, apoplexies & tremblemens. Pour

Quatenus mulieribus corpori sui cura eripi non potest. *Celsus lib. 5. cap. 6.*

Nemo illarum est quæ non æquiori ferat animo si respublica turbetur quam si coma. *Hipolit. redivivus.*

Galen. lib. 1 de imposit. Medicam. secund. loc.
V. Vossium de Idol. lib. 5. cap 34.

le temps où les fards & tous ces vilains artifices qui ne tendent qu'à tromper ont commencé, ce ne fut, dit on, que lors qu'Heraclite de Tarente arriva à Rome, quoi-qu'on puisse remonter bien plus haut, quant aux premiers inventeurs de ces couleurs; car si l'on en croit le fragment qui nous reste de la Prophetie d'Enoch, *les Princes du monde* enseignerent à leurs femmes l'usage des fards prés de 500. ans avant le deluge. Quant à la teinture des cheveux & des sourcils, dont les noirs paroissoient si beaux, que Venus fut appelée par les Poëtes *nigris superciliis*; Clement Alexandrin donne cette invention à Medée. Quoi-qu'il en soit, il est assuré que les Dames Juifves se peignoient les yeux d'Antimoine, témoins Isabel, Tamar & quelques autres, vanitez qu'elles avoient apprise des Egyptiennes, & qui passa aussi des Eyptiennes aux Grecques, & de celles-cy aux Romaines, & ensuite aux siecles suivans sous le nom d'Alkool, ou de poudre, noire apparemment connuë de Juvenal.

Kirker. in arcanot. M. C. 117.

Kool Stibium καλλιβλέφαρον.

Satir. 1.

> *Illa supercilium madida fuligine tinctum*
> *Obliquâ produxit acu.*

Supercilia tenui fuligine depingebat.

Et plus particulierement de Tertullien, *nigrum illum pulverem quo occulorum primordia pinguntur.* Plaute, aprés avoir remarqué que celles-là sentent assez bon qui ne sentent rien, dépeint les vieilles édentées qui se fardoient de son temps, d'une maniere à donner bien du dégoût de leurs fards & de leurs personnes.

> *Eccastor mulier rectè olet ubi non olet*
> *Nam istæ veteres quæ se unguentis unctitant interpolles*
> *Vetulæ edentulæ quæ vitia corporis fuco occultant,*
> *Ubi se sudor unguentis consociat illicò*
> *Itidem olent quasi cum multa jura confundit coquus*
> *Quid oleas nescias nisi id unum male olere intelligas.*

Plaut. in Mostell.

Elles se servoient encore d'un mélange de Saffran pour teindre les cheveux, qu'elles faisoient ensuite secher au Soleil, folie, dit Tertullien, qu'elles payoient souvent par de cruelles douleurs de tête. Car quant au rouge & au noir, qui sont encore à present en usage, elles en avoient de differentes sortes, même des eaux composées avec du fiel de Crocodile, du suc de limons & de l'argent sublimé, qui leur enfloit la face & la langue jusques à les rendre oppressées. C'est pour cela que Pline, quoi-qu'assez libre à particulariser la matiere de la Commotique sous le nom de medicamens, ne laisse pas d'armer son stile contre ces désordres, le luxe des fards & des parfums étant allé ſi avant de ſon temps, que les femmes ne ſe contentoient pas des odeurs avec leſquelles elles attiroient les hommes; mais elles les répandoient encore juſques ſur la terre; moleſſe que les hommes imitoient, les répandant ſur leurs meubles, & mêmes ſur leurs étendards. Ce qu'il y eut encore de particulier en ce qui regarde l'infame manege de la Commotique, eſt qu'il avoit ſes couratiers * & ſes couratieres, gens qui ont continué ce commerce juſqu'à nôtre temps, marchans ſur les pas des Cleopâtres, des Elephantes, des Callimaques, des Sotires & autres qui ont écrit de cette matiere, & qui en ont exercé la pratique, laquelle ne paroiſſoit peut-être pas ſi infame qu'ils ne ſe ſauvaſſent ſous le nom des Parfumeurs, dont la qualité entroit juſques dans les Epitaphes, témoin celui-cy.

* Mangones virgines, mulieres, viros vendebant, defectus corporis corrigebant, pingebant. *Mercurial. variar. lect. lib. 1. cap. 1. Reineſ. pag. 639.*

CN. VERGILIVS EPAPHRODITVS
Magiſter odorarius à Minerva Medica vixit ann. 70.

Et tant d'autres. Quoi-qu'il en ſoit de ces métiers, Pline ne fut pas le ſeul qui cria contre ces déſordres: car ce qu'on appele la ſage antiquité y étoit ſi oppoſée, que la Comedie même en fait raillerie; que les Lacedemoniens condamnoient l'uſage des fards ſous de groſſes peines, & que Philippes de Macedoine chaſſa un Juge du Senat, pour s'être peint les cheveux, diſant qu'un homme qui avoit déguiſé juſques à ſon poil, ne meritoit pas d'être crû ſincere en ſes jugemens. Auſſi Caton ſe declara-t-il depuis contre tout ce qui avoit l'air de fard, & de fauſſeté touchant les ornemens du corps. Quant aux Chrétiens, quoique tous les Peres de l'Egliſe ayent declamé contre les fards, nous n'en voyons pas qui l'ayent fait avec tant de zele & d'éloquence, que Tertullien & Saint Hierome. Celui-là dit préciſément, *qu'il n'appartient qu'à l'animal dont ces femmes ſont imitatrices, & dont elles meritent le nom, de changer tous les jours de forme: Qu'elles macerent leur viſage en des liqueurs & en des medicamens bizarres, comme ſi ce n'étoit pas aſſez de le laver ſans le frotter encore d'un vilain mélange. A quoy bon,* ajoûte-t-il, *d'employer les ſucs des herbes & les préparations des mineraux pour teindre le cuir & les yeux, comme on teint la laine, faiſant violence à la nature, & corrompant l'uſage des choſes qu'elle ne nous donne que pour une bonne fin.* S. Hierôme ſe moque d'une maniere encore bien plus piquante dans ſes Lettres à Furia & à Marcella; *de ces Idoles de plâtre, qui ſe rendent laides par des beautez empruntées, qui n'oſent répandre des larmes de*

Contra Valentinianos.

Idem de virginib. veland.

crainte d'y noyer toutes leurs feintes ; de ces femmes dont les rides comptent les années, malgré toutes les oppositions de l'art & de la frisure, & dont les tours de cheveux font de mauvais tours à leurs têtes, de quelques manieres qu'elles les tournent. Si aveugles au reste, qu'elles ne voient pas que les filles de leurs fils marquent trop évidemment que c'est en vain qu'elles font les filles. A quoy Saint Cyprien ajoûte qu'il n'y a que celles qui ont perdu toute honte, & qui sont à tout faire, qui se plaisent aux fards & au luxe des habits. * En effet

Paulin. in Epithalam. Iulian.

Frustra hæc se mulier jactaverit esse pudica
Quæ se tam variis ornat adulteriis.

Ce n'est pas là tout, car ne se contentans pas des fards du païs, elles en faisoient encore venir d'outre-mer,

Nitelas oris ex Arabicis frugibus
Tenuem candificum, nobilem pulvisculum
Complanatorem tumidæ gingivulæ
Converritorium Pridianæ reliquiæ
Ne quis visatur tetra labes sordium
Restrictis forte si labellis riserit.

Elles passoient mêmes jusque à des bizarreries si honteuses, qu'on auroit peine à le croire, si de bons Auteurs ne nous en faisoient la peinture. * Ne faloit-il pas être folle pour vouloir farder jusques à la grossesse, comme fit cette fille-femme dont il est parlé dans Plutarque, laquelle étant obligée de se baigner en compagnie, se frotta tout le corps à la reserve des reins, des lombes & du ventre, d'une herbe qui luy fit enfler tout le reste, à proportion de ces parties, que ce que Tertullien appele le tribut des mois, avoit élevées. Quelle extravagance de se faire appliquer des ventouses scarifiées en divers endroits, comme fit cette Damoiselle de Louvain, qui vouloit paroître la plus blanche d'un bal, où elle devoit tenir sa partie,

* Prosp. Alpinus Medic. ægiptior l. 3. cap. 15.

Michael Boduin. q. 14.

Tanta est quærendi cura decoris !

Mais que n'arrive-t-il pas de ces extravagances ? Combien de femmes & de filles mortes de pâles couleurs & d'hidropisie, pour avoir seulement mangé du bled, de l'amidon, & de semblables cruditez qu'elles croyent propres à blanchir la peau ? Que n'est-il pas arrivé à quelques-unes, qui pour n'avoir fait autre

* Ornamentorum & vestium insignia & lenocinia fucorum nonnisi prostitutis, & impudicis fœminis congruunt, & nullarum fere pretiosior cultus est, quam quarum pudor vilis est. Sic in scripturis sanctis describitur civitas meretrix compta. *Cyprian. de habitu Virgin.*

chose que se laver & baigner mal à propos dans des eaux froides, ont repoussé un venin qui n'en est sorti qu'avec plus de force, de furie & de peril, & dont les suites ont souvent été funestes? Quand même ces lotions & ces bains n'iroient qu'à une dépense extraordinaire, & à une molesse qui choque le Christianisme; que ne doit-on point craindre du côté de celuy qui ne nous donne des biens temporels que pour en faire un bon usage? On n'a qu'à lire les Histoires & à consulter ce qui arrive souvent à ces femmes perduës de molesse & de volupté, & particulierement ce qui arriva à Calis sœur de Nicephore Empereur de Constantinople, épouse de Dominico Silvio Duc de Venise, laquelle dédaignant de se servir de l'eau commune & ordinaire pour les usages de la vie, fut surprise d'une si grande corruption, que ni les eaux naturelles, ni celles que l'artifice & la dépense purent fournir pendant une maladie qui n'avoit rien de naturel, se trouverent trop foibles pour laver & tarir les ordures, & le pus qui sortoient de toutes les parties de son corps, & dans lesquelles elle mourut miserablement.

Quant à ces ornemens des femmes ou plûtôt à ces contraintes, dont la matiere à la verité ne se tire pas de la Pharmacie, je croy neanmoins qu'ils ne meritent pas moins la censure de la Medecine, que tout ce que nous avons blâmé cy-devant, n'étant gueres moins contraires à la santé, & faisant même partie des inventions de la Commotique. En effet, ces modes & tout ce qui expose la poitrine & la tête aux injures de l'air & du froid, sont autant de causes de maladies, de langueurs & de villesses prématurées. Pour ne point parler de l'honnêteté qu'elles choquent, au point qu'un Poëte Payen & qui n'étoit pas trop chaste, n'a pû s'empêcher de traiter les femmes qui exposent leur chair à la veuë d'un chacun, de mal-avisées & de malheureuses.

Nuda humeros Psechas, infelix nudisque papillis. *Juvenal. Satir. 6.*

Ces parures qui sont du beau monde, & ce qu'on appele *le Monde feminin* * il y a long-temps, & mêmes ces formes de corps de cuirasses, sous prétexte de rendre la taille dégagée, ne la mettent-ils pas dans une captivité effective? Car aprés tout, ne vaudroit-il pas mieux paroître un peu moins grande & moins droite que de s'écraser les poulmons, par une vanité dont on peut bien dire.

* Mundus muliebris.

Quid non mortalia pectora copus?

Mais quant il n'y auroit que les égards qu'on doit avoir l'un pour l'autre, particulierement quand on a à vivre en societé ;

N'est-ce pas un sujet plaisant & bien commode,
De n'entendre parler que d'achapts & de mode,
De rencontrer par tout la pomade & le fard,
Et tant d'autres fatras qu'elle emprunte de l'art.
De la voir au miroir concerter sa posture,
Et du bel air panché prendre la tablature,
Etudier la grace, amorcer ses regards,
Rappeler en leurs rangs quelques cheveux épars,
Les compartir de nœuds à distances pareilles,
De fins ou faux brillans se charger les oreilles.
Pour la mouche chercher un poste avantageux,
Apprendre à radoucir son air trop dédaigneux,
Ajouter au souris la riante grimace,
Sans découvrir les dents où la blancheur s'efface,
Chasser par leur secours des levres la pâleur,
Ou d'un rouge appliqué réhausser la couleur.
Presser de tous côtez la molle corpulence,
D'un sein qui s'émancipe & prend trop de licence,
Ou faire avec grand soin rembourer son étui,
Lors que pour se produire il a besoin d'appuy.
Arborer sur sa tête étage sur étage,
Des coëffes ou des points l'ondoyant équipage.
Aller dans le grand monde étaler ses appas,
Courir aux rendez-vous, dont le mari n'est pas ;
Donner à tous objets, être de toutes fêtes,
Chercher de tous côtez à faire des conquêtes,
Et recevoir les vœux d'un tas de fins gausseurs,
De jeunes prétendans, de conteurs de douceurs,
Qui pour se divertir dans le païs de Tendre,
Sur sa rare beauté se plaisent à s'étendre.
La badine le souffre & le prend sur un ton,
Qu'elle se rit du bruit & du qu'en dira-t-on.
Là ce sont les emplois qui partagent sa vie,
Ce sont les passe-temps où l'âge la convie,
Ses delices, ses soins, ses divertissemens,
Et les plus grands sujets de ses empressemens.
Et quand de son Printemps les plus belles années ;

Ont jusques au retour poussé ses destinées,
Et que sans nul respect, elles ont de leur seau,
Dans un âge avancé marqué sa tendre peau.
Combien pour arrêter cette beauté fuyante,
Apporte-t-on de soins ? que de secrets on tente,
Que ne fait-elle pas pour resister au temps,
Et pour se conserver quelques vieux soupirans;
Tant qu'enfin se rendant & changeant de conduite,
Elle aille se laver dans un bain d'eau benîte,
Et sans rabattre rien de sa présomption,
Prendre le grand parti de la devotion?

Ce n'est pas, pour ne laisser aucun scrupule sur cette matiere, qu'une Dame Chrétienne ne puisse avoir soin de se tenir propre. Les Saints mêmes n'ont ni blamé, ni défendu cette occupation, autre chose est se débarboüiller, pour ainsi parler, autre chose se barboüiller. Je tombe, dis-je, d'accord qu'une honnête-femme peut-être quelque temps à sa toilette pour se nétoyer le visage, & tout ce qui paroît au dehors. Elle peut même tordre les cordages de ses cheveux, & tendre les voiles dont elle couvre sa tête, pourveu que ces voiles ne soient enflez que d'un bon vent, que le vaisseau ne parte du Port que pour un bon commerce, & qu'il n'y ait aucune de ces peintures & de ces ornemens superflus; qui loin de rendre sa cource plus seure & plus heureuse, ne servent souvent qu'à le faire perdre.

Il y a encore d'autres ornemens, qui dans le vrai semblent être quelque chose de fort indifferent, puisqu'ils ne regardent pas la santé, & qu'ils ne nuisent ni au cerveau, ni à la poitrine. Et neanmoins les Dames Romaines parurent si circonspectes, que n'osant refuser de semblables presens dont Pirrhus s'avisa de les regaler, elles répondirent en les acceptant, qu'à la verité ils leur paroissoient digne de la magnificence d'un si grand Roy, mais qu'il ne leur étoit pas seant d'en faire montre & ostentation. Des Dames Chrétiennes n'auront-elles donc pas honte d'être non seulement *rocoüées*, mais encore *matachiées* & *bijoutées*, comme des idoles du nouveau monde? Car si ces bijoux ne sont ce que Tertullien appelle les dépoüilles de quelque serpent * elles sont au moins le seau de l'ancien serpent. En effet ces enseignes de diamans vraies ou fausses, que sont-elles, que des instrumens de la vanité & du vice, qui n'enseignent que trop ce qu'on ne devroit pas chercher?

Ælian in Var. histor.

* Et de frontibus draconum gemmas erui solitas & hoc deerit Christianæ ut de serpente cul-

Ces nœuds, ces banderolles, & tout ce qui environne la tête n'aiant pas peu de raport avec les Couronnes des Payens ; n'ont-ils pas tout-à fait l'air de ce que Tertullien appelle *formæ lenam* ? Comme c'est donc assez d'être belle, quand on a reçû du Createur *cette felicité du corps, cet habit de feste, cette impression de la main de Dieu*, qu'il est permis de conserver ; n'est-ce pas vouloir outrer la nature, que de la parer avec trop de soin, & perdre non seulement le temps qui est cher, mais encore des vétemens & des parures qui sont superflus * aux belles, & si inutiles aux laides, qu'ils se plaindroient de se trouver si mal placez, s'ils étoient capables de sentiment ?

tior fiat ? *Tertull. de cultu fœmin.*

Si pulchra es nimium ornata es. *Plaut. in milit.*

Tertul. lib. de cultu fœminar.

* Illa placebit quæ formæ neglectu culta est. Quemadmodum enim ea aqua est optima quæ nil sapit, ita mulier tum demum bona quæ nil attraxit. *Hippolitus redivivus pag. 74.*

Qualem iste demens chlamidem disperdit.

**

Quisquis te aspexit improbamque pompam
Dii perdant ait, horridam puellam
Quæ istos polluit haud miserta cultus.

En effet, ne peut-on pas dire en ces occasions,

Isabelle a beau se parer,
Sa beauté ne peut plus durer,
En vain elle fait la mignarde,
Tous les jours elle s'enlaidit,
Ce n'est pas que je la regarde,
Mais tout le monde me le dit ?

Concluons donc que c'est en vain qu'on veut rajeunir par la Commotique. Les plaintes, les vœux ni les prieres ne rappelleront pas le passé, *nec pietas moram rugis afferet*, à plus forte raison les fards & les peintures ne feront que de vaines tentatives, dont les laides & les infirmes s'acheveront de peindre pitoyablement. Les bains, les extraits, les huiles, les sucs, les Terres, les Fiels, les Mineraux, & particulierement le Mercure qui entre dans la composition des fards, sont ordinairement ennemis du cerveau & des nerfs, & sur tout ce dernier s'insinuë si facilement dans le corps, que Cardan rapporte qu'on en trouva aprés la mort d'une femme jusques à deux onces dans sa tête. Ajoûtez que si l'on en croit * Appulée, c'est non seulement une tres-vilaine chose que le fard, mais qu'au fond, ce n'est qu'un appeau de mouches & de sots.

Lib. de subtilitate.

* Unguentaria res est noxia, fallax, ignominiosa illiberalis, figuris colorib. lineamentis & sensu quodam decipiens.

Scaliger in Hipponace.

Venale donis pectus improbæ Mœchæ
Moechos nec ultra prodigis ciens donis
Quæcumque fuco lacteoque lomento

Mutat colorem sese ipsa mentitur
Annosque curvos seculumque derugat,
Inertiam auget ex probratque natura.

On a beau se crépir le visage, on ne se donnera jamais un veritable air de jeunesse. Tout ce qu'on appele la magie noire des vieilles médailles, ne fait que blanchir un édifice ruiné par le temps, & dont le proprietaire se rend ridicule quand il fait de la dépense, & qu'il prend des soins superflus pour l'orner. Mais quoy les rides mêmes ne peuvent pas mettre à raison cette infame race d'Archianassa, laquelle continua son vilain commerce même dans une extréme vieillesse? Car au reste ne sçait-on pas qu'il ne falut qu'un peu d'eau chaude à cette courtisane, dont parle Galien, pour mettre de la difference entre sa beauté & celle que ses compagnes avoient empruntée de la Commotique? Ainsi c'est en vain qu'on lave une infinité de têtes Egyptiennes, & qu'on veut rendre des feüilles & de la verdeur à des arbres que le temps a dessechés. Tout ce qu'on fait pour cela n'est rien que mensonge, *veri nihil, omnia falsa*, & c'est pour cela qu'un de nos Poëtes parle en cette maniere à nos barboüillées.

Les hommes détestent le fard,
Celles qui pratiquent cet art,
Les unes les autres s'accusent,
Il est insuportable à tous.
Dames dont les soins en abusent,
Dites pour qui vous fardez-vous?

Epigramme de Gombaud Livre 2. Epigramme 76.

Quant aux Medecins, concluons encore que c'est le devoir d'un Medecin Chrétien de dérober à la connoissance du public autant qu'il le peut, tout ce que les Livres & la pratique de la Commotique n'ont rendu que trop connu. Qu'il est obligé de sanctifier par un bon usage, toutes les eaux & toutes les huiles de la Pharmacie. Que nôtre Medecine ne doit admettre que les *odeurs de vie pour la vie*, & ne courir qu'aprés les parfums du Divin époux. * Que tout ainsi qu'elle ne doit regarder les ornemens de Judith, que comme des inspirations de l'esprit Divin; elle ne doit regarder ceux des Tamars & des Jesabels, que comme des expirations du malin esprit, plus propres de ces malheureuses victimes des voluptez publiques, que de ces colombes du Christianisme, qui font bien plus d'estime de la candeur des meurs que de la blancheur du visage; & qu'enfin le seul blanc

* In odorem unguentorum tuorum

& l'unique rouge dont elle peut conseiller l'usage aux femmes & aux filles, est *le lin de la sainteté, & la pourpre de la pudeur*, seuls capables de leur attirer l'amour du Divin Epoux. *Manus lanis occupate, pedes domi figite, & plusquam in auro placebitis. Vestite vos serico probitatis, bissino sanctitatis, purpura pudicitiæ, taliter pigmentatæ Deum habebitis amatorem.*

Tertullian. de cultu fœm.

FIN.

ADDITIONS.

Page 128. ligne 29. aprés *Taumaturge*, ajoûtez, & ensuite par Georg. Villingan. Pictorius, *in Compend. rei Medic.* à cause du regime qu'il prescrivit aux Israëlites.

Page 151. ligne 21. aprés *Angleterre*, ajoûtez Henri VIII. Edouard VI. & Jacques I. Roy d'Angleterre, Eric IX. Roy de Dannemark, Christiern I. Jean son fils, Christiern III. Christiern IV. & Frideric II. Mathias Corvin Roy de Hongrie, Henri Roy de Portugal; & enfin entre les derniers Empereurs, Charles IV. Sigismond, Maximilien I. Ferdinand I. Maximilien II. & Rodolphe II.

Page 157. ligne 18. aprés *mains*, ajoûtez; mais il ne faut pas oublier icy que le docte André Tiraqueau s'est trompé dans son *Nomenclatura Medicorum*, quand il a fait Medecin Saint Basile Evêque d'Ancire, sur le témoignage de Saint Jerôme: car s'il eût bien lû le Texte qu'il allegue de son Livre *de scriptoribus Ecclesiastic.* il eût trouvé qu'il n'y a qu'une confusion de paroles dans le Latin qui ne conclud rien, quoi-qu'on y lise le mot de *Medecin*, mais hors d'œuvre, & que quant au Grec, il n'y est parlé ni de Medecin, ni de Medecine.

Page 161. ligne 1. aprés *Christ*, ajoûtez n'oublions pas pendant que nous sommes sur cette matiere, Fabius Pacius Medecin de Vincence, qui a mis les sept Pseaumes Penitentiaux en vers Italiens. Petrus Kirstenius Medecin de Breslau, qui a découvert & illustré un Code Arabique des quatre Evangelistes, & travaillé fort doctement sur le Cantique des Cantiques. Hieronimus Welschius qui a donné, outre ses Ouvrages de Medecine, des Traitez de pieté, & entr'autres le *Religio Medici.*

Joan. Wierus Medecin Allemand qui a fait un Traité de la colere, où il n'y a pas moins de Theologie que de Medecine & de Philosophie.

Joan. Gherardus Medecin de Saxe, qui a fait le *Meditationes sacræ*, où à la reserve de ce qui regarde la Polemique, il n'y a rien que de tres-devot.

Richard Capel Theologien & Medecin natif de Glocestre en Angleterre, lequel s'étant retiré à la campagne l'an 1655. pendant les troubles de ce Royaume, y fit non seulement la Medecine avec charité, mais encore y composa divers Sermons, & un Traité des Tentations qui furent fort bien reçûës du public.

Page 165. ligne 6. aprés *Medecine*, ajoûtez, Pierre V. du nom Evêque de Salerne, étoit un sçavant Medecin, & apparemment celuy de Gesbert Prince de Salerne, qui le fit nommer à cet Evêché l'an de grace 958. où il mourut en odeur de sainteté, l'an onziéme de son Pontificat.

Page 169. ligne 20. aprés *Bibliotheque*, ajoûtez, Curianus appelé vulgairement *Abbas de curia*, est cité par Nicolaus Antidotarius *in Electuar. Ducis.*

Page 170. ligne 21. aprés *Philosophes.* Il ne faut pas non plus oublier qu'Ezechiel Stephanus Abbé du Monastere Cobaski prés d'Athenes, est un sçavant Medecin.

Page 171. ligne 31. aprés *Orderic*, ajoûtez, Vincent de Beauvais Bourguignon, qui se fit Religieux de l'Ordre de Saint Dominique du temps de Saint Louis Roy de France, a écrit plusieurs choses de la Medecine dans les Chapitres XIII. & XIV. & de son *speculum naturale.*

Page 173. ligne 12. *aprés cinq cent livres*, ajoûtez Petrus de Alvernia Medecin du Roy Jean, Chanoine de Paris 1350. Jean de Guistri Medecin du même Roy & Chanoine de Paris 1536. *Ibidem.* Ligne 29. aprés l'an 1372. ajoûtez Guillelmus Cardoncelli Medecin, & Chanoine de Paris & Phisicien du Daufin de France, qui fut depuis le Roy Charles VI. Jean Avantagii Chanoine de Paris & Medecin de Charles VII. 1422. Petrus de Chaffi Medecin & Chanoine de Paris, 1430.

Page 174. ligne 11. aprés *de France*, ajoûtez Guillelm. d'Ange Medecin & Chanoine de Paris, 1444. Engueran. Parenti 1451. Gobert Cordier 1464.

Ibid. ligne 20. aprés Faculté, ajoûtez Jacobus Merlin Archiprêtre & Curé de la Magdelaine, Professeur en Theologie, Penitencier, Chanoine & Medecin de Paris 1511. Joan. de Reüil Chanoine & Medecin de Paris 1526. & Michael Lami 1533.

Page 175. ligne 31. aprés *Tournay*, ajoutez Joann. Ursinus, Medecin de Leopold, étoit Chanoine & Professeur à Zamolski en Pologne.

Page 194. ligne 26. lisez ainsi Jacobus de Partibus ou Jacques des Parts, Chanoine de Paris, & Tresorier de l'Eglise de Tournay; ce qui a fait écrire Vanderlinden, qu'il étoit de Tournay. Il fut Medecin du Duc de Bourgogne, puis du Roy de France Charles VII. ses Oeuvres furent imprimées à Lion aux dépens du Roy Charles VIII. à la sollicitation de Jacques Pouceau Medecin de ce Roy.

Page 197. ligne 16. aprés *l'an*, lisez 1560. ligne 21. lisez Anutius, au lieu d'*Antonius*. ligne 31. aprés *Segusianus*, ajoutez Jacobus Peletarius Cænoman. 1582. ligne 33. effacez Vincent. Burgund. Bellov. 1520.

Ligne 28. aprés *Fritschius*, ajoutez Jurisconsulte Allemand.

Page 198. ligne 27. aprés *Bodekenus*, ajoutez Joannes Oporinus, Joannes Cuspinianus.

Ibid. Ligne 31. aprés *Jesuites*, ajoûtez Annibal Codret Savoiard, lequel aprés avoir fait quelque temps la Medecine, se fit Jesuite 1546.

Page 199. ligne 9. aprés *propria*, ajoûtez auquel le celebre Medecin Louis Anguillara donne de grands Eloges dans l'Epître liminaire du Livre des Simples qu'il luy dedie, où il le qualifie Medecin de Madame Marguerite Duchesse de Berry, fille du Roy François I.

Page 274. ligne 4. aprés *Philosophes*, ajoûtez par Herophile qui appelle le Medecin la main de Dieu, & par Galien qui appelle les sçavans Medecins enfans des Dieux.

Page 280. ligne 38. lisez au lieu de 1580. 1530.

A PARIS,
De l'Imprimerie de CHRISTOPHE JOURNEL, 1695.

TABLE

DE LA PREMIERE & seconde Partie.

f

Table de la troisiéme Partie.

Fautes à corriger.

PAg. 14. ligne 38. *lisez* couronne civique. Page 24 ligne 40. effacez quatre, & *lisez* quinze. Page 48. ligne 31. lisez *proetidas*. ligne derniere lisez *purgamina*. Page 54. ligne 29. lisez *selinuntins*. Page 55. ligne 7. *lisez* qui ait eu vie. Page 54. ligne 2. lisez *capellæ primiparæ*. ligne 7. *lisez* Olimpiad. cv. ligne 12. *effacez* praxitée, & leur Phanerete. Page 69. ligne 29. *lisez* repaissant. Page 125. ligne 21. *lisez* voudroit lui. Page 127. ligne 5. *lisez* sur le livre des sectes de Galien. Page 119. lig. 19 aprés l'an, *ajoutez* 1260. Page 171. lig. 9. *lisez* Valeriola. Page 213. ligne 36. *lisez* pieté. Pag. 215. ligne 17. *lisez* subtile. Page 217. ligne 2. lisez *negat* au lieu de *neque*. Page 246. lisez *Vitarates*.

Troisiéme Partie.

PAg. xxv. lig. 3. *lisez* du Mercure corrosif. Pag. lxxxi. *lisez* au beure d'antimoine, & à la poudre d'Algarot. Page lxxxiv. ligne 36. *lisez* poudre Emetique, & Turbit mineral. Page xv. ligne 4. *lisez* Article iii. Pag. xcv. lign. *lisez* qui n'avoient mangé que de ces cerises; Pag. ci. lign. 1. *lisez* graisse au lieu de graine. Page cxxxvi, ligne 36. *lisez* Michel de Montagne. Page cii *effacez* en marge ce qui est aprés *Toxomata*.

Extrait du Privilege du Roy.

PAR grace & Privilege du Roy, donné à Versailles le septiéme jour de Janvier 1689. signé, par le Roy en son Conseil, DUGONE; Il est permis au sieur BERNIER, Conseiller & Medecin ordinaire de feuë Madame Duchesse Doüairiere d'Orleans, de faire imprimer un Livre intitulé *Essais de Medecine*, en telle marge & caractere que bon luy semblera, durant le temps & espace de huit années, à compter du jour que ledit Livre sera achevé d'imprimer & mis en vente pour la premiere fois. Avec défense à tous Libraires, Imprimeurs & autres de l'imprimer ni contrefaire sous quelque pretexte que ce soit, mesme d'impression étrangere ou autrement, sans le consentement dudit Exposant, à peine de trois mille livres d'amende, confiscation des Exemplaires qui se trouveront contrefaits, & de tous dépens, dommages & interests; ainsi qu'il est plus amplement porté par lesdites Lettres de Privilege.

Ledit Sieur BERNIER a cedé son droit de Privilege à SIMON LANGRONNE Marchand Libraire, suivant l'accord fait entr'eux.

Registré sur le Livre de la Communauté des Imprimeurs & Libraires de Paris, le 21. jour de Juillet 1689. Signé J. B. COIGNARD, *Syndic.*

Achevé d'imprimer pour la premiere fois, le trentiéme Juillet 1689.

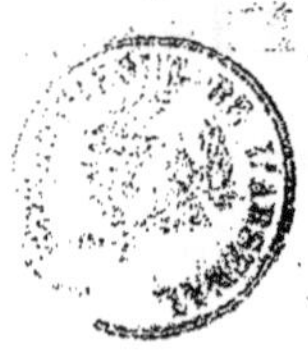